TOTAL BURN CARE

화상의학

대한화상학회

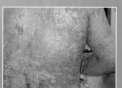
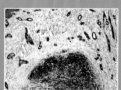
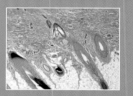

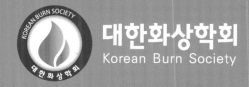

TOTAL BURN CARE

화상의학

첫째판 1 쇄 인쇄 | 2021년 4월 26일
첫째판 1 쇄 발행 | 2021년 5월 10일

지 은 이   대한화상학회
발 행 인   장주연
출 판 기 획   최준호
책 임 편 집   권혜지
편집디자인   조원배
표지디자인   김재욱
일 러 스 트   유시연
제 작 담 당   이순호
발 행 처   군자출판사(주)
　　　　　　등록 제4-139호(1991. 6. 24)
　　　　　　본사 (10881) **파주출판단지** 경기도 파주시 회동길 338(서패동 474-1)
　　　　　　전화 (031) 943-1888　　　팩스 (031) 955-9545
　　　　　　홈페이지 | www.koonja.co.kr

ISBN 979-11-5955-699-9

정가 100,000원

TOTAL BURN CARE

화상의학

대한화상학회

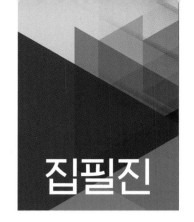

집필진

편집위원장

원 재 희   대인외과내과   조 용 석   한강성심병원

편집위원

공 유 경   분당차병원   송 창 민   베스티안병원
기 연 경   한강성심병원   양 반 석   베스티안병원
김 도 헌   한강성심병원   양 형 태   화창한외과
김 도 형   한강성심병원   유 기 철   춘천성심병원
김 세 연   화사랑병원   윤 재 철   한강성심병원
김 영 민   대인외과내과   이 병 철   한강성심병원
김 종 대   베스티안병원   이 종 호   베스티안병원
김 희 영   한강성심병원   이 주 봉   이화외과
박 지 현   한강성심병원   임 해 준   한강성심병원
백 진 오   푸른병원   조 윤 수   한강성심병원
서 동 국   한강성심병원   주 소 영   한강성심병원
서 영 주   한강성심병원   최 동 휘   화창한외과
서 정 훈   한강성심병원   허   준   한강성심병원
성 창 민   베스티안병원   허 지 연   한강성심병원
손 용 훈   푸른병원

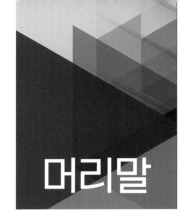

머리말

그 동안 화상에 대한 국내 서적이 없어 교과서의 필요와 당위성이 제기되어 왔습니다. 2017년 대한화상학회 이사장을 맡으면서 교과서 편찬을 계획하였고 33명으로 구성된 편찬위원회의 수 차례 회의와 교정을 거쳐 처음으로 대한화상학회 이름으로 화상 교과서가 발간되었습니다. 화상은 주위에서 매우 흔히 접하는 외상으로 진료와 치료에 있어 전문적인 지식과 경험을 필요로 합니다. 하지만 그동안 화상에 대한 국내 서적은 거의 전무한 상태로 지식과 정보의 취득에 있어 주로 외국 책과 논문에 의존해 왔습니다.

이 교과서는 의과대학 학생, 전공의에게도 많은 도움이 되리라 생각되며 화상을 접하지 않았던 의사들에게 지식과 정보를 제공하여 환자 진료와 관리에 발전을 가져오리라 믿습니다.

전체 내용은 총 27개의 chapter로 구성되어 있으며 저자들은 화상 치료와 진료에 비교적 경험이 많은 분들로 구성하였습니다. 처음으로 발간되어 약간의 부족한 면이 있을 것으로 사료되나 기본적이고 중요한 내용을 포함하고 비교적 최신 지견도 전달할 수 있도록 구성하였습니다.

교과서 발간을 위해 수고해주신 33명의 저자들에게 심심한 감사를 드리며 그 동안 협조와 격려를 아끼지 않았던 학회 임원이하 회원분들께 큰 감사를 전합니다. 무엇보다도 실무에 있어 진행과 편찬을 주관한 조용석 교수의 노고를 감사드립니다.

향후 화상 교과서가 많은 보탬이 되어 학문적으로나 사회적으로 공헌할 수 있으리라 믿으며 학회 발전을 위한 초석이 되기를 바랍니다.

2021년 4월

대한화상학회 이사장 이 종 욱

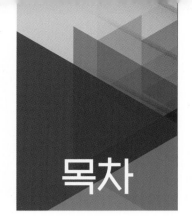

목차

CHAPTER 09

Anesthesia for Burned Patients   115

CHAPTER 10

The Skin Bank, Skin Substitutes and 'the next level'   153

CHAPTER 11

Inhalation Injury   171

CHAPTER 12

The Systemic Inflammatory Response Syndrome and Burn Sepsis   175

CHAPTER 13

Hematology, Hemostasis, Thromboprophylaxis, and Transfusion Medicine in Burn Patients   179

CHAPTER 14

Mineral Bone Metabolism, Micronutrient, Hypophspatemia 185

CHAPTER 15

Nutritional Support of the Burned Patient 193

CHAPTER 16

Acute Kidney Injury in Association with Thermal Injury 199

CHAPTER 17

Critical Care in the Severely Burned 213

CHAPTER 18

Care of the Burned Pregnant, Care of Geriatric Patients   235

CHAPTER 19

Electrical Injuries   261

CHAPTER 20

Cold-induced Injury: Frostbite, Chemical Injury   279

CHAPTER 27

Psychiatric Disorders Associated with Burn Injury 339

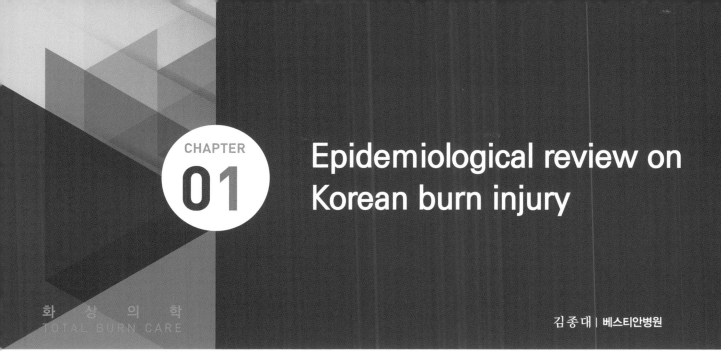

CHAPTER

01

Epidemiological review on
Korean burn injury

화 상 의 학
TOTAL BURN CARE

김종대 | 베스티안병원

01 서론

우리는 따뜻한 물로 샤워를 하고, 열로 음식을 조리하며, 따뜻한 상태의 음식을 먹는다. 고데기나 헤어드라이어로 미용을 하고, 다리미를 이용하여 옷을 다리며, 다소 뜨거울 수도 있는 조명기구를 사용한다. 추울 때는 전열기구 이용하기도 하며, 잘 때는 전기장판을 이용하기도 하고, 야외에서는 휴대용 핫팩을 이용하기도 한다. 속이 출출할 때는 뜨끈한 국물을 찾기도 하고, 뜨거운 차나 커피를 즐기며, 편의점이나 PC방에서 급하게 라면을 먹기도 한다. 캠핑장에서 바베큐를 위해 직접 불을 피우기도 하고, 폭죽을 가지고 즐거운 시간을 보낼 때도 있다.

현대사회에서 열에너지는 인간이 살아가는 데 있어 필수불가결한 요소이다. 의식주 모든 곳에서 인간은 열을 사용하고 있으며 열에너지를 배제한 산업활동은 상상하기 어렵다.

피부의 주 구성물질은 단백질은 비교적 저온의 열에서도 구조가 변형되며, 피부는 섭씨70℃에서 1초라는 짧은 시간에 화상이 유발된다. 우리는 일상생활 및 근무환경 등 삶을 영위하는 어디에서나 열원에 쉽게 노출되어 있으며 '아'차하는 순간에 화상을 입는다.

국내에서는 전문병원제도를 통해 화상전문병원들이 운영되고 있으나, 규모의 한계 및 접근성의 한계로 대다수의 화상은 일선 의료기관에서 진료가 이루어지고 있다. 따라서 화상 센터나 다기관 수준의 데이터 수집을 통해 전국적인 화상 환자 및 치료의 규모에 대하여 추정하기는 어렵다. 근래에 4차산업 활성화 조류에 힘입어 공공서비스로부터 발생한 데이터 공개가 일반화되고 있으며, 다양한 기관에서 공개하는 데이터에서 화상과 관련된 정보를 얻을 수 있다.

본 장에서는 건강보험심사평가원, 국민건강보험공단, 안전보건공단 및 통계청 등에서 공개 및 발간한 자료를 토대로 국내 화상 발생과 관련된 통계를 정리하고 그 추이를 알아보고자 한다.

02 자료원 및 통계 방법

본 장에서 화상 환자의 역학적 추이를 파악하기 위해 사용된 자료는 다음과 같다.

• 건강보험심사평가원(이하 '심평원')에서 운영하는 보건의료빅데이터개방시스템의 의료통계정보[1](이하 '심

평원통계')

- 국민건강보험공단(이하 '건보공단')과 심평원에서 공동으로 매년 발간하는 '건강보험통계연보'[2]의 '제VI편 질병통계'(이하 '건보통계')
- KOICD 질병분류정보센터에서 제공하는 '통계청 사망원인 통계'[3]
- 안전보건공단에서 발행하는 '산업재해원인조사 – 업무상사고'[4]

심평원통계 및 통계청 사망원인통계는 웹을 통해 제공되는 데이터 테이블을 이용하였으며, 그 외 자료원은 발간된 문서에서 자료를 수집하였다.

1) 심평원통계 및 건보통계

심평원통계는 건강보험, 의료급여, 보훈 및 자동차보험 등의 진료로부터 발생하여 심평원에 심사 의뢰된 청구데이터를 기반으로 분석된 자료이며, 심평원통계에서 '화상'의 집계 기준은 청구명세서의 주진단명이 한국표준질병·사인분류(KCD7) 'T20–T31'에 해당하는 경우이다. 건보통계는 건강보험진료에서 발생한 청구데이터를 기반으로 분석된 자료이며, 건보통계에서는 '298. 질병 분류'에 따라 '283. 화상 및 부식(T20–T32)'에 대한 정보를 제공하고 있다. 두 통계자료는 수집 대상의 범위에 차이가 있기 때문에 각 수치가 상이할 수 있다. '부식(corrosion)'에 해당하는 T32코드를 주진단명으로 하는 환자수(진료실인원)는 2010년 이후 매년 300명 미만으로(2018년도 31명) 적기 때문에, 건보통계의 '283. 화상 및 부식'에 대한 자료를 '화상'에 대한 자료로 갈음하였다.

연간 화상 환자 수에 대한 추이는 자료 기간을 고려하여 건보통계를 자료원으로 하였다. 성별, 연령별, 월단위 시계열 및 화상 특징별(깊이, 부위, 넓이) 화상 환자 수에 대한 추이는 질병코드별로 세분화된 자료를 제공하는 심평원통계를 자료원으로 하였다. 화상환자 발생률은 각 연도, 성별, 연령별 주민등록연앙인구(자료원: KOSIS 국가통계포털)[5]를 기준으로 인구 10만 명당 환자수로 산출하

였다. 외래환자 입원율은 화상 환자수에 대한 화상 입원 환자수의 백분율로 산출하였다.

화상 진료실적은 질병 총계 및 외상에 대한 정보를 제공하는 건보통계를 자료원으로 하여, 내원일수, 진료비 및 급여비를 조사하고 질병 총계 및 외상에서 화상이 차지하는 구성비를 백분율로 산출하였다. 외상은 '22대 질병 분류' 중 '19. 손상, 중독 및 외인에 의한 특정 기타 결과(S00–T98)'의 자료를 수집하였으며, 화상은 '298 질병 분류' 중 '283. 화상 및 부식(T20–T32)'의 자료를 수집하였다.

2) 통계청 사망원인통계

화상 사망에 대한 통계는 통계청 사망원인통계를 자료원으로 하였다. 통계청 사망원인통계는 전국의 읍면동사무소 및 시군구청에 접수된 사망 신고서를 기준으로 집계한 결과로, 화상의 경우 KCD7에 따라 '질병이외의 외부요인에 의한 사망(질병이환 및 사망의 외인, V01–Y98)'으로 분류된다. 이 중 '전류, 방사선 및 극단적 기온 및 기압에 의 노출(W85–W99)', '연기, 불 및 불꽃에 노출(X00–X09) 및 열 및 가열된 물질과의 접촉(X10–X19)'과 '고의적 자해(X60–X84)', '가해(X85–Y09)' 및 '의도 미확인 사건(Y10–Y34)' 중 화상과 관련된 코드를 기준으로 하여 화상 사망자수를 산출하였다. 또한 주민등록연앙인구를 기준으로 사망률(인구 10만 명당 명)을 산출하였다.

3) 산업재해원인조사(업무상사고) 통계

심평원 및 건보공단의 청구데이터는 보험적용을 받지 않은 일반진료 및 산업재해보상보험(이하 '산재보험') 진료 등에 대한 데이터를 포함하지 않는다. 산업재해와 관련된 화상 환자수 및 사망에 대해서는 '안전보건공단 발행 산업재해원인조사 업무상사고'를 자료원으로 하였다. '산업재해원인조사'는 1년간 발생한 모든 산업재해자를 조사 모집단으로 규정하고 10% 표본에 대한 설문조사(사망자는 전수조사)를 통해 산업재해의 원인을 파악하는 조사로

격년으로 시행되었다. 산업재해 손상 및 사망 중 화상이 차지하는 비율에 대하여 산출하였다.

4) 청구데이터의 한계

건보 및 심평원의 청구데이터는 다음과 특징 및 한계를 지니고 있다.

- 비급여 진료비는 제외함
- 약국 방문 및 조제 제외함
- 환자수는 제공되는 통계단위별로 중복을 제거한 실인원수임
- 연령에서 진료시점에 따라 동일한 사람이 다른 연령 구간에 중복하여 집계될 수 있음
- 질병은 진료비 명세서의 주상병을 기준으로 분류하였

음. 실제 최종 확정 진단명과는 차이가 있을 수 있음

03 결과

1) 화상 환자 수(표1-1)

2018년도 화상 환자수는 건보통계 기준 약 60만 명, 심평원통계 기준 약 61만 명이었다. 건보통계에 따르면 2018년도 화상 환자 수는 2008년도, 2013년도에 비해 각각 34.88%, 6.75% 증가하였으며, 2008년부터 2018년까지 연평균 증가율은 3.04%였다. 화상 발생률은 인구 10만 명당 2008년도에 904명, 2013년도에 1,117명, 2018년도에 1,175명으로, 2008년부터 2018년까지 연평균 증가율은

표 1-1 연간 화상환자 수 및 발생률, 2005-2018

연도	화상 환자 수	주민등록연앙인구수	화상 발생률	일 평균 화상 환자 수	전년도 대비 발생률의 증감률
2005	367,296	48,683,040	754.5	1,006.3	
2006	388,314	48,887,026	794.3	1,063.9	5.28
2007	413,150	49,130,354	840.9	1,131.9	5.87
2008	447,057	49,404,648	904.9	1,124.8	7.61
2009	481,568	49,656,756	969.8	1,319.4	7.17
2010	518,837	49,879,812	1,040.2	1,421.5	7.26
2011	522,606	50,111,476	1,042.9	1,431.8	0.26
2012	547,796	50,345,324	1,088.1	1,500.8	4.33
2013	564,858	50,558,952	1,117.2	1,547.6	2.68
2014	569,032	50,763,158	1,121.0	1,559.0	0.33
2015	578,127	50,951,719	1,134.7	1,583.9	1.22
2016	594,264	51,112,972	1,162.6	1,628.1	2.47
2017	590,923	51,230,704	1,153.5	1,619.0	-0.79
2018	602,977	51,301,008	1,175.4	1,652.0	1.90
'08-'18 증감률(%)	34.88	3.84	29.89	34.88	
13-'18 증감률(%)	6.75	1.47	5.20	6.75	
08-'18 연평균 증감률(%)	3.04	0.38	2.65	3.04	

자료원: 건강보험통계연보 제VI편 질병통계; 국가통계포털

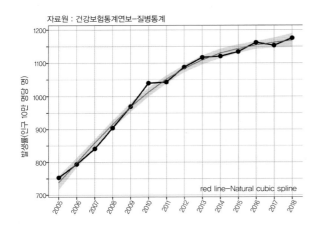

자료원 : 건강보험통계연보-질병통계

red line-Natural cubic spline

그림 1-1 연간 화상 발생률

2.65%였다(그림 1-1).

전체 화상 환자수 및 발생률은 매년 증가하였으며, 화상 발생률은 2010년까지 전년 대비 매년 5-7% 증가하였으며, 13년도 이후에는 매년 1-3% 수준으로 증가율이 감소하였다.

2) 성별 화상 환자 수(표 1-2)

심평원통계에 따르면 남자 화상 환자 수는 2013년도에 약 22.4만 명, 2018년도에 22.6만 명 으로 0.89% 증가하였

으며, 여자 화상 환자 수는 2013년도에 약 34.8만 명, 2018년도에 약 38.4 만 명으로 10.45% 증가하였다. 남자의 인구 10만 명당 화상환자 발생률은 2013년 884.3명, 2018년 881.1명이었으며 여자는 2013년 1,378.1명, 2018년 1,497.1명이었으며(그림 1-2), 화상 발생률의 남자에 대한 여자의 비는 2013년 1.56배, 2018년 1.70배였다.

남자에서 화상 발생은 큰 변화가 없던 반면에 여자에서는 화상 환자가 매년 증가하였다.

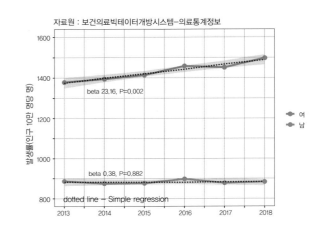

자료원 : 보건의료빅테이터개방시스템-의료통계정보

beta 23.16, P=0.002

beta 0.38, P=0.882

dotted line - Simple regression

여
남

그림 1-2 성별 화상 발생률

표 1-2 성별 화상환자 수 및 발생률, 2013-2018

연도	화상 환자 수			화상 발생률			발생률 성비 (여/남)	1일 평균 화상환자 발생
2013	571,919	223,585	348,334	1,131.2	884.3	1,378.1	1.56	1,567
2014	575,258	221,486	353,772	1,133.2	872.9	1,393.4	1.60	1,576
2015	582,872	222,545	360,327	1,144.0	874.2	1,413.4	1.62	1,597
2016	602,149	228,909	373,240	1,178.1	896.7	1,458.8	1.63	1,650
2017	595,872	223,839	372,033	1,163.1	875.2	1,450.2	1.66	1,633
2018	610,307	225,579	384,728	1,189.7	881.1	1,497.1	1.70	1,672
'13-'18 증감률(%)	6.71	0.89	10.45	5.17	-0.37	8.63		
연평균 증감률(%)	1.31	0.18	2.01	1.01	-0.07	1.67		

자료원: 보건의료빅데이터개방시스템 의료통계정보

표1-3 연령별 화상환자 수 구성비, 2013-2018

(단위: %)

연령	2013 남녀전체	2013 남	2013 여	2014 남녀전체	2014 남	2014 여	2015 남녀전체	2015 남	2015 여	2016 남녀전체	2016 남	2016 여	2017 남녀전체	2017 남	2017 여	2018 남녀전체	2018 남	2018 여	'13-'18 증감 남녀전체	'13-'18 증감 남	'13-'18 증감 여
5세 미만	13.6	19.4	10.0	12.5	18.0	9.1	11.3	16.3	8.2	10.4	15.2	7.5	9.7	14.2	6.9	8.5	12.6	6.0	-5.2	-6.7	-3.9
5-9세	4.7	5.9	3.9	4.7	6.1	3.8	4.5	5.8	3.6	4.3	5.7	3.5	4.3	5.7	3.5	4.1	5.5	3.3	-0.5	-0.5	-0.5
10-14세	3.9	4.7	3.3	3.8	4.7	3.2	3.6	4.4	3.0	3.5	4.4	2.9	3.5	4.5	2.9	3.5	4.6	2.9	-0.3	0.0	-0.4
15-19세	5.2	5.8	4.8	5.2	6.0	4.7	5.2	6.1	4.6	5.2	6.1	4.7	5.1	5.9	4.7	4.9	5.6	4.5	-0.3	-0.3	-0.3
20-24세	6.3	6.1	6.3	6.7	6.8	6.6	7.0	7.2	6.8	7.2	7.6	7.0	7.5	7.7	7.3	7.6	7.8	7.5	1.3	1.6	1.2
25-29세	6.4	6.5	6.3	6.2	6.6	6.0	6.3	6.9	5.9	6.5	7.2	6.0	6.8	7.5	6.5	7.3	8.0	6.9	1.0	1.5	0.6
30-34세	7.5	7.7	7.5	7.4	7.7	7.3	7.1	7.5	6.9	6.7	7.1	6.4	6.4	6.7	6.1	6.2	6.6	5.9	-1.4	-1.1	-1.5
35-39세	7.5	6.9	7.8	7.2	6.8	7.4	7.3	7.0	7.5	7.3	7.1	7.4	7.4	7.2	7.4	7.4	7.4	7.4	-0.1	0.5	-0.5
40-44세	8.6	7.5	9.3	8.5	7.3	9.2	8.3	7.3	9.0	8.0	7.0	8.6	7.6	6.8	8.1	7.4	6.7	7.8	-1.2	-0.7	-1.5
45-49세	8.2	6.8	9.1	8.4	6.8	9.5	8.6	6.9	9.6	8.7	7.1	9.7	8.8	7.2	9.7	8.8	7.3	9.7	0.6	0.5	0.5
50-54세	8.7	6.8	9.9	8.6	6.7	9.9	8.7	6.7	10.0	8.6	6.7	9.8	8.4	6.5	9.6	8.5	6.7	9.6	-0.2	-0.2	-0.3
55-59세	6.5	5.2	7.4	7.0	5.5	8.0	7.6	5.9	8.7	8.3	6.4	9.4	8.5	6.7	9.6	8.7	6.8	9.8	2.2	1.7	2.5
60-64세	4.1	3.4	4.6	4.4	3.6	4.9	4.8	3.9	5.3	5.4	4.3	6.0	5.8	4.6	6.5	6.2	5.1	6.9	2.1	1.7	2.3
65-69세	3.2	2.7	3.5	3.3	2.8	3.7	3.5	2.9	3.9	3.7	3.1	4.0	3.8	3.3	4.1	4.0	3.4	4.3	0.8	0.7	0.8
70-74세	2.7	2.3	3.0	2.8	2.3	3.1	2.8	2.3	3.1	2.7	2.2	3.0	2.7	2.3	2.9	2.8	2.4	3.0	0.0	0.1	-0.1
75-79세	1.8	1.5	1.9	1.9	1.6	2.1	2.0	1.6	2.2	2.0	1.6	2.2	2.1	1.8	2.3	2.3	2.0	2.5	0.5	0.5	0.5
80세 이상	1.2	0.9	1.4	1.4	1.1	1.6	1.5	1.1	1.7	1.6	1.2	1.7	1.7	1.3	1.9	1.9	1.5	2.1	0.7	0.6	0.7

자료원: 보건의료빅데이터개방시스템 의료통계정보

표 1-4 연령별 화상 환자 수, 2013-2018

(단위: 명, 명, 명, %, %, 배)

연령	2013 남녀전체	2013 남	2013 여	2016 남녀전체	2016 남	2016 여	2018 남녀전체	2018 남	2018 여	'13-'18 증감률 남녀전체	'13-'18 증감률 남	'13-'18 증감률 여	평균 증감률 남녀전체	평균 증감률 남	평균 증감률 여	성비 (여/남) 2013	성비 (여/남) 2016	성비 (여/남) 2018
5세 미만	78,379	43,508	34,871	63,191	34,910	28,281	52,035	28,672	23,363	-33.61	-34.10	-33.00	-7.87	-8.00	-7.70	0.80	0.81	0.81
5-9세	26,782	13,260	13,522	26,018	13,005	13,013	25,312	12,363	12,949	-5.49	-6.76	-4.24	-1.12	-1.39	-0.86	1.02	1.00	1.05
10-14세	22,139	10,522	11,617	21,022	10,157	10,865	21,730	10,514	11,216	-1.85	-0.08	-3.45	-0.37	-0.02	-0.70	1.10	1.07	1.07
15-19세	29,841	13,071	16,770	31,416	13,922	17,494	29,891	12,624	17,267	0.17	-3.42	2.96	0.03	-0.69	0.59	1.28	1.26	1.37
20-24세	35,961	13,771	22,190	43,871	17,448	26,423	46,580	17,581	28,999	29.53	27.67	30.68	5.31	5.01	5.50	1.61	1.51	1.65
25-29세	36,565	14,683	21,882	39,256	16,610	22,646	44,896	18,248	26,648	22.78	24.28	21.78	4.19	4.44	4.02	1.49	1.36	1.46
30-34세	43,373	17,281	26,092	40,467	16,380	24,087	37,860	14,987	22,873	-12.71	-13.27	-12.34	-2.68	-2.81	-2.60	1.51	1.47	1.53
35-39세	42,815	15,506	27,309	44,070	16,430	27,640	45,233	16,783	28,450	5.65	8.24	4.18	1.10	1.60	0.82	1.76	1.68	1.70
40-44세	49,274	16,739	32,535	48,334	16,048	32,286	45,344	15,307	30,037	-7.98	-8.55	-7.68	-1.65	-1.77	-1.59	1.94	2.01	1.96
45-49세	47,224	15,236	31,988	52,874	16,405	36,469	53,992	16,522	37,470	14.33	8.44	17.14	2.71	1.63	3.21	2.10	2.22	2.27
50-54세	50,064	15,378	34,686	52,209	15,358	36,851	52,275	15,160	37,115	4.42	-1.42	7.00	0.87	-0.29	1.36	2.26	2.40	2.45
55-59세	37,317	11,579	25,738	50,183	14,738	35,445	53,567	15,491	38,076	43.55	33.79	47.94	7.50	5.99	8.15	2.22	2.41	2.46
60-64세	23,711	7,611	16,100	32,679	9,984	22,695	38,103	11,475	26,628	60.70	50.77	65.39	9.95	8.56	10.59	2.12	2.27	2.32
65-69세	18,363	6,053	12,310	22,127	7,080	15,047	24,381	7,743	16,638	32.77	27.92	35.16	5.83	5.05	6.21	2.03	2.13	2.15
70-74세	15,797	5,161	10,636	16,419	5,134	11,285	17,013	5,456	11,557	7.70	5.72	8.66	1.49	1.12	1.67	2.06	2.20	2.12
75-79세	10,080	3,260	6,820	11,975	3,662	8,313	14,059	4,457	9,602	39.47	36.72	40.79	6.88	6.45	7.08	2.09	2.27	2.15
80세 이상	6,947	1,986	4,961	9,389	2,823	6,566	11,572	3,398	8,174	66.58	71.10	64.77	10.74	11.34	10.50	2.50	2.33	2.41

자료원: 보건의료빅데이터개방시스템 의료통계정보

표 1-5 연령별 화상 발생률, 2013-2018

(단위: 인구 천만 명당 명, 인구 천만 명당 명, 인구 천만 명당 명, %, %, 배)

연령	2013			2016			2018			'13-'18 증감률			평균 증감률			성비 (여/남)		
	남녀 전체	남	여	남녀 전체	남	여	남녀 전체	남	여	남녀 전체	남	여	남녀 전체	남	여	2013	2017	2018
5세 미만	6,768.0	3,660.6	3,107.4	5,643.4	3,046.1	2,597.3	5,126.2	2759.5	2,366.7	-24.26	-24.62	-23.84	-5.41	-5.49	-5.30	0.85	0.85	0.86
5-9세	2,299.2	1,099.2	1,200.0	2,219.7	1,076.4	1,143.3	2,166.2	1,027.7	1,138.6	-5.78	-6.51	-5.12	-1.18	-1.34	-1.05	1.09	1.06	1.11
10-14세	1,545.2	700.5	844.7	1,756.3	814.4	941.9	1,866.0	871.5	994.6	20.76	24.41	17.74	3.85	4.47	3.32	1.21	1.16	1.14
15-19세	1,749.1	718.6	1,030.5	1,986.1	837.3	1,148.9	2,099.3	842.9	1,256.4	20.02	17.30	21.93	3.72	3.24	4.04	1.43	1.37	1.49
20-24세	2,183.6	777.7	1,405.9	2,522.2	931.0	1,591.3	2,754.7	971.0	1,783.6	26.15	24.85	26.87	4.76	4.54	4.88	1.81	1.71	1.84
25-29세	2,284.0	880.3	1,403.7	2,506.1	1,005.1	1,501.0	2,715.9	1,035.6	1,680.4	18.91	17.63	19.71	3.52	3.30	3.66	1.59	1.49	1.62
30-34세	2,156.3	837.3	1,319.1	2,262.0	888.1	1,373.9	2,362.9	902.1	1,460.8	9.58	7.75	10.74	1.85	1.50	2.06	1.58	1.55	1.62
35-39세	2,163.8	767.0	1,396.8	2,247.4	819.0	1,428.4	2,255.9	817.0	1,438.9	4.26	6.52	3.02	0.84	1.27	0.60	1.82	1.74	1.76
40-44세	2,173.6	721.5	1,452.1	2,285.7	742.0	1,543.7	2,301.8	761.8	1,540.0	5.90	5.58	6.05	1.15	1.09	1.18	2.01	2.08	2.02
45-49세	2,264.7	714.4	1,550.3	2,380.3	727.2	1,653.1	2,397.0	718.6	1,678.4	5.84	0.58	8.26	1.14	0.12	1.60	2.17	2.27	2.34
50-54세	2,317.2	702.9	1,614.3	2,520.9	724.0	1,796.9	2,528.4	721.6	1,806.8	9.12	2.65	11.93	1.76	0.53	2.28	2.30	2.48	2.50
55-59세	2,161.8	672.6	1,489.2	2,460.7	724.5	1,736.2	2,508.3	724.3	1,784.0	16.03	7.68	19.80	3.02	1.49	3.68	2.21	2.40	2.46
60-64세	1,943.5	641.3	1,302.2	2,188.2	686.7	1,501.5	2,245.6	689.0	1,556.5	15.54	7.44	19.53	2.93	1.45	3.63	2.03	2.19	2.26
65-69세	1,882.8	666.6	1,216.1	1,998.5	675.0	1,323.4	2,053.0	685.9	1,367.1	9.04	2.90	12.41	1.75	0.57	2.37	1.82	1.96	1.99
70-74세	1,733.3	662.5	1,070.8	1,808.4	646.0	1,162.4	1,833.6	653.5	1,180.1	5.79	-1.35	10.21	1.13	-0.27	1.96	1.62	1.80	1.81
75-79세	1,598.1	679.8	918.3	1,634.7	637.0	997.7	1,713.3	672.3	1,040.9	7.21	-1.09	13.35	1.40	-0.22	2.54	1.35	1.57	1.55
80세 이상	1,235.9	606.6	629.3	1,310.6	641.8	668.7	1,376.4	644.5	731.9	11.37	6.24	16.31	2.18	1.22	3.07	1.04	1.04	1.14

자료원: 보건의료빅데이터개방시스템 의료통계정보

3) 연령별 화상 환자 추이(표 1-3, 4, 5)

심평원통계에 따르면 남자의 연령 구간별 화상 환자 수의 구성비는 5세 미만 구간이 가장 높았으며, 2013년도에는 30대 및 40대가 높았고 2018년도에는 20대에서 높았다. 여자의 경우 2013년에는 5세 미만과 40대 및 50대 초중반이 비슷하게 높았으나, 2018년도에는 5세 미만의 비중이 줄어들고 40대 중후반 및 50대에서 높았다(그림 1-3).

5세 미만의 구성비는 남자에서 2013년도 19.4%에서 2018년도 12.6%로 감소하였으며, 여자에서는 2013년도 10.0%에서 2018년도 6.0%로 감소하였다.

화상 발생률은 남녀 모두에서 5세 미만이 가장 높았으며, 5세 미만 구간 외에 남자에서는 20-29세 구간에서 피크를 보였고, 여자에서는 20-24세 및 50-54세 구간에서 피크를 보였다(그림 1-4). 연령 구간에 따른 성별 화상 발생률은 5세 미만 구간에서는 남자가 높았으며(2018년도 여/남, 0.86), 5-9세와 10-14세 및 80세 이상 구간에서는 비슷하였고, 그 외 연령 구간에서는 여자가 높았다. 40세부터 64세까지 각 구간에서는 발생률의 여/남 비가 2배 이상이었다.

남녀 모두에서 9세 이하 소아의 화상 발생률은 점차 줄어들고 있었다. 남자에서는 10대부터 30대까지에서 화상 발생률이 증가하고 그 외 구간에서는 소폭 증가하였던 반면, 여자에서는 20대와 50대에서 화상 환자 발생률이 크게 증가하고 그 연령 구간에서도 증가 추세를 보였다.

자료원 : 보건의료빅데이터개방시스템-의료통계정보

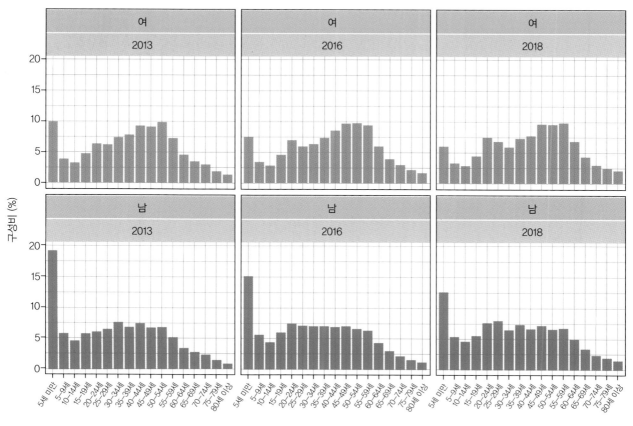

구성비 (%)

그림 1-3 연령구간별 화상환자 구성비

자료원 : 보건의료빅테이터개방시스템-의료통계정보

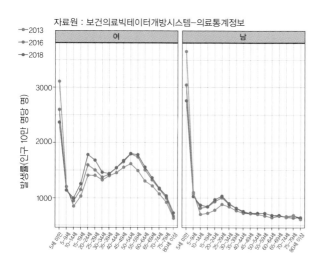

발생률(인구 10만 명당 명)

그림 1-4 연령구간별 화상 발생률

4) 화상 입원환자 추이(표 1-6)

심평원통계에 따르면 화상 입원환자수는 2013년도에 남녀 전체 19,356명, 남자 10,081명, 여자 9,275명이었으며 2018년도에 남녀 전체 26,874명, 남자 13,445명, 여자 13,429명이었다. 13-18년도의 입원환자 수 연평균 증가율은 남녀 전체 6.78%, 남자 5.93%, 여자 7.68%였다. 입원환자 수의 남/여 비는 1.00-1.09로 남자 입원환자 수가 소폭 많았다.

화상 외래환자 입원율은 2013년도에 남녀 전체 3.38%, 남자 4.51%, 여자 2.66%였으며, 2018년도에 남녀 전체 4.40%, 남자 5.96%, 여자 3.49%였다. 13-18년도 외래환자 입원율의 연평균 증가율은 남녀 전체 5.40%, 남자

표 1-6 화상 입원환자 수 및 외래환자 입원율, 2013-2018

(단위: 명, %, 배, 배)

연도	화상입원환자수			화상 외래환자 입원율			입원환자 수 성비 (남/여)	입원율 성비 (남/여)
	남녀전체	남	여	남녀전체	남	여		
2013	19,356	10,081	9,275	3.38	4.51	2.66	1.09	1.69
2014	18,635	9,399	9,236	3.24	4.24	2.61	1.02	1.63
2015	18,970	9,461	9,509	3.25	4.25	2.64	0.99	1.61
2016	28,194	14,289	13,905	4.68	6.24	3.73	1.03	1.68
2017	27,651	13,847	13,804	4.64	6.19	3.71	1.00	1.67
2018	26,874	13,445	13,429	4.40	5.96	3.49	1.00	1.71
'13-'18 증감률 (%)	38.84	33.37	44.79	30.11	32.19	31.09		
'13-'18 연평균 증감률 (%)	6.78	5.93	7.68	5.40	5.74	5.56		

자료원: 보건의료빅데이터개방시스템 의료통계정보

표 1-7 월별 평균 화상환자 수 및 구성비(2013-2018)

(단위: 명, %)

월	평균 ± 표준편차 (명)						월별 구성비 (13-18년 합산)		
	남녀전체		남		여		남녀전체	남	여
1	50,807.0	± 2,464.0	20,163.5	± 442.7	30,643.5	± 2,096.2	6.95	7.3	6.8
2	48,378.2	± 3,053.9	18,676.7	± 898.5	29,701.5	± 2,233.2	6.62	6.7	6.6
3	51,215.8	± 2,646.3	19,986.0	± 579.9	31,229.8	± 2,161.5	7.01	7.2	6.9
4	53,609.5	± 2,541.5	20,537.7	± 472.1	33,071.8	± 2,139.0	7.34	7.4	7.3
5	63,754.5	± 2,557.4	24,351.8	± 578.3	39,402.7	± 2,139.3	8.73	8.8	8.7
6	68,909.2	± 2,854.9	26,131.8	± 763.2	42,777.3	± 2,139.0	9.43	9.4	9.5
7	81,421.7	± 3,048.4	30,792.2	± 1,049.6	50,629.5	± 2,046.3	11.14	11.1	11.2
8	81,196.7	± 3,032.1	31,607.7	± 1,305.8	49,589.0	± 1,851.9	11.11	11.4	11.0
9	67,641.7	± 2,287.5	24,695.3	± 807.1	42,946.3	± 1,537.4	9.26	8.9	9.5
10	58,285.2	± 1,877.8	21,250.3	± 590.1	37,034.8	± 1,609.5	7.98	7.6	8.2
11	52,184.3	± 2,680.1	19,443.5	± 567.8	32,740.8	± 2,166.2	7.14	7.0	7.2
12	53,185.3	± 1,917.6	20,367.0	± 427.5	32,818.3	± 1,654.9	7.28	7.3	7.3
최소월	2월		2월		2월		2월	2월	2월
최다월	7월		8월		7월		7월	8월	7월
최고-최저 (명, %P)	33,043.5 명		33,043.5 명		20,928.0 명		4.53 %P	4.65 %P	4.62 %P

자료원: 보건의료빅데이터개방시스템

5.74%, 여자 5.56%였다. 외래환자 입원율의 남/여 비는 1.61-1.71로 남자의 입원율이 높았다.

5) 월별 화상 환자 수 및 입원환자 수 추이(표 1-7, 8, 9)

화상 환자 수는 뚜렷한 계절성을 보였다. 여름철(7, 8월)에 화상 환자 수가 많았으며, 겨울철(1, 2월)에 적었다

표 1-8 연령대별 월 평균 화상환자 수 및 월 구성비(2013-2018)

(단위: 명, %)

월	평균						월별 구성비 (13-18년 합산)					
	5세미만	5-19세	20-39세	40-59세	60-79세	80세이상	5세미만	5-19세	20-39세	40-59세	60-79세	80세이상
1	3,351.8	1,090.4	1,749.6	1,997.1	847.9	467.2	8.3	6.9	7.0	6.6	6.6	7.5
2	3227.3	1,003.8	1,640.2	1,895.4	851.7	465.0	8.0	6.3	6.6	6.3	6.7	7.4
3	3,420.5	998.5	1,739.1	2,048.1	896.8	512.6	8.5	6.3	7.0	6.8	7.0	8.2
4	3,314.5	1,060.1	1,822.2	2,184.5	955.3	517.3	8.2	6.7	7.3	7.2	7.5	8.3
5	3,609.5	1,473.5	2,137.5	2,592.4	1,108.5	558.0	8.9	9.3	8.6	8.6	8.7	8.9
6	3,408.4	1,616.9	2,336.0	2,882.6	1,203.4	567.0	8.4	10.2	9.4	9.6	9.4	9.0
7	3,604.7	1,862.1	2,819.3	3,482.1	1,443.5	615.3	8.9	11.7	11.3	11.5	11.3	9.8
8	3,795.7	1,927.5	2,811.1	3,431.7	1,384.1	588.9	9.4	12.1	11.3	11.4	10.8	9.4
9	3,414.7	1,435.6	2,302.7	2,902.6	1,204.2	525.3	8.4	9.0	9.2	9.6	9.4	8.4
10	3,195.7	1,209.3	1,947.5	2,474.9	1,049.1	494.1	7.9	7.6	7.8	8.2	8.2	7.9
11	2,997.3	1,088.3	1,790.2	2,143.8	921.7	462.1	7.4	6.8	7.2	7.1	7.2	7.4
12	3,104.4	1,131.6	1,846.0	2,143.9	922.9	495.8	7.7	7.1	7.4	7.1	7.2	7.9
최저월	11월	3월	2월	2월	2월	11월	11월	3월	2월	2월	2월	11월
최고월	8월	8월	8월	7월	7월	7월	8월	8월	8월	7월	7월	7월
최고 - 최저 (명, %P)	798.3	929.0	1,179.1	1,586.8	595.6	153.3	2.0	5.8	4.7	5.3	4.7	2.4

자료원: 보건의료빅데이터개방시스템 의료통계정보

표 1-9 월 평균 화상 입원환자 수 및 외래환자 입원율, 2013-2018

(단위: 명, %, %)

월	화상 입원환자 수 평균			월별 구성비(13-18년 합산)			외래 환자 입원율(13-18년 합산)		
	남녀전체	남	여	남녀전체	남	여	남녀전체	남	여
1	2,614.2	1,298.0	1,316.2	9.2	9.1	9.4	5.1	6.4	4.3
2	2,237.3	1,093.0	1,144.3	7.9	7.7	8.1	4.6	5.9	3.9
3	2,333.2	1,178.2	1,155.0	8.2	8.3	8.2	4.6	5.9	3.7
4	2,309.3	1,154.3	1,155.0	8.2	8.1	8.2	4.3	5.6	3.5
5	2,508.2	1,267.7	1,240.5	8.9	8.9	8.8	3.9	5.2	3.1
6	2,394.5	1,220.3	1,174.2	8.5	8.6	8.4	3.5	4.7	2.7
7	2,624.3	1,345.5	1,278.8	9.3	9.4	9.1	3.2	4.4	2.5
8	2,576.0	1,330.8	1,245.2	9.1	9.3	8.9	3.2	4.2	2.5
9	2,253.0	1,131.0	1,122.0	8.0	7.9	8.0	3.3	4.6	2.6
10	2,202.8	1,098.2	1,104.7	7.8	7.7	7.9	3.8	5.2	3.0
11	2,028.3	1,022.2	1,006.2	7.2	7.2	7.2	3.9	5.3	3.1
12	2,216.0	1,114.3	1,101.7	7.8	7.8	7.8	4.2	5.5	3.4
최저월	11월	11월	11월	11월	11월	11월	8월	8월	8월
최고월	7월	7월	1월	7월	7월	1월	1월	1월	1월
최고-최저 (명, %P, %P)	596.0	323.3	310.0	2.11	2.27	2.21	1.97	2.23	1.78

자료원: 보건의료빅데이터개방시스템 의료통계정보

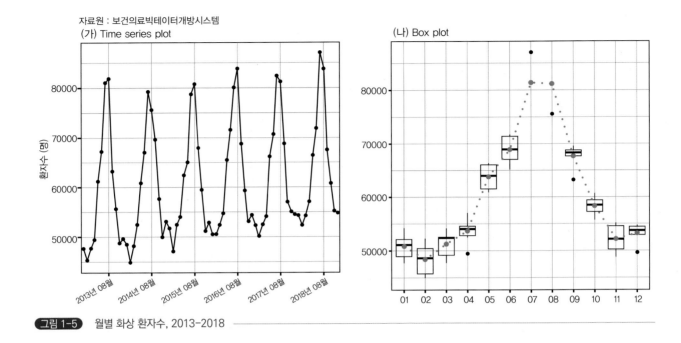

자료원 : 보건의료빅테이터개방시스템

(가) Time series plot

(나) Box plot

그림 1-5 월별 화상 환자수, 2013-2018

(그림 1-5). 남녀 모두에서 2월에 화상 환자 수가 가장 적었으며, 남자는 8월에, 여자는 7월에 가장 많았다. 최고 월과 최저 월의 구성비의 차이는 약 4.6%P 내외였다.

연령대에 따라 화상 환자 수의 월별 분포에 차이가 있었다. 5세 미만 및 80세 이상 환자에서는 11월이 가장 낮았으며, 최고 월과 최저 월의 차이가 2.0-2.5%P로 크지 않았다. 39세 이하 구간에서는 8월이 가장 높았으며, 40세 이상 구간에서는 7월이 가장 높았다. 최고 월과 최저 월 차이가 큰 연령 구간은 5-19세 및 40-59세 구간이었다 (각각 5.8%P, 5.3%P).

화상 입원환자 수는 남녀 모두 11월이 가장 적었으며 남자는 7월에, 여자는 1월에 가장 많았다. 최고 월과 최저 월의 구성비 차이는 2.2%P 내외로 화상 환자 수에서의 차이보다 작았다. 월별 외래환자 입원율은 남녀 모두 여름철(최저 8월)에 낮았으며, 겨울철(최고 1월)에 높았다(그림 1-6).

6) 손상 깊이, 부위 및 범위별 화상 환자 수(표 1-10, 11, 12)

13-18년 기간 동안 T2코드를 통해 깊이가 확인된 환자 중 1도, 2도 및 3도 화상의 구성비는 각각 6.84%, 90.62% 및 2.54%로 2도 화상 환자 수는 2도 및 3도 화상 합계의 9.7배 많았다. 또한 남자에서 여자보다 3도 화상 구성비가 다소 높았다(남자 3.21%; 여자 2.12%; 카이제곱검정, P < 0.001). 13-18년 기간 동안 외래환자 입원율은 1도, 2도 및 3도 화상에서 각각 0.52%, 3.93% 및

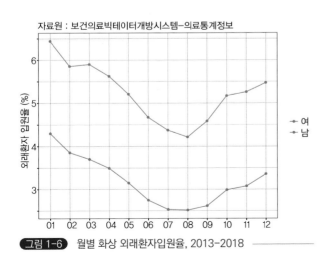

자료원 : 보건의료빅테이터개방시스템-의료통계정보

그림 1-6 월별 화상 외래환자입원율, 2013-2018

표 1-10 T2 code를 기준으로한 화상깊이별 현황, 2013-2018

(단위: 명, %, 명, %, %)

손상 깊이	환자 수 평균			환자 수 구성비 (13-18년 합산)			입원환자 수 평균			입원환자 수 구성비			외래환자 입원율		
	남녀전체	남	여	남녀전체	남	여	남녀전체	남	여	남녀전체	남	여	남녀전체	남	여
1도	34,557.5	12,602.0	21,955.5	6.84	6.50	7.05	180.3	94.8	85.5	0.88	0.93	0.83	0.52	0.75	0.39
2도	457,783.8	175,128.0	282,655.8	90.62	90.29	90.82	17,986.7	8,883.7	9,103.0	87.33	86.79	87.86	3.93	5.07	3.22
3도	12,837.8	6,231.7	6,606.2	2.54	3.21	2.12	2,429.3	1,257.2	1,172.2	11.79	12.28	11.31	18.92	20.17	17.74

자료원: 보건의료빅데이터개방시스템 의료통계정보

표 1-11 T2 code를 기준으로한 화상부위 별 현황, 2013-2018

(단위: 명, %, 명, %, %)

손상 부위	환자 수 평균			환자 수 구성비			입원환자 수 평균			입원환자 수 구성비			외래환자 입원율		
	남녀전체	남	여	남녀전체	남	여	남녀전체	남	여	남녀전체	남	여	남녀전체	남	여
T20. 머리 및 목	46,665.1	20,123.2	26,541.9	9.14	9.81	8.72	3,846.5	2,246.7	1,599.8	18.12	21.15	15.08	7.92	11.11	5.65
T21. 몸통	38,550.9	13,941.9	24,609.0	7.43	6.78	7.84	2,101.8	964.2	1,137.7	9.90	9.08	10.72	5.33	6.90	4.46
T22. 어깨 및 팔	82,502.1	25,167.8	57,334.3	16.40	12.62	18.79	1,587.3	687.8	899.5	7.48	6.48	8.48	1.82	2.64	1.47
T23. 손목 및 손	194,771.8	78,685.0	116,086.8	38.00	38.93	37.42	4,515.0	2,504.2	2,010.8	21.27	23.57	18.95	2.24	3.12	1.65
T24. 엉덩이 및 다리	79,885.8	30,787.3	49,098.4	15.73	15.45	15.91	4,569.8	1,947.5	2,622.3	21.52	18.33	24.72	5.47	6.11	5.07
T25. 발목 및 발	57,322.1	26,033.3	31,288.8	10.82	12.56	9.71	4,007.5	1,917.7	2,089.8	18.87	18.05	19.70	6.98	7.41	6.62
T26. 눈 및 부속기	12,851.3	7,861.4	4,989.9	2.18	3.45	1.37	221.3	158.2	63.2	1.04	1.49	0.60	1.92	2.22	1.42
T27. 기도	700.9	371.9	329.0	0.12	0.16	0.09	244.2	127.0	117.2	1.15	1.20	1.10	38.22	37.59	38.93
T28. 기타 내부 기관	1,011.9	497.8	514.1	0.18	0.23	0.15	138.3	69.5	68.8	0.65	0.65	0.65	14.32	14.65	14.00

자료원: 보건의료빅데이터개방시스템 의료통계정보

표 1-12 T3 code를 기준으로한 화상면적 별 현황, 2013-2018

(단위: 명, %, 명, %, %)

손상 면적	환자 수 평균			환자 수 구성비			입원환자 수 평균			입원환자 수 구성비			외래환자 입원율		
	남녀전체	남	여	남녀전체	남	여	남녀전체	남	여	남녀전체	남	여	남녀전체	남	여
T310.10%미만	27,031.2	9,382.7	17,648.5	94.97	91.83	96.73	643.8	629.3	658.2	60.87	55.08	67.68	4.76	6.71	3.73
T311.10-19%	802.2	418.7	383.5	2.82	4.10	2.10	205.3	231.2	179.5	19.42	20.23	18.46	51.19	55.21	46.81
T312.20-29%	282.7	170.2	112.5	0.99	1.67	0.62	90.6	110.3	70.8	8.57	9.66	7.28	64.09	64.84	62.96
T313.30-39%	133.5	85.0	48.5	0.47	0.83	0.27	42.8	54.5	31.0	4.04	4.77	3.19	64.04	64.12	63.92
T314.40-49%	66.2	48.8	17.3	0.23	0.48	0.10	22.4	34.3	10.5	2.12	3.00	1.08	67.76	70.31	60.58
T315.50-59%	40.7	31.0	9.7	0.14	0.30	0.05	13.2	21.0	5.3	1.24	1.84	0.55	64.75	67.74	55.17
T316.60-69%	38.3	31.7	6.7	0.13	0.31	0.04	13.9	22.7	5.2	1.32	1.98	0.53	72.61	71.58	77.50
T317.70-79%	21.3	16.3	5.0	0.07	0.16	0.03	8.3	12.2	4.3	0.78	1.06	0.45	77.34	74.49	86.67
T318.80-89%	17.5	13.7	3.8	0.06	0.13	0.02	7.6	11.8	3.3	0.72	1.04	0.34	86.67	86.59	86.96
T319.90%이상	29.0	19.8	9.2	0.10	0.19	0.05	9.8	15.3	4.3	0.93	1.34	0.45	67.82	77.31	47.27

자료원: 보건의료빅데이터개방시스템 의료통계정보

18.92%로 3도 화상의 외래환자 입원율은 2도 화상보다 약 4.8배 높았다.

13-18년 기간 동안 부위에 따른 환자 구성비가 높은 화상부위는 남자의 경우 '손목 및 손'(38.93%), '엉덩이 및 다리'(15.73%), '어깨 및 팔'(12.62%) 순이었다. 여자의 경우 '손목 및 손'(37.42%), '어깨 및 팔'(18.79%), '엉덩이 및 다리'(15.91%) 순이었다. 입원환자 수 구성비가 높은 화상부위는 남자의 경우 '손목 및 손'(23.57%), '머리 및 목'(21.15%), '엉덩이 및 다리'(18.33%) 순이었다. 여자의 경우 '엉덩이 및 다리' (24.72%), '발목 및 발'(19.70%), '손목 및 손' (18.95%) 순이었다. 남녀 전체에서 외래환자 입원율은 기도 화상 (38.22%) 및 기타 내부기관 화상 (14.32%)

에서 높았으며, '머리 및 목' 화상 (7.92%)과 '발목 및 발' (6.98%) 화상에서 외래환자 입원율이 다른 화상부위에서보다 상대적으로 높았다.

13-18년 기간 동안 T3코드를 통해 수상 면적이 확인된 환자 중 수상 면적이 체표면적 10% 이상인 화상 환자의 구성비는 남녀전체에서 5.03%, 남자에서 8.17%, 여자에서 3.27%로 성별에 따른 차이가 있었다(카이제곱검정, $P < 0.001$). 또한 체표면적 10% 이상인 화상 입원환자의 구성비는 남녀 전체에서 39.13%, 남자에서 44.92%, 여자에서 32.32%로 성별에 따른 차이가 있었다(카이제곱검정, $P < 0.001$). 외래환자 입원율은 남녀 전체에서 수상 체표면적이 넓을수록 증가하였으나 체표면적 90% 이상 수

표 1-13 연간 화상사망자 수 및 사망률 추이

(단위: 명, 인구 10만 명당 명, 명, %)

연도	화상 사망자 수			화상 사망률			사망률 성비 (남/여)	화상 치명률 남녀전체
	남녀전체	남	여	남녀전체	남	여		
1997	1,111	821	290	2.4	3.5	1.3	2.8	
1998	926	688	238	2.0	2.9	1.0	2.9	
1999	976	687	289	2.1	2.9	1.2	2.4	
2000	894	635	259	1.9	2.7	1.1	2.4	
2001	932	669	263	1.9	2.8	1.1	2.5	
2002	905	646	259	1.9	2.7	1.1	2.5	
2003	1,166	751	415	2.4	3.1	1.7	1.8	
2004	911	687	224	1.9	2.8	0.9	3.0	
2005	926	653	273	1.9	2.7	1.1	2.4	0.25
2006	816	575	241	1.7	2.3	1.0	2.4	0.21
2007	706	511	195	1.4	2.1	0.8	2.6	0.17
2008	686	514	172	1.4	2.1	0.7	3.0	0.15
2009	691	506	185	1.4	2.0	0.7	2.7	0.14
2010	637	461	176	1.3	1.8	0.7	2.6	0.12
2011	629	472	157	1.3	1.9	0.6	3.0	0.12
2012	578	421	157	1.1	1.7	0.6	2.7	0.11
2013	594	415	179	1.2	1.6	0.7	2.3	0.11
2014	575	414	161	1.1	1.6	0.6	2.6	0.10
2015	465	324	141	0.9	1.3	0.6	2.3	0.08
'05-'15 증감율	-49.78	-50.38	-48.35	-52.02	-52.43	-50.82		-68.10
'10-'15 증감율	-27.00	-29.72	-19.89	-28.54	-31.05	-21.74		-34.49

자료원: 통계청 사망원인통계(화상 치명률은 건보통계 자료로 계산)

상한 경우 오히려 감소하였는데, 이는 입원 전 사망이 포함되어 나타난 현상으로 해석할 수 있다.

- T2코드를 이용한 화상 깊이와 부위 및 T3코드를 이용한 화상 면적의 산정은 서로 다른 의료기관에서 각기 다른 세부 코드를 입력한 경우가 있으므로 세부 항목에 중복이 발생할 수 있음
- 한 환자에게 있어서 T2코드 및 T3코드는 동시에 발생하는 것이 일반적이나 주진단명만을 산정의 기준으로 하였기 때문에 각 분류의 총합이 전체 화상환자 수와는 차이가 있음. 환자 수 혹은 입원환자 수의 절댓값이 가지는 의미보다 각 세부 항목의 비교를 통해 추세를 파악하는 데에 의의가 있음
- 구성비의 남녀 비교에서 카이제곱검정은 13–18년도 합산값을 기준으로 시행하였음

7) 화상 사망자 수(표 1-13)

통계청 사망원인통계에 따르면 화상 사망자 수는 2003년 이후 꾸준히 감소하여 05년부터 15년까지 10년간 49.78% 감소하였으며, 10년부터 15년까지 5년간 27% 감소하였다(그림 1-7).

화상 사망률은 2003년도에 인구 10만 명당 2.4명에서 꾸준히 감소하여 05년도에 1.9명, 15년도에 0.9명이었다.

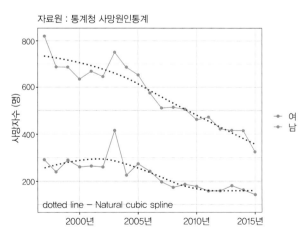

자료원 : 통계청 사망원인통계

dotted line – Natural cubic spline

여
남

그림 1-7 월별 화상 외래환자입원율, 2013-2018

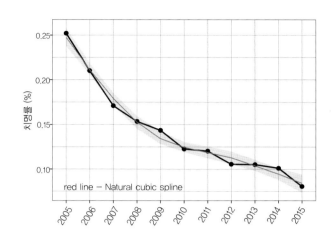

red line – Natural cubic spline

그림 1-8 연간 화상 치명률

사망률의 남/여 비는 평균 2.6배 정도로 남자의 사망률이 높았으며, 15년도 남/여 비는 2.3배였다.

화상 치명률은 2005년 0.25%에서 지속적으로 감소하여 2015년에는 0.1% 미만으로 감소하였다(그림 1-8).

\# 화상 치명률은 '화상 환자 수(건보통계)'에 대한 '화상 사망자 수(통계청 사망원인통계)'의 비율을 백분율로 계산

8) 진료실적(표 1-14, 15, 16)

건보통계에 따르면 2018년도에 화상으로 외래 진료를 받은 실인원(심평원 통계의 '환자 수'와 의미가 같음)은 약 60만 명이었으며, 이는 건강보험으로 외래 진료를 받은 전체 환자의 약 1.26%였고, 외상으로 외래 진료를 받은 환자의 4.14%였다. 전체 환자 및 외상 환자 중 화상 환자의 구성비는 매년 증가 추세에 있으며 각각의 연평균 증가율(08년-18년)은 2.03% 및 1.22%였다. 2018년도에 화상으로 입원 치료를 받은 실인원은 약 2만 6천명 이었으며, 이는 전체 환자의 0.36%였고, 외상 환자의 2.42%였다. 2018년도에 전체 및 외상에서 화상의 외래 내원일 수 구성비는 각각 0.27%, 3.95%였으며, 입원일 수의 구성비는 0.22%, 2.16%였다.

2018년도에 화상 외래 진료에서 발생한 진료비는 약

표 1-14 외래 진료실적

(단위:)

연도	진료 실인원(명)					내원일수(일)					진료비(십억원)				
	전체질환	외상	화상	전체질환 중 화상 구성비	외상 중 화상 구성비	전체질환	외상	화상	전체질환 중 화상 구성비	외상 중 화상 구성비	전체질환	외상	화상	전체질환 중 화상 구성비	외상 중 화상 구성비
2005	42,053,420	10,414,225	363,953	0.87	3.49	595,709,309	38,591,015	1,459,636	0.25	3.78	10,272	778	30	0.29	3.82
2006	42,383,955	10,817,397	384,907	0.91	3.56	610,609,105	40,372,907	1,521,221	0.25	3.77	11,379	860	33	0.29	3.81
2007	43,024,212	11,566,876	409,843	0.95	3.54	626,396,030	42,551,417	1,573,855	0.25	3.70	12,356	942	36	0.29	3.77
2008	43,334,748	12,044,820	443,616	1.02	3.68	642,519,067	43,588,451	1,661,329	0.26	3.81	22,932	1,201	50	0.22	4.12
2009	44,367,372	12,628,784	478,355	1.08	3.79	683,971,133	45,768,264	1,804,768	0.26	3.94	25,704	1,312	58	0.23	4.42
2010	44,696,840	13,155,417	515,638	1.15	3.92	707,074,748	47,569,041	1,918,517	0.27	4.03	27,638	1,427	65	0.24	4.56
2011	45,071,096	13,445,106	519,587	1.15	3.86	716,076,679	48,083,318	1,931,352	0.27	4.02	29,039	1,482	69	0.24	4.64
2012	45,626,482	13,805,019	544,837	1.19	3.95	734,831,208	48,556,199	2,001,730	0.27	4.12	29,787	1,545	73	0.25	4.74
2013	45,962,010	14,007,311	562,151	1.22	4.01	739,340,194	49,905,687	2,070,620	0.28	4.15	31,218	1,585	77	0.25	4.84
2014	46,531,494	14,123,062	566,468	1.22	4.01	755,415,684	50,044,912	2,105,850	0.28	4.21	33,526	1,717	83	0.25	4.84
2015	46,763,829	14,139,881	575,407	1.23	4.07	751,850,000	50,247,391	2,137,750	0.28	4.25	35,455	1,783	88	0.25	4.91
2016	47,213,202	14,258,012	589,925	1.25	4.14	782,515,600	50,109,316	2,193,601	0.28	4.38	39,171	1,834	93	0.24	5.07
2017	47,401,156	14,322,444	587,059	1.24	4.10	783,636,209	50,207,329	2,198,922	0.28	4.38	42,446	1,930	100	0.24	5.20
2018	47,732,400	14,367,768	599,154	1.26	4.17	802,434,231	50,455,335	2,253,356	0.28	4.47	46,572	2,029	110	0.24	5.43
'08-'18 증가율 (%)	10.15	19.29	35.06	22.62	13.22	24.89	15.75	35.64	8.61	17.18	103.09	69.00	122.59	9.61	31.71
'08-'18 연평균 증가율 (%)	0.97	1.78	3.05	2.06	1.25	2.25	1.47	3.09	0.83	1.60	7.34	5.39	8.33	0.92	2.79

자료원: 건강보험통계연보 제VI편 질병통계

1,100억 원이었으며, 이는 전체 외래진료비의 0.24%, 외상 외래진료비의 5.43%에 해당하였다. 2018년도에 화상 입원 치료에서 발생한 진료비는 약 810억 원이었으며, 이는 전체 입원진료비의 0.28%, 외상 입원진료비의 2.95%에 해당하였다.

2018년 기준 화상 환자의 인당 외래내원일 수는 3.8일, 인당 외래진료비는 약 18만 원, 내원일당 외래진료비는 약 5만 원이었다. 입원의 경우 인당 입원일수는 12.1일, 인당 입원진료비는 약 300만 원, 입원일당 입원진료비는 약 25만 원이었다.

- 연도간 진료비의 비교는 물가 상승률을 반영이 필요함
- 진료비는 비급여진료를 반영하지 않은 수치임

표 1-15 입원진료실적

(단위:　)

	입원 실인원(명)					입원일 수(일)					입원 진료비(십억원)				
	전체 질환	외상	화상	전체 질환 중 화상 구성비	외상 중 화상 구성비	전체 질환	외상	화상	전체 질환 중 화상 구성비	외상 중 화상 구성비	전체 질환	외상	화상	전체 질환 중 화상 구성비	외상 중 화상 구성비
2005	3,947,502	559,941	14,829	0.38	2.65	5.4E+07	8,228,080	240,318	0.44	2.92	6,519	744	26	0.40	3.54
2006	4,340,200	605,462	14,737	0.34	2.43	6.3E+07	9,207,927	244,802	0.39	2.66	8,156	919	31	0.38	3.34
2007	4,661,539	659,261	15,104	0.32	2.29	7.2E+07	10,065,033	246,438	0.34	2.45	9,636	1,057	32	0.33	3.03
2008	5,051,939	743,255	16,033	0.32	2.16	8.4E+07	11,777,385	256,729	0.30	2.18	11,161	1,212	34	0.30	2.77
2009	5,318,096	816,030	16,672	0.31	2.04	9.1E+07	12,786,822	263,899	0.29	2.06	12,527	1,364	39	0.32	2.89
2010	5,692,434	890,857	17,889	0.31	2.01	1E+08	14,011,645	285,667	0.28	2.04	14,221	1,553	43	0.30	2.76
2011	5,942,375	896,917	18,507	0.31	2.06	1.1E+08	13,861,188	299,120	0.28	2.16	15,313	1,606	50	0.33	3.12
2012	6,225,566	934,642	19,049	0.31	2.04	1.1E+08	14,155,923	302,138	0.26	2.13	16,536	1,696	50	0.30	2.97
2013	6,254,327	962,793	19,092	0.31	1.98	1.2E+08	14,668,241	303,218	0.25	2.07	17,490	1,803	51	0.29	2.84
2014	6,438,061	975,521	18,651	0.29	1.91	1.3E+08	14,671,403	299,982	0.23	2.04	19,055	1,889	54	0.28	2.85
2015	6,633,027	988,587	19,256	0.29	1.95	1.3E+08	14,706,235	313,940	0.24	2.13	20,904	2,032	61	0.29	2.98
2016	7,410,602	1,108,817	28,611	0.39	2.58	1.4E+08	14,754,826	328,406	0.24	2.23	23,480	2,234	69	0.29	3.07
2017	7,225,308	1,101,235	27,894	0.39	2.53	1.4E+08	14,893,272	324,792	0.23	2.18	25,663	2,488	76	0.29	3.04
2018	7,336,921	1,084,887	26,244	0.36	2.42	1.4E+08	14,676,188	317,298	0.22	2.16	28,511	2,737	81	0.28	2.95
'08-'18 증가율 (%)	45.23	45.96	63.69	12.71	12.14	69.56	24.61	23.59	-27.11	-0.82	155.45	125.73	140.12	-6.00	6.37
08-'18 연평균 증가율 (%)	3.80	3.85	5.05	1.20	1.15	5.42	2.22	2.14	-3.11	-0.08	9.83	8.48	9.15	-0.62	0.62

자료원: 건강보험통계연보 제VI편 질병통계

표 1-16 평균 입내원일수 및 진료비

(단위:)

연도	외래 인당 내원일수(일)			외래 인당 진료비(천원)			외래 내원일당 진료비(천원)			입원 인당 입원일수(일)			입원 인당 입원진료비(천원)			입원 입원일당 입원진료비(천원)		
	전체질환	외상	화상	전체질환	외상	화상	전체질환	외상	화상	전체질환	외상	화상	전체질환	외상	화상	전체질환	외상	화상
2005	14.4	3.7	4.0	268	79	85	19	21	22	13.8	14.7	16.2	1,651	1,329	1,775	120	90	110
2006	14.6	3.7	3.8	287	81	87	20	22	23	14.5	15.2	16.6	1,879	1,517	2,084	130	100	125
2007	14.8	3.6	3.7	529	100	112	36	28	30	15.5	15.3	16.3	2,067	1,603	2,121	133	105	130
2008	15.4	3.6	3.8	579	104	121	38	29	32	16.7	15.8	16.0	2,209	1,631	2,098	132	103	131
2009	15.8	3.6	3.7	618	108	126	39	30	34	17.2	15.7	15.8	2,355	1,671	2,368	137	107	150
2010	15.9	3.6	3.7	644	110	132	41	31	36	17.8	15.7	16.0	2,498	1,743	2,395	141	111	150
2011	16.1	3.5	3.7	653	112	134	41	32	37	17.8	15.5	16.2	2,577	1,790	2,711	145	116	168
2012	16.1	3.6	3.7	679	113	136	42	32	37	18.4	15.1	15.9	2,656	1,815	2,644	144	120	167
2013	16.2	3.5	3.7	721	122	147	44	34	39	19.2	15.2	15.9	2,796	1,872	2,683	145	123	169
2014	16.1	3.6	3.7	758	126	152	47	35	41	19.9	15.0	16.1	2,960	1,937	2,891	149	129	180
2015	16.6	3.5	3.7	830	129	157	50	37	42	19.8	14.9	16.3	3,151	2,055	3,144	159	138	193
2016	16.5	3.5	3.7	895	135	171	54	38	46	18.6	13.3	11.5	3,168	2,015	2,396	170	151	209
2017	16.8	3.5	3.8	976	141	184	58	40	49	19.4	13.5	11.6	3,552	2,260	2,712	183	167	233
2018	2.5	0.8	1.0	10,158,118	3,577,712	3,496,510	4,141,849	4,379,820	3,440,157	19.5	13.5	12.1	3,886	2,522	3,077	199	186	254
'08-'18 증가율 (%)	-84.09	-77.46	-73.06	1753250.50	3444869.86	2885838.07	11020970.14	15283977.45	10712663.40	16.75	-14.63	-24.49	75.90	54.65	46.69	50.66	81.15	94.28
'08-'18 연평균 증가율 (%)	-16.79	-13.84	-12.29	165.70	184.26	179.27	219.32	229.93	218.41	1.56	-1.57	-2.77	5.81	4.46	3.91	4.18	6.12	6.87

자료원: 건강보험통계연보 제VI편 질병통계

10) 산업재해 부상 중 화상(표 1-17)

산업재해 부상(사망 재해 제외) 중 화상의 비율은 2004년 3.94%, 2010년 4.60%, 2014년 4.37%였다. 산업재해 부상으로 인한 사망 중 화상의 비율은 2004년 5.22%, 2010년 5.35%, 2014년 2.90%였다.

04 결과 요약 및 해석

청구데이터를 주 자료원으로 하는 본 장의 통계 수치는 청구데이터의 본질적인 한계로 인하여 해석에 주의가 필요하다.

일반적으로 청구데이터를 통해 산출된 특정 기간의 환자 수는 새롭게 발생한 환자 수라기보다는 그 질환을 가지고 있는 유병 환자 수에 더 가깝기 때문에, 특정 기간의 단위 인구에 대한 청구데이터상의 환자 수는 발생률이 아닌 유병률로 해석하여야 한다. 청구데이터 분석에서 특정 질병 환자가 그 질병에 새로 발병한 환자인지를 판단하기 위해서는 복잡한 조작적 정의를 통한 분석을 필요로 한다. 그럼에도 불구하고 화상은 손상질환으로서 유병기간이 짧기 때문에, 본 장에는 연 단위 혹은 월 단위로 산출된 화상 환자 수를 새롭게 발생한 화상 환자 수로 가정하

표 1-17 산업재해 부상 중 화상

(단위:)

연도	산업재해 부상(표본 조사)				산업재해 사망(전수 조사)			(부상+사망) 수 추정	
	부상자 모집단 수 (명)	부상 표본 수 (명)	표본 중 화상 부상자 수	화상 비율 (%)	사망자	화상 사망자	화상 비율 (%)	추정 화상 환자수 (명)	(95% 신뢰구간)
2004	74,495	7,134	281	3.94	1,168	61	5.22	2,995.3	(2672.1 – 3355.9)
2006	73,399	7,399	317	4.28	1,133	56	4.94	3,200.7	(2874.4 – 3562.3)
2008	81,042	8,370	348	4.16	1,246	39	3.13	3,408.5	(3074.0 – 3777.5)
2010	86,492	8,841	407	4.60	1,196	64	5.35	4,045.7	(3680.0 – 4446.0)
2012	82,330	8,338	365	4.38	1,062	61	5.74	3,665.0	(3315.8 – 4049.4)
2014	77,927	7,795	341	4.37	829	24	2.90	3,433.0	(3091.6 – 3809.9)

자료원: 안전보건공단에서 발행하는 산업재해원인조사-업무상사고

였다. 실제 본 장에서 제시한 화상 발생률 및 발생 증가율 추이는 건강보험공단 표본코호트로부터 조작적 정의를 통해 화상 발생을 정의하고 분석한 김 등[6]의 연구 결과와 큰 차이가 없었다.

또한 청구데이터에서 누락된 화상 환자에 대해서는 파악할 수 없다는 문제가 있다. 심평원통계 및 건보통계에서 파악할 수 없는 일반진료나 산재보험으로 진료를 받은 화상 환자 수는 심평원통계 및 건보통계상의 화상 환자 수와 비교하여 상대적으로 적기 때문에 국내 화상 환자의 추이를 해석하는 데 미치는 영향이 적다. 그러나 저자의 경험상, 화상을 입은 후 자가치료한 경우가 상당수 있을 것으로 추측되며, 이로 인해 본 장이 제시한 수치와 실제 화상 환자 수와는 오차가 있을 것으로 추측된다. 따라서 본 장에서 제시한 '화상 발생률'은 엄밀하게 표현하자면 '병원 치료를 받은 화상의 발생률'이 될 것이다.

성별, 연령별 화상 환자 수에서 성인 남자 화상 환자 수는 크게 변하지 않았고 소아 화상 환자 수는 오히려 감소한 반면, 성인 여자 화상 환자 수는 증가하였다. 이러한 추이를 단순히 '여성의 화상 위험이 높아지고 있다'로 해석하는 것은 무리가 있다. 경제적 성장에 따른 여유와 미용적 욕구의 증대에 따라 화상 후 흉터에 대한 관심이 높아지고 있으며, 이러한 추세를 상기에 언급한 '병원 치료

를 받은 화상의 발생률'과 같이 해석하면, '여자 환자가 화상으로 병원을 찾는 경우가 많아지고 있다'로 해석하는 것이 타당하다. 또한 미용적 욕구의 증대뿐만 아니라 여성의 사회활동 증가가 여자 화상 환자 수 증가 추세의 요인이 될 수 있다.

5세 미만 소아의 경우 화상 발생 시 의료기관을 방문하지 않고 자가치료를 하는 비중이 낮다고 볼 수 있어, 청구데이터 상의 소아 화상 환자 수 감소는 실제 소아에서 화상 안전이 향상되었기 때문이라고 해석할 수 있다. 그러나 5세 미만의 소아 화상 발생률은 남녀 모두에서 아직 타 연령군보다 높았으며, 소아 화상 안전에 대한 지속적인 관심이 필요하다.

화상 환자 수는 여자에서 많았으나 화상 입원환자 수는 남녀가 비슷하여, 외래환자 입원율은 남자가 여자보다 높았다. 모든 입원 환자가 중증도가 높다고 볼 수는 없으나 중등도가 높은 화상 환자의 대다수는 입원 치료를 받는다고 가정한다면, 남자에서 여자보다 중증도가 높다고 추측할 수 있다. 이러한 추측은 남자에서 3도 화상의 비율과 체표면적 10% 이상 화상 환자의 비율이 높다는 점 및 화상 사망률이 남자에서 더 높다는 점이 뒷받침한다.

난방이 필요하고 뜨거운 물을 많이 사용하는 겨울철에 화상 환자가 많다고 흔히 생각하기 쉬우나, 남녀 모두에

서 여름철에 화상의 빈도가 높았다. 여름은 다른 계절보다 신체 노출이 많아 피부가 열원에 직접 노출될 위험이 높아지며, 낮이 길고 휴가철이 포함되어 있어 전반적인 야외 활동량이 많은 계절이다. 또한 열대야 등으로 수면의 질이 떨어지고 고온다습으로 인하여 불쾌지수가 높은 등 집중력이 떨어지는 계절이기도 하다. 이러한 요인들이 다른 계절에 비해 여름철에 화상 빈도가 높은 원인으로 생각해 볼 수 있다. 반면에 화상 외래환자 입원율은 겨울이 높고 여름이 낮았다. 겨울철은 난방과 보온이 필요한 계절이며 다른 원인들보다 상대적으로 깊은 손상의 비율이 높은 화염화상이나 저온화상이 늘어난다. 또한 의복은 열원으로부터 직접 접촉을 차단하는 효과가 있으나 의복의 피부 보호 효과를 넘어설 정도의 열에너지에 노출된 경우(예를 들어 뜨거운 물을 과량 쏟았다거나, 옷에 불이 붙었다거나 하는 등) 피부가 열에 노출되는 시간이 길어져 피부 손상이 깊어질 수 있다. 김[6] 등의 연구에 따르면 계절별로 열탕화상, 접촉화상, 화염화상, 저온화상의 구성비는 여름철에 각각 43.8%, 34.7%, 3.7%, 1.7%였으며, 겨울철에 각각 47.6%, 24.6%, 5.6%, 11.7%였다.

국내에서 화상 치명률은 2005년 이후 꾸준히 감소하였으며 2005-2015년 10년간 약 70%가량 하락하였다. 경

증환자의 증가 등 고려해야 하는 요소들이 있으나, 국내 화상치료 영역은 양적인 면뿐만 아니라 질적인 면에서도 상당한 발전이 있음을 시사한다.

●━━━● 참고문헌 ●━━━●

1. "의료통계정보". 보건의료빅데이터개방시스템. 2020년 1월 11일 접속, http://opendata.hira.or.kr/op/opc/olapMfrnIntrsIlnsInfo.do <https://opendata.hira.or.kr/>
2. "의료정보-간행물-통계자료실". 건강보험심사평가원. 2020년 1월 11일 접속, https://www.hira.or.kr/bbsDummy.do?pgmid=HIRAA020045020000
3. "부가 서비스-통계-사망원인통계". KOICD 질병분류 정보센터. 2020년 1월 11일 접속, http://www.koicd.kr/2016/stats/dieStats.do
4. "자료마당-산업재해통계". 안전보건공단. 2020년 1월 11일 접속, http://www.kosha.or.kr/kosha/data/industrialAccidentCause.do
5. "국내통계-주제별통계-인구가구", KOSIS 국가통계포털. 2020년 1월 11일 접속, http://kosis.kr/statisticsList/statisticsListIndex.do?menuId=M_01_01&vwcd=MT_ZTITLE&parmTabId=M_01_01
6. 김종대. (2019). 건강보험공단 표본코호트를 이용한 임상연구 개관. 대한화상학회 학술대회 자유연제. 6월14일. 서울: 임피리얼펠리스호텔. 미간행.

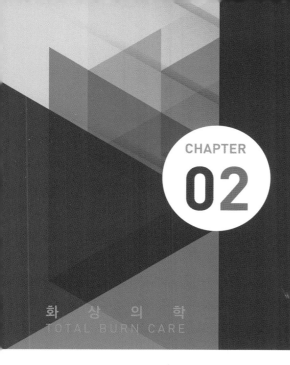

CHAPTER 02

Burn Management in Disasters and Humanitarian Crises

화 상 의 학
TOTAL BURN CARE

유 기 철 | 춘천성심병원

01 서론

재해의 특징은 수요와 공급이 불균형을 이루는 기간이라는 것이다. 구조단체는 이러한 불균형의 지속시간을 단축하는 방향으로 모든 일이 이루어져야 한다. 급성기 단계(acute phase)의 구조는 재난의학의 원칙에 따라서 진행된다. 목표는 개개인의 치료가 지연될지라도 가능한 많은 생명을 구조하는 것이다. 공급과 수요의 불균형을 고려한 이후에나 개개인의 치료가 다시 시작된다. 재해에서 주요 목적 중의 하나가 개개인에 대한 진료를 다시 시작하는 시간을 최소화하는 것이다. 이 기간은 재해에 대한 계획이 준비되어 있는지와 그 계획의 유효성, 재해의 크기, 의료 서비스의 교육 정도와 같은 구조적 측면에 따라서 좌우된다. 이러한 사실들은 재난 계획에서, 정치적인 면 그리고 재해 정도에 따른 실행 단계에서 종종 무시된다. 이상적으로, 치료는 의학의 최첨단 기술에 기초해야 한다. 재난이 발생했을 때, '사용 가능한 가장 좋은 방법'으로 치료하다가는 개개인에 대한 치료의 질을 오히려 떨어뜨릴 수 있다. 따라서, 대규모 사상자가 발생하거나 재난 상황에서, 특히, 특수한 외상의 유형으로 많은 환자가 발생하였을 때, 한 국가나 지역의 기반 시설이 최적의 상태로 대처한다는 것이 불가능할 때가 많다.

자원 감소로 인해 관할 구역 내에 최선의 상태를 유지할 수 없다는 것이 예측될 때는 다른 관할 구역의 도움을 계획하고 조정해야 한다. 이러한 경우 국제 협력이 필요할 수 있는데, 대표적인 예로는 화상 재난이 포함된다. 전문적인 치료를 받을 수 있는 자원은 제한되어 있지만, 첨단 치료에 대한 수요가 높아 사고당한 일부의 환자들이 수가 제한된 지역이나 국가의 화상 치료 시스템에서 치료받길 원하기도 한다.

이 장의 목적은 화상 환자에 적용되는 재해 치료의 개념을 소개하는 것이다. 먼저 재난 의료 용어에 대한 설명, 주요 화재 재난의 예와 습득한 교훈들이 설명할 것이다. 그리고 재해에 대한 일반적인 대응의 단계들이 요약되어 있다. 재해가 발생하였을 때 응급 치료의 특수성에 관해 설명한다. 재난 대응에서의 의사소통의 역할을 상세하게 기술했다. 화상 자원과 환자를 연결하는 전략적 접근 방식에 대하여 깊이 생각했다. 마지막으로, 인도주의적 위기 대응의 특별한 경우가 논의된다. 그런데, 우리가 연구한 모든 재난은 다소 다르지만, 모든 재난에 공통된 주제가 있다. 사전 계획과 실질적인 훈련이 재난의 성공적인 대처에 필수적이라는 것이다.

02 정의

재해에 대한 계획 수립 및 대응 과정에서 언어를 공유하는 것은 매우 중요하다. 다음은 화상 재난에서 사용되는 기본적인 용어에 대한 것이다.

1) 대량 환자 발생(Mass casualty event)

구조 팀과 가지고 있는 자원이 수용할 수 있는 것보다 더 많은 수의 환자가 발생한 비상사태를 의미한다. 영향을 받는 영역의 사회기반 시설은 손상되지 않은 상태이다. 팀을 동원하면 위기 상황을 극복할 수 있다. 수요와 공급의 불일치 기간이 짧다. 목표는 공급-수요 불일치를 현장에서 병원으로 전이하지 않고, 가능한 한 신속하게 개인별 치료 원칙에 따라 치료를 다시 시작하는 것이다.

한 개인의 의학적 필요를 무시하고 최대한으로 많은 생명을 살리려는 노력은, 한 개인의 생명도 최대한의 의학적 노력을 경주해야 하는 의학의 패러다임과 대치된다.

이 과정은 환자의 중증도 분류에 기초를 하고 있으며, 중증도 분류는, 필요한 의료 시술을 얼마나 빨리 제공해야 할지, 제공할 치료가 성공할 수 있을지, 자격을 갖춘 어느 곳의 치료 센터로 분산 이송할지 등에 기초를 둔다 (이후의 논의 참조).

2) 재난(Disaster)

기반 구조물이 적어도 부분적으로 파괴되거나 분쇄되어 있으며 지역 구조팀만으로는 처리될 수 없는 대량환자 발생 사건을 말한다. 첫 번째 목표는 기본적인 의료 서비스를 제공하는 데 필요한 최소한의 사회기반 시설을 재구축하는 것이다(인프라가 존재하지 않았던 자원 부족 국가에서의 대규모 화상 치료와는 다르다). 재난에 화상 치료를 성공적으로 하는 한 가지 방법은 사회기반시설, 전문가, 그리고 자원을 화상 환자 치료지역으로 가져오는 것이다. 또 다른 방법은 피해자들을 기존의 사회기반시설이 있는 곳으로 이송하는 것이다. 지역적으로 가능한 최대한

의 치료는 재해 지역에 가지고 있거나 운반해 온 기반 시설과 자원의 양에 따라 결정된다.

대량환자 발생은 지역 구조 단체의 범위 안에서 이루어지지만, 재난은 지역이나 국가 당국이 해결해야 한다. 이것은 상황에 대처하는 방법과 자금 공급 자원이 다른 방법으로 이루어진다는 것을 의미한다.

3) 화상 재난(Mass burn casualty disaster)

화상 재난이란 미국 화상 학회에서는 적절한 화상 치료를 제공할 수 있는 지역 화상센터의 치료 능력을 벗어날 정도로 많은 화상환자가 발생한 참혹한 경우라고 정의하고 있다. 치료 능력은 화상 환자를 위한 가용 가능한 의료용 침대(화상 침대), 화상 전문의, 화상 전문간호사, 다른 협조 의사, 수술실, 기구, 저장 용품, 그 외 관련된 재원들이 포함된다. 이러한 정의는 중앙 화상침대 담당 부서가 항상 화상 환자를 관리하는 독일 같은 나라에는 적절하지 않다. 이러한 나라에서는 정의 자체가 다양한 준비된 정도를 의미한다.

4) 중증도 분류(Triage)

개개인의 환자를 치료의 우선순위에 따라 분류하여 우선 순위를 정하는 과정이다. 예로는 응급(delay), 긴급(immediate), 비응급(minimal) 지연(expectant) (DIME) 등이 있다. 몇 가지 요소가 중증도를 결정하는 데 영향을 준다: 가용 가능한 재원, 환자의 수, 각 환자의 손상의 중증 정도, 분류되어지는 시간대 등이 영향을 준다. 중증도 분류는 한 번만 하는 것이 아니라 재해 기간 내내 재분류하여야 한다.

5) 기본 용량(Basic capacity)

치료 가능한 표준 환자 수를 의미하는데, 가용 가능한 화상전용침대, 화상전문의사, 그 외 협력 의료진, 수술실, 기구, 저장 용품, 관련된 재원 등에 따라서 결정된다.

6) 가동률(Capacity utilization)

일정 시간대에 센터에서 화상침대 이용률을 나타낸다. 집중 치료에 사용되고 있는 화상침대와 그 외의 환자침대 등이 표기되어야 한다. 연평균치가 화상 센터의 재난 시 수용능력을 개괄적으로 알려준다.

7) 실 수용능력(Actual capacity)

당일 센터에 입원할 수 있는 환자 수를 의미한다. 매일마다 다르며, 계절에 따라서, 사고가 발생되었거나 중증 환자의 발생 여부에 따라 변화가 심하다.

8) 서지 용량(Surge capacity)

대량환자 발생 시나 재난상환에서 최대로 수용 가능한 능력을 말한다. 화상 환자에서, ABA에 의하면, 재난 시 표준 최대 화상환자 수의 50% 이상을 수용 가능한 것으로 정의하고 있다. 서지 용량은 반드시 준비되어 있고, 유지되어야 하며, 의료체계에서 요구되는 사항이다.

9) 지속 용량(Sustained capacity) 지속 능력

치료 능력의 저하 없이 지속적으로 치료 가능한 시간의 최대 용량을 말한다.

10) 의료 체계의 화상 용량(Burn capacity of a health system)

국가 의료체계에서 치료 가능한 전체 화상 환자 수용능력을 말한다. 집중치료가 필요한 환자 수와 같은, 화상 진료에 필요한 여러 가지가 고려된다. 연간 평균 이용률은 의료체계의 자원 계획 수립의 한 부분이다.

11) 서지 용량 확립시간(Time to establish surgecapacity)

화상센터에서 최대의 서지 용량 갖추는 데 필요한 시간을 말한다. 근무시간 언제든지 구성 가능한 완벽한 화상팀의 개수가 중요한 요소다. 이 숫자는 진료를 위한 병원의 선택에 매우 중요하게 작용한다.

12) 국제재난의료조직(National Disaster Medical System ,NDMS)

재난상황에서 각국의 국제의료조직을 총괄한다. 미국에서 NDMS는 Department of Homeland Security 하부의 FEMA (Federal Emergency Management Agency)의 기능을 한다. 미국의 Health and Human Services (HHS), Department of Defense (DoD), 그리고 Department of Veterans Affairs (VA)와 공조한다. 다른 나라의 구조도 비슷하다. 미국 NDMS는 세 가지 기능이 있다. 첫째는 재난 현장에서 의료 지원, 둘째는 환자를 재난지역 이외로 이송, 셋째는 재난 지역 외에서의 최종치료 등이다.

13) BST (Burn specialty team) 또는 BAT (burn assessment team) 화상전문팀

재난 의료팀 중 화상환자에 전문화된 특별한 팀을 말한다. 미국에서는 하나의 BST는 화상 전문 의료진과 비의료진, 도합 15명으로 이루어져 있다. 이러한 팀은 대부분의 국가에는 존재하지 않는다. 이런 팀의 운영은 화상 전문 의료진이 충분하고, 다른 재난에 이미 동원되지 않고 있을 때 가능하다.

14) 기술적 구제(Technical relief)

일반적인 '시 방어' 기능에 재난 대응에 대한 지원이 포함된다. 독일에서는 이러한 기능을 Bundesanstalt Technisches Hilfswerk에서 담당하는데, 번개, 잔해 제거, 구조, 홍수 대책, 전기, 물 공급, 쓰레기 처리, 음식공급, 지휘 센터 지원, 통신, 병참, 장비 수리, 자원의 이송 등을 담당하고 있다. 미국에서는 FEMA 또는 지역의 동등한 기관에서 담당한다.

03 역사적 사례

아무리 잘 준비되어 있더라도, 재난은 일정 기간 동안은 재난일 수밖에 없다. 목표는 이러한 기간을 단축하는 것이다. 비록 후향적으로 봐서는 개선할 수 있는 문제점이 있는 것이 어쩔 수 없을지라도, 과거를 통한 학습은 미래를 위해 필요하다. 다음 사례 연구에서 나타나는 되풀이 되는 주요 과제는 다음과 같다.

1. 통신(의사소통) 문제
2. 중증 화상 환자를 화상센터로 이송
3. 중앙사고지휘본부의 필요성
4. 개인 차량을 이용한 병원 이송
5. 재난지역에서 나갈 때 교통 통제의 중요성
6. 사건 현장에서부터 환자를 구출하기 위한 공조의 부재
7. 재난 지역에서 화상 센터로 보내기 위한 재분류의 유용성
8. 감염 조절 문제: 다재내성균
9. 화상 환자 경험이 없는 재난 구조자의 경험 부족
10. 재난 구조자에 대한 정신적 지지의 필요성
11. 국제 협동 작업의 유용성

1) 테러리스트의 공격(Terrorist attacks)

① 2001년 9월 11일, 뉴욕시

뉴욕에서 납치된 2대의 여객기가 World Trade Center의 쌍둥이 빌딩에 자폭하였다. 비록 많은 사상자가 발생하였지만, 일부에서는 중증 화상환자가 있었다. 주위에 많은 센터가 있었지만, 화상 환자들은 주로 2개의 화상센터로 이송되었다. 19명의 환자가 New York Presbyterian Hospital로 이송되었다. 평균 연령은 44세였고, 평균 화상 범위는 52.7% 였다. 전체적으로 39명의 화상환자가 9개의 병원에서 분산되었다. 그중 입원환자는 27명이었다. 1시간 이내에 화상 침대가 충분히 준비되었음에도 불구하고, 중증도 분류에 의해 최초로 화상센터로 이송되었던 화상환자는 단지 26%에 불과하였다. 결국, 3분의 2의 화상 환자만

이 화상 센터에서 진료를 받았던 것이다. 일반적으로, 뉴욕시에서 1년간 발생한 화상환자 중 75.2% 가 화상센터로 이송된다. Boston Massachusetts의 BST-1 (Burn Special Team)은 1시간 이내에 출동한다.

② 2002년 11월 12일, 인도네시아 발리의 Kuta

나이트클럽에서 배낭 폭탄을 이용한 자폭 테러가 있었다. 사람들이 밖으로 뛰쳐나갈 때, 밖에서 자동차 폭탄이 터졌다. 202명이 사망하였고 209명이 다쳤다. 호주 방위군(ADF)이 베트남 전쟁 이후 최대 규모의 호주 항공기 대피소인 '발리 어시스트(Operation Bali Assist)' 작전을 개시했다. ASF (aeromedical staging facility 의료항공 이송처)에서는 5대의 C-130 수송기로 호주인 61명을 RDH (Royal Darwin Hospital)로 이송하였다. 61명의 환자 중 28명이 중증화상환자(Injury Severity Score >16)였다. RDH에서 55회의 가피절개술이 시행되었으며, 다른 수술도 43회 실시되었다. 3명의 환자가 Bali 현장에서 기도삽관이 이루어졌으며, RDH 도착 후 12명에 기도삽관이 시행되었다. RDH 최초로 입원하기 시작한 지 36시간 만에, 폭탄이 터진 후 62시간 만에 48명의 화상환자가 화상센터로 이송되었다. 보행할 만한 손상을 입은 환자는 없었다. BAT는 RDH에서 초기 처치를 시행하였다.

11명의 환자는 Concord Repatriation General Hospital로 이송되었다. 전체 표면적의 15%에서 85%의 화상이었고, 대부분 전층화상이었다. 모든 환자는 첫 번째와 두 번째 폭발에 의해 손상 당했다. 감염에 의한 합병증이 발생하였는데, Acinetobacter baumannii와 Pseudomonas aeruginosa가 원인균이었다. 안와손상도 많았으나, 일부는 늦게 발견되었다.

RDH (Royal Darwin Hospital)발리에서 치료를 받은 후 호주로 이송된 한 환자로부터 이 사고에 대한 정보를 처음 알게 되었다. 환자가 도착하기 전까지는 환자의 숫자나 손상 중증도에 대한 정보를 받지 못하였다. Palmer 외 9명은 주로 군-민간 교류에 있어 개선의 필요성을 설명한다.

병원에서 의사소통 또한 문제가 있었다. 휴대폰은 수신이 되지 않았고 전자 문자를 읽을 시간이 없었으며, 전화선은 이동성이 없었다. ADF는 Bali의 병원 의료진과의 ADF 의료진과의 통화를 위해 의료진에게 위성 전화를 지급하였다.

③ 2001년 3월 11일, Spain의 Madrid

통근 열차 4대에 가해진 폭탄 공격으로 191명이 사망하고 6천명이 부상했다. 13개의 폭탄 가방에는 각각 다이너마이트 10 kg와 파편이 들어 있었다. 폭탄 세 개가 폭발하지 못했다. 191명의 사망자 중 175명이 즉사했고, 16명은 그 후에 사망했다. 구급차 의료진이 일하는 동안 폭발물이 열차에 남아 있었는지는 알려지지 않았다. 구급차 의료진은 협조 없이 일했고 전반적인 의학적 우선순위를 의식하지 못했다. 경미한 부상을 입은 환자들만 이송되었다. 구급차에 실려 온 의료 자원이 고갈되었다. 현장 합동 의료 지휘소는 설치하지 않았다.

환자들은 마드리드에 있는 15개의 병원과 각각 5명에서 312명의 환자들이 있는 두 개의 야전 병원으로 이송되었다. 병원과 구조 조직 간의 의사소통 문제가 발생했다. 33%의 환자만이 의료 통제를 받으며 구급차로 이송되었고 67%는 부상자 분류와 의료 또는 조직 통제 없이 병원으로 이송되었다. 대부분은 가장 가까운 병원으로 옮겨졌으며, 이 병원에서는 중증 손상과 경미한 손상을 입은 환자들이 동시에 내원하였다. Gregorio Marañón University General Hospital로 후송된 163명 중에서 45명이 화상 환자였다. 가장 일반적인 부상은 고막 천공(41%), 흉부 손상(40%), 파편 손상(36%), 사지 골절(18%), 눈 손상(16%), 머리 손상(12%), 복부 손상(5%), 절단(5%)이었다.

④ 2005년 7월 7일, 영국 런던

교통 체계에서 4개의 폭탄으로 56명이 사망(현장에서 53명)하였고, 775명이 다쳤다. 기차에서의 폭탄이 세 곳에서 폭발하였고 4번째 폭탄은 이층버스에서 폭발하였다.

폭발 장소의 수는 초기에는 알 수가 없었는데, 승객들이 지하철에 있는 여러 곳에 있는 비상구로 대피하였기 때문이다. 중증도 분류를 하였는데, 55명은 중증 손상(P1 또는 P2)으로 구분되었다. 통신이 잘 안되었다. 하나를 제외한 모든 이동전화 네트워크가 소실되었다. 현장과 구급차 사이의 무선 통신도 매우 힘들었다. 소방대는 비상선 안쪽에서 구조대를 위협할 수 있는 화학물질이 없는 것으로 확인하였고, 구조대가 일하기 시작하기 전에 추가 폭탄이 있는지 없는지는 확인할 수 없었다. 중증도 분류에서 주로 1그룹과 2그룹으로 분류된 환자들이 간단한 치료 후 6개의 대학병원으로 분산 이송하였다.

2) 내부 화재

① 1998년 10월 30일, 스웨덴 Gothenburg

할로윈 파티 때 과밀한 디스코텍에서 화재가 발생하여 현장에서 십대 61명이 즉사하였고 2명은 이후에 사망하였고, 235명의 환자가 발생하였다. 초기 정보는 매우 부족하여서, 대응이 부적절하였다. 현장에 중증도 분류자가 없었다. 일부 경우에는 병원 재난 계획에 대하여 인지하지 못하였거나, 준비되어 있지 않았다. 재난 계획이 있는 경우에도 몇몇은 동시에 상반되는 역할을 수행했다. 2시간 이내에 150명의 환자가 4개의 스웨덴 병원에 내원하였다. 31명의 환자는 현저한 화상 손상을 입었다. 11명 환자는 스웨덴 안과 밖의 다른 화상센터로 2차 이송되었다. 현장의 초기 혼돈 상태에도 불구하고 1차 이송된 병원에서 화상 센터로 이송하기 전에 순차적으로 가피절개술과 중증도 분류를 시행하였다. 흡입 손상 환자가 158명이었고, 그 중 54명은 흡인과 가래 제거제 등 단순 처치로 치료되었다. 61명의 사망자 중 51명은 일산화탄소 중독으로 인한 사망이었다. 4개 병원에서 11명의 환자가 노르웨이에 있는 화상센터로 2차 이송되었다. 11명 환자 모두 전체표면적의 20%가 2도에서 3도 화상이었다.

② 2001년 1월 1일, 네덜란드 Volendam

새해 전날 파티의 화재에서 350명 중 8명이 사망하였고, 203명의 환자가 발생하였다. 초기 응급 차량의 조절에 실패하여 전원하는 데 혼란이 발생하였다. 응급처치소에 의료진이 불충분하였고, 위치 선정도 문제가 많았다. 전체적으로 241명의 환자가 병원에 갔다. 구급차로 110명, 버스로 18명, 걸어서 112명이 가장 가까운 병원으로 갔다. 182명이 입원하였고, 112명이 중환자실로 입원하였다. 19개의 병원이 초기 처치에 참여하였다. 73명이 이송되었던 가장 가까운 병원은 혼란에 빠졌다.

병원에서 초기 처치 후 화상 전문의가 3차 중증도 분류를 하였고, 네덜란드 내, 외의 병원과 화상센터로 전원하였다. 화상센터로 전원하는 분류는 화상 범위와 흡입 손상에 기초하여 이루어져 있다. 화상전문센터로 이송하는 경우는 전체 표면적의 30% 이상이 화상이고, 흡입화상이 있는 경우였다.

③ 2003년 2월 20일, Rhode Island, Warwick

역에 있는 나이트클럽의 화재로 439명 중 100명이 사망하고, 215명의 손상 환자가 발생하였다. 건물은 30분 이내에 주저앉았다. Rhode Island Hospital (RIH)에서는 텔레비전의 속보에서 이 사건을 알게 되었다. 이후 얼마 지나지 않아서 200명에서 300명 정도의 화상 환자가 발생할 수 있다는 통보를 정식으로 연락받았다. 중증도 분류 지역이 설정되었다. 16개 지역의 병원에서 215명의 환자를 진찰하였다. RIH에 입원한 환자는 47명이었다. 평균 화상은 전체 표면적의 18.8%였다. 33명은 전체 표면적의 20% 미만의 화상이었고, 21-40%는 12명, 40% 이상은 2명이었다. 32명의 환자에서 흡입손상이 발생하였고, 28명에서 기도삽관이 시행되었다. 6주 이내에, 12명에게 가피절개술이 시행되었다. 기관지경은 184회가 필요에 의해 실시되었다. 후향적 분석에서 재난 현장에서 통신의 개선과 환자 이송에 대한 특별한 지침이 필요함을 주장하였다.

④ 2004년 12월 30일, Argetina 부에노스아이레스

사람이 밀집된 Republica Cromanon 나이트클럽의 화재로 3,000명 중 194명이 사망하였고, 714명의 부상자가 발생하였다. 일산화탄소와 시안화수소에 의한 중독이 주된 사망 원인이었다. 현장에서 46대의 구급차와 8명의 소방관이 8개의 근처 병원으로 환자를 이송하였고, 이곳은 2시간 이내에 중증 환자들로 차고 넘치게 되었다. 부에노스아이레스 시에는 38개의 병원이 있었고, 또 다른 5개는 부에노스아이레스 지방 내의 다른 곳에 있었다.

Ramos 등은 Argerich Hospital의 경험을 기술하였는데, 74명의 환자가 내원하였고, 모두 흡입 손상이 있었다. 중증의 흡입 손상은 없었다. 18명(24%)은 도착하였을 때 이미 사망한 상태였다. 25명은 호흡 부전이 있었고, 의식 단계가 떨어져 기도삽관을 하였다. 처음에 22명의 환자가 중환자실로 옮겨졌으며, 인공호흡을 위해 수술실로 보내진 14명은 48시간 이내에 부에노스아이레스의 다른 병원들로 이송하였다.

⑤ 2013년 1월 27일, 브라질 Rio Grande do Sul, Santa Maria Kiss 나이트클럽 화재

폭죽에 의한 화재에서 242명이 사망하였고, 630명 이상이 부상을 입었다. 소방관은 사람들을 대비시키기 위하여 벽에 구멍을 만들었다. 디스코클럽에는 약 1,200명에서 1,300명이 있었고, 169명이 흡입손상과 화상으로 병원에 입원하였다. 재난의 범위는 진압팀에 통보되지 않았다. 밀집한 구경꾼들과 환자들로 인해서 중증도 분류를 할 수 없었다. 군 경찰은 친척들이 연기와 독가스로 가득한 재난 현장으로 들어가는 것을 막아야만 했다. 많은 사람이 중증이었고, 5개 병원의 응급실과 6개 병원의 중환자실, 그리고 모든 응급실이 환자로 넘쳐났다. 45명의 환자는 Porto Alegre와 Caxias do Sul, Cachoera do Sul, 그리고 Canoas의 병원으로 헬리콥터와 지상으로 이송되어야만 했다. Brazilian Air Force officer와 브라질 정부 지휘하에 영업용 공항을 이용하여 이송하였다. 주요 쟁점은 현장 지휘

와 통제가 없었고 재난 계획이 없었다는 것이다.

⑥ 2015년 11월 30일, 루마니아의 Bucharest Colectiv 나이트클럽 화재

쇼 중에 사용된 폭죽으로 인한 나이트클럽의 화재로 26명이 그 자리에서 사망하였고, 38명이 병원에서 사망하였다. 184명의 손상환자가 발생했다. 약 200명에서 400명 사이의 환자가 클럽에 있었고, 화재를 인지하자마자 우르르 쏟아져 나왔다. 화재는 22:30분에 시작되었고, 최초의 응급 콜은 112로 전해졌다. 첫 번째 구급차는 그 후 12분 후에 도착하였다. 현장 이동병원이 설치되었다. 무의식 환자에 대한 소생술이 시도되었으나 그 효과는 기록되어 있지 않다. 23:30분에 경찰이 나이트클럽 주위의 길들을 차단하였다. 75대의 응급 상황 사찰단의 특수차, 57대의 SMURD 트럭과 구급차가 현장에 있었다. 전체 500명의 응급구조자가 움직였다. 환자는 지나가던 사람들, 택시, 구급차 등에 의하여 병원으로 이송되었다. 12병원에 57명에서 15명 정도로 각각 이송되었고, 환자들이 몰려 일부는 다른 병원으로 재배치되었다. 인공호흡기를 다른 병원으로부터 필요한 병원으로 이동시켰다. 1주일 후 환자들이 이스라엘, 네덜란드, 벨기에, 오스트리아, 영국, 노르웨이, 독일, 프랑스 등의 화상센터로 이송되었다. 중증의 환자들이 이송 도중, 또는 이송 즉시 사망하였다. Bucharest에서 자원 사용을 줄이기 위하여 효소 – 변연절제술(enzymatic debridement)이 시행되었다. 화상의 심각성 때문에 입원한 환자 146명 중 29명의 신원을 파악하는 데 문제가 있었다. 2016년 3월 14일, Roman 병원에서 마지막으로 치료받던 환자가 사망하였다.

3) 교통 수단의 폭발

① 1978년 7월 11일, 스페인의 Alcanar

Los Alfaques의 야영장 옆에서 액화 가스 운반 트럭이 폭발해 현장에서 102명이 숨지고 288명의 손상 환자가 발생

하였다. 결국 전체 사망자 수는 215명이 되었다. 화재가 발생한 유조선은 현장을 두 부분으로 분리하였다. 58명의 환자들은 바르셀로나 북쪽으로 이송되기 전에 적절한 치료를 받았다. 82명의 환자들은 발렌시아 남부로 이동되어 전원되기 전이나 전원되는 동안 최소한의 치료를 받았다. 발렌시아와 바르셀로나에는 최신식 화상 센터가 있다. 두 그룹 사이에, 나이나 화상의 깊이나 정도에 있어서는 큰 차이가 없었다. 첫 4일 이후 바르셀로나의 생존율은 93%, 발렌시아는 45%였다. 궁극적으로, 사망률은 다르지 않았다.

② 2014년 7월 21일, 터키의 Lyce Diyarbakir

액체 석유 가스탱크 트럭의 운전자는 차량에 대한 제어를 상실한지 15분 후에, 액체가 끓어 팽창하여 증기 폭발이 발생했다. 62명의 남성과 7명의 여성 환자를 포함해, 69명의 환자가 주로 Dicle University Faculty of Medicine과 Diyarbakir Training and Research Hospital에 입원했다.

평균 TBSA는 51±32%로 경미한 화상을 입은 환자 4명(2% 미만), 중간 화상을 입은 환자 9명(2–10%), 중증 화상을 입은 환자 56명(10%) 등이었다. 75%에서 가피절개술이 시행되었다. 27명(48%)에서는 기관삽관이 필요하였고, 13명(23%)에서는 기관 절개술이 필요했다. 중증 화상의 총 76%가 화상 중환자실로 이송되었다. 환자 중 47명(68%)이 14개 병원으로 분산되었다. 전체 사망률은 49%였다. 병원에 입원한 기간은 생존자는 평균 19.4±19.8일이었고, 사망자는 평균 6.4±4.2일이었다.

③ 1988년 8월 28일, 서독, Ramstein

에어쇼 도중 굉음을 동반한 항공기 충돌로 70명이 죽고 30만 명 이상이 부상을 입었다. 에어쇼 도중 항공기 충돌과 충돌로 30만 명 중 70명이 죽고 1,000명 이상이 부상을 입었다. 조종사 3명과 관람객 67명이 사망했고, 346명의 일반인이 중상을 입었다. 의료시스템은 서로 공조하지 못했다. 첫날, 12개 병원이 치료를 담당했고, 둘째 날에는 28개 병원이, 셋째 날에는 74개 병원이 진료에 참여했다.

외래로 방문한 환자 수는 213명으로, 이 중 146명은 입원하였고, 또 다른 84명은 중환자실로 입원하였다. 물리적 손상은 112명이 발생하였고, 화상만 당한 환자는 263명, 물리적 손상과 화상을 동시에 입은 환자는 68명이었다. 20% TBSA 미만인 환자의 수는 209명(263명의 79.5%)이었다. 20-49% TBSA인 환자는 37명으로 그 중 3명이 사망했다. 50-70% TBSA인 9명의 환자 중 6명이 사망했다. 70% TBSA를 넘는 또 다른 8명의 환자가 사망했다. 복합 손상을 당한 68명의 환자 중 55명이 20% TBSA 이하였고, 20-40% TBSA의 9명 중 3명이 사망했다. 물리적 손상과 40% TBSA 이상인 환자 중 생존한 경우는 없었다.

Ludwigshafen의 화상 센터에는 28명의 피해자가 있었다. 기존의 응급 상황에 대한 계획이 활성화되었으나, 첫날 지나치게 많은 직원이 투입되었다. 화상 팀의 초기 진료는 응급상황에 따른 것이 아니라, 평상시 하던 대로 이루어졌다. 경험이 풍부한 화상 팀이 환자를 평가했다. 재해에 대한 계획이 작동되었지만, 다음날 가중될 일들에 대한 설명이 초기에 불충분했다. 치료가 이루어지는 동안 추가로 투입된 간호사들은 문제가 없었다. 몇 주 동안 2교대로 근무하던 숙련된 의료진이 지쳐 버렸다. 병상을 과도하게 사용하여 교차 감염이 발생했다. 첫날, 근무 중인 선임 외과 의사는 환자들을 여유 병상이 있는 다른 화상 센터로 전원해야 한다고 결정하였다.

등유는 호흡부전과 환자의 신장, 간, 중추 신경계의 기능 부전을 유발할 수 있다. 사고 직후에 혈액 속의 방향족 탄수화물에 대하여 평가하는 것은 예후에 중요하다.

④ 1994년 3월 23일, North Carolina의 Pope 공군기지

비행기 두 대가 같은 활주로에 착륙하려다 공중에 추락했다. C-130E는 착륙할 수 있었다. 승무원이 탈출한 F-16D는, 승무원이 탑승한 상태에서 연료를 가득 채운 C-141 화물기가 주차된 곳으로 미끄러졌다. 비행기에서 50-70피트 떨어진 곳에서, 500여 낙하산 부대원이 항공기 연료를 태우는 화구(fireball)를 살포하였고, 파편이 날리고, F-16전투기의 20 mm 탄약이 열로 인해 발사되었다. 사건이 일어난 지 15분에서 30분 후에, 부상자들은 5분 거리에 있는 155병상의 Womack 육군 의료 센터(WAMC)에 도착했다. 51명의 환자가 치료를 받고 퇴원했으며 55명이 입원했고, 25명이 중환자실로 옮겨졌다. 긴급 수술이 필요한 6명의 환자는 인근 병원으로 옮겨졌다. 7명의 환자가 가장 가까운 민간 화상 센터와 Chapel Hill에 위치한 North Carolina 대학교의 Jaycee 화상센터로 이송하였다.

U.S. Army Burn Flight Team 중 1명이 사고 발생 4시간 후에 도착하였고, 나머지는 9시간 후에 도착하였다. 가피 절개술은 수 차례 평가하였고, 필요에 따라서 다시 시행되기도 했다. 수액 보충은(소생술은) 소변량을 기준으로 하였다. 초기에 투여된 수액양은 기록되지 않았다. 수정된 Brook 공식(2 mg/kg/TBSA)보다는 Farkland 공식(4 mL/kg/TBSA)을 사용하였으며 훈련되지 않은 인원이 TBSA를 과대평가하여 수액량이 과다하게 투여된 원인을 제공하였다. 41명의 환자들이 치료를 위해 USAIR (U.S. Army Institute of Surgical Research, 미국 외과 수술 연구소) 화상 센터로 이송되었고, 이 중 13명은 인공호흡기가 필요했다. 사망할 것으로 구분된 환자들은 WAMC에 잔류하였다.

Mozingo 등은 연구에서 다음을 언급하였다.
- 초기에 화상범위가 가장 넓은 환자를 인근 민간 화상 센터에 이송했다. 그들 중 대부분은 후에 사망하였다. 이것은 예후에 거의 영향을 미치지 못하고, 화상 센터의 자원을 고갈시켰다.
- 공급할 수액량의 다양한 계산공식이 사용에 어려움을 야기시켰다.
- 명백하게 사망할 손상을 입은 환자는 전원하지 않았다. 이는 전원 했던 병원(WAMC)의 기대에는 미치지 못한 것이다.
- 모든 화상 전문의가 USAISR에 필요했기 때문에, WAMC에는 화상 전문의 없이 수명의 화상 환자가 남아 있었다.

- WAMC는 화상 경험이 부족했고, 훈련이 되어 있지 않았다. 이 결과는 치료 기술(예: 가피절개술)에 문제점으로 나타났다.
- ATLS (Advanced Trauma Life Support)와 ABLS (Advanced Burn Life Support)를 훈련받은 비외과적 의사가 필요하였는데, 외과 의사들은 응급 수술을 하느라 바빴기 때문이다.

4) 폭발

① 1984년 11월 19일, 멕시코 San Juanico

San Juan Ixhuatepec(인구 4만여 명)에서 프로판과 부탄 혼합물 11,000 m³이 폭발해 역사상 가장 큰 규모의 폭발 사고 중 하나로 기록되었고, Richter 척도는 5로 기록되었다. 25에이커(10-hectare, 10만 m²)면적에서 7,000명의 사람들이 의료처치가 필요했고 2,000여 명이 입원하였으며, 625명의 중증환자가 발생하였다. 33개의 병원에서 진료가 이루어졌고, 헬리콥터와 363대의 구급차를 이용하여 이송하였다. 약 23,000명이 경한 손상으로 잠잘 곳과 음식이 필요했다.

이 사건은 초기 한 시간 동안 온통 난장판이었고, 구조 작업도 제대로 이루어지지 않았다.

이차 폭발이 화재의 열기에 의해 발생하여, 잔해들이 구조 대원들을 괴롭혔다. 구조 대원들의 생명이 위험하여 임시 퇴각하기도 하였다. 재해 지역을 탈출하는 개인 차량이 구조와 대피를 방해했다. 중증도 분류 후 초기 치료를 받은 환자들은 33개 병원으로 분산되었는데, 대부분의 병원은 멕시코시티에 있었다. 3일 안에, 화상 환자들은 훌륭한 화상 시설을 가진 12개의 병원으로 이송되었다. 5일이 지난 후, 625명의 화상 환자 중 300명만이 화상센터에 남아 있었고, 140명이 사망하였으며, 185명이 다른 병원으로 이송되었다. 아주 광범위하고 깊은 화상이 매우 드물었고 인공호흡기 치료가 필요한 사람은 거의 없었다.

Centro Medico는 3일 전 사일로(silo)가 폭파하여, 37명의 중증 화상환자가 이미 입원하고 있었고, San Juanico 에서부터 88명의 화상환자를 더 받았다고 보고하였다. 병원에서는 추가 의료진과 추가 침대를 화상 센터에 배치하였다. 88명의 환자 중 2명만이 흡입 손상으로 기관 절개를 시행하였고, 인공호흡기를 사용하였다. 이 화상센터는 평소 48개의 침대를 운영한다. 최대 136명을 동시에 치료할 수 있다. 15명의 환자가 4일 이내에 사망하였고, 이들은 TBSA가 60% 이상이었다.

② 1988년 7월 6일, 북해의 Piper Alpha

석유 시추시설에서 기름 화재와 가스 폭발로 167명이 사망하였고 189명의 손상환자가 발생하였다. 스코틀랜드의 Aberdeen Royal Infirmary(애버딘 왕립병원)은 텔레비전을 통하여 이 사건의 정보를 접하였다. 63명이 구조되었고, 병원에 간 22명 중 15명은 입원하였으며, 11명은 화상센터로 입원하였다. 머리에 쓰는 헬멧이 녹아 중증 화상이 발생하였다. 모든 환자는 약간의 흡입 손상을 입었다.

모든 환자는 72시간 이내에 수술받았다. 수술은 두 지역에서 두 팀이 동시에 시행하였다. 사망자가 많이 발생하여 의료진과 현지 팀들이 정신적 충격을 받았다. 정신과 전문의, 심리학자, 사회복지사가 참여하였다. 후향적으로 권고할 것은 다른 센터로 환자를 분산시켰어야 했다는 것이다. 언론이 문제였는데, 오랜 기간 동안 높은 수준의 진행자가 필요하다는 인식이 부족하였다. 기본적인 화상 치료술(가피절개술, 화상 치료법)에 대한 지식은 매우 중요하다.

③ 1989년 6월 4일, Soviet Socialist Republic(소비에트 사회주의 자치 공화국), Bashkir Autonomous

메탄-프로판 파이프가 폭발할 때 두 대의 기차가 지나가고 있었다. 575명이 사망하였고, 623명의 손상환자가 발생하였다. 대부분의 환자에서 초기부터 정맥으로 수액을 투여하였다. 중증이었으나 생존 가능성이 높은 환자는 Chelyabinsk와 Sverdlovsk, Ufa로 후송하였다. 후에, 군대와

Aeroflot(소련 국영 항공사)에서 그들의 대부분을 Gorky와 Leningrad, Moscow 등으로 이송하였다. 대부분 30 - 40% TBSA의 화상이었다. 몇몇 국제 팀들이 도움을 주기 위해 배치되었다. Ufa에서, Dr. David Herndon이 이끄는 Texas 의 Galveston에서 온 팀이 4명의 30-68% TBSA와 12명의 중등도 화상(15-30%)을 입은 아이들을 발견하고 치료하 였다. 그 팀은 러시아 직원들과 협력하여 치료를 시작했 다. Galveston에서 더마톰(dermatome)과 메쉬어(mesher)를 가지고 와서 사용하여, 초기에 보존적 치료만 하던 방법 에서 수술적 치료로 전환하였다. 미 육군 팀은 28명을 선 택하여 화상 상처 제거와 피부이식(excision and coverage)을 하였다. 이 팀은 상처 감염 환자가 많다는 것을 기록하였 고, 미생물 프로그램이 마련되었다. 화상 환자들 간에 교 차 감염이 빈발하였는데, 다재내성의 Pseudomonas와 Staphylococcus spp.가 대부분이었다. 각 부분의 화상치료는 mafenide acetate와 silver sulfadiazine (SSD)을 사용하였다. 이 러한 노력은 화상 재해에서 매우 성공적인 국제공조의 예 로 손꼽히고 있다.

04 대량 환자 발생에서의 단계

1) 혼동과 경보

사건에 대한 정보를 초기에 획득하기는 어렵다. 현장 에 있는 사람들도 사고의 규모를 확인할 수 없고, 장소를 설명조차 하지 못한다. 잘못된 정보는 부적절한 경보를 발령하게 되며 예상치 않은 상황에 마주하게 되는 모든 사람을 당황하게 한다. 정확한 시간, 장소, 사고의 종류 등 확실하게 알려주어야 한다. 또한 예상 사상자 수와 예 상되는 손상 종류, 위험인자(오염, 독가스 등) 등에 대하 여 알려주어야 한다.

사고 즉시, 환자들은 일반적으로 가장 가까운 병원으 로 대피하게 된다. 공식적인 경보가 나오기도 전에, 과도 한 환자로 넘쳐나게 된다. 이것은 응급상황의 계획을 수

행하는 데 영향을 주는데, 모든 사람이 내원하는 환자로 너무 바빠지게 되고, 계획을 수행하는 데 필요한 자원이 고갈된다. 오염된 환자는 병원에 치명적인 위험을 가져 올 수 있으며 의료자원의 일부를 사용하지 못하게 되는 원인이 된다.

2) 조직화

재난이 확인된 후에 사고현장 지휘체계와 현장지휘소 가 설정되어야 하며, 반드시 구조대, 보안팀, 의료진, 기 술 구조팀 등이 재난 지역에서 작업할 수 있도록 서로 공 조하고, 팀을 보호하고, 위험 물질, 폭력, 환자와 그 친 구, 가족들의 이런저런 요구로부터 보호받도록 공조해야 한다.

현장에서 의학적 치료와 병원에 대한 경보는 반드시 선행되어야 한다. 첫째, 현장의 추가적인 위험요소는 제 거되어야 하고, 구조팀은 위험에 대비해야 한다. 환자가 병원으로 이송하는 것을 조절하기 위해, 구조작업을 방 해하는 구경꾼들과 뉴스 미디어의 진입을 막기 위해 반 드시 통제선이 설정되어야 한다. 교통 통제는 반드시 시작 되어야 하고, 모든 팀은 그것을 이해해야 한다. 그것은 구급차, 소방 트럭 및 경찰차의 이동과 주차: 헬리콥터의 착륙과 이륙; 오염 제거 구역; 중증도 분류, 치료, 및 경 미한 부상 환자 구역; 임시 시체안치소 등이 포함된다. 구조 구역을 현장에서 나누어 지정해야 하고, 기술 지원 팀의 일정을 잡아야 한다.

이 단계에서 의료팀, 소방대, 경찰, 기술 구조 팀 간의 협력이 중요하다. 국지적인 지휘, 통제 및 커뮤니케이션 (C3: command, control, communication) 구조가 수립되어 야 한다; 이것들은 병원 전 단계의 치료과정에서 조직화 하는 데 중추 역할을 한다. 중앙의 C3는 병원 전 단계 및 병원 단계의 치료, 이송을 조절하고, 최신 정보를 전체적 으로 알려준다. 병원에서는 재난 계획이 실행되고, 의료 진이 투입된다.

3) 수색구조

SAR (Search and Rescue)의 첫 번째 목적은 환자들을 긴박한 위험(적대적인 행동이나 환경적 위험)으로부터 안전지역(safe casualty collection point, CCP)으로 이송시키는 것이다. 현장 중증도 분류와 표시는 CCP에서 시작한다. 일차 평가는 한 사람당 30초가 넘지 않도록 하고, 위급한 환자에 한해서 실시한다.

4) 중증도 분류와 응급처치

중증도 분류는 치료의 우선순위에 따라서 환자들의 치료 순서를 정하는 과정으로, 가장 많은 사람에게 가장 많은 도움을 주는 것이다.

✓ **중증도 분류**

레벨 1 중증도 분류는 손상 받은 위치에서 실시한다.

레벨 2 중증도 분류는 현장(인근)에서 경험이 풍부한 의료진 (medical provider)에 의해 이루어진다.

레벨 3 중증도 분류는 현장에서 이송해 나가는 우선순위를 결정하기 위하여 실시하는 것이다.

기본 재해 관리(Fundamental Disaster Management) 과정은 중환자실을 기반으로 하며, 다음의 분류 기준을 제시하고 있다.

- 일차 중증도 분류는 현장에서 이루어진다.
- 이차 중증도 분류는 병원에 도착하여 이루어진다.
- 삼차 중증도 분류는 중환자실에서 이루어진다.

마지막으로 ABA의 접근 방식은 화상센터 중심이고 다음과 같이 정의하고 있다.

일차 중증도 분류는 화재 현장이나 초기 환자가 내원한 병원의 응급실에서 이루어진다. 이차 중증도 분류는 서지 수용 능력에 도달했을 때 한 화상센터의 화상환자를 다른 화상센터로 옮기기 위해 선별하는 것이다. 기억해야 할 것은 중증도 분류는 한 번 하고 끝나는 것이 아니라, 재난 단계마다 재분류해야 한다는 것이다. 중증도 분류의 순서도는 여러 종류가 있으며, 서로 차이가 있다. 응급 의료 종사자는 START (Simple triage and rapid treatment)를 사용하는데, 응급의학과 대량환자 구조팀에서도 사용한다. START의 민감도는 62%에서 85%정도로 편차가 있다. 의료진에 의한 분류는 다른 방법으로 하는데, 의료진의 지도하에 중증도 분류 지역에서 이루어진다. 간단한 병력(사고 시간, 손상 기전, 현재 상태, 환자가 어떻게 발견됐는지, 처음 받은 처치 내용, 실제 불편함, 사고 전 상태, 약물 및 알레르기)와 머리부터 발끝까지 간단한 검사로 구성된다.

1. 진찰 – 외부 출혈: 관통상; 열 화상; 화학화상; 신경학적 평가; 두부, 척추, 흉부, 복부, 골반, 사지 의 관찰
2. 활력징후 ; 호흡수, 맥박산소측정기, 체온 등이 포함된다.
3. 화상범위는 '9 법칙'을 사용한다. 흡입 손상이 의심되는지 확인하고, 기관삽관이 필요한지 확인한다.

표 2-1 Triage Color Code and Urgency

Group	START	Medic Triage
1	Immediate	Immediate
2	Urgent	Urgent (2a and 2b)
3	Delayed	Delayed
4		Expectant
5	Expectant or dead	
No number, no color		Dead

적으로 화상 병상이 부족하면 이차적으로 재활 센터의 부족으로 이어진다. 추적 관찰은 장기적으로 계획하도록 한다. 프로젝트가 수립되고 자금이 지원되어야 한다. 피해자뿐만이 아니라 친척들에게도 신체적, 심리적, 사회적 관리가 이루어져야 한다.

11) 보고(Debriefing)

보고는 응급 상황에서 정신 사회적 예방 관리의 일환이다. 대규모 사상자를 경험한 의료진들은 일반적인 사람들보다 질병에 걸릴 위험이 더 높다. 원인이 되는 요소에는 우선순위 결정, 잘못된 정보, 일상적인 일에서의 일탈, 자원의 부족, 도울 수 있는 능력의 부족, 공격적인 뉴스 매체와의 접촉 등이다.

보고를 하는 것은 사건으로 인한 정신적인 충격과 사건의 결말에 의한 영향에 대하여 극복하도록 하게 한다. 가장 좋은 것은 사고 현장 근처에서 첫 24-72시간 이내에 진행하는 것이다. 선호하는 방식은 일대일 면접과 소규모 그룹으로 시행하는데, 정신과 전문의가 참여하여 보고를 해야 할지 말지를 결정한 후에 보고하도록 한다. 4-6주 후에 사람들에게 다시 연락하여 재평가를 하는 것이 추천된다.

The Critical Incident Stress Debriefing (CISD) 체계는 세 부분으로 이루어진다. 준비, 참석 및 요양치료 등이다. CISD는 많은 기관과 조직에 의해 이루어진다. 최소 기준은 분명하지만, 때로는 정도 관리가 미흡한 경우가 있다.

05 재해에서 특별히 고려해야 할 사항

1) 응급처치

옆에 있었다거나, 다치거나 다치지 않은 응급 요원들은 경험과 훈련에 따라 응급 처치를 한다. 교육을 받은 일반인이 수행할 수 있는 기본 조치에는 다음이 포함된다.

- 지혈한다.
- 기도를 유지한다.
- 사람에게 붙을 불을 끈다, 상처를 식혀준다, 저체온증을 예방해야 한다.
- 상처 오염을 예방한다.

대규모 부상 사건의 경우, 얼굴 이외의 부위를 보호하기 위해 깨끗한 폴리에틸렌 필름(예: Saran랩, 식품에 사용되는 플라스틱 랩)이 권장된다. 이 폐쇄성 드레싱은 상처 탈수와 증발열 손실을 막아 준다.

순환이 잘 되는지 확인해야 하며, 호흡하는 데 방해되지 않도록 주의해야 한다.

2) 긴급수액투여법

응급실에서 화상 환자의 초기 치료에 대한 접근 방식은 (표 2-2)와 (표 2-3)에 설명되어 있다. 비화상 전문가를 위해 긴급 수액 처치를 단순화하여, 많은 환자를 동시에 소생술을 제공할 수 있도록, Chung 등은 10의 법칙이라는 새로운 공식을 제안하였다(40 kg에서 80 kg 사이의 성인에 한함).

표 2-2 병원에서 화상환자의 기본 평가

A-ariway(기도)	B-Breathing(호흡)	C-Circulation	D-Disability(의식장애)	E-Environment
• 기관삽관 • 기관절개술 • 흡입손상	• 기흉 • 흉부 가피절개술 • 흉부에서 괴사 조직판의 제거	• 수액공급 • TBSA 재평가 • 소변량 • 중심체온 • 출혈 • 가피절개술	• CO-카복시헤모글로빈 • 시안산 • 쇼크 • 외상	• 추가 부상 • Trauma CT스캔

※ CO: 일산화탄소, CT: 컴퓨터 단층 촬영, TBSA: 총 화상 표면적

- 10단위로, 화상범위를 측정한다.
- % TBSA x 10 = mL/hour: 초기 한 시간 동안 수액 투여 속도
- 체중이 80 kg 이상일 때는 10 kg 증가할 때마다 시간당 속도를 100 mL씩 증량한다.

다음 수 시간 동안 수액 공급은 생리학적 반응에 맞춰 조정하도록 한다. 목표는 소변량이 30-50 mL/h로 유지하는 것이다. 결정질수액(crystaloid)의 주입 속도(예: lactated Ringer's solution, LRS)를 위, 아래로 약 25%씩 한 시간이나 두 시간 간격으로 조정한다. 이 공식은 소아화상(체중 40 kg 미만)에서는 적합하지 않고, 소아에서는 체중을 기본으로 한 공식을 이용하여 계산된 수액에 유지 수액량을 더하여 투여한다.

대규모 재해가 발생하면, 충분한 양의 수액 공급을 적절한 시기에 투여하는 것은 매우 어렵다. 예를 들어 TBSA가 40%인 70 kg 환자의 경우 처음 8시간 동안 약 6,000 mL의 LRS가 필요하다. 재난이 발생하면 공급의 병목현상이 생기므로, LRS 이외에 사용할 수 있는 방법

을 준비하는 것은 매우 중요하다.

3) 경구수액요법

19세기 초 IV 수액요법의 개발로 인해, 주요 화상(15-20% TBSA)에서 경구 수액 요법을 거의 사용하지 않았다. 화상 환자에서 위 운동의 억제와 장의 연동운동이 소실된다는 것에 영향을 받은 것이다. 1970년대 초반에 Monafo는 6,000 mOsm/L의 고농도 경구 용액을, 22-95% TBSA의 화상 환자인 일부 성인 및 아동 그룹의 수액 요법에 사용하였다. 1990년대에, 조기 장관 영양 공급의 경험은 화상 수상 후 2시간 이내에 경구로 수액을 하면 수액 보충 효과가 좋았다는 것을 알게 하였으며, 심지어 중증 화상 환자에서도 비경구적으로 수액을 투여하기보다는 경구로 투여하였었다.

오늘날, 주요 관심사는 세계 보건 기구의 경구소생액(World Health Organization's oral resuscitation solutioln, WHO ORS)에 있다. 작은 포장된 것으로 포도당, 나트륨, 칼륨, 염화물, 완충 용액이 담겨 있어서, 물에 녹이

표 2-3 응급실 평가에서 중요 항목

평가	중요 항목
호흡	• 호흡이 불량한 경우: 삽관이 필요한지, 기관지절개술 또는 윤상갑상막 절개술이 필요한지 • 기관 삽관을 하여도 호흡이 안되는 경우: 튜브의 위치를 확인한다; 기흉이 아닌지 반드시 확인하여야 하고, 흉부의 가피절개술이나 근막절개술을 해야 할지 고려해봐야 한다. • 흡입 손상 및 흡인 여부 확인:기관지 내시경이 필요할 수 있다. • 카복시 헤모글로빈이 높을 경우: 산소 기기 필요
순환	• 사지의 관류가 불안정하거나 압박이 높은 경우:가피절개술이나 근막절개술이 필요한지 확인한다. • TBSA를 다시 계산한다. • 수액 요구량을 다시 계산:보정된 수액량을 기록한다. • 혈압에 이상이 있을 경우: 정확한 수액량 투여. 다른 치료가 필요한지, 추가 부상은 없는지 확인한다.
장기의 관류 상태	• 소변량 확인 • 중심 체론: 예열
기타 손상	• (화상 치료 외에) 다른 내과적 치료가 필요한가? 진단을 완료하고 긴급성에 따라 치료를 한다.
국소 치료	• 청결한 상태; 소독제 도포; 기본적인 면봉 채취를 한다.
영양	• 비위관 또는 비장관을 기관삽관한 환자에 설치한다.

※ TBSA: 총 화상 체표면적

면 331 mmol/L의 약간 고장성의 용액이 된다. 콜레라, 이질 등에서 다량의 전해질과 수액을 공급하기 위해 처음으로 개발되었었다. Thomas 등은 40% TBSA의 창자에 비위관을 이용하여 Parkland공식에 따라 WHO ORS를 주입하여 치료하였다. Michell 등도 유사한 결과를 보고했다. El-Sonbaty는 10-20% TBSA의 화상을 입은 소아에게 WHO ORS를 경구 투여하였는데, 좋은 결과를 보고했다. 이상적인 경구 수액 종류와 적절한 투여량에 대하여는 좀 더 많은 연구가 필요하다. 하지만 초기 재난 상황에서는 IV 수액제가 부족한 상황이므로, WHO ORS 또는 다음 중 하나와 같은 경구용 탈수 용액이 큰 역할을 할 수 있다.

- 5.5 g의 소금 덩어리를 1 L의 물을 함께 먹는다.
- 소금 1티스푼(또는 1/2 티스푼과 베이킹소다 1/2컵)과 설탕 8티스푼을 1 L 물에 희석
- 8티스푼의 설탕이 들어간 LR 1 L

수액 공급(경구 또는 장으로, IV로)을 가능한 한 빨리 시작하는 것의 중요하다는 것을 재차 강조한다.

4) 기도관리

화상 재난에서, 산소와 인공호흡기가 종종 부족하기 때문에 어느 환자에게 산소와 기도 삽관이 필요한지 정확하게 평가하는 것이 중요하다.

5) 산소

재해가 발생하면 산소 사용량이 급격히 증가한다. 작은 액체 산소 병을 가지고 다니는 것은 논리적으로 어렵다. 사용 가능한 용량은 무게나, 공간, 재충전할 병의 필요 등으로 결정된다. 게다가, 병원의 대형 액체 산소 시스템도 손상되었거나 사용하지 못할 때도 있다. 이러한 경우에는 가능한 빨리 대안을 세워야 한다. 휴대용 대용량 시스템(액체 산소 1,000-5,000 L) 또는 이동식 실린더 뱅크는 도움이 되겠지만, 일반적으로 재난상황에서는 가능하지 않다.

다른 두 가지 방법이 있는데, 군대 야전 병원에서 종종 사용되는, 이동식 산소 발생기(POG)와 비이동식 산소 발생기가 있다. 전기가 있으면 산소 발생기를 이용하여 93% 이상의 농도로 산소를 공급할 수 있다. 환자 또는 인공호흡기에 연결할 수도 있다. 충분한 압력을 제공하는 가압시스템이 있는 경우, 산소발생기로 산소 탱크를 보충할 수 있다.

자원이 점차 감소하기 때문에 원활하게 하기 위해서는 공급이 충분하게 이루어지도록 구성하고 시스템 간에 연결을 정확히 하도록 하며 작동 중에 상이한 시스템을 재점검하여 쓸데없이 소모되는 가스를 최소화하여 산소를 사용하는지 평가해야 한다.

6) 마취

재난이 발생하면, 충분한 마취 장비를 갖추지 못하기 때문에 치명적인 기도 또는 흡입 손상이 없거나, 흉부나 복부의 개복수술이 필요하지 않는 안정된 환자는, (1) 케타민, (2) 케타민과 미다졸람, (3) 케타민과 저용량 프로포폴을 사용하여 안전하게 치료할 수 있다. 케타민은 호흡과 기도 반사 신경이 거의 그대로 유지된다. 해리성 마취를 통해 강력한 진통효과를 나타낸다. 중추의 교감신경 활동을 증가시키는 작용은 혈역학적으로 안정시키는 데 도움을 준다. 기관지를 확장시키는 역할을 하지만 점액 생성을 증가시키기도 하여, 추가적으로 glycoprrolate나 아트로핀을 투여해야 하는 경우도 있다. 불쾌감이나 환각이 발생하지 않도록 미다졸람(0.03-0.15 mg/kg) 또는 저용량 프로포폴(0.25-0.5 mg/kg)을 함께 사용하기도 한다. 라세마이트(racemate)로서, 진통효과를 위한 초기 용량으로 케타민 0.25-1 mg/kg IV 또는 0.5-2 mg/kg IM을 사용하고, 마취용량으로는 0.75-3 mg/kg IV를 사용한다. S(+)케타민은, 정신병적 효과가 적으며, 라세마이트 용량의 반만 투여할 수 있다. 효과는 5분에서 15분 정도 지속된다.

상지 및 하지 손상의 급성 수술이나 개방성 골절의 정

복은 말초부의 일회성 국소마취 기술을 사용하여 할 수 있다. 이때 국소 마취를 시행할 부위는 깨끗해야 하고, 화상이 없어야 한다. 같은 방법으로 사지의 국소 화상에 대한 치료를 할 수 있다.

인공호흡기와 마취기의 사용 가능 여부는 재난 규모에 따라 결정된다. 현장 병원에서 필요한 경우, 시술자는 현장에서 이용할 수 있는 장비에 대하여 숙지하고 있어야 한다. 1차적으로 선택하는 현장 마취 기계는 draw-over 시스템이다. 이것은 육군에서 야전 의료팀에서 사용되며, 독일 적십자 'ziviles Feldiazarett' 같은 민간 의료지원단에서도 사용한다. 주요 장점은 중량(5 lb 또는 2.3 kg)이 매우 작다는 것이다. 그러나, 제어 모드에서 호흡을 하기 위해서는 인공호흡기에 장치를 연결하여야 한다. 또 다른 단점은 미국 마취과 의사 협회의 안전 기준을 충족시키지 못한다는 점이다. 따라서, 이 기기를 이용한 훈련은 어려우며, 표준 마취기의 안전 시스템과 감시 시스템을 같이 사용하여야 한다.

최근에는 현장에서 이용할 수 있는 표준 마취기가 개발되어 도입되고 있다. 이 마취기는 튼튼하고 가벼우며, 극한 온도에서도 작동할 수 있고 배터리 용량이 늘어나고 유지 관리가 거의 필요하지 않고 다양한 현대적 환기 모드로 인공호흡을 할 수 있다. 같은 방법으로 이동용 인공호흡기에 적용하고 있는데, 이것은 운반이 용이하여 무거운 ICU 인공호흡기를 대체 할 수도 있다.

7) 혈액관리

재난과 참사에서 수혈의 효과와 결과에 대한 보고서는 거의 없다. 재난에 대한 대응 단계의 첫 단계와 이후 단계에서 혈액 공급에 대한 언급은 매우 드물다. 하지만 9/11 테러 경험에서 보면, 통제되지 않은 상황에서 헌혈이 급증하다 보면, 수 주 후에, 헌혈이 비정상적으로 감소하는 것을 알 수 있었다. 그러므로 재난과 참사에서 혈액을 관리하는 것은 매우 복잡한 문제다.

병원 혈액은행은, 중증 외상에 필요한 추가 혈액을 포함하여, 보통 2~3일 동안 필요한 혈액제제 양을 초과하여 보유하지는 않는다. 화상 재해가 발생하면 이용 가능한 재고가 빠른 순간에 고갈되어, 지역 혈액 센터에 긴급 요청을 하게 된다. 특히 화상 재난에서 대규모 사상자를 치료 우선순위를 결정할 때, 여러 외상센터로 환자들을 분산시키게 되므로, 많은 병원 혈액은행이 이와 같은 상황에 부딪히게 된다. 치료 우선순위가 높은 환자가 많으면 하나의 혈액은행으로 순차적으로 집중하게 되는데, 병원 혈액은행으로 분포를 조절하는 것은 매우 부담이 가는 일이다.

보통, 혈액 공급은 긴급한 첫 번째 요청에는 충분하지만, 대부분의 혈액 센터들은 1주일 이하의 수요에 맞게 일정양의 혈액 제품을 보유하고 있다. 화상 재해는 초기에 혈소판제제와 농축 적혈구가 긴급하게 사용되는 것이 특징이다. 혈장 제제는 큰 재난에서도 쉽게 구할 수 있다.

혈액센터 자체의 부족을 해결할 수 있는 방법은 다른 혈액 센터로부터, 또는 국가에서 통제하여 공급받는 것이다. 대개, 혈액 센터는 재난에 대한 정보나 혈액 제품의 예상 필요량을 알지 못하고 대응하게 된다. 응급구조팀과 혈액 센터 사이의 의사소통은 거의 없다.

8) 상처치료와 가피절개술

ABLS와 같은 과정에서는 화상환자를 화상센터로 조기에 이송하는 것을 강조하는데, 상처의 변연절제술이나 가피절개술은 화상 전문의에 의해 이루어져야 하기 때문이다. 화상 재난 상황에서 환자가 넘쳐날 땐 이렇게 하는 것이 불가능하다. 초기 상처의 변연 절제는 철저하고 공격적으로 하는데, Chlorhexidine gluconate 용액과 같은 외과용 소독제를 사용해야 한다. 변연 절제 후에는 국소 도포용 항생제를 처방해야 한다. SSD (Silvadene, Flamazine)는 광범위하게 사용되며, 친숙한 이점이 있다. Mefenide acetat (Sulfamylon; Mylan Institutional, Rockford, IL)는 가피를 깊게 침투하는 장점이 있다. 은이 포함된 드레싱

(Silverion; Argentum Medical, Geneva, IL; 등)은 연고 제제보다 사용이 편하다. 대량 환자가 발생하는 경우에는, cerium nitrate (Flammacerium; Alliance Pharma, Chippenham, United Kingdom)가 포함된 SSD는, 유해한 효과를 감소시키며, 가피 제거를 지연할 수 있는, 매력적인 옵션이다. 효소-변연절제제인 NexoBrid (MediWound, Yavne, Israel)는 외과적 변연 절제술 대용으로 도포하여 변연절제 하는 것으로, 평가 중이지만, 대량 환자가 발생할 경우에는 유용할 수도 있다.

9) 정보교환(통신)

정보 교환은 재난 대응을 성공적으로 이끄는 필수적인 요소이며, 혼란 중에 자주 오작동을 일으키는 요소 중의 하나다.

병원이나 화상 센터는 일반적으로 사고의 발생을 언론이나 다른 비공식 채널을 통해 파악한다. 때로는 환자가 내원하였을 때 처음 정보를 접하기도 한다. 이미 조직화된 정보는 단순히 단어를 열거하는 정보인 데 반하여, 뉴스 미디어는 때때로 이보다 더 빨리 정보를 접하게 하고, 더 많은 정보를 제공해 주는 자료가 되기도 한다. 환자가 표가 붙여진 상태로 내원하거나 환자에게서 병력 청취할 때, 대량환자가 발생하였음을 알 수 있다.

병원 자체의 준비 상황이 설립되어 있는지 확인하고, 소모품과 현지 상황을 점검하고, 교대 근무 후의 의료진을 상황이 종료될 때까지 대기시킨다. 위기 상황 통신 (Crisis communication)은 공공 기관이나 조직, 뉴스 미디어 및 수상 당한 환자나 그룹에서, 위기상황의 전, 중, 후에, 서로 정보를 교환하는 것이다.

10) 통신 수단

재난과 대규모 사상자가 발생하면, 많은 요인들이 의사소통의 필요성을 증가시키지만, 의사소통 자원은 제한되어 있다. 엔스헤데(Enschede), 런던, 마드리드와 같은 여러 재난에서, 다양한 통신 방법이 연속적으로 실패한 것이 보고되었다. 통신 장애는 거의 모든 대규모 사상자와 재난에서 보고된다.

11) 휴대폰

희생자, 뉴스 미디어, 친척, 친구 등이 모두 재빠르게 휴대폰으로 서로 전화를 걸기 시작하기 때문에 무선 통신망이 대개 셧다운 되기도 한다. 이러한 사항은 몇 분 안에 이루어진다. 휴대 전화는 폭발장치가 있는 근처에서 사용해서는 안 된다. 50피트(152 cm)의 안전 반경이 권장된다. 휴대 전화를 사용하려는 사람들은, 휴대 전화가 폭발 유발 장치로 사용될 수 있기 때문에 보안유지군이 제제하거나 위협할 수 있다. 그러므로, 폭탄으로 의심되는 경우, 보안 유지군에 의해 휴대 전화 사용이 제한될 수 있다. 종종 휴대 전화로 촬영하는 아마추어 비디오는 재난에서, 재건이나 정보를 얻는 데 중요하게 사용된다.

12) 일반 전화

대부분의 병원에서, 일반전화 회선은 제한되어 있다. 자동 교환기가 아닌 수동 교환기는 즉시 과부하가 걸릴 수 있다. 경보 담당자를 위해, 콜센터 기능이 경보 서버에 포함되어 있어야 당연하다.

13) 인터넷 음성 프로토콜

VoIP (Voice over Internet Protocol)는 통화 회의를 할 수 있다. 보안상의 이유로, 공용 VoIP 시스템은 일반적으로 병원 IT시스템에서는 사용하지 않도록 설정된다.

14) 양방향무전기

수신 및 전송이 불량하거나 방안이나 지하에서는 작동하지 않을 수 있다(예: 9/11, 런던). 병원에서는 같은 장소에서 말할 수 있는 사람의 수와 한 회로의 사용 시간이 제한되어, 많은 사람들이 정보를 교환할 때 문제가 발생할 수 있다.

15) 주파수 공용 통신 시스템(Trunked radio system)

이 시스템은 컴퓨터 제어로, 몇 개의 채널만으로 여러 사람이 동시에 말을 전하여 여러 정보를 동시에 전달할 수 있다. 방출 장치는 내향 및 지역 간 통신에 TRS (Trunked Radio System)을 사용한다. 유럽에서는 비상-조직에서 TRS를 사용하는 것이 일반화되어 있다.

16) 위성 전화

위성 전화는 지역 기반 시설에 독립적 작동하며, 기반 시설이 불확실하거나 과부하가 걸린 경우에도 도움이 될 수 있다. 하지만 수신 측의 전화 시스템이 작동하지 않을 경우에는 위성 전화를 통한 통화도 이루어지지 않는다.

17) 인터넷

인터넷 통신은 연결이 손상되지 않은 경우에만 사용할 수 있다. 인터넷은 희생자의 친척들을 위한 정보 구조를 구축하고 많은 사람들에게 정보를 제공하는 데 도움이 될 수 있다.

18) 뉴스 미디어와의 의사소통

뉴스 미디어가 그 재난에 대한 공론을 형성한다. 정보는 가능한 한 정확하고 가능한 한 완벽해야 한다는 욕구에서부터 시작되어야 한다. 위기상황에서 커뮤니케이션 교육이 이루어져야 한다. 중앙 재난 관리센터는 대변인을 선정하여 규칙적이고 정기적인 기자 회견과 회보를 제공해야 한다

언론은 희생자들과 그들의 친척들에게 접근하지 말아야 한다. 헤드 라인 뉴스를 찾으려는 노력은 병원이라고 멈추지 않는다.

대변인이 일을 시작할 때, 먼저, 사랑하는 사람들을 잃은 것에 대한 애도와 처지에 대하여 관심을 표해야 하고, 도울 수 있는 가능한 모든 것을 시행하고 있다는 확신을 주어야 한다.

웹 사이트, 보도 자료, 기자 회견, 라디오 및 텔레비전 인터뷰 등을 통해 미디어에 정보를 제공하게 된다.

언론은 인터뷰와 사진을 원한다. 이러한 것들은, 사전에 깊이 생각하여, 문제없이 논의가 이루어지도록 해야 한다는 측면을 생각하면서 준비해야 한다.

다음은 언론과 소통할 때 주의해야 할 것들이다.
- 추측: 자신의 생각을 전달; 이론 제시, 거짓된 의사소통
- 당황하거나 화를 냄
- 전문 용어 사용
- 비밀 정보 공개
- '논평 없음'이라고 말하기
- 본인의 전문 분야 이외의 문제에 대한 설명

미디어와의 의사소통은 미디어의 정보전달을 위한 준비된 환경에서, 치료 구역에서 거리를 멀리 두고 이루어져야 한다.

19) 친지들과의 의사소통

병원에 친지들을 위해 사적으로 모일 센터를 만들어야 한다. 위기 상담자와 의사소통 도구(예:전화)를 준비한다. 이 지역에 접근하는 것은 친척이나 친구로 한정되어야 한다. 이곳에 알려주는 정보는 정확하고, 정직하고, 결코 추측에 근거한 것이 아니어야 한다. 친척과 친구들을 위한 연락 담당자가 지명되어야 한다. 심하게 다친 가족을 방문하러 온 친척들은 정신적인 도움을 받아야 하고, 객실을 준비하고, 지속적인 사실 기반의 정보를 제공 받아야 한다. 환자와 친지들은 뉴스미디어에 대한 보호를 받아야 하는데, 이 단계에서 종종 문제가 발생하기 때문이다.

06 환자와 자원 배분 전략

재해 계획 및 대응의 기본은 화상 환자를 재해 지역에서 떨어져 입원시키고, 추가 자원을 재해 지역으로 가져

오기 위한 전략이다. 전략은 이용 가능한 자원에 따라 나라마다 다르다.

성공적인 재해 전략을 위한 기본 원칙은 단계적 대응이다. 즉, 재해의 규모가 클수록, 더 높은 단계의 지원이 이루어지는 것이다. 대부분의 재해는 현지 수준에서 처리된다. 필요에 따라 지역, 국가 및 국제 자원이 프로그램되어 지원한다.

1) 화상 센터의 역할

화상 센터에 입원하기 위한 개인적-의학적 기준은 상당히 광범위하다. 예를 들어, German-Speaking Association for Burn Treatment (DGV)및 European Burns Association (EBA)은 기능적 또는 미적으로 중요하다는 측면에서, 그 범위와 깊이에 관계없이, 모든 화상 환자는 화상 센터에서 치료해야 한다는 지침을 갖고 있다. ABA에 따르면 3도 화상은 모두 화상 센터에서 치료해야 한다. 대규모 사상자와 재난에 대해 이러한 지침을 따르는 것이 불가능할 수도 있다. 적어도 처음에는 아니다; 이용할 수 있는 화상 침대는 화상 센터 치료에서 생존 가능성이 높은 환자로 채워져야 한다.

이론적으로, 화상을 입은 모든 환자들을 화상 센터에 수용하는 것은 자원이 풍부하고 화상센터가 많고, 화상 침대가 충분하고, 화상 전문의가 많을 때는 합리적이다. 실제로, 화상 침대의 가용성은 국가마다 다르다. 일반적으로는 수요가 많은 반면 병상 공급량은 부족하다고 추정할 수 있다. 심지어 미국에서도, 많은 화상 센터에는 15개 미만의 침대를 가지고 있고, 심지어 ICU침대는 더 적기도 하다. 모든 화상 환자를 화상 센터에 수용하는 것이 장점이 있지만, 피해자의 수가 너무 많아 치료의 질이 유지되지 못할 때는 이러한 장점이 소실 된다. 그렇게 되면, 화상 센터 의료진들이 위급하지 않은 일반 화상 환자들을 치료하게 된다. 마찬가지로, 가장 중증 화상 환자만 화상 센터에 입원시켜도, Pope Air Force Base(교황청 공군기지)의 경우처럼, 효과적이지 못하다. 유입된 치명적인

손상 환자들이 Jaycee Center의 자원을 독점했다. 화상침대는 부족하기 때문에 생존 가능성이 가장 높은 화상환자들을 위해 따로 남겨 두어야 한다. ABA는 이 과정을 최적화하기 위해 편익-자원 비율 표(benefit-to-resource ratio table)를 발표하였다.

비록 화상센터라도, 서지 용량이 무한정 유지될 수 없기 때문에, 환자를 다른 곳으로 이송하기도 한다. '의학적 허영심'으로, 다른 곳으로 환자를 이송해서는 안 된다는 생각은 절대로 해서는 안 된다. 정상 용량을 초과하는 작업량은 감염 관리 문제와 같은 합병증을 일으킬 수 있다.

2) 외상센터의 역할

외상 센터는 항상 재난 대응의 일부를 담당한다. 외상 센터는 화상 센터보다 훨씬 더 많은 숫자가 있고, 환자 수를 알 수 없는 상황에서도 초기 치료에 더 쉽게 대처할 수 있다. 특별히, 손상(예: 기계적 손상)이 동반된 환자는 외상센터로 이송하는 것이 더 유리하다.

화상의 초기 치료는 ATLS의 일부이지만, 많은 응급의학 전문의, 외상 외과 전문의, 및 기타 의사들은 화상 환자 경험이 없다. 따라서 화상 센터가 없는 외상 센터는 화상 전문의의 지원을 받아야 하며, BAT가 가장 효과적일 수 있는 장소다. BAT는 전문가로, 다른 외과 전문의들을 지원할 수 있다. 일반 진료가 아닌 다른 의료진들의 치료 방향을 알려주는 것이 주 업무로, 이들은 치료 결과를 향상시킬 수 있는 중요한 위치에 있다. 그들은 또한 화상의 범위와 깊이를 결정하는 데 도움을 줄 수 있어 중앙 데이터 수집과 환자를 화상 센터 또는 다른 병원에 재배치하는 데 도움을 준다. BAT는 예고 없이도 즉시 배치 가능할 수 있을 것이다.

3) 화상침대 데이터베이스의 역할

어떤 환자가 어디로 가야 하는지를 빨리 파악하기 위해서는 화상침대 데이터베이스가 필수적이다. 이러한 데

이터베이스에는 다양한 화상 침대 종류(성인 또는 소아; ICU 또는 일반병동)가 포함되어야 한다. 사건 발생 중에 각 센터에 사용 가능한 침대 수를 개별적으로 확인하는 데는 너무 많은 시간이 걸리므로, 온라인 시스템이 더 좋다.

현재로서는 재해가 발생할 경우에 대비하여 실제 사용 가능한 병상에 대한 데이터는 거의 없다. 독일이 인구수에 비례해서 가장 많은 화상 침대를 가지고 있다. Enschede 폭죽 폭발 사고에서, 독일은 19개의 ICU 침대와 성인용 화상침대 127개, 어린이용 화상침대 15개를 제공할 수 있었다. 독일과 영국에는 국립 화상 침대 담당 부서가 있어서 협력을 위한 네트워크 역할을 담당한다(예: Mediterranean Burns Club).

4) 국제기구의 역할

국경을 넘어 화상 환자를 이송이 일부의 재난, 특히 유럽, 에서는 잘 이루어졌다. 유럽 연합(EU)은 '시민 보호를 위한 공동체 메커니즘(Community Mechanism for Civil Protection)'이 있는데, 유럽 연합 안팎에서 국가 간 재난 지원을 조절하는 것이다. 이 과정에서 재난이 발생한 나라로 재난관리자를 보내는 것이 포함되어 있지만, 다른 나라로 환자를 이송하는 하지는 않는다. 일부 국가 사이에는 교환 조약이 있고, 실제적인 국경을 넘나드는 병원 협력이 있지만, 그것에 대한 일반적인 규정은 없다.

07 인도 주의의 위기

인도주의의 위기는 보통 광범위한 지역에 걸쳐 건강, 안전 또는 인류 복지에 중대한 위협을 유발하는 사건이다. 화상, 무력 충돌 그리고 자연재해는 가장 잘 알려진 형태이다. 자연재해는 불(산불)과 직접적인 연관성이 있을 뿐 아니라, 정상적이지 않은 방법으로 에너지를 사용하여 발생하기도 한다. 전기 전원이 차단되어, 불을 피우

는 데 익숙하지 않은 상태에서 불을 피울 때, 화상 빈도가 증가한다. 사람들이 전선에 전기선을 연결하여 전기를 끌어 사용하려고 할 때도 같은 일이 발생한다. 심한 폭풍의 발생으로 인해서, 내연기관 비상 발전기와 내연기관 전기톱의 사용이 증가하면 화재 사고와 관련된 화상의 비율이 더 높아진다.

재난과 인도주의의 위기에 있어서 의료적 치료는 최소한의 기반 시설과 질서가 다시 확립된 후에야 다시 시작할 수 있다. 약탈이나 정치적 또는 종교적 경쟁이 일어나는 곳에서, 진료하는 것은 위험을 초래할 수 있다. 따라서 최소한, 초기 단계에 치안 부대와의 협력이 필요할 수 있다. 진료를 위해 최소한의 수용 시설, 안전한 물, 음식, 전기 등이 갖추어져야 한다.

재해 지역에서의 진료 활동과 자원이 부족한 나라에서의 기본적인 문제 중 하나는 감염이다. 다음과 같이 인도주의의 위기에서 화상 환자에 대하여 개념화하는 것이 도움이 될 수 있다.

- 최소의 노력으로 치료할 수 있는 환자(예: 드레싱 및 사용 가능한 진통제)
- 전문적인 치료 없이는 생존할 수 없는 환자. 전문적인 치료를 우선적으로 실시한다.
- 처해진 환경에서 성공적으로 치료할 수 없는 환자. 환자는 성공적으로 치료할 수 있고, 자금이 지원되는 병원으로 이송한다. 그러나 의미 없는 치료로 판단되면, '편안한 치료(comfort care)'를 한다.

인도주의의 위기 상황에서 화상 치료를 위한 의료 시스템을 준비하는 데 있어서, 역사를 통해서 가장 적은 비용으로 개선된 결과를 도출하기 위해 취해진 조치에 대한 자료를 얻을 수 있다. 2차 세계 대전이 끝나 갈 무렵, 40% TBSA 이상의 화상 환자 중 단지 50%의 젊은 성인 환자들만이 살아남았다. 생존이 점차적으로 증진한 것은 다음과 같은 것들이 발전한 결과다.

- 긴급 수액 공급 기술
- 안전한 혈액 지원

- Mafenide acetate나 은이 포함된 제제 등, 도포용 항균 치료제
- 조기적출술(early excision) 및 피부 이식술: 사체 피부는 일시적인 피부 대용물로 사용된다.
- 장관영양법
- 인공호흡기의 발달과 종합적인 집중 치료의 발달.

다시 말해, 상대적으로 저렴한 치료(예: 도포용 항균 화상 크림을 사용하고, 기본 위생을 지킴으로 화상 부위에 그램 음성균의 감염을 예방)가 일부 고가의 첨단 치료보다 더 큰 영향을 주는 것으로 보인다.

08 결론

최근의 사건들은 화상 재난에 대한 전 세계적인 관심을 불러일으켰다. 전쟁과 테러리스트의 공격은 몇몇 실내 화재와 함께, 사고에 대한 준비가 필요하다는 것을 보여주고 있다. 그런 위험에 영향을 받지 않는 사람은 아무도 없다. 문제는 그러한 재난이 발생할 것인지가 아니라 발생했을 때 우리는 어떻게 대처할 수 있는가 하는 것이다.

준비에는 계획이 필요하고, 전문가, 자원, 조직(3S: staff, stuff, structure)이 필요하다. 이 계획에는 국제 재난 계획, 국가 재난 계획, 주 차원의 조정 재난 계획, 지역과 기관들을 위한 국지적 재난 계획 등이 포함되어 있다. 조직은 국가 또는 국제 보건 시스템이다. 자원은 재난에 대비한 비상용품들이다. 전문가에는 의료인, 준의료인, 구조단, 기술 지원 단체 등이 포함되어 있다. 이러한 계획을 기본으로 하고, 합법적인 전제 조건이 수립되어야 하고, 자원에 대한 계획과 자금이 지원되어야 한다. 계획과 실행 모두에서 재정이 필요한데, 이것은 한 사회의 미래와 안전에 대한 투자이다. 화상 단체들은 이러한 분야에 전문가들로 구성되어야 이러한 절차 수립 과정에 도움을 줄 수 있다. 화상 치료 전문가 없이 계획을 세우는 것은 헛된 일이고, 화상 전문가들이 스스로 계획을 세우더라도 재난계획을 실행하는 데 자원이 부족하게 된다.

병원과 구조 단체를 위한 재난 훈련은 실질적으로 이루어져야 한다. 화상 치료 교육(예: ABLS (Advanced Burn Life Support), EMSB (Emergency Management of Severe Burns))은 의료진뿐만 아니라 병원 관리를 위해서도, 재난에 효과적으로 대처하기 위해서는 필수적인 것이다. 화상 외과 전문의는 화상 재난에서 잘 볼 수 없다. 외과 의사들만이 훈련받을 수 있는 유일한 사람들이 아니다. 우리는 독자들이 이 장에 묘사된 경험에서 배우길 권장한다; 우리는 이러한 경험들이 독자들에게 부지런히 훈련하고 계획하도록 동기를 부여할 수 있기를 바란다.

Outpatient of Burn

화 상 의 학
TOTAL BURN CARE

김 세 연 | 화사랑병원

01 서론

동반된 외상이나 내과적 문제, 학대의 가능성 등이 배제된 경우, 작은 크기의 화상은 대부분 외래에서 치료할 수 있다. 병원 규모의 화상 치료에서 외래 화상치료의 목표는 창상을 적절히 치료하여 흉터나 변형을 최소화하고 통증, 감염의 위험성, 기능장애를 줄이는 것이다. 이를 달성하기 위해서 외래 화상환자의 치료는 창상 처치, 재활, 심리적 보조 등을 포함해야 한다.

외래 화상치료에는 넓은 면적 화상환자의 퇴원 후 추적 치료도 포함된다. 이러한 환자들의 치료는 신체적 및 정신적 치료와 반흔 조절 관리를 진행하면서 창상 회복이 적절히 이루어지는지 평가하고 수술적 교정의 필요 유무도 관찰하는 것이다.

02 외래에서 화상환자

외래에서 화상환자를 치료하여도 내과적 치료 과정에 문제가 발생하지 않을 것인지는 조심스럽게 평가되어야 한다. 주의 깊은 병력 청취와 이학적 검사는 환자의 입원 여부를 결정하게 도와줄 것이다. 화상의 범위와 깊이, 발생 원인, 동반된 외상, 기저 질환 등도 중요한 결정 인자이다. 수액소생 처치를 필요로 하거나 외래에서 적절하게 통증을 조절하기 힘든 환자는 입원시켜야 한다. 그러나 수액 처치가 더 필요치 않거나 경구용 진통제로 통증 조절이 가능한 환자는 화상의 정도에 따라 외래에서 치료할 수 있을 것이다. 미국화상학회(American Burn Association)는 화상센터로 전원시켜야 하는 환자인지를 판단하게 도와주는 가이드라인을 제시한다. 이는 아래에서 더욱 세세하게 토론할 것이다(표 3-1).

03 화상의 체표면적

미국화상학회에서는 화상이 체표면적의 10% 이상일 경우 화상전문센터로 이송할 것을 추천한다. 체표면적은 월러스의 'rule-of nines'나 'rule-of-palm'을 이용하여 추정할 수 있다. 'Rules-of-palm'이란 환자의 모든 손가락을 붙여서 손바닥과 손가락들이 포함된 면적을 체표면적의 1%로 대략 추정하는 것이다. 이는 신체 비율이 성인과 달라 'rules-of-nines'를 따르지 않는 소아에서 특히 유용하다.

| **표 3-1** | 미국화상학회, 화상전문센터 이송 기준 |

1. 체표면적의 10% 이상인 부분층 화상
2. 안면부, 수부, 족부, 생식기, 회음부,주된 관절부가 포함된 화상
3. 전 연령대의 3도 화상
4. 낙뢰 손상을 포함한 전기 화상
5. 화학 화상
6. 흡입 화상
7. 복합적인 치료를 요하거나 회복을 연장시키거나 사망률에 영향을 주는 기저 질환이 있는 화상환자
8. 유병률과 사망률에 심각한 영향을 줄 수 있는 동반된 외상(예: 골절)이 있는 화상환자. 그러한 사례 중에서, 동반된 외상의 위험도가 더 크다면 화상전문센터로 이송하기 전에 외상전문센터에서 먼저 안정화되어야 한다. 그러한 상황에서는 일차의료적 판단이 필요할 것이며, 지역 내 의료조절계획이나 선별 프로토콜과 협의되어야 한다.
9. 소아과 전문인력 또는 소아용 장비가 없는 병원 내의 소아화상환자
10. 특별한 사회적, 감정적, 재활치료적 중재가 요구되는 화상환자

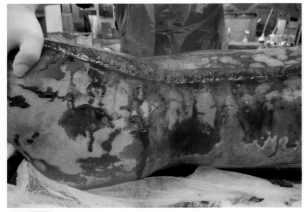

| **그림 3-1** | 3도 화상 |

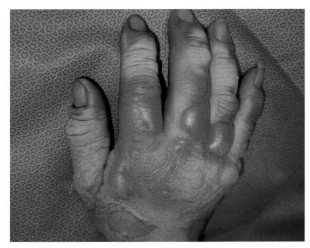

| **그림 3-2** | 2도 화상 |

화상 범위를 더욱 정확하게 추정하는 방법은 룬트–브라우더 표(the Lund–Browder chart)를 이용하는 것이다. 'Rules–of–palm'은 화상 범위를 과대평가하는 경향이 있고, 'rules–of–nines'나 룬트–브라우더 표는 환자가 비만일 경우 화상 범위의 추정에 상당한 오류를 범할 수 있다. 따라서 위의 화상 범위 추정법들이 부정확하다는 것을 이해하고, 동료 의료진이 잘못 평가할 수 있다는 것을 아는 것이 중요하다.

04 화상의 깊이

3도 화상 환자는 추가 치료가 요구되어 화상전문센터로 이송하는 것이 추천되므로, 화상의 깊이를 판단하는 것은 중요하다. 1도 화상과 3도 화상은 초진 시에 판별하기가 어렵지 않다. 일광화상과 같은 1도 화상은 오직 표피층만을 침범하고, 습하지 않고 통증이 있으며 물집도 없다. 3도 화상은 표피층, 진피층 및 피하지방층을 침범하

고, 검거나 흰색의 가죽 같은 느낌이며 눌러도 창백해지지 않거나 무감각하고 통증이 없을 수도 있다(그림 3-1). 전층화상의 가장자리가 민감하거나 염증이 있을 경우, 화상처치를 하면서 이 부위를 자극하게 되면 3도 화상에서도 통증이 발생할 수 있다. 2도 화상은 표재성과 심재성으로 나누어 질 수 있다. 초진 시에는 이 둘 사이에 차이가 미세하다. 2도 화상은 통증이 있고 습하며 물집이 발생할 수 있다(그림 3-2). 표재성 2도 화상은 물집 내에 맑은 체액이 고이고, 심재성 2도 화상은 차후에 혈성 체액이 고일 수 있다. 표재성 2도 화상은 심재성 2도 화상과는 다르게, 눌

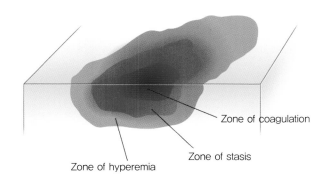

Zone of coagulation

Zone of stasis

Zone of hyperemia

그림 3-3 화상의 3개 구역

렸을 때 희게 변한다.

초기에는 관류가 이루어지는 것으로 보이던 표재성 화상이 때로는 창상 내 미세혈관들이 혈전으로 폐색되면서 심한 화상으로 진행할 수 있다. 표재성 2도 화상은 3주 이내에 치유되는 반면, 심재성 2도 화상은 치유되기까지 더 오랜 시간이 걸리거나 가피절제술과 피부이식술이 필요할 수 있다.

화상은 3개의 구역으로 나누어질 수 있다(그림 3-3). 가장 크게 손상을 입은 부분을 응고구역(the zone of coagulation)이라 하는데, 이 부분은 조직 손상이 비가역적이다. 응고구역의 주변부는 정체구역(the zone of stasis)이라 하는데, 이 부분은 부적절하게 치료하면 괴사될 수도 있고 적절하게 관류가 이루어지면 치유될 수도 있다. 수액 소생 치료가 적절히 이루어지지 않는다면 정체구역은 응고구역의 부분으로 진행할지도 모른다. 화상의 가장자리에 위치한 충혈구역(the zone of hyperemia)은 관류가 이루어지고 감염이 없다면 치료로써 회복될 것이다.

05 화상의 부위

미국화상학회 가이드라인에서는 수부, 족부, 안면부, 생식기, 회음부, 주된 관절부를 포함하는 화상은 화상전문센터에서 치료할 것을 권유한다. 이들 영역에 지속적으로 가해지는 손상은 환자의 예후에 심대한 영향을 미칠 수 있다. 수부 장해는 쥐는 힘을 약화시킬 수 있고 결과적으로 작업이나 일상생활에 악영향을 끼치게 된다. 족부나 족관절부 화상은 이동성을 현저히 제한하고, 안면부 화상은 시야 결손이나 식사 기능에 장해를 유발할 뿐만 아니라 외형의 변화로 인한 감정적 동요의 원인이 된다. 생식기 및 회음부 화상은 배뇨 기능, 성생활 및 배변 기능을 저해하여 환자의 자율적 생활을 억제한다. 이들 영역의 화상은 입원 치료를 요하지 않더라도, 재건 및 재활을 담당할 수 있는 화상전문센터에서 치료받도록 한다.

사지나 체간부와 같은 원통형 신체부위의 화상은 특별한 주의를 요한다. 이들 부위는 화상 하부조직의 부종으로 인해 조직내압이 증가하게 되어 결과적으로 구획증후군과 조직 괴사가 발생할 수 있다.

조직내압 증가의 전형적인 증상으로는 통증, 창백함, 이상 감각, 무박동 및 마비가 있다. 일차진료의는 항상 구획증후군에 대해 경각심을 가지고 있어야 하며, 진단시 입원 치료가 필요하다.

06 손상 매개체

1) 전기

전기화상에 따라오는 가장 큰 위험요소는 치명적 부정맥이다. 따라서 모든 전기화상환자는 심전도를 시행하고 화상전문센터로 이송해야 한다. 전압이 낮을 경우 보통 손상은 경미하다. 따라서 이들 환자는 심전도에 이상 소견이 없거나 의식 소실이 발생하지 않은 경우 외래에서 치료될 수 있다. 부정맥, 심전도 이상소견, 의식 소실이 있다면 입원시켜서 모니터링해야 한다. 저전압 화상의 흔한 사례로는 전기 코드를 깨물어서 입술, 혀, 치아 및 치주가 손상된 경우를 들 수 있다. 이러한 환자는 구강 섭취가 어려우므로 입원이 필요할 수 있다. 구강 화상은 특히

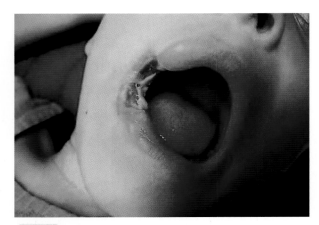

그림 3-4 입술 화상

화상 입은 지 4-7일이 지난 후에 입술동맥이 파열될 위험성이 있다(그림 3-4). 외래에서 구강 화상 치료를 하게 된다면, 치료자는 환자에게 이 같은 위험성을 설명하고 적절한 응급처치법(엄지와 검지로 입꼬리를 꼬집듯이 누른다)을 주지시켜야 한다.

모든 고전압 화상환자는 심부조직 손상 가능성이 크며, 동일한 면적의 기타 화상에 비해 사망률이 높으므로 화상전문센터로 이송되어야 한다.

2) 화학물질

화학화상은 화상외과의사에 의해 치료되므로 화상전문센터로 이송해야 할 기준에 속한다. 화학화상환자의 초기 관리로 마른 화학물질은 솔로 털어내고, 젖은 화학물질은 다량의 물로 씻어내야 한다. 저자는 환자의 통증이 없어질 때까지 씻어내고, 알칼리에 노출된 경우에는 피부의 pH가 7이 될 때까지 씻어내기를 추천한다. 피부의 정상 pH는 5정도이지만, 일단 pH가 7에 도달하면 손상 가능성은 현저히 줄어든다. 열에 의한 손상 동반 시에 화학화상 부위를 적절히 세척하면 전층 손상도 줄이고 재원기간도 짧아진다. 세척 시간은 1시간 이상 지속하는 것이 좋다. 저자의 경험상 알칼리에 노출 시 pH가 7에 이르기까지 더욱 많은 시간이 소요되었다.

원인 물질에 따라 특별히 고려해야 할 사항들이 있다. 페놀은 물로 잘 씻어지지 않으므로 폴리에틸렌 글리콜이나 식물성 오일로 먼저 제거하고 물로 씻어낸다. 금속성 나트륨이나 칼륨이 물에 닿으면 화학반응으로 열을 방출하여 화상을 더욱 악화시킬 수 있다. 불산은 칼슘으로 처치한 후 물로 씻어내고, 칼슘을 포함한 젤을 환부에 덮는다. 일부에서는 글루콘산칼슘을 주사하여 통증을 경감시키고 조직 괴사도 예방할 수 있다고 주장한다. 저자는 환자의 통증이 없어질 때까지 글루콘산칼슘을 천천히 동맥 내로 주입하여 환부로 공급한다. 수시간마다 이를 반복해야 할 수 있다. 불산에 노출되면 해리성 불화 음이온이 피부에 흡수되면서 칼슘과 마그네슘과 결합하여 불용성 염이 형성된다. 이후 환자는 저칼슘혈증과 저마그네슘혈증이 발생할 수 있고, 세포밖으로 칼륨이 유출되어 고칼륨혈증이 동반될 수 있다. 저칼슘혈증은 치명적 부정맥을 유도하는데, 이는 불산 중독에 따른 사망의 주된 요인이다. 50% 농도의 불산이 체표면적의 1% 정도에 노출되거나 농도에 관계없이 체표면적의 5% 정도가 노출되면 치명적 저칼슘혈증으로 이어질 가능성이 충분하다. 필요하다면 지역 내 중독관리센터와의 협력을 통해 원인화학물질을 동정하도록 한다. 원인화학물질을 적절히 제거한 다음에는 다른 화상과 마찬가지로 치료한다.

3) 호흡기 합병증

흡입 손상은 화상전문센터로의 전원 기준 중에 하나이다. 흡입 화상은 외형적 증후가 거의 없을 수 있으므로, 일차진료의는 흡입 손상과 일산화탄소 중독에 관하여 높은 수준의 경각심을 가지고 있어야 한다. 흡입 손상이나 일산화탄소 중독으로 인한 후유증은 초기에는 드러나지 않다가 시간이 지나면서 드러날 수 있다. 특히 구강인두, 안면부 또는 경부 화상의 경우 상기도 조직의 부종이 발생함에 따라 기도폐색이 발생할 수 있다. 따라서 흡입 손상이 조금이라도 의심된다면 주의 깊은 관찰이 요구된다.

4) 동반 외상

화상은 종종 사고에 의해 발생하므로 내원 당시에 외상이 동반되는 경우가 빈번하다. 화상과 동반 외상중에 어떤 것이 환자의 유병률과 사망률에 더 큰 영향을 미칠지를 평가해야 한다. 일차진료의의 재량으로 즉시 입원시킬지 또는 안정 후 화상전문센터로 이송할지를 판단해야 한다.

5) 기저 질환

화상환자를 외래에서 적절하게 치료할 수 있을지를 판단하기 위해서는 회복, 유병률, 사망률에 영향을 미칠 수 있는 기존의 내과적 문제에 대한 포괄적인 병력 청취를 해야 한다. 화상으로 인한 스트레스는 당뇨병, 천식, 심혈관질환 등과 같은 기저 질환을 악화시킬 수 있다.

6) 사회적 환경

화상환자를 외래에서 적절하게 치료하기 위해서는 화상치료 및 추적관찰하기에 충분할 정도의 자원이 공급되어야 한다. 필요한 자원으로는 가족 구성원이나 방문 간호인력과 같이 드레싱 교체가 가능한 인적 자원뿐만 아니라 의료기관과의 높은 접근성과 재활치료나 심리적 지원 등이 있다. 외래에서 치료하면서 이러한 자원들을 환자에

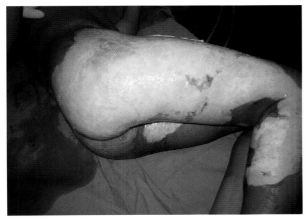

그림 3-5 의도성 화상사고

게 제공하기 어렵다면 화상전문센터로의 이송을 고려해야 한다.

화상이 사고에 의한 것이 아닐 가능성이 있다면 환자를 둘러싼 사회적 환경이 어떠한지 주의깊게 살펴야 한다. 만약 의도적으로 화상을 입었을 개연성이 있다면 즉시 입원시키고 관할 당국에 고지하여 환자를 보호해야 한다(그림 3-5).

7) 병원내 자원

의사 결정 과정에 있어서는 가용 자원의 여부를 참작해야 한다. 소아화상환자들은 자격이 있는 인력과 소아용 치료장비를 갖춘 병원에서 치료해야 한다.

07 경증 화상의 관리

1) 화상부위 냉각

화상의 응급 처치는 화상부위의 옷을 제거하는 것으로 시작한다. 그 직후 흐르는 물이나 생리식염수로 환부를 냉각시킨다. 44℃ 이상의 온도에서 조직 손상이 지속되므로 화상 발생 후 가능한 한 빠른 시간내에 냉각시켜야 한다. Rajan 등의 연구에 의하면 화상 발생 후 60분 이내 언제든 냉각을 시작하는 것이 화상 치료결과에 긍정적 영향을 미칠 수 있다고 한다. 하지만 동물실험에서 냉각시키지 않은 화상에 비해 얼음 등을 사용하여 지나치게 냉각시킨 경우 실제로 화상이 더 깊어진 결과를 나타내었다.

열손상의 응급 냉각처치는 피부의 미만세포를 안정화시켜 히스타민 분비를 감소시키고, 결과적으로 화상부위의 부종을 줄이는 중요한 역할을 한다. 부분층 화상부위에 냉각 습포를 적용하면 통증을 효과적으로 경감시킬 수도 있다. 큰 범위 화상환자뿐만 아니라 외래에서 치료 가능한 작은 범위 화상환자도 과도하게 냉각처치를 하면 저체온증을 유발할 수 있다. 냉각처치를 하는 동안 환자의 심부체온을 신중하게 모니터링해야 한다.

냉각 면적에 대한 상한선은 재량에 달려있지만 실질적인 한도는 체표면적의 10% 정도로 본다. 최근 연구에서 적정 냉각시간은 20분으로 결론지었다.

2) 통증 조절

응급 상황에서는 보통 통증 조절을 위해서 우선적으로 마약성 진통제를 사용한다. 원하는 정도의 통증 조절에 도달하기 위해 모르핀을 끊임없이 점적주사하면서 적정한다. 기타 통증 조절방법으로 코데인, 옥시코돈 및 개별적 진통제와 아세트아미노펜의 병용요법이 있다. 하지만 마약성 진통제의 오남용 및 중독에 대한 관심이 증가함에 따라, 특히 외래 치료가 가능한 작은 범위의 화상의 경우 일차진료의는 아세트아미노펜이나 NSAIDs와 같은 약제의 처방을 우선적으로 고려한다. 표피층이 제거되고 창상은 남으므로 부분층 화상의 통증이 가장 심하다. 초기에는 통증이 심하지만 시간이 지나면서 부분적으로 가라앉을 것이다. 가피가 제거되거나 분리되어 가피아래 살아있는 조직이 노출되지 않는다면 가피가 덮인 창상 부위에는 통증이 없을 수 있다. 드레싱 교체 시나 창상을 건드리는 신체 활동 시에 통증이 다시 악화될 수 있다. 따라서 신체 활동이나 드레싱 교체 시에 부가적인 진통제가 요구된다. 경구용 약제로 환자의 통증을 조절하기가 어렵다면 환자에게 적절한 통증 조절요법을 실시해야 한다. 화상환자의 통증 조절요법에 대한 부가적인 정보는 63강에 나와있다.

3) 물집

물집을 다루는 것에 대한 명확한 합의 사항은 없다. 따라서 물집 처치는 화상치료팀의 경험에 달려 있다. 물집 처치에 대한 선택 사양으로는 물집을 그대로 두는 방법과 창상처치 초기에 물집을 제거하는 법, 치료 시기 중간에 제거하는 법, 물집에서 체액을 흡인하는 법이 있다. 물집 내 체액이 면역 반응과 섬유소 용해를 억제하는 등 유해한 영향을 끼친다는 실험 연구가 있다. 다른 연구에서는 물집을 그대로 남겨두면 생물학적 창상 드레싱으로 역할

을 하며, 1주일 이내에 물집내 체액이 자연적으로 흡수된다고 주장한다. 터진 물집으로 활력을 잃은 피부는 창상 드레싱 역할을 하며 남아 있을 수 있다. 저자는 자체적으로 터질 것 같은 물집은 제거하고, 그렇지 않은 물집은 남겨둔다. 하지만 둘 다 항생제 드레싱으로 덮어둔다.

4) 창상 세척

열손상시실온에서 미온(38℃) 정도의 멸균수나 생리식염수로 순한 비누를 이용하여 화상부위를 세척해야 한다. 타르나 아스팔트가 묻어있는 화상은 냉각을 먼저 시행하고, 굳어진 타르나 아스팔트는 용제를 이용하여 제거해야 한다. 제거되어야 할 물질에 대한 친화력이 있는 용제를 사용해야 한다. 미국FDA 승인을 받은 무독성, 비자극성, Category I 의료장비 용제인 메디－솔(Medi－Sol) 유착제거제가 타르나 아스팔트를 제거하는 데 효과적이다. 다른 선택사양으로는 국소항생제가 포함된 유화제나 바셀린이 있다. 하지만 이러한 제품들이 효과를 내기 위해서는 다중의 외용약을 필요로 할 수 있다. 저자는 피부 자극 없이 저렴하고 효과적인 미네랄 오일을 선호한다.

5) 국소도포제

화상 부위의 감염 방지를 위해서 항생제가 사용된다. 예방적 국소항생제 도포는 바셀린 거즈와 같은 기타 드레싱 용법에 비해 감염이나 패혈증 방지에 더 큰 이점을 보이지 않는다. 하지만 저자는 일차진료의가 감염 의심 소견이 있다고 판단할 때 예방적 항생물질을 사용하는 것을 추천한다. 국소항생제를 사용해야 할 경우에 몇몇 가능한 선택 사양이 있다. 화상 치료에 사용되는 대중적 제재로는 1% silver sulfadiazine이 있다. 이 제품에는 은이 포함되어 있어 항생효과를 내긴 하지만, 화상의 회복을 지연시키는 결과를 가져온다. 동물 실험에서 nystatin이나 aloe vera를 함께 사용하면 이러한 창상 회복의 지연을 완화시킬 수 있음을 보여준다. Silver sulfadiazine은 상피화를 저해하므로, 일단 재상피화가 현저해지면 사용을 중단해야 한

다. 하지만 창상이 가피로 덮여 있을 때는 부작용이 적은 silver sulfadiazine을 사용할 수 있다. 환자가 설파 제재에 알러지가 있거나 임신 중이라면 사용해서는 안 되고, 2개월 이하의 영아에서는 핵황달의 위험성이 있으므로 주의해야 한다.

도포제에 항생제를 혼합 사용해야 하는지에 대한 관심이 증가하고 있는데, 이는 약제들이 창상 회복에 특출한 효과를 보이지 않기 때문이다. 그람양성구균과 몇몇 혐기성 그람음성 간 균을 제어할 수 있는, 삼종 항생제 도포제(neomycin, bacitracin zinc, polymyxin B sulfate 포함) 나폴리스포린(polymyxin B sulfate, bacitracin zinc 포함)을 예로 들 수 있다. 이 혼합제들을 사용하면 곰팡이균에 의해 회복된 창상 부위나 정상 피부에 작은 표피성 농포들이 형성될 수 있는데, 혼합제의 사용을 중단하면 이러한 농포들도 없어진다.

바셀린 거즈만 사용한 경우와 비교했을 때 국소항생제를 도포하면 악취를 줄여줄 수는 있다. 안면부 부분층 화상에 2차 드레싱 없이 bacitracin만 하루에 수회 바르면 타인으로부터 원치 않는 주목을 덜 받게 될 것이다.

08 상처 소독 방법

적절한 창상 드레싱 방법들에 관해서는 다양한 연구결과들이 있다. 따라서 개인적 선호나 익숙함이 창상 드레싱 방법을 선택하는 결정적 요인이 된다. 창상 드레싱은 주로 외부 환경으로부터 창상을 보호하고 창상 회복을 촉진하는 습윤한 환경을 제공하는 역할을 한다. 이러한 조건들을 충족시킬 수 있다면 어떤 드레싱 방법을 사용하든지 창상을 적절하게 회복시킬 수 있다. AmbroiseParé는 "치료는 내가 하지만, 회복시키는 것은 하나님이 한다" 라고 말했다.

1도 화상의 처치는 필요한 경우에 피부 연화제나 가벼운 드레싱 정도를 시행한다. 추적관찰 시에 창상이 어떻게 회복되는지 살펴본다.

2도 화상은 창상 부위를 매일 세척하고 피부 안정제(emolient) 연화제를 발라서 드레싱을 매일 갈아준다. 대안적으로 폴리우레탄 폼 드레싱, 생물학적 드레싱, 은 포함 제품 드레싱, 알기네이트 드레싱이나 3% Bismuth tribromophenate와 바셀린 거즈 등을 이용하여 창상을 덮을 수 있다. 이 제품들을 사용하면 드레싱 교체 후 다음 외래 방문 때까지의 간격을 더 길게 하고, 장기간 여행을 해야 하는 외래 환자에게도 유용하다. 1도 화상과 마찬가지로, 2도 화상의 추적 관찰은 창상 회복의 진행 정도를 살펴보는 것이다.

크기가 작은 3도 화상은 상피의 성장과 구축에 의해 회복될 수 있다. 하지만 대부분의 3도 화상은 수술적 치료를 위해 화상전문센터로의 이송을 요한다.

창상 회복 과정을 관찰하기 위해서 환자들을 며칠간 추적 관찰해야 한다. 또한 추적 관찰 방문을 이행하게 하면 창상 치료에 관한 지도 사항을 환자들이 충실히 따르게 하고, 적절하게 회복할 수 있는 여건이 마련되어 있는지를 확인할 수 있는 기회도 제공한다.

유심히 관찰하면서 최적화된 치료를 위하여 드레싱 유형이나 외래 방문 빈도 등의 치료 계획을 변경할 수 있다. 그 외에는 추적 관찰 방문을 주 간격으로 하여 적절하게 창상 관찰을 할 수 있다.

09 합성 창상 피복재

합성 창상피복재는 통증 및 회복 시간을 줄여주고 생물학적 대체재에 비해 저렴하여 표재성, 부분층 화상의 치료에 유용하다. 다양한 종류의 합성 피복재들이 있는데, 다음 논의에서 어떤 제품을 선택할 것인지에 대해 알아본다. 개인적 선호도나 경험에 따라 치료자가 선택하는 피복재가 달라진다.

1) Mepitel

메피텔은 건조한 정상 피부에는 들러붙지만 창상 표면에는 붙지 않는 피복재이다. 적용시킨 후 최대 2주까지 유지 가능하다. 메피텔 바로 위에 2차 피복재를 덮을 수 있다. 필요시 메피텔은 유지하여 창상 표면은 건드리지 않고 2차 피복재만 교체할 수 있다. Silver sulfadiazine과 비교하여 메피텔은 소아 화상환자에서 회복기간이 감소하는 경향이 있다.

2) Mepilex AG

메피렉스AG는 부분층 화상의 치료에 주로 사용되는 합성 창상피복재이다. 창상에 접하는 실리콘층, 흡수성 폴리우레탄 폼층, 습윤한 창상 환경을 유지하는 반면 기체는 투과하는 방수성 보호필름의 3층 구조로 이루어져 있다.48 폼층은 silver sulfate를 포함하고 있어 항균작용도 한다. 창상을 세척한 후 피복재를 알맞은 크기로 잘라 붙이고 거즈로 싼 다음 탄력붕대로 고정한다. 드레싱 교체를 위해 3-7일에 한 번씩 추적 관찰 방문을 하도록 한다. 메피렉스AG와 silver sulfadiazine을 비교한 최근 연구에 따르면 비록 전체적인 회복율은 비슷했지만, 메피렉스 AG로 치료한 군에서 치료 후 1주일만에 회복된 사례가 유의하게 많았다. 동일한 연구에서 메피렉스 AG로 치료한 군이 드레싱 교환 시에 통증이 적은 것으로 보고되었다.

3) Acticoat

액티코트는 안쪽의 레이온/폴리에스테르층과 바깥쪽의 폴리에틸렌층, 은 이온 코팅 등 3개 층으로 구성된 피복재이다. 이온화된 은은 습윤한 드레싱 상태에서 항균효과를 가진다. 3-7일에 한 번씩 드레싱을 교체하므로 피복재를 오래 유지할 수 있는 장점이 있다. 은을 활성화시키기 위해서 드레싱은 반드시 습한 상태로 유지해야 한다. 액티코트가 silver sulfadiazine과 비교하여 회복 시간을 줄여주는 결과를 보여주는 연구들이 있다.

4) TheraBond 3D

테라본드 3D는 천공성 창상접촉면을 가지며, 은이 충전된 직조 형태의 소재이다. 창상에서 나온 삼출물이 피복재를 통해 배출되어 2차 드레싱 제품에 흡수되는 구조이다. 이 제품은 최대 14일까지 유지 가능하다.

5) Silverlon

실버론은 군대에서 화상 치료를 위해 널리 사용되던 은-나일론 피복재이다. 다른 피복재와 유사하게 실버론도 3-7일 간격으로 드레싱을 교체할 수 있다.

6) Suprathel

수프라텔은 polylactic acid을 원료로 하는, 얇은 다공성 막으로 구성된 최신 합성 피복재이다. 막의 다공성 구조는 삼출물이 지나치게 축적되는 것을 막아주는 역할을 한다. 창상 표면에 붙이면 수프라텔이 반투명해져 피복재를 제거하지 않고도 창상의 회복이나 감염 정도를 시각적으로 관찰할 수 있다. 변연을 정리하고 나서 창상 표면에 수프라텔을 붙이고, 재상피화가 이루어지면 저절로 떨어져 나가기 때문에 따로 교체하지 않고 둔다. 수프라텔 위에 바셀린 거즈를 얹고 거즈와 탄력붕대를 이용하여 고정시킨다. 다음 추적 방문 시에 수프라텔과 바셀린 거즈를 제외한 모든 것을 제거하여 창상을 관찰한다. 본 연구소의 미출판 데이터를 보면 메피렉스 AG에 비교할 때 수프라텔이 비슷한 회복 기간을 가지지만, 드레싱 교체 시에 제거하지 않아도 되므로 통증이 적고 안전한 대체재임을 보여주었다. 여타 창상피복재들과 비교한 연구에서도 유사한 결과가 나왔다.

7) Hydrocolloid Dressings

하이드로콜로이드 피복재는 젤라틴과 펙틴, 카르복시메틸 셀룰로오스가 교차 결합된 매트릭스로 구성되어 있고, 웨이퍼나 반죽, 분말의 형태로 만들어낼 수 있다. 이는 창상 표면에 직접 접착되고, 매트릭스 내에 수분을 빨아들여 습윤한 환경을 만들어서 창상 회복을 유도한다. 1% silver sulfadiazine과 비교하여 하이드로콜로이드 피복재는 창상 회복을 개선시키고 통증을 경감시키며 드레싱 교체 횟수를 줄여줄 수 있음을 보여주었다. 크기가 작은 부분층 화상에 유용하고, 수일간 유지할 수 있다.

10 조직 공학적 합성 창상 피복재

1) Biobrane

바이오브레인은 실리콘 막의 외부층과 돼지 피부 콜라겐과 결합된 나일론 메쉬의 내부층으로 구성된 생합성 피부이다. 가스는 투과할 수 있으나 액체나 박테리아는 투과하지 않는다. 창상을 습윤하게 하여 회복을 유도하나, 감염된 창상이나 가피나 조직파편이 덮인 창상에는 적용하지 않도록 주의해야 한다. 바이오브레인은 반드시 감각이 느껴지고 혈액순환이 적절한 창상에 사용 가능하므로 부분층 화상에 사용한다. 이러한 방식으로 사용하면 1% silver sulfadiazine과 비교할 때 바이오브레인이 통증이 적어 진통제 요구량도 줄고 회복 기간도 감소했다. 집필하던 시점에는 미국에서 바이오브레인이 널리 사용되지는 않았다. 하지만 업체들은 PermeaDerm이라 부르는 새로운 생산물이 얼마 안 있어 유통될 것이라고 했다.

창상 세척 후에 바이오브레인을 창상표면에 직접 덮고, 무균성 고정테이프나 인체용 순간접착체를 이용하여 화상 둘레의 정상 피부에 고정한다. 그 후에 드레싱을 시행하고, 관절 주변에 창상이 있어 드레싱이 벗겨지는 것을 방지하기 위해 부목을 대어준다. 비록 헐거운 부분은 다듬어 주고 새로운 바이오브레인을 다시 덮어주어야 하지만, 바이오브레인이 창상 표면에 하루 정도는 붙어있도록 해야 한다. 추적 관찰 시에 바이오브레인 아래에 고인 무균성 체액은 주사기로 흡인하고, 화농성 체액은 바이오브레인에 구멍을 내어 배농한다. 재상피화가 되면 바이오브레인을 조심스럽게 제거한다.

11 생물학적 재료를 이용한 창상 피복재

1) Allogenic Amnion

동종 양막은 태아 양막의 가장 안쪽 막을 이용한 생물학적 창상피복재이다. 1910년에 최초로 사용되었음이 보고되었고, 일시적 화상피복재로 사용한 것은 1952년에 최초 보고되었다. 공여자 선별검사 후 제왕절개술을 시행하면서 양막을 채취하고, 공여 조직의 전염성 질환 유무를 검사한다. 양막 채취에 관한 부가적인 내용은 14장에 나와있다. 양막은 부분층 화상의 치료에 사용되어 창상 회복을 진작시키고, 통증을 줄이고, 반흔 형성을 감소시키며, 창상 감염을 줄이는 효과를 나타내었다. 피부이식술 시행 전에 가피절제된 창상을 보호하는 일시적 피복재로 사용할 수 있다.

2) Xenograft

부분층 화상의 치료에 돼지 이종이식편을 사용하여 통증을 줄이고 비후성 반흔의 형성을 감소시킨다. 인체 동종이식편이나 인체 섬유아세포유래 일시적 피부대체물과 같은 효과가 있으면서도 더 비용효율적임을 보여주었다. 적용 방법은 바이오브레인과 같다.

3) Allograft

저자는 고비용과 제한된 공급 때문에 외래에서 치료할 수 있는, 크기가 작은 화상에 동종이식편을 사용하는 것을 추천하지 않는다. 적용 방법은 이종이식편과 같다.

12 화상부위를 심장보다 높게 유지

부종은 화상에 따른 통증의 주요 원인 중 하나이다. 따라서 부종의 감소는 통증을 조절하는 데 효과적인 방법이다. 환자의 불편감을 감소시키기 위한 노력의 일환으로 화상을 입은 사지를 움직이지 않도록 해야 하지만, 이는 부종을 심화시켜 통증을 유발하는 결과를 초래할 수 있다. 부종을 경감시키기 위해서는 화상 부위를 심장의 위치보다 약간 높게 유지해야 한다. 또한 규칙적인 운동과 물리치료도 부종을 줄이는 데 중요한 역할을 한다. 움직이지 않고 심장 아래로 위치해 있으면 작은 화상이라도 부종이 3일 이상 지속될 수 있다.

⑬ 감염과 항생제의 사용

예방적으로 국소나 전신 항생제를 사용하여도 화상의 감염이나 패혈증의 발생율 및 사망률을 감소시키지 않는다. 따라서 임상적으로 감염이 의심될 때만 항생제를 사용하도록 한다. 비록 외래에서 치료할 수 있는 환자가 패혈증으로 진행될 위험성이 아주 낮긴 하지만, 퇴원하기 전에 감염에 대한 경고를 해두어야 한다. 38°C 이상의 열과 불편감, 점차 증가하는 통증, 발적, 악취나 식욕 감퇴 등의 증상이 있을 경우 의사의 진료를 받도록 환자에게 일러둔다.

외래에서 추적 관찰할 때나 드레싱 교체 시에 창상에 어떤 변화가 있는지를 관찰해야 한다. 손상된 혈관이 혈전으로 막혀 혈류가 감소하면 초기 수일 내에 변색이 발생할 수 있다. 검은색 또는 회색 반점을 포함한 변색은 감염을 의심케 하므로 환자를 입원시키고, 감염을 적절하게 치료하기 위해 창상 조직 검사와 미생물학적 동정을 시행한다.

⑭ 백신

모든 화상은 파상풍 감염에 취약하다. 환자가 지난 5년간 파상풍변성독소를 접종한 적이 없다면 파상풍 예방접종을 시행하여야 한다. 예방접종을 3회 미만 시행하였거나 본인의 예방접종 상태를 모를 때는 파상풍변성독소와 파상풍면역글로불린을 둘 다 접종해야 한다.

⑮ 퇴원 전 술기 지도

응급실에서 퇴원하기 전에 창상 처치와 체위, 물리치료에 관하여 환자에게 적절한 술기를 지도해야 한다. 감염의 징후가 나타났을 때 적절한 의료 기관에 접촉하도록 하기 위해 환자에게 감염의 위험 징후에 대해서 상세히 알려야 한다. 마지막으로 환자들이 진통제와 창상 피복재를 가지고 있는지를 확인해야 한다.

⑯ 확실한 상처 폐쇄

창상을 밀봉하는 목적은 외래에서 쉽게 접하는 크기가 작은 모든 화상을 1달 이내에 회복하도록 하기 위해서다. 3주 이내에 자연스럽게 회복되는 화상은 탄력성이 증대되고, 비후성 반흔이나 색소 침착이 감소하는 등 치료 결과가 좋다. 하지만 치료 기간이 오래되어 잘 회복되지 않은 화상은 비후성 반흔이나 색소 침착이 증가할 위험성이 있다. 게다가 자연적으로 회복될 때까지 시간이 매우 오래 걸린 화상은 상피의 상태가 불안정하다. 추적 관찰 기간 동안 창상의 회복 속도에 조심스럽게 주의를 기울여야 한다. 그 이유는 천천히 회복하는 창상은 괴사 조직이나 육아 조직을 절제한 후 피부이식을 해주어야 더 나은 치료 결과를 얻을 수 있기 때문이다. 화상을 입은 지 10일째에 편평 상피화가 진행되고 있음을 보여주는, 괴사 조직이 없는 부분층 화상은 1개월 이내에 회복할 수 있다. 창상에 점점이 흩어져 있는 유백색의 작은 섬이 보이면 재상피화가 진행되고 있음을 알 수 있다. 이러한 모습이 보이지 않는다면 부분층 화상으로 보였으나 실제로는 수술을 필요로 하는 더 깊은 손상일 수 있다. 저자는 "2주 이내에 화상이 낫는다면 수술은 하지 않는 편이 좋다. 만일 3주 이상 회복 시간이 필요하다면 수술을 하는 것이 좋다."고 환자에게 말한다.

⑰ 소양증

소양증은 회복 과정 중에 있는 화상의 흔한 후유증이며, 화상이 회복된 이후에도 지속될 수 있다. 소양증은 화상 환자를 심각하게 괴롭히는 문제이며, 가려워서 긁게 되면 창상이 재발하는 결과를 초래한다. 소양증은 소아에서 더욱 흔하며, 상지에 비해 하지에서 빈번하게 발생하며 얼굴에도 드물게 발생한다. 열이나 육체적 활동, 스트레스와 같은 환경적 자극은 소양증을 유발하거나 악화시킬 수 있다. 대부분의 환자들에게 소양증은 창상 회복 과정에 있어 가장 괴로운 점이며, 회복이 완료된 후에 완화되지만 때때로 18개월까지 지속될 수 있다. 소양증이 오래 지속되는 환자들은 진행중인 정신사회적 자극요인이 있는지도 고려해 보아야 한다.

소양증은 화상 부위에 히스타민 뿐만 아니라 bradykinin과 endopeptide의 합성이 증가하는 다중의 유발 요인을 가진 주요 감각 양상이다. 소양증은 항히스타민제나 냉찜질, 로션 등을 이용하여 조절한다. 가장 흔하게 사용되는 초기 치료제는 diphenhydramine hydrochloride이며, 이는 가벼운 진정작용도 가지고 있어 도움이 된다. Cyproheptadine이나 hydroxyzine hydrochloride와 같은 다른 항히스타민제도 의사의 선호에 따라 사용할 수 있다. 진통제는 소양증의 지각을 변화시킬 수 있으므로 항히스타민제와 병용하는 것도 고려될 수 있다. 환경 치료에는 공기청정기 사용, 냉찜질, 옷을 느슨하게 입기, 면 소재 옷입기 등이 있다. 항염증 및 항생 효과를 가진 알로에 베라, 무알코올성 피부보습제 등도 선택할 수 있다. 페니실린도 소양증 조절에 사용될 수 있다. Phillips와 Robson은 화상 후 비후성 반흔에 ß-용혈성 연쇄상구균, 황색포도상구균, 표피포도상구균이 더욱 빈번하게 집락화한다고 밝혔다. 염증은 소양증의 주된 원천이기 때문에 가려움증을 줄이기 위해 알로에 베라를 국소적으로 바르고 페니실린을 경구로 250 mg씩 하루 2번 투여한다. 화상으로 인한 소양증 치료에 관한 더 많은 정보는 63장에 나와 있다.

⑱ 재상피화 과정중 외상성 수포

재상피화 과정 중에 가려워서 긁거나 움직임에 의해 외상을 입으면 얇은 상피가 쉽게 손상되고, 그로 인해 외상성수포가 형성되거나 터질 수 있다. 회복이 진행되면서 상피는 더 단단해지고, 외상성 수포의 발생도 멈춘다. 파열된 수포는 껍질의 형태로 노출되어 남거나 가벼운 드레싱으로 덮어줄 수 있다.

⑲ 재활치료

퇴원 전에 재활치료에 대한 계획을 세우고, 화상 치료에 있어 필수적인 재활치료를 환자들이 접하도록 해야 한다. 외래화상치료의 주된 대상은 면적이 작은 화상이지만 재활치료를 하면 화상 부위의 힘과 기능을 보존하고 복구할 수 있다. 환자에게 스스로 실행할 수 있는 근력 운동과 가동 범위에 대해 지도해야 한다.

추적관찰 방문 시에 근력이나 가동 범위, 기능을 지속적으로 평가하고, 만약 순응도에 문제가 있거나 기능이 악화된다면 물리치료 및 작업치료 전문기관에 의뢰한다. 관절이나 손발이 포함된 화상과 같이 화상을 입은 부위에 따라 초기에는 감독하에 치료가 실시되어야 한다. 안면부 화상환자 치료 시에는 언어치료사에게 의뢰를 해야 할 수 있다. 입원환자와 마찬가지로 외래환자도 수술적 치료가 필요한 비후성 반흔과 구축이 있는지를 관찰해야 한다.

⑳ 중등도 및 중증 화상의 외래 치료

몇몇 넓은 면적의 화상환자는 치료 과정의 후기에 외래에서 치료를 받는다. 적은 비용, 환자의 신체적 및 감정적 편안함 증가, 내성균 노출 감소 등의 이점 때문에 의사들은 이러한 과정을 택할 수 있다. 외래화상치료가 가능한 환자는 수액처치가 완결되고, 적절한 경구 영양섭취가 가능하며, 통증이 조절되고, 창상 감염 또는 전신 감염이 없어야 한다. 이러한 조건들이 충족된다면, 의사는 창상 치료, 물리치료 및 작업치료를 외래에서 완료하는 방안을 택할 수 있다.

21 결론

이번 장에서는 화상환자를 외래에서 치료하는 선택에 대해 논의해보았다. 치료하는 의사의 숙련도와 의료기관의 자원에 따라 몇몇 또는 모든 사항이 선택 가능할 것이다. 환자의 상태가 화상전문센터로의 이송 기준에 충족되지 않고 기타 이유로 입원을 요하지 않을 경우에 외래에서 치료한다. 그리고 즉각적인 치료로 다음과 같은 방법을 추천한다.

- 비누와 물로 창상을 세척한다.
- 앞에서 논의한 것과 같이, 적절한 피복재로 드레싱한다.
- 2차 드레싱으로 Xeroform을 창상에 덮는다. 24–48시간 이내에 환자를 추적관찰한다.
- Xeroform이 붙어 있다면, 그 자리에 두고 떨어져 나온 부분만 다듬어준다. 그렇지 않다면, 대체할 수 있는 피복재를 고려해야 한다.
- 다른 선택은 은 함유 피복재를 사용하는 것이다.
- 선택된 피복재에 따라서 환자를 3–7일 간격으로 추적관찰한다.
- 지원이 가능할 경우에 한해서, 매일 또는 2일마다 창상을 세척하고 1–3일 이내에 추적관찰과 함께 드레싱을 교체한다.
- 2주 이내에 회복되지 않는 화상은 재평가하기 위해 지정된 화상전문센터로 이송할 수 있다.

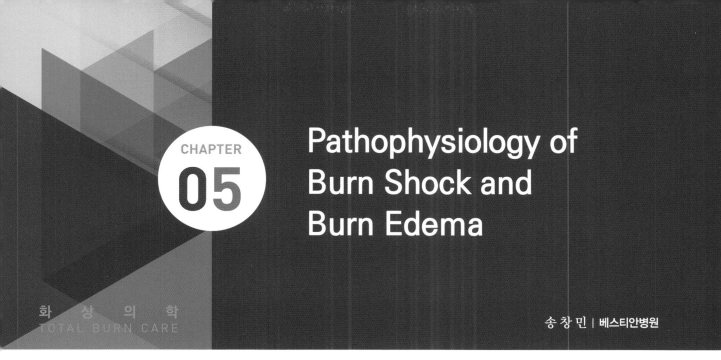

CHAPTER
05

Pathophysiology of
Burn Shock and
Burn Edema

화 상 의 학
TOTAL BURN CARE

송 창 민 | 베스티안병원

01 서론

중증 화상(extensive cutaneous thermal injury)에서는 화상 쇼크(burn shock)로 알려진 심각한 심혈관 기능 저하와 말초 조직관류 저하가 나타난다.

쇼크(Shock)란 조직관류가 저하되어 조직 내 산소와 영양분 공급 및 노폐물 제거가 되지 않는 상태를 이야기한다. 19세기 이전에 화상 환자의 혈액 내 수분이 감소되어 혈액 점성이 늘어나는 현상을 발견되었고, 1897년 중증 화상 환자 치료에 생리 식염수 투여가 시작되었다.

그 뒤 화상 쇼크(burn shock)가 화상 수상 후 소실된 체액과 전해질에 의해 증가된 혈색소(hematocrit)와 관련이 있음이 알려졌고, 이는 화상 조직과 정상 조직 모두로 혈관 내 조직액과 단백질이 간질로 이동하기 때문이라는 것이 밝혀졌다. 그 뒤 다양한 동물 실험과 임상 연구를 통해 화상 쇼크 치료 시 대량 수액 요법의 유용성이 입증되었다. 화상 쇼크는 아래 3가지 요인의 복합 작용이다.

1. 혈액 내 수분이 간질 내로 유출되면서 화상 부종과 저혈량증 유발
2. 다양한 원인에 의한 심혈관 기능 저하
3. 전신 혈관 저항의 증가

이런 복합적인 작용에 의해 화상 쇼크(burn shock)가 발생하기 때문에 단순히 수액 요법만으로 완전한 회복이 어려운 경우가 많이 있다. 특히 화상 쇼크가 회복되어도 심혈관 기능 저하 및 다양한 장기의 기능 저하가 지속되기도 한다.

화상 수상 후 분비되는 다양한 국소 또는 전신 매개체(local or systemic mediator)들은 화상 쇼크 및 조직 손상을 유발하고, 이는 수액요법 시행 후 혈류량 저하가 교정된 뒤에도 폐혈관 및 전신 혈관 저항의 증가(Pulmonary Vascular Resistance, PVR and Systemic Vascular Resistance, SVR)와 심근 기능 저하가 호전되지 않는 원인이 된다. 이런 심혈관 기능 저하는 전신의 염증 반응을 악화시켜 장기 기능 장애(organ dysfunction)를 악화시키는 악순환을 유발할 수 있다.

이 장에서는 화상 손상과 순환 매개체(circulatory mediator)에 의해 직접적으로 발생하는 미세 순환과 다양한 장기 및 전신 효과(systemic effect)에 초점을 맞추어 화상 쇼크 초기 병태생리를 이해하고, 이에 영향을 미치는 인자들에 대해 알아보고자 한다.

02 저혈량증과 화상 부종

일반적으로 화상 수상 후 상처 부위로 혈관 외 혈장 누출(plasma extravasation)이 일어난다. 화상 범위가 넓은 중증 화상에서는 대량의 혈장이 누출되기 때문에 저혈량증이 발생할 수 있다. 이때 발생하는 저혈량증은 대량 출혈로 발생한 저혈량증과 유사한 혈역학적 변화−혈장 부피 감소, 심박출량 및 소변량 감소, 감소된 말초 혈류량에 따른 전신 혈관 저항(SVR)의 증가−를 보인다. 그러나 출혈로 발생하는 저혈량증은 간질액의 혈관 내 이동으로 인한 혈색소(hematocrit) 감소가 일어나는 것과 달리 화상 환자에서는 혈관 외 혈장 누출에 의해 혈색소가 증가한다. 이런 현상은 중증 화상 후 부적절한 수액 요법 시 두드러지게 나타난다.

다른 저혈량 쇼크 치료와 같이, 화상 쇼크 시 초기 치료 목표는 신속하게 혈관 내 혈장 부피(intravascular plasma volume)를 회복시켜 조직 관류(tissue perfusion)를 유지하고 조직 허혈(tissue ischemia)을 최소화하는 것이다. 그러나 화상 쇼크에서 적절한 혈관 내 용적을 유지하기 위한 대량 수액 투여는 상처 부위뿐 아니라 정상 조직의 부종을 일으킬 수 있다.

부종은 조직 내에 림프액이나 조직의 삼출물 등의 액체가 고여 과잉 존재하는 상태를 의미하는 용어이다. 이는 체액이 모세혈관에서 여과되는 속도가 림프혈관의 흐름을 초과할 때 발생한다.

화상 부종은 2가지 양상으로 나타난다. 화상 수상 직후 한 시간 이내 상처 부위 수분 함량이 즉각적으로 빠르게 증가하고, 2차적으로 수상 후 12−24시간 동안 화상 조직과 정상 조직으로 체액 유출이 점진적으로 증가하면서 부종이 진행된다.

화상 수상 후 부종 정도는 수상 기전과 수상 깊이, 적절한 수액 요법 시행 여부, 수액 요법 시 수액의 종류에 따라 달라진다. 또한 수액 요법 시 증가되는 혈류량과 모세 혈관 압력은 혈장의 혈류 외 유출을 더 증가 시켜 부종

을 악화시킬 수 있다. 오히려 수액 요법이 부적절한 경우 조직 혈류 및 모세혈관 압력감소로 부종의 정도는 감소한다. 화상 깊이가 깊거나 열에 의한 손상(thermal injury) 시 부종의 정도는 더 심해진다.

화상 수상 초기 1시간 이내에 조직 내 수분 함량은 두 배까지 증가한다. 수상 1시간 이내 급격한 부종 형성과 달리, 수상 후 12−24시간까지 부종의 정도는 서서히 증가하게 된다. 화상 손상 후 분비되는 다양한 염증 매개체(infalmmatory mediator)는 혈관 내피세포 활성화(endothelial activation) 및 내피세포 당질피질(Glycocalyx) 손상을 유발해 정상 조직에서 부종이 발생하는 것으로 알려져 있다.

03 정상 모세혈관 물질 교환

화상 부종을 이해하기 위해서는 정상 모세혈관 물질교환에 대해 알아야 한다.

1896년 어네스트 스탈링(Ernest Starling)은, 모세 혈관의 정수압과 간질 내 정수압의 차이에 의해 체액이 간질로 빠져나가고, 모세 혈관 내 교질 삼투압과 간질 내 교질삼투압의 차이에 의해 체액이 간질에서 모세 혈관으로 이동하는 것을 이용해 스탈링 공식(Starling equation)을 발표했다. 이는 정상 상태에서 체액 균형과 병적 상태에서 부종 발생의 설명에 모두 유용하게 사용된다.

$$Jv = Kf[(Pc − Pif) − \sigma(\pi p − \pi if)]$$

Jv = flow rate of fluid crosses the microvasculature barrier

Kf = the cap. filtration coefficient(the product of the surface are and hydraulic conductivity of the cap. wall)

Pc = cap. hydrostatic pre.

Pif = the interstitial fluid hydrostatic pre.

πp = colloid osmotic pre. of plasma

πif = colloid osmotic pre. of interstitial fluid

σ = the osmotic reflection coefficient

앞서 언급했듯이 부종은 혈관 내 정수압이 상승하거나 교질 삼투압이 감소하여 모세혈관에서 배출되는 체액 양이 림프액으로 흡수되는 양보다 증가하는 경우 발생한다. 최근 혈관내피 외부를 둘러쌓고 있는 당질피질(glycocalyx)이 혈관 내 교질 삼투압에 의한 체액 흡수율을 낮춘다는 것이 알려졌지만, 아직까지 화상 부종에서 당질 피질의 역할은 정확히 밝혀지지 않았다.

04 화상 부종 형성 기전

모세 혈관을 통한 체액과 단백질의 간질 이동은 모세 혈관 여과 계수(Kf), 모세혈관 정수압(Pc), 간질 내 교질삼투압(πif)이 증가하거나 간질 내 정수압(Pif), 삼투성 반사 계수(σ)가 감소하는 경우 늘어나게 된다. 일반적인 부종과 달리 화상 부종은 수상 직후 빠른 시간 내에 발생하는 특징이 있고, 이는 위에 언급한 모든 지표들이 체액의 모세 혈관외 이동을 증가시키는 방향으로 변하기 때문이다(표 5-1).

1) 모세혈관 여과 계수(Kf)

모세 혈관 여과 계수는 수리 전도도(hydraulic conductivity – water permiability)와 모세혈관 표면적(capillary surface area)에 의해 결정된다. 화상 수상 후 분비되는 다양한 체내 물질들에 의해 모세혈관과 세정맥의 혈관 투과성이 영향을 받는다. 이런 물질들에 의해 화상 수상 후 수리 전도도가 늘어나고 혈관 이완에 의해 모세 혈관 여과 계수가 증가하게 된다.

2) 모세 혈관 정수압(Pc)

대부분의 쇼크에서 동맥압 감소는 모세혈관압과 정맥압을 감소시켜 간질액의 혈관 내 유입이 일어난다. 하지만 동물 연구에서 화상 후 30분 안에 모세 혈관 정수압이 25 mmHg에서 50 mmHg까지 2배로 증가되는 것이 확인되어 일반적인 쇼크의 기전과 다른 것이 확인되었다.

3) 간질 정수압(Pif)

화상 수상 후 화상 부위의 간질 정수압은 크게 감소하고, 이는 모세 혈관 내 혈장의 간질 내 이동을 유발하는 강력한 힘으로 작용한다. 간질 정수압이 감소한 이유 중 일부는 간질 결체조직 콜라겐 등의 장력 감소가 원인인 것으로 알려져 있다.

4) 삼투성 반사 계수(σ)

삼투성 반사 계수는 모세 혈관막을 경계로 혈장과 간질 사이 단백질 농도 기울기(concentration gradient)에 의해 형성된 전체 삼투압의 비율을 나타내는 지수로, 삼투성 반사 계수가 '1'이라면 단백질은 통과시키지 않고, 물만

표 5-1 Effect of Burn Injury on Changes in the Classic Starling Equation Variables

Veriable	Normal or Baseline	Post-Burn	Δ
Pc	–25 mmHg	–50 mmHg	↑ –15 mmHg
πp	25–30 mmHg	15 to 18 mmHg	↓ –10 mmHg
Pif	–2 to 0 mmHg	–100 mmHg non-resuscitated non-perfused skin and –5 mmHg perfused skin	↓ –100 mmHg ↓ 3–5 mmHg
πif	10–15 mmHg	13–18 mmHg in burn wound ↓ and with resuscitation hypoproteinemia in unburned skin	↑ –3 mmHg
σ	–0.9	–0.5	↓ –0.4
Kf	–0.003 mL/min/mmHg/100 g (leg)	↑ 2–5x	

통과시키는 것을 나타내고, '0'이라면 물과 단백질 이동에 제한이 없는 상태를 나타낸다. 반사 계수는 당질피질에 의해 영향을 받고, 정상 피부에서는 0.85-0.9로 알려져 있다. 열 손상은 단백질의 모세혈관 투과성을 증가시켜 반사 계수를 낮추어 혈장의 간질 내 유출이 증가하게 된다.

5) 모세혈관 교질 삼투압(πp)

정상 혈장 내 단백질 농도는 6-8 g/dL로, 이는 25-30 mmHg의 모세혈관 교질삼투압을 유지해 혈장의 간질 내 유출에 대한 평형을 이루는 힘으로 작용한다. 그러나 이 힘은 모세혈관 내피세포 외부의 당질 피질에 의해 제한적으로 작용한다.

화상 수상 초기 화상 부위로 단백질이 풍부한 혈장성분(protein rich fluid)이 간질로 누출되고, 손상받지 않은 정상 조직(예: 골격근 등)에서 단백질이 적은 간질액(proein-poor interstitial fluid)이 재흡수되면서 모세혈관 교질 삼투압은 감소하게 된다. 정질 용액(crystalloid solution)을 통한 화상 수액 요법 시행 시, 모세혈관 교질 삼투압은 더 감소하게 된다.

하지만 화상 부종형성은 모세혈관 교질 삼투압의 감소보다는, 모세혈관 여과 계수의 증가, 간질 정수압의 감소, 손상된 당질 피질에 의한 삼투성 반사 계수의 감소에 의해 주로 영향을 받는다.

화상 수액 요법 중, 모세혈관 교질 삼투압을 유지하기 위해 수상 후 8-24시간 사이에 알부민 수액을 투여할 수 있고, 이는 수액 요법 도중 필요한 전체 수액양을 줄여 정상 부위 부종완화에 도움이 되는 것으로 알려져 있다.

6) 간질 교질 삼투압(πif)

정상 피부에서 간질 교질 삼투압은 10-15 mmHg로 혈장 교질 삼투압의 절반 정도 유지된다. 정질 수액 요법(crystalloid resuscitation)중 혈장 교질 삼투압과 간질 교질 삼투압은 모두 감소하게 되는데, 이는 화상 손상 후 모세혈관 투과성이 증가하더라도 혈장 내 단백질 농도가 높게 유지되기 때문이다.

삼투성 반사 계수(σ)는 화상 손상 후 감소하지만, 0보다는 크기 때문에 간질 내 단백질 농도가 혈장보다 낮게 된다.

화상 부위에서 간질 교질 삼투압이 증가하지만, 이는 다른 지표의 변화에 비해 화상부종 형성에 영향이 적은 것으로 알려져 있다.

7) 모세혈관 내세 세포 기능 부전과 당질 피질

화상 수상 후 모세 혈관 내피세포 활성화와 내피세포 기능 부전은 화상 부위뿐 아니라 정상 부위 부종에도 관련이 있다. 정질 용액(crystalloid solution)을 통한 화상 수액 요법에서 모세혈관 교질 삼투압은 더 감소하게 된다.

하지만 화상 부종형성은 모세혈관 교질 삼투압의 감소보다는, 모세혈관 여과 계수의 증가, 간질 정수압의 감소, 손상된 당질 피질에 의한 삼투성 반사 계수의 감소에 의해 주로 영향을 받는다. 이런 혈관 내피세포와 간질 기능의 다양한 변화에 당질 피질이 중요한 역할을 한다. 당질 피질은 혈관 내피세포의 내강 측면(luminal side)에 위치한 당단백질(glycoprotein)과 다당류(polysaccharide)로 구성된 층으로 내피세포와 혈장 사이 장벽을 형성해 삼투압 기울

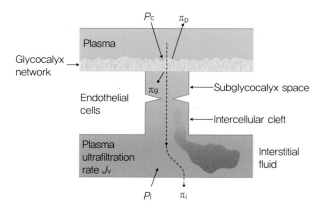

그림 5-1 Plasma ─────

기(osmotic gradient)를 낮추어 혈장 여과를 감소시킨다. 당질 피질의 두께는 20-3,000 nm까지 혈관의 두께에 따라 다양하다. 당질 피질이 혈장 여과에 영향을 미치는 것이 알려지고, 이를 이용한 개선된 스탈링 공식이 제안되었다.

$$Jv = Kf[(Pc - Pif) - \sigma(\pi p - \pi g)]$$
$$\pi g = colloid\ osmotic\ pressure\ under\ the\ glycocalyx$$

위 공식은 Levick(레빅)과 Michel(미셸) 등에 의해 제안되었고, 모세 혈관 내피세포를 통한 혈장의 이동은 혈관 내외의 정수압차(Pc - Pif)와 당질 피질 내외의 교질 삼투압차($\pi p - \pi g$)에 의해 결정된다고 하였다(그림 5-1).

05 정상 부위 반응

정상 부위의 부종은 화상 환자에서 발생하는 특징적인 증상이다. 10% 이상 화상 환자에서 정상 부위 부종이 발생한다고 보고되었다.

여러 연구자들에 의해 화상 후 정상 조직에서 림프 흐름(lymph flow)과 혈관투과성증가로 단백질 이동이 증가하고 이는 화상 후 저단백혈증(hypoproteinemia)과 관련이 있다고 알려졌다.

화상과 연관된 혈관 투과성 증가는 화상 동물 혈액을 정상 동물에게 수혈 후, 정상 동물에서 모세혈관 내피세포 활성화, 알부민 유출, 백혈구 활성화 등이 일어나는 것을 확인하였다. 이런 반응을 억제하기 위해 연구 중, 실험용 쥐 모델에 고농도 비타민 C (High dose vit. C)와 항산화제(antioxidant) 투여 후 모세 혈관 누출이 억제되는 것을 확인하는 등 다양한 약제를 이용한 연구가 진행 중이다.

06 세포막 변형과 세포 부종

화상 후 수상 부위에서 떨어진 골격근의 세포막 전위(cellular transmembrane potentials)가 감소하였다. 또 직접 손상을 받은 세포에서 손상된 세포막의 Na-K 펌프(sodium-potassium pump) 기능 변화로 세포 부종이 일어난다.

출혈에 의해 쇼크가 발생한 동물을 이용한 연구에서 쇼크 동물 골격근 세포막 전위는 -90 mV에서 -70-80 mV로 감소된 것을 확인하였고, 이는 세포 내 수분과 나트륨저류에 의한 것으로 알려져 있다.

적절한 수액 투여로 출혈 쇼크에서 회복되는 경우 세포막전위가 정상 수치로 회복되지만, 화상 쇼크에서는 적절한 수액 투여 후에도 막전위와 세포 내 나트륨 수치는 정상으로 회복되지 않았고, 이는 화상에서 세포 부종의 원인이 저혈량증 이외에 다양한 순환 매개체(circulating shock factor)와 관련되어 있다는 것을 시사한다.

07 화상 염증 매개체

화상 수상 후에는 다양한 국소적 또는 전신적 매개체(local and circulatory mediator)들이 혈액에서 생성되거나 세포에서 분비된다. 이런 매개체들은 화상과 관련된 심혈관 기능이상(cardiovascular abnormalities) 및 부종에 중요한 역할을 한다. 예를 들어 이런 매개체들이 모세혈관 정수압을 상승시키고 세동맥을 확장시켜 혈관 투과성과 혈장 투과 속도를 직간접적으로 변화시켜 부종을 악화시킨다. 이런 매개체에 의한 추가적인 손상의 정확한 기전은 임상적으로 중요한데, 이를 통해 화상 부종 및 쇼크의 감소를 위한 약물 연구에 도움이 되기 때문이다. 하지만 현재까지 알려진 대부분의 염증 매개체 억제 치료들은 국소적인 화상이나 동물 실험에서는 효과적이었지만, 중증 화상 환자에서 임상적 효과가 증명되지 않았다(표 5-2).

표 5-2 Cardiovasscular and Inflammatory Mediators of Burn Shock

Mediators	CentralEffects (at High Concentrations) Cardiovascular	Load Tissue Effects
Histamine	↓ Blood pressure; hypovolemia	Arteriolar dilation; Venular constriction ↑ Blood flow ↑ Permeability
Prostaglandin E$_2$ (PGE$_2$)	↓ Systemic arterial and pulmonary arterial blood pressure	Vasodilation ↑ Blood flow ↑ Permeability
Prostacyclin(PG1$_2$)	↓ Blood pressure	↑ Permeability
Leukotrienes LB$_4$, LD$_4$	Pulmonary hypertension	
Thromboxane A$_2$ (TXA$_2$) Thromboxane B$_2$ (TXB$_2$)	GI ischemia Pulmonary hypertension	Vasodilation ↑ Blood flow ↑ Permeability
Bradykinin	↓ Blood pressure Hypovolemia	Vasodilation, ↑ Permeability
Serotonin		↑ Permeability
Catecholamines Epinephrine Norepinephrine	↑ Heart rate ↑ Blood pressure ↑ Metabolism	Vasoconstriction (receptors); Vasodilation (β_2 receptors in muscle); block ↑ permeability due to histamine & bradykinin via β receptors
Oxygen Radicals: Superoxide Anion (O$_2$−) Hydrogen peroxide (H$_2$O$_2$) Hydroxyl Ion (OH−) Peroxynitrite (ONOO−)	Cardiac dysfunction	Tissue damage ↑ Permeability
Platelet aggregation factor	↑ Blood pressure	Vasoconstriction
Angiotensin II	GI ischemia ↑ Blood pressure	Vasoconstriction
Vasopressin	GI ischemia ↑ Blood pressure	Vasoconstriction

Enhanced microvascular blood flow typically opens recruits capillaries and increases surface area of exchage vessels.

Permeability refers to protein permeability of the microvascular barrier, which is often linked to hydraulic conductivity

1) 히스타민

히스타민은 화상 직후 혈관 투과성 증가에 가장 중요한 역할을 한다. 히스타민은 손상된 피부의 비만세포(mast cell)에서 분비된다. 그러나 이런 히스타민 분비 증가와 투과성 증가 효과는 일시적이다.

히스타민은 혈관 내피세포를 수축시켜 일시적으로 커다란 내피세포 사이 공간(endothelial gap)을 형성시킨다. 또한 세동맥 확장과 세정맥 수축을 통해 모세혈관정수압(Pc)을 상승시킨다. 동물 실험에서 히스타민 차단제(histamine blocker)와 비만세포 안정제(mast cell stabilizer)의 사용은 국소부종을 감소시켰다.

동물 실험에서 화상 부종이 비만세포안정제인 크로몰린(cromolyn)과 H2 수용체 길항제(H2−receptor antagonist)인 시메티딘(cimetidine) 등에 의해 감소된다는 것이 알려져 있지만, 아직 사람에서 항히스타민치료의 효과는 증명되지 않았다.

2) 프로스타글란딘

프로스타글란딘은 화상 수상 후 손상 조직과 염증세포에서 분비되는 아라키돈 산(arachidonic acid)에서 합성되는 강력한 혈관 활동성(vasoactive) 오타코이드(autocoid, local hormone)로, 화상 손상 후 염증 반응에 관련되어 있다. 활성화된 대식세포(activated macrophages) 및 호중구(neutrophils)가 손상 부위로 침투하여 프로스타글란딘과 트롬복산(thromboxanes), 루코트리엔(leukotrienes), 인터루킨−1 (IL−1)을 분비한다. 이런 매개체는 국소적인 반응과 전신적인 반응 모두에 관련되어 있다. 프로스타글란딘−E2 (PGE2) 및 루코트리엔 LB4, LD4는 직간접적으로 미세혈관 투과성을 증가시킨다.

프로스타사이클린(PGI2)는 화상 후 발생하며 혈관확장제로 모세혈관 투과성을 증가시킨다. PGE2는 보다 강력한 염증성 프로스타글란딘으로, 강력한 혈관 확장 작용으로 모세혈관 투과성 증가와 함께 작용해 부종형성을 증폭시킨다. 프로스타사이클린(prostacyclin)은 혈관 확장제이며 모세 혈관 투과성을 증가시킬 수 있다.

3) 트롬복산

트롬복산 A2 (TXA2)와 그 대사물인 트롬복산 B2 (TXB2)는 혈소판에서 분비되어 상처 부위에 국소적으로 생성된다. 혈관 수축제인 트롬복산은 화상 부종과 관련은 적지만 상처 부위 혈류를 억제하여 허혈부위(zone of ischemia)의 크기를 증가 시켜 화상 깊이를 깊게 한다.

트롬복산 억제제(thromboxane inhibitor) 투여 시 화상이 진행되는 것이 억제된다고 알려져 있다. 이부프로펜 (ibuprofen – 프로스타글란딘과 트롬복산의 합성을 억제)을 국소적으로 도포 시, 화상 부위의 국소 부종 감소와 프로스타노이드(prostanoid) 합성이 감소되는 것이 알려졌다. 하지만, 동물 실험에서 경구 복용 시 국소 부종 감소 효과는 없었지만, 수상 부위 혈관 수축을 억제해 화상 조직 내산소 공급을 유지해 허혈 손상(ischemic injury)을 줄여주었다.

4) 키닌

브래디키닌(bradykinin)은 모세혈관 투과성을 증가시키는 염증의 국소적인 매개체이다. 화상 후 브래디키닌 생산이 증가하지만, 동시에 키나나아제(kininase) 활성이 증가하면서 키닌을 불활성화시키기 때문에 증가된 키닌을 혈액이나 림프에서 검출하기 어렵다. 키닌 작용을 억제하거나 작용 부위를 불활성해 화상 부종을 감소시키는 연구가 이루어지고 있다.

5) 세로토닌

화상 수상 초기에 분비되는 세로토닌은 대혈관 평활근(smooth-muscle)을 수축시킨다. 케탄세린(ketanserin) 등의 세로토닌 억제제(anti-serotonin agent) 사용은 화상 후 말초 혈관 저항을 감소시켰으나, 부종을 감소시키지 못했다. 이외에도 다양한 세로토닌 억제제를 사용한 화상 부종 억제 연구가 이루어지고 있다.

6) 카테콜아민

화상 수상 후 혈류 내 에피네프린과 노에피네프린등의 카테콜아민은 수 배 이상 증가한다. 이들은 α1 – 수용기를 활성화시켜 세동맥 수축을 유발해 모세혈관압력를 낮춘다. 이는 부종을 줄이고 정상 피부와 골격근(skeletal muscle), 내장 장기(visceral organs)에서 재흡수된 저단백질 함유 간질액의 혈관 재충전을 유도한다. 또 히스타민과 브래디키닌에 의해 증가된 미세혈관 투과성을 부분적으로 억제한다.

7) 활성 산소

유리 산소(Oxygen radical)로 알려진 활성 산소는 화상 쇼크를 포함한 모든 종류의 쇼크에서 중요한 염증 반응에 관여한다. 흔히 알려진 활성 산소인 슈퍼옥사이드 이온 (superoxide ion O2-), 과산화 수소(H2O2), 하이드록시 이온(OH-)은 염증 반응과 허혈부위 재관류(reperfusion)에 의해 활성화된 호중구(activated neutrophils)에 의해 생성, 분비된다. 이중 하이드록시 이온이 가장 강력하고 파괴적으로 알려져 있다.

항산화제(antioxidant)는 유리산소와 결합하거나 분해를 촉진시키는 물질로, 과산화 수소를 제거하는 카탈라아제 (catalase), 슈퍼옥사이드 이온을 감소시키는 슈퍼옥사이드 제거제(Superoxide dismutase, SOD) 등이 대표적이다. 동물 실험에서 이들의 투여로 화상 후 혈장 누출이 감소되는 것이 확인되었다.

다양한 연구를 통해 화상 수상 후 분비되는 유리 산소가 국소적인 부종과 전신 염증 반응 등에 관련이 있다는 것이 알려졌고, 항산화제를 투여해 이를 억제하는 다양한 시도가 진행 중이다.

많은 화상 센터에서 항산화제(vitamin C and E)를 정규적으로 투여하고 있다. 특히 동물 실험에서 화상 후 대량의 비타민 C투여로 투여하는 수액량이 감소된 것이 확인되었다. 일부 임상 연구에서도 대량의 비타민 C투여(예: 66 mg/kg/hour)가 수액량 감소에 효과적이라는 보고가 있었고, 임상적으로 사용 중이지만, 아직 추가적인 연구가 필요하다.

8) 산화질소

산화질소(Nitric Oxide, NO)는 강력한 혈관 평활근 수축을 억제제로 화상 후 혈관 이완(vasoplegia)과 화상 쇼크의 중요 원인이다. 또한 산화질소는 흡입 화상(inhalation injury)에서 폐기능장애의 중요 원인으로 알려져 있다. 동물 실험에서 산화질소 합성 효소(nitric oxide synthase)를 억제하여 폐단락 증가 및 최대흡기압, PaO2－FiO2 ratio 증가가 억제되는 것을 확인하였다.

화상 수상 후 산화질소 합성 효소 억제제 사용은 화상 부종을 감소시키지 못한 반면 산화질소 전구체인 아르기닌(arginine) 투여는 화상 부종을 감소시켰다. 또한 산화질소는 화상 손상부위의 정체 구역(zone of stasis)에 혈류를 유지시키는 역할도 한다고 생각된다. 산화질소는 슈퍼옥사이드이온과 결합해 과산화아질산염(peroxynitrate, ONOO-)을 형성한다. 화상 수상 수 시간 내 화상 피부에 존재하는 니트로티로신(nitrotyrosine)은 과산화아질산염이 화상 부종 형성과 관련이 있다는 것을 시사한다. 흡입화상 동물 실험에서 과산화아질산염 분해 촉진제를 투여 시 폐혈관 투과성이 감소하고 폐기능이 향상되는 것이 관찰되었다. 이처럼 초기 화상에서 산화질소의 이점과 해로운 점이 존재하기 때문에 지속적인 연구가 필요하다.

9) 혈소판 응집소

혈소판 응집소(PAF)는 화상 수상 후 분비되어 모세혈관 투과성을 증가시킨다. 따라서 PAF antagonist 투여 시 화상 부종을 감소시킬 수 있을 것이라 생각된다. 동물 실험을 통해 혈소판 응집소 투여 시 화상 부종이 완화되는 것이 확인되었다.

10) 안지오텐신 II와 바소프레신

안지오텐신 II와 바소프레신(or ADH)는 신장 기능과 갈증 조절을 통해 체내 나트륨양과 삼투압을 조절해 세포외액 항상성 유지에 관여하는 중요한 호르몬이다. 17) 화상 수상 후 쇼크 상태에서 교감 신경이 활성화되고 용적 수용기(volume receptor)가 저혈량(hypovolemia)을 감지하여 안지오텐신 II와 바소프레신의 양이 증가하게 된다. 또한 안지오텐신 II는 장점막의 허혈을 유발해 장내 세균과 독소에 의한 패혈증 및 다장기 부전을 일으킬 수 있다. 바소프레신은 카테콜아민과 같이 작용해 체혈관 저항을 증가시켜 좌심실 후부하를 증가시킨다.

08 혈역학적 변화

화상 수상 후 수액 요법 중 발생하는 심박출량(cadriac output)감소의 원인은 아직 명확하지 않다. 혈장 용적(plasma volume) 감소가 감지되기 전에도 심박출량은 즉각 감소한다. 이런 즉각적인 반응은 심장 신경 전달 이상(impaired neuro- transmission of cardiac signaling)이나 혈관수축(vasoconstriction)에 의한 후부하(afterload) 증가와 관련이 있을 수 있다. 수상 직후 저혈량증과 정맥 환류 감소는 심박출량 감소에 영향을 미친다.

적절한 수액 요법 후에도 지속되는 심박출량의 저하는 화상 손상 부위에서 분비되는 심기능 저하 인자(myocardial depressant factor)에 의한 것이라 생각된다.

1) 심근 기능저하

화상 수상 후 체혈관 저항(SVR)과 폐혈관 저항(PVR)증가로 인해 좌, 우심실의 후부하(afterload)가 증가한다. 심장의 1회 박출량(stroke volume)과 심박출량(cardiac output)은 심근 수축력 감소에도 교감신경 활성화에 의해 유지된다.

화상 환자에서 심근 수축력 감소는 여러 연구에서 확인되었고, 이는 적절한 수액 요법 후에도 정상 수준으로 회복되지 않았다. 이는 화상 쇼크 시 발생하는 심기능 저하가 저혈량증 이외 다른 원인이 있다는 것을 시사한다.

화상 후 지속적인 심기능 저하를 보이는 환자의 혈청을 이용한 실험에서 심근 음성 수축력(negative inotropic)을 확인하였고, 이는 체액 내 심근 저하 인자가 원인일 것이라고 추정할 수 있다.

화상 쇼크 후 발생하는 심근 세포막 변화 및 기능적 손상의 기전은 불명확하다. 하지만 활성 산소가 심근 세포 기능 부전의 주 원인으로 추정되고 있고, 활성 산소 제거제인 SOD와 카탈라아제 복합 치료 시 심기능 저하가 감소된 것을 확인하였다.

2) 체혈관 저항 증가와 장기 허혈

화상 환자와 동물 연구에서 적절한 수액 공급에도 심박출량은 정상보다 낮게 유지된다는 것이 확인되었다. 이의 원인 중 하나인 후부하(afterload) 증가와 체혈관 저항 증가는 화상 후 분비되는 카테콜아민, 바소프레신, 안지오텐신 II, 뉴로펩티드-Y (neuropeptide-Y)가 세동맥 횡문근(arteriolar smooth muscle)을 수축시키기 때문이다. 화상 후 발생한 저혈량과 연관된 혈액 농축(hemoconcenturation)도 체혈관 저항 증가의 원인으로 알려져 있다.

화상 후 적절한 수액 요법에도 심박출량(CO)은 감소된다. 화상 환자에서 신장과 위장관계(gastrointestinal tract)는 수액 요법 이 지연되거나 부적절한 경우 쉽게 손상 받는다. 신장 허혈(renal ischemia)은 저혈량증이나 교감신경 활성화에 의해 직접적으로 발생하고, 신부전(renal failure)은 혈장 혈색소 증가 및 미오글로빈(myoglobin)과 관련이 있다.

장간막 혈관 수축(mesenteric vasoconstriction)은 적절한 수액 요법에도 불구하고 발생할 수 있다. 내장 허혈(visceral ischemia)시 장관 내 세균과 독소(endotoxin) 누출에 의해 패혈증이 발생할 수 있다. 뇌병증(encephalopathy)은 소아 중증 화상에서 발생할 수 있지만 정확한 원인은 알 수 없다.

3) 폐순환과 폐부종

중증 화상에서 폐혈관 저항 증가는 체혈관 저항 증가와 관련이 있다. 하지만 중증 화상 환자에서 일반적으로 전신 부종이 발생하는 반면, 폐 부종 발생은 수액 요법이 끝날 때까지 발생하지 않고, 발생 빈도도 높지 않다.

폐동맥 쐐기압(pulmonary wedge pressure)는 좌심방압(Lt. atrial pressure)보다 증가하는데, 이는 모세 혈관 후 세정맥 협착(postcapillary venular contriction) 때문이다. 폐부종은 모세혈관 압력 증가에 의해 발생할 수 있지만, 폐부종의 주 원인은 저단백혈증으로 알려져 있다. 임상적으로 폐부종은 주로 흡입화상과 연관되어 발생하는 경우가 많이 있다.

4) 수액 과다 투여와 복부구획증후군

중증 화상 환자에서 적절한 수액 요법은 화상 환자 치료에 도움이 되는 것이 명확하다. 하지만 계산된 필요량보다 더 많은 양을 투여하는 경향이 있고, 이는 화상 부위 부종뿐 아니라 전신 부종을 악화시킬 수 있다. 전신 부종 악화 시에 안구 내 고혈압에 의한 시신경 병증, 폐부종, 인공호흡기 유지 기간 증가 및 기관절개술 필요성 증가, 수술 후 이식 피부 소실, 화상 사지에서 근막절개술 필요성 증가 등의 합병증이 발생할 수 있다. 이 중 복부 구획 증후군은 높은 사망률을 가지는 치명적인 합병증이다.

복부 구획증후군은 20 mmHg 이상의 복강 내압 상승이 새로운 장기부전(폐기능 악화 및 소변량 감소 등)과 함께 나타나는 경우 진단 가능하다. 중증 화상 환자에서 4-17%의 발생률이 보고되었고, 화상 소생 기간 중 알부민을 투여하는 경우 발생률이 낮아진다고 알려져 있다.

09 결론

20-30% 이상 중증화상환자에는, 순환 혈장에서 간질로 대량의 수분 소실이 일어나, 화상 조직 및 정상 조직의

부종과 저혈량증이 발생한다. 이는 스탈링 공식의 모든 변수들이 혈관에서 간질로 체액을 이동시키는 방향으로 바뀌기 때문이다. 화상 조직에서 급격한 부종은 간질 정수압이 크게 낮아지는 것이 가장 큰 원인이다. 정상 조직에서 모세혈관 투과성 증가는 당질 피질의 손상과 혈관 내피세포의 활성화에 의한다. 화상 수상 원인과 수액 치료 시점 등이 이런 체액 이동에 영향을 미치는 것으로 알려져 있다.

화상 후 염증 매개체와 스트레스 호르몬의 분비는 모세혈관 투과성을 증기시키고 세포막 기능을 변화시킨다. 이런 물질들은 심박출량 감소, 주요 장기 허혈, 대사성 산증 등을 유발하고 초기 적절한 수액 요법이 없다면 장기 기능 부전과 심기능 부전, 사망까지 이를 수 있다.

화상 수액 요법은 환자 치료에 양면성을 가진다. 적절한 순환 혈류 유지 및 장기 허혈 등을 줄여주지만, 전신 부종에 의한 다양한 합병증을 나타낼 수 있다.

화상 수상 후 다양한 염증 매개체(inflammatory mediators) 및 스트레스 호르몬(stress hormon) 분비 증가는 심박출량 감소 및 다양한 장기의 허혈, 대사성 산증을 유발한다. 초기 적절한 수액 요법을 시행하지 못하는 경우는 장기부전(organ dysfunction) 및 심혈관 허탈(cardiovascular collapse)로 인한 기능 부전, 사망까지 발생할 수 있다. 따라서 초기 집중 치료 시 적절한 수액 요법이 중요하다.

수액 요법의 부작용으로 전신 부종이 발생할 수 있고 이는 조직 내 산소 공급 저하 및 손상 부위 허혈을 증가시킨다. 따라서 현재도 중증 화상에서 수액 요법 시 발생하는 화상 부종 등의 합병증을 줄이기 위한 다양한 연구가 진행 중이다.

참고문헌

1. BW Haynes: The history of burn care. JAJ Boswick *The Art and Science of Burn Care*,1987 Aspen Rockville, MD 3-9

2. RH Demling: Fluid replacement in burned patients. *Surg Clin North Am.* 67 (1):15-30 1987

3. RH Demling, JA Will, FO Belzer: Effect of major thermal injury on the pulmonary microcirculation. *Surgery.* 83 (6):746-751 1978

4. W Clark: Death due to thermal trauma.
    R Dolecek L Brizio-Moteni A Moletni et al.
    Nedocrinology of Thermal Trauma. 1990 Lea &Febiger Philadelphia, PA

5. LH Aulick, DW Wilmore, AD Mason, et al.: Influence of the burn wound on peripheral circulation in thermally injured patients. *Am J Physiol.* 233 (4):H520-H526 1977

6. J Settle: Fluid therapy in burns. *J R Soc Med.* 1982

7. G Arturson, OP Jakobsson: Oedema measurements in a standard burn model. *Burns Incl Therm Inj.* 12 (1):1-7 1985

8. JR Levick, CC Michel: Microvascular fluid exchange and the revised Starling principle.*Cardiovasc Res.* 87 (2):198-210 2010

9. T Kremer, D Abé, M Weihrauch, et al.: Burn plasma transfer induces burn edema in healthy rats. *Shock.* 30 (4):394-400 2008

10. T Kremer, P Harenberg, F Hernekamp, et al.: High-dose vitamin C treatment reduces capillary leakage after burn plasma transfer in rats. *J Burn Care Res.* 31 (3):470-479 2010

11. GT Shires, JN Cunningham, CR Backer, et al.: Alterations in cellular membrane function during hemorrhagic shock in primates. *Ann Surg.* 176 (3):288-295 1972

12. S Nakayama, GC Kramer, RC Carlsen, et al.: Amiloride blocks membrane potential depolarization in rat skeletal muscle during hemorrhagic shock. *Circ Shock.* 13:106-1071984

13. A Arango, H Illner, GT Shires: Role of ischemia in the induction of changes in cell membrane during hemorrhagic shock. *J Surg Res.* 20 (5):473-476 1976

14. JA Evans, DN Darlington, DS Gann: A circulating factor(s) mediates cell depolarization in hemorrhagic shock. *Ann Surg.* 213 (6)1991 549-557

15. DD Trunkey, H Illner, A Arango, et al.: Changes in cell membrane function following shock and cross-perfusion. *Surg Forum.* 25 (0):1-3 1974

16. JM Brown, MA Grosso, EE Moore: Hypertonic saline and dextran: impact on cardiac function in the isolated rat heart. *J Trauma.* 30 (6)1990 646-651

17. A Goodman-Gilman, T Rall, A Nies, et al.: The Pharmacological Basis of Therapeutics. 1990 Pergamon Press New York

18. G Arturson, M Hamberg, CE Jonsson: Prostaglandins in human burn blister fluid. *Acta Physiol Scand.* 87 (2):270-276 1973

19. C LaLonde, RH Demling: Inhibition of thromboxane synthetase accentuates hemodynamic instability and burn edema in the anesthetized sheep model. *Surgery.*105 (5):638-644 1989

20. HF Carvajal, BH Brouhard, HA Linares: Effect of antihistamine antiserotonin and ganglionic blocking agents upon increased capillary permeability following burn trauma. *J Trauma.* 15 (11):969-975 1975

21. DW Wilmore, Long JM, AD Mason, et al.: Catecholamines: mediator of the hypermetabolic response to thermal injury. *Ann Surg.* 180 (4):653-668 1974

22. GO Till, LS Guilds, M Mahrougui, et al.: Role of xanthine oxidase in thermal injury of skin. *Am J Pathol.* 135 (1):195-202 1989

23. H Tanaka, H Matsuda, S Shimazaki, et al.: Reduced resuscitation fluid volume for second-degree burns with delayed initiation of ascorbic acid therapy. *Arch Surg.* 132(2):158-161 1997

24. H Tanaka, T Lund, H Wiig, et al.: High dose vitamin C counteracts the negative interstitial fluid hydrostatic pressure and early edema generation in thermally injured rats. *Burns.* 25 (7):569-574 1999

25. MA Dubick, C Williams, GI Elgjo, et al.: High-dose vitamin C infusion reduces fluid requirements in the resuscitation of burn-injured sheep. *Shock.* 24 (2):139-144 2005

26. SA Kahn, RJ Beers, CW Lentz: Resuscitation after severe burn injury using high-dose ascorbic acid: a retrospective review. *J Burn Care Res.* 32 (1):110-117 2011

27. M Lange, A Hamahata, P Enkhbaatar, et al.: Beneficial effects of concomitant neuronal and inducible nitric oxide synthase inhibition in ovine burn and inhalation injury. *Shock.* 35 (6):626-631 2011

28. L Lindblom, J Cassuto, L Yregård, et al.: Importance of nitric oxide in the regulation of burn oedema, proteinuria and urine output. *Burns.* 26 (1):13-17 2000

29. L Lindblom, J Cassuto, L Yregård, et al.: Role of nitric oxide in the control of burn perfusion. *Burns.* 26 (1):19-23 2000

30. M Lange, C Szabo, P Enkhbaatar, et al.: Beneficial pulmonary effects of a metalloporphyrinic peroxynitrite decomposition catalyst in burn and smoke inhalation injury. *Am J Physiol Lung Cell Mol Physiol.* 300 (2):L167-L175 2011

31. JA Bauer, M Hafner, H Fritz: Balanced antiinflammation: the combined application of a PAF inhibitor and a cyclooxygenase inhibitor blocks the inflammatory take-off after burns. *Int J Tissue React.* 12 (4):203-211 1990

32. I Ono, H Gunji, T Hasegawa, et al.: Effects of a platelet activating factor antagonist on oedema formation following burns.

Burns. 19:202-207 1993

33. MP Fink: Gastrointestinal mucosal injury in experimental models of shock, trauma, and sepsis. *Crit Care Med.* 19 (5):627-641 1991

34. Cui X, Sheng Z, Guo Z: [Mechanisms of early gastro-intestinal ischemia after burn: hemodynamic and hemorrheologic features]. *Zhonghua Zheng Xing Shao Shang Wai Ke Za Zhi.* 14 (4):262-265 1998

35. JG Hilton, DS Marullo: Effects of thermal trauma on cardiac force of contraction. *Burns Incl Therm Inj.* 12 (3):167-171 1986

36. RL Crum, W Dominic, JF Hansbrough, et al.: Cardiovascular and neurohumoral responses following burn injury. *Arch Surg.* 125 (8):1065-1069 1990

37. GC Kramer, RA Gunther, ML Nerlich, et al.: Effect of dextran-70 on increased microvascular fluid and protein flux after thermal injury. *Circ Shock.* 9 (5):529-541 1982

38. RL Sheridan, RG Tompkins, WF McManus, et al.: Intracompartmental sepsis in burn patients. *J Trauma.* 36 (3):301-305 1994

39. SG Strang, EMM Van Lieshout, RS Breederveld, et al.: A systematic review on intra-abdominal pressure in severely burned patients. *Burns.* 40 (1):9-16 2014

40. RJ Navickis, DG Greenhalgh, MM Wilkes: Albumin in burn shock resuscitation: a meta-analysis of controlled clinical studies. *J Burn Care Res.* 37 (3):e268-e278 2016

Burn Resuscitation

화 상 의 학
TOTAL BURN CARE

이 종 호 | 베스티안병원

큰 범위의 화상은 체액의 혈관밖유출 및 혈량저하증(hypovolemia)을 유발한다. 화상을 입은 후 첫 1–2일 동안은 많은 수액 보충이 필요하다. 화상 쇼크(Burn Shock)의 주된 생리적 문제는 혈량저하증(hypovolemia)이었고, 이는 혈장(Plasma)을 이용한 치료로 이어진다. Baxter와 Pruitt는 결정질수액(Crystalloid Fluid)만으로도 효과적인 소생이 가능하다고 보고했는데, 이는 체중과 화상 범위를 포함하는 공식에 기초하여 lactated Ringer's solution을 화상 초기에 주입하게 되었다. 현대적인 화상 센터는 소변 배출량, 혈압, 심박수, 적혈구용적률, 혈액 젖산 수치를 포함한 체액량의 보충을 최적화하기 위해 여러 개의 종점(end points)을 사용한다. 최근에 'fluid creep' 이라는 용어는 overresuscitation 및 그 합병증의 발생을 설명하기 위해 사용되었다. fluid creep에 대한 이유는 여러 가지이지만, 수액 주입을 완화하기 위한 여러 접근법이 제안되고 있다(초기 알부민의 투여, 고농도의 아스코르빈산 투여 등).

01 서론

총체표면적(TBSA)의 약 20%를 초과하는 화상은 쇼크(shock)를 일으키며 순환 혈액량 감소, 심박출량(CO) 감소 및 최종 기관(end–organ)의 부적절한 관류로 나타난다. 화상 쇼크를 치료하기 위한 수액 소생술은 화상 환자의 조기 치료에 있어 중요한 점 중 하나이다. 부적절하거나 지연되는 수액 소생술은 장기의 기능 장애와 사망을 일으킨다. 반면 과도한 수액 공급(overresuscitation)은 부종을 증가시키고 구획증후군과 같은 합병증을 유발하여 이환율과 사망률을 증가시킨다. 따라서 수액 소생술의 가장 중요한 목표는 over–and underresuscitation 치료 사이의 적절한 균형을 이루는 것이다. 다른 말로 하면, 즉각적인 또는 지연된 생리학적 비용으로 생체 기관의 기능을 유지하는 것이다.

화상 쇼크의 주요 원인은 미세 혈관을 가로지르는 혈장과 비슷한 성분의 수액 손실로 인해 순환 혈액량이 감소한다는 것이다. 따라서 화상 쇼크는 저혈량성 쇼크이다. 이러한 수액 손실은 주로 화상을 입은 조직에서 발생하지만 큰 화상의 경우 화상을 입지 않은 조직에서도 발생한다. 'leaky capillaries'라는 용어는 종종 복잡한 과정을 설명하기 위해 사용된다(자세한 내용은 4장 Pathophysiology of Burn Shock and Burn Edema 참조). 화상 쇼크를 일으키는 다른 요인으로는 화상을 입은 직후에 강력한 혈관

수축이 있으며 이로 인해 후부하(afterload)가 증가하고 내재 심근 수축력이 감소하기 때문이다. 저혈량증, 혈관 수축 및 심근 수축력 감소와 같은 세 가지 요인이 심박출량 감소에 기여한다. 수액 소생술의 목적은 동시에 (1) 정맥 주사액으로 순환 혈액량의 상실을 막는 것; (2) 생리학적 반응을 자주 그리고 부지런히 모니터하는 것; (3) 생리학적 반응(예를 들어, 매시간 액체 주입 속도를 적정함으로써)에 기초한 치료 전략을 변경하는 것; (4) 부종 형성의 영향을 예견하고 예방하며 교정하는 것이라고 할 수 있다. 이것은 다음과 같이 요약될 수 있다: 화상 쇼크는 수액 소생 및 부종 관리 전략을 동시에 요구한다.

02 수액소생술의 초기접근

다양한 종류의 소생술 공식이 화상 치료에 관한 논의의 대부분을 차지하고 있다. 이 공식이 어떻게 생겼는지에 대한 것은 그 이점과 한계를 이해하는 데 도움이 된다. 화상 치료를 위한 정맥 수액 소생술은 콜레라의 병태 생리학 및 치료에 대한 초기 조사에 많은 영향을 준다. 1831년 아일랜드의 의사인 O'Shaughnessy는 콜레라 환자의 혈액의 화학 및 현미경적 특징을 연구했다. 이 연구를 바탕으로 그는 '혈액과 같은 농도의 소금 용액을 담고 있는 미지근한 물의 정맥 내 주사'를 제안했다. 그는 이 소설적인 치료법을 개를 통해 실험을 했지만 인간에게는 적용하지 않았다. 1년 후 스코틀랜드 의사인 Thomas Latta는 O'Shaughnessy의 연구에 대해 읽었고 직장, 구강 및 정맥 내 식염수를 사용하여 콜레라 환자를 치료했다. 1906년 미네소타 주 세인트 폴의 Dr. Haldor Sneve는 관장이나, 화상 치료를 위한 식염수의 사용을 기술하였다. 그의 상식적인 견해는 그 당시 광범위 화상환자의 주요 사망 원인이 혈액량 감소가 아닌 화상에 의한 독성 물질의 흡수(독성 혈증)라고 여겼기 때문에 수년 동안 추적되지 않았다. 이러한 신념은 탄닌산(tannic acid)과 같은 유제를 광범위하게

채택하게 만들었는데, 그 목적은 독소를 '고쳐서' 혈류로 들어가는 것을 방지하는 것이었다.

이어서 발생한 대량 학살 재난과 무력 충돌은 모두 소생술 발전에 기여했다. 1921년 11월 27일 코네티컷 주 뉴헤이븐의 리알토 극장에서 화재가 발생해 6명이 사망하고 80명이 부상당했다. Dr. Frank Underhill은 화재로 입원한 21명의 생존자를 검사했다. Underhill은 제1차 세계 대전의 베테랑이었으며 이전에는 폐에 대한 화학 무기 요원의 영향에 대해 보고했다. 그는 독성 가스를 흡입한 후 폐가 액체로 넘치고 열 부상으로 상처에 부종이 생기는 과정을 평행선으로 그렸다. 그는 화상이 심할수록 hemoconcentration이 심하고 액체 치환이 빠르며 생존에 있어서 가장 중요하다고 보고했다. 또한 수포액은 혈장과 조성이 비슷하며 소실된 체액은 정맥 내 생리 식염수로 대체될 수 있으며, 직장, 구강, 복강 내로 보충될 수 있다고 보고했다.

1931년 Alfred Blalock은 마취된 개가 신체의 절반(오른쪽 또는 왼쪽)에 국소화된 TBSA의 약 1/3의 화상을 입는 실험을 수행하여 Underhill의 보고서를 작성했다. 동물들은 소생되지 않았다. 관찰 기간(6-26시간) 후에, 동물을 안락사시키고, 양분을 체로 치고, 체중을 측량하였다. 따라서 그는 화상 상처에서 체액의 양을 측정하여 전체 체중의 평균 3.34%를 측정했다. 이 수액 손실은 48%의 헤모글로빈 수준의 평균 증가를 동반했다. Blalock은 독소 혈증보다는 이 과정이 결과적으로 나타나는 화상 후 저혈압을 설명하기에 충분하다고 추측했다. 화상 상처의 절개와 교차 수혈을 포함한 추가 실험들이 그의 가설을 뒷받침했다.

2차 세계 대전이 끝나고 1940년 영국 전투와 1941년 진주만 공격과 같은 전투가 벌어지면서 전시 화상 희생자를 돌보는 효과적인 방법을 개발하는 것이 시급했다. 한편 혈장은 이제 정맥 내 투여가 가능해졌다. 혈장을 사용하는 화상 쇼크 소생술을 위한 몇 가지 공식이 개발되었다. 한 사람은 말초 혈액 순환을 유지하기에 충분한 혈장을 권장했으며, 바늘에 찔려서 혈액을 채취할 수 있는 용이

함을 입증했다. 다른 것은 헤마토크릿 및/또는 단백질 수준을 혈액에 포함시킨 계산에 기반을 두고 있다. 오늘날 우리가 사용하는 화상 크기 기반 공식은 1942년 1월 7일 NRC (National Research Council) 회의에서 기원한 것이다. 이 위원회는 화상 환자가 처음에 500 mL의 혈장을 받고, 그 다음에 TBSA당 혈장 100 mL가 화상 후 첫 24시간 동안 투여되어야 한다고 밝혔다. 흥미롭게도, Harkins (NRC 회의에 참가한)는 이 양의 절반을 권장하거나 혈장 50 mL/TBSA를 권장하는 동시에 응급 처치 수식을 기술했다. 또한, 환자는 정상적인 생리 식염수 약 1,000 mL와 dextrose를 '다량', 바람직하게는 경구 섭취를 해야 한다고 하였다.

1942년 11월 28일 보스턴의 Cocoanut Grove 나이트 클럽에서 미국 역사상 가장 치명적인 화재가 발생하여 492명이 사망하고 수백 명이 부상 당했을 때 이러한 준비 작업이 진행되었다. 환자들은 혈장을 이용하여 소생시켰지만 혈장이 같은 양의 일반 식염수로 희석되었다. 매사추세츠 종합 병원의 Dr. Cope는 1% TBSA당 처음 24시간 50 mL의 혈장 + 50 mL의 식염수를 제공했으며, 그 다음에 혈류 역학에 기초한 조절을 했다. Boston City Hospital의 Dr. Lund는 소생술을 유도하는 공식을 사용하지 않았으며 심박수, 혈압 및 적혈구 용적률과 같은 임상적 매개 변수를 사용했다.

나중에 Cope와 Moore는 수액 치료를 위한 화상 면적에 기초한 첫 번째 화상 공식을 발표했다. 첫 24시간 동안 TBSA 1%마다 75 mL의 혈장과 75 mL의 비 콜로이드성 등장액을 투여할 것을 제시했는데, 처음 8시간에 반을 투여하고 나머지 반은 다음 16시간에 투여하는 방법이다. 처음 8시간 이내에 필요한 수액의 절반을 제공하는 이러한 관행은 거의 모든 현대 화상 소생술의 특징으로 남아 있다. 또한 소변 흐름을 유지하기 위해 매일 2,000 mL의 수액을 주입해야 하며, 바람직하게는 경구로 투여해야 한다.

이 공식은 정상 체구의 성인을 기준으로 했으며 극한

의 체중에서는 바람직하지 않을 수 있다. 따라서 체중과 TBSA를 기반으로 한 공식이 개발되었다.

Dr. Everett Evans는 그러한 공식을 개발했다. 이 공식은 TBSA당 1 mL/kg의 정상 생리 식염수와 같은 양의 콜로이드 및 5% dextrose (D5W) 2,000 mL를 처음 24시간 동안 주입할 것으로 예측한다. 그 다음 24시간째에 TBSA당 0.5 mL/kg의 식염수와 같은 양의 콜로이드 및 D5W를 투여하는 것이다.

03 Brooke와 Parkland 공식

1953년의 원래 Brooke 공식은 처음 24시간 동안 콜로이드 사용으로부터 전환되는 시점을 나타낸다. 이 공식에서 처음 24시간 동안의 수액 필요량은 TBSA당 2 mL/kg로 계산된다. TBSA당 0.5 mL/kg은 콜로이드로, TBSA당 1.5 mL/kg은 crystalloid로 투여된다.

Moyer는 '나트륨 결핍 쇼크(sodium deficit shock)'를 교정하기 위해 lactated Ringer's (LR)와 같은 결정질 용액만으로 충분하다고 언급하면서 화상 쇼크 소생을 위한 콜로이드 사용을 피했다. G. Tom Shires와 동료들은 출혈성 쇼크가 혈액뿐만 아니라 기능적 세포 외액(ECF)의 손실도 있다고 보고하였다. 이것은 외상 환자의 치료를 위해 응급실에서 많은 양의 LR을 사용하게 했다. 더 많은 연구에 따르면 ECF가 고갈됨에 따라 세포 간 전위차가 감소하고 세포 내 나트륨 유입이 감소하는 것으로 나타났다.

1968년 Baxter와 Shires는 이러한 결과를 열에 의한 손상으로까지 확대했다. 그들은 동물과 인간의 ECF를 측정하여 기능성 ECF를 LR로 복구할 수 있었으며 현존하는 화상 공식에서 권장하는 것보다 많은 양(TBSA당 4 mL/kg)의 주입이 필요하다는 것을 보여 주었고, 이는 더욱 빠른 CO와 대사성 산증 모두의 교정이 이루어졌다. 이것은 혈장 부피가 적음에도 불구하고 처음 24시간이 지난 후에도 지속되었다. 화상 후 두 번째 24시간 동안 혈장은 체적 팽창제로 효과적이 되어 이 손실을 보정하는 것으로 나타났다. 이것이 널리 사용되는 Parkland 공식의 원천이었다.

Baxter의 연구 직후 미국 육군 외과 연구소(USAISR)의 Pruitt와 동료는 화상 후 첫 24시간 동안 주입된 콜로이드의 양을 변화시키지 않아도 플라스마 부피가 증가하지 않았다고 보고했다. 이것은 이 기간 동안 콜로이드가 결정질보다 효과적이지 않다는 것을 의미한다. 화상 두 번째 24시간 동안의 콜로이드가 더 효과적이었다. TBSA당 2 mL/kg의 수액 및 처음 24시간 동안 콜로이드 제거를 통해 수액 필요량을 추정하면 수정된 Brook 공식(modified Brooke formula)으로 확인이 된다. 또한 USAISR의 Goodwin 등은 입원 당시부터 알부민을 투여하거나 투여하지 않는 소생을 비교한 무작위 통제 시험(randomized controlled trial)을 실시했다. 콜로이드 군은 소생술 시작 시점부터 LR 및 2.5%의 알부민을 투여하였고, 결정질 군은 LR만을 투여하였다. 그들은 초기 알부민을 투여받은 환자가 (1) CO의 회복이 더 빨랐으며 (2) 처음 24시간 동안 투여한 수액량이 적었으며, (3) 화상 3-7일 후 혈관 외 폐수가 증가했으며 (4) 병원 내 사망률을 증가시켰다. 이 데이터는 Pruitt 등의 이전 연구와 결합하여 첫 24시간 동안 Albumin 사용에 대한 논쟁을 촉발시켰다.

Parkland와 수정된 Brooke 공식 모두 처음 24시간 동안 결정질 수액을 권장한다. 콜로이드(즉, 5 % 알부민)의 투여는 두 번째 24시간까지 보류되어야 한다. 이 점은 강조되어야 한다. 이것들은 바로 콜로이드가 없지만 콜로이드가 지연된 공식이라고 할 수 있다. 수정된 Brooke 공식은 다음과 같이 24시간 동안 알부민 투여에 대한 슬라이딩 스케일을 제공한다. 0.3 mL/kg per TBSA for 30-49% TBSA, 0.4 mL/kg per TBSA for 50-69% TBSA, and 0.5 mL/kg per TBSA for 70-100% TBSA.

오늘날, LR 형태의 결정질 수액은 미국에서 화상 소생을 위해 주로 사용된다. 대부분의 화상 센터는 의사의 재량에 따라 일부 콜로이드를 사용한다. Parkland 및 수정된 Brook 공식은 수액 주입 속도를 시작하기 위해 가장 일반

적으로 사용되는 두 가지 공식이다. 수액 소생술의 질적 개선에 관한 2012 American Burn Association의 합의서는 치료 표준을 권고하는 데 부족하다는 결론을 내렸다. 한편, 현재의 Advanced Burn Life Support Guidelines는 수정된 Brooke 공식을 TBSA당 2 mL/kg으로 시작할 것을 권장한다. 두 가지 공식 모두, 볼륨의 절반은 화상 후 첫 8시간 동안, 그리고 나머지 반은 두 번째 16시간 동안 투여되도록 프로그램된다. 이후의 수액 주입 속도 조정은 임상 상태(후기 논의 참조)에 기초하여 이루어지며, 일반적으로 화상 후 8시간에 갑작스러운 변경은 이루어지지 않는다.

성인의 수액 계산을 단순화하기 위해, 최근 USAISR의 Chung과 동료들은 'Rule of Tens': initial fluid rate (in mL/h) = TBSA × 10에 대해 설명했다. 따라서 화상이 30%인 환자는 300 mL/h에서 시작된다. 또한 체중이 80 kg 이상인 환자는 추가로 10 kg씩 100 mL/h를 추가로 투여받는다. 이 추정치는 환자의 88%에 대한 Parkland와 Brook의 추정치 사이에 있는 초기 주입 비율을 제공한다. 이 공식은 성인(체중 40 kg 이상)에만 적합함을 강조하였다.

04 어린이

어린이들을 소생시키기 위한 공식이 특별히 개발되었다. Graves 등은 USAISR이 소아 수정 브룩 공식(pediatric modified Brooke formula)으로 재수술을 받은 25 kg 미만의 아이들에 대한 후향적인 고찰을 실시했다. 이 공식은 처음 24시간 동안 TBSA당 3 kg/kg을 추정하며, 처음 8시간 동안 절반이 주어진다; 그리고 나서 LR이 소변 배출에 기반하여 계산된다(목표 소변량, 시간당 0.5-1.5 mL/kg/h). 또한 어린이들에게 유지용량으로 D5WNS를 투여한다. 주입된 LR의 실제 부피는 TBSA당 평균 3.91 mL/kg이었다(소변량이 목표 범위 내에 있는 환자에서 3.78). 유지용량은 TBSA당 총 2.39 mL/kg을 합계로 추가했다. 2011 Advanced Burn Life Support 매뉴얼은 TBSA당 3 mL/kg의 수

액을 어린이를 위한 공식으로 권장하며 D5WLR의 추가 유지 용량 수액을 권장한다.

Shriner's Cincinnati와 Galveston 소아 공식은 어린이의 신체 표면 면적 대 체중 비율이 더 큼을 설명한다. 화상 후 처음 24시간 동안 Cincinnati 공식은 TBSA당 4 mL/kg(처음 8시간 동안 1/2), 유지 관리 필요량(MN), 증발 손실(EL)을 제공한다. 여기서, MN = (1,500 mL) × (몸 표면적 m²), EL = 35 + (TBSA burned in %) × (몸 표면적 (m²).

화상 후 24시간 동안, Galveston formula는 5,000 mL × (TBSA burned in m²) + 2,000 mL × (body surface area in m²)를 제공하며, 화상 후 첫 8시간에 절반을 투여한다.

05 수액의 선택

LR은 화상 쇼크 소생술에 가장 많이 사용되는 결정질 수액이다. 생리식염수(NS)는 과거에 사용되었지만 (1) 신혈류 및 사구체 여과율을 감소시켜 급성 신장 손상의 위험을 증가시킬 수 있고 (2) 대량주입 시, hyperchloremic metabolic acidosis를 일으킬 수 있기 때문에 주로 비판을 받았다. 비화상 환자에서 NS와 LR 또는 Plasma-Lyte와 같은 균형 결정질 용액의 임상 시험은 모순적이며, 화상 환자에 대한 연구는 없다. LR은 약간 hypotonic하기 때문에 뇌 수분 함량과 ICP (intracranial pressure)가 증가할 수 있다. 이것은 일부 화상 연구에서 ICP 증가에 관한 부분적 설명을 할 수 있다(후기 논의 참조). LR은 D- 및 L-lactate 이성질체의 racemic mixture를 함유한다. Ayuste와 공동 연구자들은 표준(즉, racemic) LR을 이용한 소생술이 LR에서 D-lactate 이성질체를 제거함으로써 예방된 폐 및 간세포 사멸과 관련이 있다고 보고했다. Plasma-Lyte는 전해질 조성과 삼투압이 혈장에 더 가깝고 젖산 대신 글루콘산과 아세테이트를 함유하고 있다. 그러나 화상 환자의 LR과 Plasma-Lyte를 비교한 연구는 없다.

비록 결정질 수액이 화상 소생의 주된 치료제이지만,

언제, 얼마나, 그리고 얼마나 많은 콜로이드가 필요한지에 관한 논쟁이 계속되었다. 콜로이드 사용에 대한 체계적인 접근 방법으로는 (1) 즉시(화상 소생 시 모든 시간 동안 콜로이드 사용), (2) 조기/구조(소생이 과도하게 진행되는 콜로이드 사용, 일반적으로 화상 후 8-12시간에 시작) (3) 지연(처음 24시간 동안은 소생술을 위해 콜로이드를 사용 안 함). 점차적으로 조기 콜로이드 사용으로 혜택을 볼 수 있는 환자를 식별하는 합리적 접근법은 많은 화상 센터에서 시행된다.

Demling과 동료들은 만성 임파선 누공이 있는 양의 모델을 개발했으며 화상부위 및 비화상부위에서 부종 형성의 역동성을 기술했다. 림프액유량(QL)과 림프-혈장 단백질 비율(CL/CP)을 측정한 결과 혈장 단백질을 보유하는 미세 혈관의 능력은 비화상부위는 8시간에서 12시간 사이에 회복되기 시작하였으나 화상부위에서는 그렇지 않았다. 이것은 콜로이드 함유 용액이 결정질 수액보다 화상 후 약 8-12시간 이후에는 더 효과적일 수 있다는 증거를 제공한다.

전향적 무작위 연구에서 O'Mara와 동료들은 신선냉동혈장(FFP) 소생술과 결정질 소생술을 비교했다. 이 실험에서 FFP 그룹은 75 mL/kg FFP (0.5-1.0 mL/kg/hour의 UO를 유지하도록 적정된)와 2,000 mL LR (83 mL/h)을 사용하였고, 결정질 그룹은 Parkland 공식(0.5-1.0 mL/kg/hour의 UO를 유지하도록 적정된)에 따라 LR을 투여하였다. 결정질 그룹은 FFP 그룹(260 vs. 140 mL/kg)보다 훨씬 더 많은 수액을 필요로 했다. FFP 소생술은 복부 내압이 낮았다(16 vs. 32 mmHg). 또한 결정질 그룹은 증가된 크레아티닌, 혈액요소질소(BUN) 및 peak airway pressure을 나타내었지만, FFP 그룹은 상승된 peak airway pressure 만을 나타내었다.

이 연구와 유사한 연구에 따르면, 특히 복부구획증후군(ACS)과 같은 합병증 위험이 있는 환자, 예를 들어 초기 소생 시간이 빠른 속도로 점진적으로 상승하는 넓은 범위 환자는 조기 콜로이드 사용이 합리적이라고 제안한다. 이러한 생각과 일치하는 유타 대학교의 화상 센터에서 취한 접근법은 수액 주입 - 소변 배출 비율이 예상 수준 이상으로 증가할 때 'albumin rescue'의 사용을 포함한다.

5% albumin in NS가 오늘날 화상 소생을 위해 가장 일반적으로 사용되는 콜로이드이다. 알부민이 널리 이용 가능하지 않고 기증자 선별 검사가 초기 단계인 이전 시대에 혈장 주입은 간염 전파 위험이 높았다. 오늘날 안전한 FFP의 유용성은 FFP가 알부민 또는 LR보다 이점을 제공하는지 여부에 대한 질문을 제기해야 한다. Pati 등은 혈관 내피세포성장인자-A (VEGF-A)에 의한 내피 투과성 증가 또는 외상/출혈에 대한 보호에서 FFP 또는 Kcentra (factor concentrate)가 알부민보다 우수할 수 있음을 발견했다. 출혈성 쇼크 모델에서도 Peng와 연구진은 LR과 비교하여 FFP가 내피에서 syndecan-1의 pulmonary shedding을 감소시키고 내피 투과성을 감소 시키며 호중구 침윤을 감소시키는 것을 관찰했다. 출혈성 쇼크에서 이러한 결과는 화상 소생 시 FFP의 미세 혈관 효과에 대한 더 많은 연구가 필요함을 나타낸다.

화상 소생술 시 6% hydroxyethyl starch (HES)와 같은 hetastarch 용액 사용에 대한 열정이 알부민 및 FFP와 비교할 때 현재는 낮다. Vlachou 등은 영국에서 26명의 성인을 Hartmann's solution으로 또는 2/3의 Hartmann's solution과 1/3의 HES의 조합으로 소생시켰다. 연구팀은 HES 그룹이 수액을 적게 투여받았다고 밝혔다(263 mL 대 307 mL/kg). 반면 스위스에서는 48명의 환자를 대상으로 한 연구에서 화상 후 첫 72시간 동안 LR과 6% HES 투여를 비교하였다. 그들은 수액 요구량, 신장 기능, 급성 호흡 곤란 증후군(ARDS), 병원 체류 기간 또는 사망률에 차이가 없음을 발견했다. Cochrane review는 HES solution이 급성 신장 손상의 위험과 신 대체 요법의 필요성을 증가시킨다는 결론을 내렸다. 위와 같은 연구 결과에 따라 유럽 의약청(European Medicines Agency)은 2013년에 중증 환자, 패혈증 환자 또는 화상 환자에게 HES를 사용해서는 안 된다고 발표했다.

화상 소생술 시 주입된 수액의 양을 줄이기 위한 또 다른 접근법은 고장성 생리 식염수(hypertonic saline)를 사용하는 것이다. Shires, Baxter 및 동료들은 Parkland 공식을 이용하여 많은 양의 LR으로 세포 밖 나트륨 부족의 신속한 교정을 주장하고 있지만, Monafo는 고장성 젖산 식염수 용액을 정맥 내 및 구강으로 투여하면 과도한 수액의 투여를 피하면서 나트륨 결핍을 쉽게 교정할 수 있다고 주장했다. 그의 수액은 300 mEq/L of sodium, 200 mEq/L of lactate, 100 mEq/L of chlorlide를 함유하고 있다. 몇몇 화상 센터에서는 일상적으로 소생술 중에 고장성 생리 식염수(hypertonic saline)를 사용했다. 예를 들어 Cincinnati Shrine의 Warden은 LR과 50 mEq of sodium bicarbonate을 사용했는데, 이는 화상 후 8시간 동안은 약간 고장성 수액으로 나타난다.

고장성 생리 식염수(hypertonic saline)를 이용한 수액 소생술 동안 세포 외액의 부족은 세포 외 나트륨 농도의 증가에 따라 세포 내에서 세포 외 공간으로의 물의 흐름에 의해 부분적으로 교정된다. 혈청 나트륨은 고장성 수액 소생술 과정에서 모니터 되어야 하는데 160 mEq/L 이상의 수치는 신장 이상 및 대뇌 영향과 관련이 있다.

Huang과 동료들은 첫 번째 환자 군이 LR로 치료되었고, 후속 코호트는 고장성 생리 식염수(290 mEq/L)로 치료되었고, 세 번째 코호트는 LR로 치료된 연구를 설명했다. 고장성 생리 식염수 환자는 신부전의 위험이 4배 증가하고 사망률이 두 배 상승되었다. 이 경험은 고장성 생리 식염수에 대한 열정을 약화시켰다. 그러나 Oda 등은 hypertonic lactated saline (HLS) 또는 LR로 소생한 화상 환자에 대한 전향적 연구를 보고했다. 나트륨의 농도는 HLS 1 또는 2리터 투여 시 300 to 150 mEq/L로 감소했다. HLS를 투여 받은 환자는 복강 내 고혈압 유병률이 낮았고 수액 량이 적었다(TBSA당 3.1 vs 5.2 mL/kg). 따라서 특히 볼륨에 민감하거나 overresuscitation의 위험이 있는 환자에게는 hypertonic saline 소생술이 도움이 될 수 있다.

화상 쇼크의 다른 치료법은 7.5%의 생리 식염수와 6%

의 dextran-70으로 구성되고 나트륨 농도가 1,280 mEq/L 인 훨씬 더 농축된 hypertonic saline dextran (HSD)을 사용하는 것이다. Elgjo와 동료들은 양의 모델에서 화상 후 1시간 동안 4 mL/kg의 HSD 투여가 심박출량을 빠르게 회복시켰고, 늦지는 않았지만 수액 요구량을 줄였다고 보고했다. 후속 연구에서 이 그룹은 HSD의 수액 절약 효과가 순체액 축적이 20 mL/kg에 도달할 때까지 주어진 두 번째 용량의 사용으로 48시간까지 지속될 수 있음을 보여주었다. 우리는 화상 소생술 시 HSD 사용에 대한 임상 실험은 하지 않았다.

06 일반적인 관리

Greenhalgh에 의해 수행된 화상 전문가에 대한 조사에 따르면 말초 정맥 주사 경로(70%)가 화상 소생술에 적합한 것으로 나타났다. 그러나 중심 정맥 접근은 흔히 사용된다(48%). 깊은 화상과 부종을 동반한 심한 부상을 입은 경우 말초 혈관을 사용할 수 없다. 일시적인 선택으로 골수 내 접근은 생명을 구할 수 있지만, 골수의 수경 저항으로 인해 유속이 제한적이다. 나중에 집중치료 환경에서 중심 정맥 접근을 설정할 수 있다.

수액 소생술의 빠른 시작(화상 후 첫 1시간 이내에)은 장기 부전을 예방하는 데 필수적이지만, 엄격한 환경이나 전투 사상자 관리 및 대량 살상 사건에서는 달성하기 어려울 수 있다. 여기에서 장 또는 구강 소생술을 고려해야 하며 TBSA 10%에서 40% 사이의 화상에 효과적일 수 있다. 장 소생술의 임상적 사용은 1944년 Fox를 포함한 여러 초기 저자들에 의해 기술되었다. 그 유용성은 장폐색 및 위 기능 감소에 의해 제한될 수 있다. 장 소생술의 효과와 안전성은 더 많은 연구가 필요하다.

화상 관련 구강/장액 소생술 솔루션은 없다. World Health Oreganization (WHO) oral rehydration solution (WHO 구강 재수화 솔루션)은 깨끗한 물로 재구성되는 건조 분

말로 제공된다. 그것은 원래 콜레라 환자에게 이차적으로 발생하는 탈수 치료를 위해 개발되었다. 이들 및 상업적으로 이용 가능한 용액은 나트륨, 다른 전해질 및 당류를 함유한다. 설탕 성분은 소장 점막을 통한 나트륨 섭취를 증가시키기 때문에 중요하다. 비위관(nasogastric tube)을 통해 장 소생술을 수행하는 경우, 특히 화상 후 초기 몇 시간 동안 위 잔여 체액의 빈번한(예: 시간별) 모니터링이 권장된다.

07 소생술 중 위험 증가 환자

중증도의 환자(예: 심부전, 간경변, 기존 신부전증, 병적 비만)는 종종 수액소생술에 일반적인 방식으로 반응하지 않으며 이후에 설명하는 것처럼 더 자세히 모니터링하면 도움이 될 수 있다. 매우 어리고 오래된 연령대의 환자들은 볼륨 상태의 '스윙'에 대한 내성이 떨어진다. 즉, 저혈량증 또는 고혈량증을 보상할 수 있는 능력은 제한적이며, 특히 '볼륨 민강성'이다. 다시 말하면, 이러한 환자 집단에서 자세한 모니터링에 더 주의를 기울여야 한다.

Boxter는 흡입 손상과 큰 화상을 입은 환자는 화상 환자 중에서 가장 많은 수분을 필요로 한다고 보고하였다. 대부분의 연구에서 흡입 손상이 없는 동등한 크기의 화상에 비해 20-30%의 수액 요구량이 증가한 것으로 보고되었다. 그러나 흡입 손상으로 인한 화상 소생 공식의 수정은 일반적으로 권장되지 않으므로 이러한 반응은 예측할 수 없다.

소생술이 지연되는 환자는 수식에 의해 제안된 것보다 더 많은 수분을 필요로 할 수 있으며, 재관류에 이은 지연된 국소 허혈의 해로운 영향으로 인해 합병증이 증가할 수 있다. 다시 말하자면 이 시나리오에서는 일반적인 치료법을 수정하지 않는 것이 좋다. 외상의 위험을 나타내는 부상 메커니즘을 가지고 있고 일반적인 방식으로 소생법에 반응하지 않는 환자는 숨어있는 손상이 있거나 지속

되는 출혈이 있을 수 있다. 고전압 전기 손상 후 발생할 수 있는 임상적으로 명백한 myoglobinuria를 보이는 환자는 일반적으로 신장 tubules의 색소 침착을 줄이기 위해 증가된 속도로 체액을 제공하며 성인에서 목표 소변량은 75-100 mL/h이다.

08 소생술 지표들

소생을 최적화하려면- 즉, 가장 낮은 생리학적 비용으로 기관 관류를 달성하기에 충분한 양의 관리를 보장- 이러한 엔드 포인트를 기반으로 매시간 상태를 모니터링(소변 배출량, 혈역학, 적절한 관류의 임상적 증거)하고 적정해야 한다.

가장 일반적으로 사용되는 평가는 활력징후, 혈액검사 및 소변 배출량이다. 소생술의 적정성에 대한 주요 지표는 사구체 여과율, 신장혈류 및 심박출량의 대용량 척도라는 이론적 근거가 있는 소변 배출량이 가장 많다. 권장 소변 배출량은 성인 30-50 mL/h, 30 kg 미만의 어린이의 경우 시간당 0.5-1.0 mL/kg, 유아의 경우 시간당 1.0-2.0 mL/kg이다. 최근에는 좀 더 낮은 값을 목표로 하는 경향이 있다. 소변 배출량은 일반적으로 매시간 기록된다. 그러나 이 빈도를 확인하는 연구는 부족하다. 소변 배출량은 신장 기능 부전 환자 및 이뇨제, 알코올 중독 또는 당뇨병의 사용으로 소변 배출량이 상승한 환자의 소생 적정성 지수로 실패할 수 있다. 이 환자들에서는 대체 모니터링 방법을 권장한다.

소변 배출량은 적절한 관류의 유일한 측정 기준이다. 심박수, 혈압, 중심정맥압 및 심초음파는 심혈관 상태의 지표로서, 특히 화상이 크고 복합성 동반 질환이 있는 환자에서 유용하다. 그러나 이러한 변수는 화상 쇼크 생리학의 맥락에서 고려되어야 한다. 예를 들어, 심한 화상을 입었으나 잘 소생한 성인의 심장 박동수는 100-130/min 범위에 있어야 한다. 이는 손상으로 인한 카테콜라민의

대량 방출과 신중한 소생을 특징으로 하는 상대적 혈액량 감소로 인한 것이다. 60 mmHg의 평균동맥압(MAP)은 대부분의 환자에게 적절한 목표 혈압이지만 일부 환자는 50-55 mmHg의 낮은 평균동맥압을 견딜 수 있을 뿐 아니라 적절한 소변 배출량, 뇌관류 획득 및 젖산증 감소를 달성할 수 있다.

혈액검사는 중요한 평가 도구이다. 최적의 측정 빈도에 대한 증거는 부족하지만 총 혈액수, 전해질, 포도당 및 산 염기 상태를 자주 모니터링해야 한다. 젖산과 염기결핍(Base Deficit)은 종종 관류의 적정성을 나타내는 지표로 사용된다. 증가된 염기결핍(Base Deficit)과 혈장 젖산은 더 넓은 화상범위, 흡입 손상, 더 많은 수분 요구량 및 사망률과 관련이 있다. 화상 환자의 염기결핍(Base Deficit) 및 결과에 대한 전향 적 연구에서 Cartotto 등은 악화된 염기결핍(Base Deficit)을 가진 환자는 패혈증, ARDS 및 다발성 기관 기능 이상 증후군의 발생률이 높을 뿐만 아니라 더 많은 수분 필요량을 가지고 있다고 보고했다. Kamolz 등은 또한 젖산 수치와 젖산 제거율이 쇼크와 소생의 상태를 판단하는 유용한 지표임을 보여주었다. 또한 젖산 수치가 24시간 이내에 정상화되면 소생률이 68%였고, 젖산 수치의 정상화가 없었다면 소생률이 32%였음을 보고했다.

폐동맥도관(PAC)은 폐모세혈관 웨지압력, 전신혈관저항과 폐혈관저항, 심박출량 및 산소 소비를 측정하기 위해 소생술 중 수십 년 동안 사용되어 왔으며 지금은 주로 연구 용도로만 사용된다. TPTD (Transpulmonary Thermo-dilution)는 중앙 혈관을 통한 액세스 포인트 1개와 말초 동맥을 통한 액세스 포인트 1개를 필요로 하는 덜 침습적인 방법이다. 상업용 TPTD 모니터는 또한 동맥 파형 등고선 분석을 기반으로 한 심박출량의 beat-to-beat 추정을 제공한다. 또한 심장 전후하(preload) 지표인 GEDV (global end-diastolic volume)와 폐부종의 표지자인 혈관 외 폐수를 측정할 수 있다. Sánchez 등은 MAP 또는 UO가 아닌 TPTD가 급성 소생술(화상 24시간 이내) 동안 저혈량증을

정확하게 검출했음을 보여주었다. Kraft 등에 의한 화상을 입은 어린이의 대한 최근 연구에서 이 결과들을 확인했다.

소생술 중에 TPTD 또는 PAC 데이터를 사용하는 것이 가장 명확한 방법은 아니다. 사실 화상 후 첫 24시간 동안 심박출량 또는 GEDV를 '정상화'하려는 시도는 종종 잘못된 시도이다. 그 이유는 심박출량 또는 GEVD가 결과에서 전혀 개선 없이 과소생술로 이어질 수 있기 때문이다. 오히려 성공적으로 소생된 평균 환자의 예상 역학 관계를 이해하면 주어진 환자가 그의 진도와 관련하여 'on course' 또는 'off course'인지 여부를 결정할 수 있다. Pruitt 등의 정보는 이와 관련하여 도움이 된다. 성공적인 소생술에 대한 연구에서, 혈장량의 손실은 화상 후 48시간까지 지속되었고 심박출량은 화상 후 36시간까지 기준치 이하로 유지되었다.

심초음파는 선택된 화상 환자의 심장 평가를 위해 주로 PAC를 대체해왔다. Transthoracic echocardiography (TTE)는 체적 상태 및 심장 기능에 대한 정보를 제공한다. 사전 평가 진정 작용 없이 TTE를 쉽게 수행할 수 있다. 그럼에도 불구하고, 사용자 의존적인 오류를 최소화하기 위해 TTE는 잘 훈련된 임상의에 의해 수행되어야 한다. PAC와 TPTD에 비해 심초음파의 또 다른 이점은 심부전을 진단하고 내인성에 대한 반응을 결정하는 것을 도울 수 있다는 것이다. 다른 심초음파 검사 기술을 비교하는 전향적 무작위 대조 연구가 보증된다.

화상쇼크 중 적혈구용적율(또는 헤모글로빈)이 증가하면 혈장의 부피가 감소하는 것으로 나타난다. 이런 이유로, 화상 소생술에 대한 초기 연구는 이 수치를 볼륨 상태의 지표로 추천하는 것이 좋다. 분명히 그것은 적혈구 손상을 반영하여 소생술을 계속하면서 적혈구 크기가 정상 수준 이하로 감소하는 경우가 종종 있음을 염두에 두고 확실한 정보 제공을 할 수 있다.

09 Fluid creep 및 부종 관리

소생술 동안 중요 장기의 적절한 관류를 유지하고, 수액의 투여를 적절하게 최적화하지 못하면 과소생술을 초래할 수 있다. 'Fluid creep'은 화상 공식에 의해 예측된 것보다 더 많은 양의 수액을 주입하는 최근 경향으로 Pruitt에 의해 처음 발표된 바 있으며 기관 기능장애 또는 심지어는 생명을 위협하는 심각한 합병증을 초래할 수 있다. 과소생술은 ACS, 기도 및 폐부종, 사지 구획 증후군 (ECS), 안와 구획 증후군, 및 뇌부종으로 이어질 수 있다. 뇌부종의 위험은 특히 과소평가된다. Gueugniaud 등은 TBSA가 60% 이상이고 두부 손상의 병력이 없는 환자에서 상승된 ICP를 관찰하여, 2일째에 최고치가 나타난 것을 확인했다. Shin 등은 70% TBSA 양의 모델 부검에서 뇌의 수분 함량이 증가하면서 ICP가 증가하고 화상 후 6시간이 지나면 뇌 혈류가 감소하는 것을 보고하였다. Ding과 동료들은 쥐의 모델에서 화상 후의 혈액-뇌 장벽 투과성이 증가된 것을 기술하였으며 이는 TNF-α 또는 matrix metalloproteinase-2 blockade으로 예방할 수 있음을 입증하였다. Gatson 등은 화상을 입은 쥐에서 뇌의 사이토카인 수치가 증가하고 17-β-estradiol으로 차단되었음을 기술하였다.

이 초기 합병증 목록에 부상 깊이의 진행과 상처 치유의 성공에 대한 상처 부종의 영향을 추가해야 하는데, 그 중 생존의 중요성은 아무리 강조해도 지나치지 않다. 이러한 합병증은 매우 병적이며, 이를 미연에 방지하려는 격렬한 노력은 현대 시대의 화상 쇼크 소생의 중요한 부분이다. 예를 들어, 화상 환자의 ACS는 개복술로 치료할 때 많은 경우에서 거의 100% 사망률을 나타낸다. ECS (in burned or unburned limbs)는 늦게 감지되어 근육 괴사, 신경 손상 및 사지 손실을 가져올 수 있다. Ivy는 화상 후 24시간 동안 주입된 수액량이 250 mL/kg을 초과하면 ACS의 위험이 증가한다는 사실을 관찰했다. 이런 이유로, 그 양은 흔히 '아이비 지수(Ivy Index)'라고 일컬어진다. 아이비

지수를 초과하는 소생술을 진행 중인 환자의 조기 발견은 주입 비율을 낮추고 신속하게 이러한 합병증을 해결할 수 있다. 이러한 시정 조치에는 (1) 수액 주입 속도를 줄이는 전략 및 (2) 부종을 치료하기 위한 전략이 포함된다.

수액 주입 속도를 다음과 같은 방법을 통해 줄일 수 있다. (a) initiation of colloids, (b) tolerance of a subtarget UO, (c) initiation of continuous renal replacement therapy to address acidosis or renal insufficiency, (d) initiation of high-dose ascorbic acid, and/or (e) a diagnostic work up for non-volume-related causes of shock, such as echocardiography to assess cardiac function and the need for inotropes.

부종 형성을 줄이거나 그 영향을 다루기 위한 전략에는 (a) aggressive elevation of burned extremities; (b) monitoring of extremity compartment pressures and/or physical exam, with escharotomies or fasciotomies as needed;86 (c) monitoring of the bladder pressure to diagnose intra-abdominal hypertension (IAH); (d) use of sedation/paralysis/positioning to reduce IAH; (e) placement of a diagnostic peritoneal lavage (DPL) catheter connected to intravenous tubing to permit evacuation of ascites and reduction in IAH; and (f) measurement of intraocular pressures and lateral canthotomy for orbital compartment syndrome 등이 있다.

하나의 화상공식이 다른 것에 비해 우월하다는 것을 시사하는 무작위 통제 시험은 없지만, Chung 등은 이라크에서 치료된 전투 사상자의 자료를 소급하여 분석했다. 전쟁 중 시행된 임상 진료 지침은 화상 환자가 TBSA당 2-4 mL/kg을 사용하여 소생술을 받을 것을 권장했다. 실제적으로, 대부분의 환자의 소생술은 TBSA당 2 또는 4 mL/kg에서 시작되었다. 이것은 수정된 Brooke와 Parkland 공식의 비교를 허용했다. 두 그룹의 환자들은 TBSA당 2 mL/kg에서 시작된 것이 TBSA당 3.8 mL/kg을 받았지만 TBSA당 4 mL/kg에서 시작된 것은 TBSA당 5.9 mL/kg을 받았다. TBSA당 2 mL/kg에서 시작한 환자는 TBSA당 4 mL/kg (29% vs. 57%)에서 시작한 것보다 아이비 지수를

능가할 가능성이 적었다. 이는 'Fluid creep'에 대한 한 가지 해결책은 보다 보수적인 수정된 Brooke 공식을 사용하여 소생법을 시작하는 것임을 시사한다.

Faraklas 등과 Cancio 등은 임상의사가 나중에 수액 주입 속도를 감소시키는 것보다 초기에 속도를 증가시키는 데 더 적극적일 수 있다고 제안하였다. 더 나아가 Faraklas 등은 심각한 손상을 입은 환자, 소아 환자, 화상 및 흡입 화상이 있는 환자가 'Fluid creep'이 더 잘 생길 수 있다는 결론을 내렸다. 수액량이 많을수록 더 많은 가피절개술과 합병증은 물론 입원 기간이 길어졌다.

2004년 Sullivan 등은 'Fluid creep'이 화상쇼크 소생술 동안 투여된 오피오이드 양이 증가하는 것과 관련이 있다고 제시하였으며 이런 현상을 '오피오이드 크리프(opioid creep)'라고 불리었다. 그들은(1975년에 치료) 적은 양의 오피오이드를 받은 화상 환자의 코호트의 수액 요구 조건을 4배 더 높은 오피오이드를 받은 환자 그룹(2000년 치료)의 요구 사항과 비교했다. 급성 입원 후 24시간 이내에 오피오이드 투여량과 체액 요구량 간에 유의한 상관 관계가 나타났다. 그럼에도 불구하고 심하게 화상을 입은 환자의 경우 오피오이드계 약물이 통증 관리의 중요한 부분으로 남아 있다. 오피오이드 및 벤조디아제핀의 심혈관 효과를 고려할 필요가 있으며 주어진 양을 엄격히 감시해야 한다.

Lawrence 등은 과도한 양의 결정질 수액을 필요로 하는 환자에게 5%의 알부민을 제공하는 'colloid rescue'를 기술했다. 이 접근법은 결정질 수액 주입 속도의 후속 감소를 허용했다. 특히 콜로이드의 사용은 화상 후 8-12시간이 경과한 후 Parkland의 용량 평가(이전 논의 참조)를 초과하는 수액 필요성으로 향하는 환자에서 고려되어야 한다.

⑩ 약리학적 및 체외부속물

화상 소생술 시 혈관작용 약물치료에는 제한적인 역할

이 있다. 전통적으로 우리는 이러한 많은 환자들이 심한 카테콜라민 분비 및 혈관 수축으로 인한 상해와 혈액량 감소에 반응한다는 것을 인식하여 화상 쇼크 중 노르에피네프린이나 바소프레신과 같은 혈관 수축제를 사용하는 것을 꺼려했다. 그러나 경우에 따라 그러한 약물은 최소의 수용 가능한 평균 동맥 혈압을 유지하는 데 유용할 수 있다. 마찬가지로 도부타민과 같은 심근 수축제(hydralazine 같은 후 부하를 줄이는 약)는 저혈압 화상 환자에게 주의를 기울여 사용해야 한다. 이 환자의 후부하 감소가 명백한 저혈압을 일으킬 수 있다. 그러나 체액량은 충분한데 심박출량이 낮은 환자의 경우, 심근 수축제가 적절할 수 있다. 혈관작용 약의 선택은 심초음파를 통해 결정될 수 있다.

고농도 아스코르빈산(비타민 C)은 화상 소생 시 약리학적 보조제로 사용되었다. 제안된 작용 메커니즘은 연소 후 지질 과산화 및 미세 혈관 누출을 감소시킬 수 있는 free-radical scavenger라는 것이다. 시간당 66 mg/kg의 투여량(입원 후 가능한 한 빨리 시작됨)은 Tanaka와 동료들의 전향적 무작위 대조 시험에서 평가되었다. 그들은 고용량 아스코르빈산이 24시간 체액 요구량(TBSA당 5.5−3.0 mL/kg), 체중 증가 및 부종을 현저히 감소시켰음을 보여주었다. 또한 치료 환자는 인공호흡기 일수가 적고 폐부종이 적으며 급성 폐 손상률이 낮았고 산화 스트레스 지표인 malondialdehyde 농도가 낮았다. 아스코르빈산 그룹은 비록 대조군보다 유의하게 수액량이 적었지만 혈류 역학과 시간당 소변 배출량을 비교할 수 있었다. Dubick과 동료들은 화상을 입은 양의 모델에서 고농도 등장성 아스코르빈산이 48시간 동안 주입된 총 수액량을 감소시켰다고 보고했다. 또한 치료 그룹은 혈장 항산화 잠재력을 현저하게 높였고 지질 과산화를 감소시켰다. 소규모의 후향적 연구에서 비슷한 결과가 나왔다. 특히 아스코르빈산 치료 환자의 경우 소생 시 수액 투여량이 유의하게 낮았으며 혈압 강하제 사용이 감소했다. 이 연구는 고용량 아스코르빈산이 소생술에 성공할 것이라는 것을 암시하지

만, 다기관 시험은 아직 수행되지 않았다고 제안했다. 아스코르빈산은 삼투성 이뇨제로 작용할 수 있으며, 소변 배출량을 소생 적절성의 지표로 사용할 수 있다. 또한 환자가 소생술을 실패한 것으로 보이는 나중 시점이 아닌, 입원 당시 이 약물에 대한 투여는 항산화 메커니즘을 고려하여 이해가 된다.

화상 소생술의 보조치료법으로는 치료용 혈장교환(TPE), 지속적 신대체 요법(CRRT) 및 체외 혈액 정화를 포함한다. TPE는 소생술에 적절히 반응하지 않는 환자의 치료를 위해 소수의 화상 센터에서 사용되었다. TPE에서 환자의 혈장 용량은 FFP로 대체된다. 이 중재의 기본은 TPE에 의해 제거될 수 있는 혈중 사이토카인 및 다른 요인에 의해 부분적으로 화상 쇼크가 중재된다는 개념이다. Neff 등은 처음 24시간 동안 TBSA당 3 mL/kg의 목표치의 1.2배를 초과했을 때 TPE를 시행한 21명의 환자에 대한 핍뇨증이나 저혈압과 같은 다른 실패의 증거를 보고했다. TPE는 혈압과 소변 배출량의 증가와 관련이 있으며, 수액 투여 속도와 젖산 농도는 감소한다. 대조군과의 사망률에는 차이가 없었다. Klein 등은 Parkland 공식에 의해 예측된 양의 두 배를 받는 37명의 환자에게 TPE를 적용했다. 결과는 Neff 등의 결과와 유사했다.

화상의 쇼크를 치료하기 위한 CRRT의 유용성에 대한 데이터는 없다. Chung 등은 급성신장손상(Acute Kidney Injury Network (AKIN) level 3, or level 2 with shock)이 있는 화상 환자에 대해 보고했다. 이 환자들은 평균 병원 입원일 17 ± 24일에 CRRT가 시작되었다. 전통적인 대조군과 비교하여 사망률이 더 좋았다. 쇼크 환자의 경우 24시간 이내에 승압기를 필요로 했다. 저자들은 이 개선을 위한 작용 메커니즘이 사이토카인의 비특이적 제거일 수 있다고 추측했다. 이러한 결과를 회복이 어려운 화상 쇼크환자에게 적용하거나 CRRT에 대한 AKIN 기준을 충족시키지 못한 사람에게 적용하는 것은 이 가설을 기반으로 한다.

체외 혈액 정화는 CRRT 이외의 수단을 통해 순환에서

염증 매개체 및/또는 다른 분자를 제거하는 것을 목표로 한다. Linden과 동료 연구진은 흡입화상 및 40% TBSA 화상의 돼지 모델에서 CytoSorb (CytoSorbents Corporation, Monmouth Junction, NJ)라는 새로운 체외 흡착 칼럼을 평가했다. 이 칼럼은 체외 순환 회로에서 IL-1b, IL-6, IL-10 및 myoglobin을 제거했지만 전신 수준은 감소시키지 않았다. 따라서 치료 기간, 혈류 속도 및 가능한 장치 크기와 같은 요소를 최적화하기 위해 더 많은 작업이 필요할 것이다.

⑪ 프로토콜 구동 및 전산화 소생술

시간별 흐름 차트를 사용한 간호사 주도 화상 소생술은 수액 요법을 보다 엄격하게 제어하기 위한 접근 방법이다. 간호사가 시행하는 프로토콜을 통해 간호사는 의사의 지시를 기다리지 않고도 소생률을 시기적절하고 효과적으로 변경할 수 있으므로 치료에 필요한 조정이 지연될 수 있다. 또한 이러한 프로토콜은 경험 및/또는 편안함 수준이 적정에 미치는 영향을 감소시킨다(새로운 간호사 또는 인턴은 상당한 변화를 주저할 수 있음). Faraklas와 동료들은 간호사 중심의 소생 프로토콜을 성능 개선 프로젝트로 제정하고 우수한 프로토콜 준수를 보여주었다. 그러나, 큰 범위의 화상 또는 흡입화상 입은 환자에서 여전히 대량의 수액 소생술이 발생했다.

문서 프로토콜에 대한 논리적인 다음 단계는 전산화된 의사결정 지원시스템(CDSS)이다. CDSS는 환자로부터 얻은 데이터를 사용하여 임상 팀에게 권장 사항을 제공하는 개방형 시스템이다. Salinas 등은 다음 시간 동안 목표 범위 내에서 UO를 달성할 가능성이 가장 높은 주입 속도를 매 시간마다 계산하는 알고리즘을 개발했다. 알고리즘에 사용된 입력에는 과거 3번의 소변 배출의 선형 추세, 화상 크기, 화상 후 시간 및 현재 수액 주입 속도가 포함된다. 이 알고리즘은 소프트웨어로 구현되었으며 소변 배출량

비율이 목표 범위를 달성한 시간 비율을 증가시키면서 전달된 총 부피를 줄이는 것으로 나타났다. 인공호흡기 적용일과 중환자실 체류 기간도 감소했다. 권장 사항이지만 이 연구는 규모가 작았으며 대규모 시험에서 유효성 확인을 기다리고 있다.

수액 주입 속도의 시간별 조정은 편리하지만, 임의의 시간 간격을 기준으로 하는 반면, 콩팥은 볼륨 상태의 변화에 보다 신속하게 응답한다. 따라서 소변 배출량을 지속적으로 측정하고 보다 자주 빈번하게 주입 속도를 자동으로 보정하는 폐쇄 루프 시스템을 개발하는 데 가치가 있을 수 있다. 폐쇄 루프(closed-loop) 수액 소생 시스템은 화상 및 출혈의 대형 동물 모델에서 효과적(소생술의 목표를 유지하는 데 효과적)이고 효율적인(볼륨 전달 감소) 것으로 나타났다. 폐쇄 루프 시스템은 침상 간병인의 소변 배출량 측정 및 변환과 주입률 수동 조정에 있어 많은 시간을 줄여 다른 작업에 더 많은 시간을 할애 할 수 있다. 폐쇄 루프 시스템은 화상 전문가가 없거나 희석되거나 성능이 저하된 비화상 센터 설정 또는 대량 사고 시나리오에서 특히 유용할 수 있다. 그러나 폐쇄 루프 시스템은 주의 깊은 환자 모니터링을 대체하지 않아야 하며 제공자의 상황 인식을 줄이기보다는 강조해야 한다. 그러한 시스템은 간병인이 컴퓨터를 무시하고 수동 제어를 회복할 수 있어야 한다.

⑫ 결론

수액 소생술은 중증 화상 환자에게 중요한 첫 단계이다. 환자의 최적 소생술을 둘러싼 논란이 여전히 남아 있다. 소생술을 향상시키기 위해 고안된 수많은 전략이 있다. 어떤 공식이나 기술보다 더 중요한 것은 혈액 역학과 최종 장기 재관류의 전반적인 적절성을 평가하고 필요에 따라 조정하기 위한 의사와 간호사의 부지런한 화상팀이다.

참고문헌

1. SE Wolf, JK Rose, MH Desai, et al.: Mortality determinants in massive pediatric burns. An analysis of 103 children with ≥80% TBSA burns (≥70% full-thickness). *Ann Surg.* 225 (5):554-565 1997

2. CR Baxter, T Shires: Physiological response to crystalloid resuscitation of severe burns. *Ann N Y Acad Sci.* 150 (3):874-894 1968

3. EC Davidson: Tannic acid in the treatment of burns. *Surg Gynecol Obstet.* 41:202-221 1925

4. O Cope, FD Moore: The redistribution of body water and the fluid therapy of the burned patient. *Ann Surg.* 126:1010-1045 1947

5. EI Evans, OJ Purnell, PW Robinett, A Batchelor, M Martin: Fluid and electrolyte requirements in severe burns. *Ann Surg.* 135:804-817 1952

6. GT Shires, JN Cunningham, CR Backer, et al.: Alterations in cellular membrane function during hemorrhagic shock in primates. *Ann Surg.* 176 (3):288-295 1972

7. KK Chung, J Salinas, EM Renz, et al.: Simple derivation of the initial fluid rate for the resuscitation of severely burned adult combat casualties: in silico validation of the rule of 10. *J Trauma.* 69 (suppl 1):S49-S54 2010

8. HF Carvajal: Fluid resuscitation of pediatric burn victims: a critical appraisal. *Pediatr Nephrol.* 8 (3):357-366 1994

9. JR Saffle: The phenomenon of "fluid creep" in acute burn resuscitation. *J Burn Care Res.* 28 (3):382-395 2007

10. Peng Z, S Pati, D Potter, et al.: Fresh frozen plasma lessens pulmonary endothelial inflammation and hyperpermeability after hemorrhagic shock and is associated with loss of syndecan 1. *Shock.* 40 (3):195-202 2013

11. S Mayor: EMA confirms that hydroxyethyl starch solutions should not be used in critically ill, sepsis, or burns patients. *BMJ.* 347:f6197 2013

12. GI Elgjo, DL Traber, HK Hawkins, GC Kramer: Burn resuscitation with two doses of 4mL/kg hypertonic saline dextran provides sustained fluid sparing: a 48-hour prospective study in conscious sheep. *J Trauma.* 49 (2):251-263 2000

13. CL Fox: Oral sodium lactate in treatment of burns and shock. *JAMA.* 124:207-212 1944

14. KL Kaups, JW Davis, WJ Dominic: Base deficit as an indicator or resuscitation needs in patients with burn injuries. *J Burn Care Rehabil.* 19 (4):346-348 1998

15. R Kraft, DN Herndon, LK Branski, et al.: Optimized fluid management improves outcomes of pediatric burn patients. *J Surg Res.* 181 (1):121-128 2013

16. SR Sullivan, JB Friedrich, LH Engrav, et al.: Opioid creep" is real and may be the cause of "fluid creep. *Burns.* 30 (6):583-590 2004

17. R Reyes, Guo M, K Swann, et al.: Role of tumor necrosis factor-alpha and matrix metalloproteinase-9 in blood-brain barrier disruption after peripheral thermal injury in rats. *J Neurosurg.* 110 (6):1218-1226 2009

18. LC Cancio, S Chavez, M Alvarado-Ortega, et al.: Predicting increased fluid requirements during the resuscitation of thermally injured patients. *J Trauma.* 56(2):404-413 2004

19. 93H Tanaka, T Matsuda, Y Miyagantani, et al.: Reduction of resuscitation fluid volumes in severely burned patients using ascorbic acid administration: a randomized, prospective study. *Arch Surg.* 135 (3):326-331 2000

20. KK Chung, JB Lundy, JR Matson, et al.: Continuous venovenous hemofiltration in severely burned patients with acute kidney injury: a cohort study. *Crit Care.* 13 (3):R62 2009

Treatment of infection in Burn Patients

허 준 | 한강성심병원

01 서론

피부는 첫 번째 면역 방어기전으로 감염원에 대한 장벽 역할을 한다. 일단 열린 상처는 이 장벽이 손상되어 감염이 발생할 수 있다. 화상합병증의 4가지 주요원인은 (1) 폐렴, (2) 연조직염, (3) 요로감염 및 (4) 화상 상처감염이다. 감염은 사망에 기여하는 주요인으로, 화상 환자 사망의 51%를 차지한다.

피부가 열에 의해 손상될 때 피부균무리(skin flora)가 사멸되므로 처음에는 무균상태가 된다. 불행히도 화상상처는 혈류가 감소하고 영양소가 풍부하기 때문에 세균증식에 최적의 조건이 되어 세균이 빠르게 군집을 형성하게 된다. 2007 American Burn Association Consensus Conference는 (1) 상처표면의 세균의 농도가 낮고, (2) 침습감염이 없으며, (3) 조직 1그램당 105개 미만의 세균이 있는 경우를, 상처의 병원균 집락형성(colonization)으로 정의했다.[3] 표재화상에서, 피부균무리는 각질세포와 마찬가지로 모낭 및 피지선에서 생존하여 생리적 세균집락을 다시 형성할 수 있다. 또한, 화상 환자에서는 통상적으로 외부환경, 환자의 내장기관 또는 비인두계의 병원체에 의해 미생물집락을 형성하게 된다.

피부에 정착한 세균과 세균집락은 빠르게 감염으로 진행되어, 상처의 약화된 부위의 생존조직에 혈관내혈전증 및 괴사를 일으킴으로써, 부분층화상부를 전층화상부로 전환시킬 수 있다. 화상상처에서 그람양성균이 우선 집락화하고, 그 후에 그람음성균에 의해 집락화되는 경향이 있다. 치료가 지연되면 다양한 군의 병원체가 집락을 형성하고, 혈류로 침습하여 패혈증을 초래하고, 이로 인해 사망 가능성이 높아지게 된다.

화상상처감염의 관리는 체계적으로 이루어져야 한다. 가능한 조기에 약화되고 사멸된 조직을 제거해야 한다. 이 조직들은 병원체에게 영양을 공급하고, 증식을 위한 장소를 제공하기 때문이다. 또한, 신속한 자가이식으로 피부 장벽을 재건하면, 방어기능을 확립하여 병원체가 숙주에 접근하는 것을 차단할 수 있다. 국소항생제는 세균의 성장 및 집락형성을 억제하여, 환부가 치유되는 과정을 방해하는 것을 막을 수 있다. 상처를 적극적으로 세척하면 세균집락수를 줄이고, 균막(bioflim)을 분해하고 제거하며, 약화되거나 사멸된 조직을 제거 할 수 있다. 전신항생제는 혈액관류가 되는 조직에 침입한 병원체를 죽이고 억제한다. 정량적 상처배양으로 효과적인 진단 및 가장 낮은 독성으로 가장 효과적인 항균제를 선택할 수 있다.

체계적인 영양공급은 환부의 치유와 감염을 예방하는 데 도움이 된다.

02 감염의 예방

예방은 감염을 최소화하는 가장 좋은 방법이다.[8] 병원체는 병원직원, 방문객 또는 장비에 의해 전달되거나 전염될 수 있다. 환자는 1인실을 이용하고 문으로 다른 방과 분리하는 것이 권장된다. 양압병실을 이용하면 세균오염을 최소화하는 데 도움이 된다. 환자의 병실은 매일 청소해야 하며, 환자 퇴원 시 철저하게 청소되어야 한다. 환자 퇴원 직후에는 벽과 천장을 포함하여 청소하여야 하며, 다음 환자가 입원하기 72시간 전에 소독 및 청소를 수행하는 것을 권장한다. 또한 가운과 장갑을 포함하여 환자와 접촉하는 모든 것에 대해 예방조치를 하는 것이 중요하다. 이는 특정환자의 세균학적 상태에 상관없이 실내로 들어가기 전에 착용하고 퇴실 전에 탈거해야 한다. 감염을 방지하기 위해 환자와의 접촉 전후에 항상 손 위생을 시행하여야 한다. 드레싱 재료, 소모품, 장치 및 장비는 환자 간에 공유해서는 안 된다. 목욕시설, 샤워시설, 이동형 진단장비 및 기타 시설은 각 환자의 사용 사이에 오염을 제거하여야 한다. 또한, 넥타이, 반지, 시계 및 휴대폰과 같은 매개물은 병원균 매개체가 될 수 있으므로 금지해야 한다. 물 및 공기 필터는 각각 0.2 및 0.3 μm까지 입자를 차단하고 매월 교체하며 감염감시를 위해 정기적으로 배양해야 한다. 이러한 엄격한 조치를 유지함으로써 환자 간 감염성 세균의 전염을 억제할 수 있다.

03 화상상처감염의 진단

화상상처감염의 진단은 복잡할 수 있다. 화상 환자는 대사과다기(hypermetabolic phase)에 정상적으로 나타나는 발열 또는 빈맥과 같은 임상징후가 나타나는데, 이는 화상 환자의 감염 및 패혈증의 진단을 어렵게 한다.

상처배양은 집락을 형성한 세균을 확인하여 적절한 치료를 결정하는 데 도움이 된다. 화상상처는 대개 수상 후 5–7일 후에 미생물집락화가 이루어진다. 대부분의 초기 감염은 내인성 세균집락에서 유래하기 때문에, 환자 입원 시 초기에 상처배양을 수행하는 것을 권장한다. 선별검사로 코, 목, 양측 사타구니와 양측 겨드랑이에서 도말검사(swap)를 시행하여야 한다. 또한, 화상상처 절제 시, 그리고 침습감염이 의심될 때마다 정량적 조직배양을 하는 것이 도움이 될 수 있다.

상처의 모양 및 악취의 변화는 상처의 미생물집락화와 상처감염을 감별 진단하는 데 도움이 될 수 있다. 크웨이(Kwei) 등은 상처를 배양하기 위해 다음의 3가지 주요 방법을 제안하였다. 정성적(성장의 유무), 반–정량적(박테리아의 존재가 부족하거나 적거나 중간 정도 또는 많음) 및 정량적(절대적인 양이 결정됨). 면봉을 이용한 배양은 감염과 집락화를 구분할 수 없고, 선택된 부위에 대해서만 정확하기 때문에 유용하지만 제한적이다. 이러한 문제는 여러 부위에서 조직을 생검함으로써 보완할 수 있다.[16] 정량배양이 더 비싸지만, 항균제로 표면을 멸균한 후 생검을 한 경우, 박테리아 수는 약 80%의 경우에서 상처감염의 조직학적 증거와 연관되는 것으로 나타났다. 조직배양을 통해 조직 그램당 세균수가 105 이상일 때, 침습세균감염을 확진할 수 있다. 조직학적으로 침습이 존재하면, 전신항생제를 투여하고, 상처를 절제해야 한다.

환자의 신체검사는 화상상처의 전염성을 인지하는 데 중요하다. 화상상처의 홍반은 화상부위 주변조직으로부터 염증매개체의 유리에 의해 무균적으로 생성되는 생리적 현상이며, 연조직염과 혼동되어서는 안 된다. 일반적으로 이 홍반은 화상을 입은 후 2–3일 이내에 나타나며, 화상 후 1주일이 지나면 사라진다. 감별진단은 임상적 촉진으로 가능하다. 홍반은 연조직염과 같은 감염 때와 달리 심각한 경결이나 압통은 없다.

연조직염은 화상상처 주변 조직의 비침습감염이다.[3] 연조직염은 다양한 병원체에 의해 발생할 수 있다.[6] 이 감염은 부종, 감각 이상, 홍반, 통증 및 압통이 특징이다. 상처 윤곽의 색과 상처의 냄새로 연조직염을 의심할 수 있다. 노인 환자와 당뇨병 환자에서는 감염이 쉽고 빠르게 진행되기 때문에, 특히 주의를 기울여야 한다. 연조직염이 있는 화상상처는 국소항생제를 적용하고, 외과적 절제 및 이식과 같은 표준화상치료를 시행하면서, 가능한 모든 감염원에 감수성이 있는 전신항생제를 투여하는 것이 도움이 된다. 항생제 투여에도 불구하고 연조직염이 진행하는 경우는, 항상 메티실린내성황색포도구균(MRSA)과 같은 내성균주를 의심해야 하며, 이 세균들은 경험적으로 다루어야 한다.

농가진(impetigo)은 이식편의 생착 후 뒤늦게 소실되게 할 수 있는 상처감염이다. 이러한 현상은 이전에 이식편이 생착되었다가 소실된 후 또는 부분층피부공여부가 자연 치유된 후에도 발생할 수 있다. 여러 개의 작은 농양이 나타나는 것이 특징이며, 치유된 상처를 완전히 파괴할 수 있다. 원인은 일반적으로 황색포도구균, 특히 메티실린내성황색포도구균이다. 임상적으로 진단하며, 배양을 통해 확진할 수 있다. 치료로 규칙적인 드레싱 교체, 농양의 제거, 국소소독 및 뮤피로신과 같은 국소항생제의 적용이 필요하다.

독성쇼크증후군(toxic shock syndrome, TSS)은 작은 면적의 화상에서 주로 발생하는 중증연조직감염(severe soft tissue infection; SSTI)이다. 이 증후군은 TSS독소-1을 생산하는 황색포도구균의 집락화에서 비롯된다. 이 질환은 총체표면적(TBSA)의 10% 미만을 차지하는 화상을 입은 어린아이들에게 주로 나타난다. 발병의 평균 연령은 2세이며, 발병률은 약 2.6%이다. 독성쇼크증후군은 발열, 설사, 구토 및 불쾌감이 1-2일간 지속되는 것이 특징이다. 종종 발진이 나타나며, 이때 화상상처는 깨끗하게 보인다. 치료되지 않은 경우에 쇼크(shock)가 뒤이어 발생하지만, 쇼크의 다른 잠재적 원인이 존재하는 경우, 초기에 쇼크의 원인을 독성쇼크증후군으로 단정하는 것은 어려울 수 있다. 쇼크가 발생하면 사망률은 최대 50%가 될 수 있다. 주의를 기울이고 적극적으로 개입하는 것이 독성쇼크증후군의 발현과 진행을 예방하는 데 중요하다. 예기치 않은 쇼크가 발생한 작은 면적의 화상 환자에서 독성쇼크증후군의 가능성을 고려해야 한다. 중증연조직감염의 가장 흔한 원인은 메티실린내성황색포도구균이므로, 독성쇼크증후군이 의심되는 모든 경우에 경험적으로 메티실린내성황색포도구균에 대항하는 항생제의 투여를 시작하는 것을 추천한다.

침습상처감염의 임상양상은 상처의 색 변화, 삼출물 및 악취로 확인된다. 이 경우 단시간에 부분층화상은 전층괴사로 진행되고, 화상을 입지 않은 조직으로 확장되기 시작한다. 2007 American Burn Association Consensus Conference는 침습감염을 다음과 같이 정의했다. "상처의 깊이, 화상의 면적 및 환자 연령과 함께, 화상상처에 충분한 농도의 병원체의 존재하면, 가피의 화농성 분리 또는 이식편 소실, 화상으로 손상되지 않은 인접조직으로의 침습, 패혈증후군의 전신반응을 유발할 수 있다." 침습감염은 조직검사로 확진할 수 있지만, 대개는 임상진단 및 정량배양으로 충분하다. 침습감염이 항상 패혈증으로 진행하는 것은 아니다. 치료는 즉각적이어야 하며, 전신 및 국소 항생제의 투여와 함께 적극적인 외과적 중재가 시행되어야 한다. 배양 결과를 이용할 수 있을 때까지는, 진균, 약물내성 그람양성 및 음성 병원균에 대항하는 광범위 경험치료를 시작해야 한다. 외과적 제거는 공격적이어야 하며, 필요하다면 근막 및 근육을 포함한 모든 괴사 및 감염된 조직을 포함하여 절제해야 한다. 추가로 드레싱 교체 및 환부세척 등으로 세균집락을 감소시킬 수 있기 때문에, 경우에 따라 상처를 개방해 두는 것이 도움이 될 수 있다. 사지절단이 필요할 경우도 있다. 미생물의 성장을 억제하기 위해 외과적 절제 후 국소항생제 적용 및 환부세척이 도움이 된다. 결국, 최선은 감염이 발생하면 신속한 조치를 취하여 감염이 악화되는 것을 예방하는 것이다.

표 7-1 화상패혈증에 대한 기준

The 2007 American Burn Association Consensus Conference Definition of Sepsis.

"Sepsis is a change in the burn patient that triggers the concern for infection. It is a presumptive diagnosis where antibiotics are usually started and a search for a cause of infection should be initiated. While there is need for clinical interpretation, the diagnosis needs to be tied to the discovery of an infection (defined below). The definition is age-dependent with adjustments necessary for children.

The trigger includes at least three of the following of sepsis:
I. Temperature >39mpera<36.5er
II. Progressive tachycardia
    A. Adults >110 bpm
    B. Children >2 SD above age-specific norms (85% age-adjusted max heart rate)
III. Progressive tachypnea
    A. Adults >25 bpm not ventilated
i. Minute ventilation >12 L/min ventilated
    B. Children >2 SD above age-specific norms (85% age-adjusted max respiratory rate)
IV. Thrombocytopenia (will not apply until 3 days after initial resuscitation)
    A. Adults <100,000/mcl
    B. Children <2 SD below age-specific norms
V. Hyperglycemia (in the absence of pre-existing diabetes mellitus)
    A. Untreated plasma glucose >200 mg/dL or equivalent mM/L
    B. Insulin resistance – examples include
i. >7 units of insulin/h intravenous drip (adults)
ii. Resistance to insulin (>25% increase in insulin requirements over 24 hours)
VI. Inability to continue enteral feedings >24 hours
A. Abdominal distension
B. Enteral feeding intolerance (residual >150 mL/h in children or 2ce (residual er 24 hours
C. Uncontrollable diarrhea (>2,500 mL/d for adults or >400 mL/d in children)
In addition, it is required that a documented infection (defined below) is identified
    A. Culture positive infection, or
    B. Pathologic tissue source identified, or
    C. Clinical response to antimicrobials.

광범위화상에서는 전신염증반응증후군(systemic inflammatory response syndrome, SIRS) 및 대사과다증이 일어나므로 화상 환자에서 패혈증과 패혈쇼크의 진단은 어렵다. 대사과다증은 화상에 대한 신체보상기전의 자연스러운 부분이며, 수상 후 최대 1년 동안 지속될 수 있어 화상 환자의 쇼크를 중환자의학회(the Society of Critical Care Medicine)에서 확립한 패혈증 및 패혈쇼크의 정의와는 잘 맞지 않는다. 화상상처에 고농도의 세균이 있는 환자가 화상센터로의 입원이 지연되거나 화상조직 제거가 지연되면, 패혈증이 발생할 가능성이 높아진다. 심부화상상처를 신속하고 완전하게 덮는 것이 최선의 방어책이다. 지방빼체중(lean body mass)의 감소는 패혈증 발생 및 사망률 증가에 영향을 미치는 또 다른 요인이다. 2007 American Burn Association Consensus Conference에서 화상패혈증에 대한 기준을 제시했다(표 7-1.).

의료진은 패혈증의 진단을 위해, 진단기준을 고려하며 환자의 임상 상태의 변화에 집중하여야 한다. 진단이 내려지거나, 환자의 반응에 따라 패혈증이 강력히 의심되면, 공격적인 치료를 시작하고 단계적으로 줄여나가야 한다.

표 7-2 국소항생제(Topical Antimicrobial Agents.)

구분	AGENTS	항균범위	이식편 독성	전신독성
비누	Shampoo	Broad-spectrum + Biofilm	Low	None
산화할로겐화물	Full-Strength Dakin's Solution (0.5% NaOCl)	Broad-spectrum + Biofilm	High	Hyponatremia
	1/20th Buffered Dakin's Solution (0.025% NaOCl)	Broad-spectrum + Biofilm	Low	None
	Oxychlorosene	Broad-spectrum + Biofilm	Low	None
	Hypochlorous acid	Broad-spectrum + Biofilm	Unk.	Unk.
	Povidone-iodine	Broad-spectrum	High	High
산	Acetic Acid 0.5%	Bacteriostatic	Low	None
	Acetic Acid 2%	Bacteriostatic	Moderate	Moderate
	Acetic Acid 3%	Bacteriostatic	High	High
은	Silver Nitrate 0.5%	Broad-spectrum	None	Electrolyte imbalance
	Silver Sulfadiazine	Broad-spectrum	None	Low
	Silver Releasing Dressings	Broad-spectrum	None	Low
항균제	Mafenide acetate (Sulfamylon)	Broad-spectrum	Low	Metabolic acidosis
	Gentamicin sulfate	Broad-spectrum	Low	Low
	Bacitracin/polymyxin	Broad-spectrum	Non-toxic	Low
	Nitrofurazone	Broad-spectrum, no Pseudomonas	Low	Low
	Mupirocin	Broad-spectrum, no Pseudomonas	Moderate	Moderate
	Nystatin 100,000 U/g	Weak Antifungal	Low	Low
	Nystatin 6,000,000 U/g	Strong Antifungal	Low	Low

04 화상상처감염의 치료

화상상처감염의 치료법은 다양하다. 외과적 제거 및 적극적인 세척은 세균 및 세균의 영양공급원을 줄일 수 있다. 공격적인 이식은 병원체의 집락화와 감염으로 진행하는 것을 막을 수 있다. 국소항균화합물은 피부이식편이 생착되어 증식하고 재상피화가 이루어지는 동안 상처 및 주변 부위의 병원체 증식을 감소시킨다. 전신 항생제의 투여는 침습병원체를 치료하고 감염의 전신 확산을 예방하거나 감소시킨다.

05 국소항균화합물

국소항균화합물은 화상 사망률을 상당히 감소시켰다. 그러나 어떠한 단일제제도 완벽하게 효과적이지는 않다. 각각의 고유한 항균범위(spectrum)에는 장점과 단점이 있다. 어떤 것은 상처 치유를 지연시키는 반면, 다른 것은 환자에게 전신대사에 영향을 준다. 최근의 연구에 따르면 과거에 사용 된 일부 약제는 현재 박테리아 성장을 억제하는 데 효과적이지 않은 것으로 나타났다. 조직에서 양적 배양계수가 10^2/g 미만으로 유지될 때는 상처는 어떤 국소항생제로 드레싱해도 된다. 그러나, 더 높은 균집락 수는 배양 결과에 따르는 국소항생제가 선택되어야 한다. 국소항생제는 각각의 항균범위, 작용기간, 침투력 및 독성에 따라 5가지 주요 등급으로 분류된다(표 7-2.).

비누는 국소항균제의 첫 번째 형태이며 세척할 때 사용된다. 그들은 균막형성을 방해하고, 환자의 병원체를 씻어내는 데 효과적이다. 균막은 떠돌아다니는 세균과 비교하여, 투여된 국소적 및 전신적으로 투여된 항생제와 살균제에 대해 저항성이 증대되고, 숙주방어에 저항하는, 바이오폴리머매트릭스에 내장된 세균의 응집집합체이다. 균막의 세균은 제거하기가 매우 어렵기 때문에, 수술로 제거하거나, 날카로운 기구나 기계를 이용하여 제거해야 하며, 비누와 물로 세척해야 한다. 최근 권장사항에 따르면, 임상 증상이나 감염 증상이 없어도, 균막이 의심되는 화상상처는 외과적으로 제거하거나, 항생제드레싱, 살균제 적시기(soaks) 및 살균제로 철저히 세척하여 세균의 성장을 방지해야 한다.

많은 산화할로겐화합물이 국소항생제로 사용되고 있다. 전통적으로 살균 범위가 넓고 균막을 효과적으로 용해할 수 있기 때문에, 차아염소산나트륨(NaOCl, Dakin's solution)이 사용되어왔다. 시판되는 락스의 주성분이다. 화상상처에 대한 국소항균제로서 관심을 받고 있지만, 차아염소산나트륨용액에 대한 경험이 부족하여 추가 연구가 필요하다.

포비돈 요오드는 국소항생제로서 사용되는 또 다른 할로겐화물로 다양한 농도의 용액 또는 연고의 형태로 이용된다. 그것은 그람양성 및 그람음성 세균, 효모 및 진균을 포괄하는 광범위항균범위의 활성을 가지고 있다. 정량적 세균학적 평가에서 요오드가 6시간마다 투여될 때 가장 효과적인 것으로 확인되었다. 이 제제는 적용 부위에 통증을 유발한다. 이 국소제의 요오드 성분은 광범위하게 적용하면 화상상처에 흡수되어 요오드 독성, 신부전, 산증 및 손상되지 않은 피부에 피부염을 초래할 수 있다. 또한 포비돈 요오드는 섬유모세포 및 각질세포에 세포독성이 있다. 그러나 손상되지 않은 피부에 사용될 때 매우 효과적인 소독제로 남아 있다.

에탄산 또는 식초라고도 하는 아세트산은 피부 및 연조직감염을 방지하기 위한 소독제로 사용되는 무색 국소제이다. 그람음성균, 특히 녹농균(P. aeruginosa)에 효과적이다. 임상적 항균효능을 달성하는 최소농도는 0.5%이다. 시험관 내 연구결과에 따르면 아세트산은 섬유모세포에 독성이 있으며 세포의 생존력을 감소시키는 영향이 있으며, 이는 농도에 따라 영향력이 증가한다.

'은' 이온은 흔히 쓰이는 국소중금속항균제이다. '은'은 용액, 크림 또는 드레싱 재료에 결합하여 사용되고 있다. '은' 이온은 단백질 및 효소와 DNA에 결합하여, 중금속 산화과정을 통해 항균효과를 나타낸다.[36] 괴사조직이 제거된 상처에서, 0.5% 질산은($AgNO_3$) 용액은 강력한 소독제이다. 상처에서 재생된 상피를 손상시키지 않으며, 황색포도구균, 대장균 및 녹농균에 대해 정균성(bacteriostatic)이다. '은'은 표면단백질에 빠르게 결합하기 때문에, $AgNO_3$의 상처침투는 제한적으로 일어난다. 저장성(hypotonic)이므로 삼투희석(osmolar dilution)에 의해 저나트륨혈증 및 저염소혈증을 유발할 수 있으므로, 혈청전해질을 감시해야 한다. 빛에 노출되거나 조직 또는 염소함유화합물과 접촉하면 $AgNO_3$는 검게 변하지만 독성은 없다. 클렙시엘라(속)(Klebsiella spp.), 프로비덴시아(속)(Providencia spp.) 및 기타 장내세균(속)(Enterobacteriaceae)는 다른 세균록, 중증감염률이 높아지고, 인공호흡기 적용 및 입원 기간이 길어진다.

일반적으로 치유되지 않는 화상상처는, 내피세포 및 내피주변세포(periendothelial cells)의 CMV와 연관된 병리학적 변화와 관련이 있다. 그러나 CMV 감염과 괴사, 염증 및 감염된 피부에서 혈관증가와 연관된다는 증거는 알려져 있지 않다. 쥐 실험에서 심각한 화상은 CMV에 감염되기 쉬운 것으로 나타났으며, 이는 패혈증이 발생하기 쉽다는 것과 관련이 있다.

CMV감염은 달갑지 않은 결과를 초래하므로, 예상치 못한 열과 간염(hepatitis)이 동반된 경우에는 항상 고려해야 한다. 특히 아동 화상 환자에서 더욱 그러하다.

CMV감염의 치료로, 항-CMV활성이 중간 정도에 불과하지만, 아시클로비어(acyclovir)를 정맥 내에 주사하거나 작용시간이 긴 전구약물인 발라시클로비르(valacyclovir)를 경구로 투여하는 것으로 시작한다. 이 약제들은 대부분의 병원에서 저렴하고 쉽게 구할 수 있기 때문이다. CMV를 위해 고안된 약물인 정맥주사용 간시클로비어(ganciclovir)는, 구하기는 덜 쉽지만, CMV 감염증상이 뚜렷이 있는 환자를 치료하기 위한 선택약물이다. 간시클로비어의 경구용 전구약물인 발간시코비르(Valganciclovir)는 간시클로비어의 정맥요법과 유사한 효능을 갖는다. 따라서 발간시코비르는 경구요법이 가능할 때 선택할 수 있는 약물로 등장했다. 화상 환자에서 CMV에 대한 예방요법은 권장되지 않는다.

화상상처 치유 중에 발생하는 바이러스감염은 흔히 얼굴과 생식기에 있는 HSV에서 기인한다. 이 감염은 흔히 치유 중인 부분층화상 또는 부분층피부공여부에 소포(vesicles)를 형성한다. 헤르페스에 감염된 부분층화상 및 공여부는, 피부이식을 필요로 하는 전층상처로 전환될 수 있다. 피부공여부는 전층상처로 전환될 수 있으며, 치유를 위해 피부이식을 요할 수 있다.[8] 면역 손상 화상 환자에서, 감염은 일반적으로 상처의 가장자리에 소포가 형성되는 것으로 시작되며, 이 소포는 열린상처(raw area)로 파급된다. 치유된 모든 표피의 손실이 발생할 수 있다. 구강 또는 장 점막과 같은 다른 상피표면도 침범될 수 있고, 미란(erosion)이나 천공을 유발할 수 있다. 통상적인 항균범위의 항생제에 반응하지 않는 설명할 수 없는 발열이 선행된 후, 병변이 나타날 수 있다.

Tzanck 도말검사, 바이러스 배양 및 중합효소연쇄반응(PCR) 검사는 헤르페스 감염을 진단하기 위한 선택진단법이다. Tzanck 도말 검사는 지난 세기 동안 세포학으로 감염을 탐지하는 데 사용되는 빠르고 저렴한 최소 침습적 방법이다. 이는 다른 유형의 헤르페스바이러스(Herpesviridae)를 구분하거나, 1차감염과 재발감염을 구별하는 데 필요한 진단 정확성은 부족하지만, 치료가 필요한 활성감염은 확인할 수 있다. 바이러스배양은 효과적인 진단수단이지만 며칠이 걸리고 비용이 많이 든다. 도말검사보다 더 민감하고 배양보다 빠르기 때문에 PCR은 매우 유용하다.

최근의 사망률 증가, 광범위한 내장침범 및 괴사기관기관지염(tracheobronchitis)은 화상 후 헤르페스감염과 관련이 있다. 피들러(Fidler) 등은 심각한 화상을 입고 삽관된 성인 95명 중, 안면에 헤르페스 발진이 있는 14명의 환자의 합병증 발생률, 임상양상 및 사망률에 대한 후향연구를 수행했다. 헤르페스감염으로 인한 발진은 적어도 15%의 환자에서 존재한 것으로 나타났지만, 감염 여부에 관계없이 사망률이나 입원기간의 차이는 확인되지 않았다. 간 및 부신의 괴사병변으로 인해 다장기부전이 발생할 수 있다. 파종감염(disseminated infection)이 있는 환자의 사망률은, 나이와 화상면적이 비슷한 환자에서 통상적인 것에 비해 약 2배였다.

부분층이식은 이전에 감염된 헤르페스에 의한 상처를 적절히 치유할 수 있지만, 이 이식편에서 종종 2차 이식손실이 발생할 수 있고, 재수술 및 패치이식이 필요할 수 있다. 또한 피부공여부는 활동성 헤르페스 감염으로 인해 전층상처로 전환될 수 있다. 따라서 피부공여부는 감염이 해소된 후 10-14일 동안은 이식을 위해 재사용하여서는 안 된다. 활동성 헤르페스감염이 있는 화상 환자에서, 아시클로비어 정맥요법 또는 발라시클로비어 경구요법은 10일 이상 충분한 기간 동안 시행해야 한다. 최근 연구에 따르면 발라시클로비어는 아시클로비어보다 생체 이용률이 높고 혈장농도가 지속적인 것으로 나타났다. 최상의 치료법에 대해서는 논란의 여지가 있지만, 헤르페스감염에는 둘 다 허용된다.

VZV감염(수두)은 학령기 아동에게 널리 퍼져 있으며, 바이러스 흡입을 통해 빠르게 퍼진다. 화상 환자에서는 드물지만 VZV감염은 면역력이 저하된 숙주에서 생명을 위협할 수 있으며, 소아화상센터 내에서 소규모 유행이 발생한다.[116] 면역이 형성되지 않은 소아집단에서 급성 VZV감염은 합병증 발생률 및 사망률과 직접적으로 관련이 있다.[120] 특징적인 삼출물로 채워진 병변이 손상되지 않은 상피와 점막뿐 아니라, 치유되었거나 치유되고 있는 부분층화상에도 나타난다. 다치지 않은 피부에 비해, 새로 치유되었거나 치유되고 있는 피부의 취약성(잘 부서지는)으로 인해, 소포는 파괴적으로 손상을 입히며 출혈이나 진물이 나는 2차감염에 취약한 pockmark(얽은 자국)로 나타날 수 있으며, 후속흉터가 발생할 수 있다. 잘 생착된 피부이식편도 소실될 수 있으므로, 병변이 정지될 때까지 추가이식은 미루어야 한다. 아시클로비어를 이용한 항바이러스치료는 감염의 경우에 적응되며, 쉐리단(Sheridan) 등은 예방접종을 하지 않은 소아환자에게 예방적으로 투여하여야 한다고 제안한다. 화상 후 투여된 항바이러스제의 치료효과는 워저(Wurzer) 및 리(Lee)에 의해 최근에 설명 된 바와 같이 완전히 밝혀져 있다.

08 화상 환자에서 상처 이외의 원인으로 인한 감염

폐렴은 화상 환자의 합병증 발생과 사망의 주요원인이다.[1] 원인이 되는 감염균주는 기도의 직접 오염 또는 혈류를 통해 폐에 들어갈 수 있다. 기계환기는 폐렴의 위험을 증가 시킨다. 중환자치료에서, 환자의 인공호흡기연관폐 렴(ventilator-assisted pneumonia, VAP)을 예방하기 위해 임상적으로 가능한 빨리 발관해야 한다. 흡입손상은 VAP의 위험을 더욱 증가시킨다. 혈류를 통해 발생하는 폐렴은 기도를 통해 발생하는 폐렴보다 더 나쁜 예후를 보이고, 입원 후반에 나타나며, 흔히 양측성으로 발생한다. 원인균주는 일반적으로 화상상처에 있는 균집락이나, 상처감염에서 동정된 것들과 일치한다. 폐렴 질병통제센터의 임상진단기준은 다음과 같다. (1) 흉부단순촬영에서 새로 발생한 지속적인 침윤, 강화(consolidation) 또는 포획(cpatation)이 나타남.[3, 75] (2) 패혈증(화상 환자에 대해 정의된 바와 같은) 및 (3) 기침으로 뱉거나 흡인한 가래의 화농성 변화; 위 기준 중 두 가지 이상이 발견되면 폐렴의 임상진단이 이루어지고, 항균치료를 시작하기 전에 감염원 분석을 위해 검체를 수집해야 한다.

기관흡인물, 기관지폐포세척(bronchoalveolar lavage, BAL) 또는 기관지브러쉬(protected bronchial brush, PBB)를 수행하여 표본을 얻는다. 화상 환자에서, 표면정량상처배양(surface quantitative wound cultures, QWC)을 사용하여, VAP의 원인균주를 예측할 수 있다. 램지(Ramzy) 등이 기관기관지 가지(tracheobronchial tree)에서 얻은 병원체와 화상상처균무리에서 얻은 병원체 사이의 관계를 조사한 결과 48%에서 일치하는 것으로 나타났다. 그러나 엄격한 양적기준을 적용했을 때 일치율은 14%로 떨어졌다. 화상면적과 흡입손상은 일치율에 큰 영향을 미치지 않았다.[122] 정성적 및 정량적 일치율의 차이는 화상상처와 기관지가지 사이의 교차-집락화는 하지만 교차-감염은 거의 또는 전혀 없음을 시사한다. 따라서, 화상 환자에서 항균특이도(antimicrobial specificity)를 결정할 때, QWC와 BLF배양은 둘 다 수행되어야 한다. 그러나 BAL 또는 PBB을 통한 배양결과를 이용할 수 있을 때까지는, 상처배양이 VAP에 대한 경험요법의 길잡이가 될 수 있다.

BAL 및 PBB는 VAP의 결정적인 진단 및 치료를 위해 기관흡인보다 권장된다. 미생물학적 결과를 양성으로 판정하려면, 기관흡인에서는 105개 이상의 균집락 단위(CFU);

추후 림프부종과 신체 윤곽의 변형이 발생하는 단점이 있다.

04 화상 상처 봉합의 기술

1) 전층 자가피부이식(full-thickness autograftt)

자가피부이식은 포함된 진피층의 깊이에 따라 전층(full-thickness)과 부분층(split-thickness) 이식으로 나뉜다. 전층 자가피부이식은 포함되어 있는 진피층이 많아 유연성과 탄성을 줄 수 있어 부분층 자가피부이식술에 비해 상대적으로 미용적인 면에서 우월한 결과를 얻을 수 있고 비후성 반흔의 형성을 줄일 수 있다. 전층 피부이식의 단점은 진피의 두께가 두꺼워 이식 후 신생혈관의 연결까지의 기간 동안 이식편의 생존이 저해되어 이식이 실패하는 경우들이 발행할 수 있다는 점과 피부 공여부에 일차봉합이나 추가의 이식을 고려해야 할 수 있다는 점이다. 또한 공여부의 면적에 제한이 있어 중화상이나 광범위 화상환자에서는 고려하기 어려운 점이 있다. 최근 진피 대체물들의 발전으로 인해 국내 여러 센터에서는 급성기 화상 상처의 경우 부분층 이식을 시행하고, 추후 반흔 구축 수술 시에 전층 피부 이식을 고려하는 경우들이 많다.

2) 부분층 자가피부이식(split-thickness autograft)

작은 크기의 화상 상처의 경우 자가피부이식을 시행할 때 보통 공여 피부에 그물망(mesh)을 넣지 않고 판(sheet)으로 적용한다. 이와 같은 수술은 미용적, 기능적으로 좀 더 좋은 결과를 얻을 수 있는 이점이 있으나 이식판 아래로 장액종(seroma)이나 혈종(hematoma)이 형성될 수 있는 가능성이 있다. 장액종과 혈종이 확인되는 경우 거즈를 말아 굴려 제거하든지 흡인을 해야 해당 부위의 이식편 소실을 방지하거나 줄일 수 있다. 이런 위험을 줄이기 위한 목적으로 피부이식 전에 채취한 이식편에 11번 메스로 작은 구멍들을 미리 넣어 놓는 방법도 고려할 수 있다.

피부 이식 시 이식편을 정리된 상처에 부착시킬 때 사지의 경우 -특히 굽힙쪽 주름(flexural crease)의 경우- 장축에 직각이 되도록 이식편을 올리는 것이 반흔 구축을 줄일 수 있는 것으로 알려져 있다. 하지만 손등과 손목, 전완부의 경우 미용적 결과의 향상을 위해 예외적으로 장축과 같은 방향으로 이식을 시행하는 것이 타당하다는 의견도 있다.

화상의 범위가 넓거나 공여부에 제한이 있는 경우에는 그물망을 넣어 이식을 시행한다. 회사의 제품에 따라 그물망의 모양이 다를 수 있으나 대부분 1:1에서 1:6 비율의 그물망을 넣을 수 있게 되어 있다. 2000년대 초반 일시적으로 국내에서도 사용할 수 있었던 Meek 장비-Meek technique의 경우 이식편의 비율을 1:3에서 1:9까지 사용할 수 있다- 는 현재는 수입이 되고 있지 않아 사용할 수 없어 아쉬운 경우를 종종 겪는다. 중화상 환자에서 그물망의 비율이 1:4 이상으로 크게 이식을 시행하는 경우에는 생착률을 향상시키기 위해 그물망 자가피부이식을 시행 후 그 위에 동종피부(allograft)를 적용하는 샌드위치 기술(sandwich technique)을 시행할 수 있다.

화상의 범위가 넓은 경우에도 안면부나 경부, 수부의 경우에는 특수한 경우를 제외하고서는 그물망을 넣지 않고 판으로 이식하는 것을 고려하는 것이 필요하다.

05 피부의 획득

피부 공여부는 환자에게 추가적인 이환(morbidity)으로 작용한다. 보통 환자들은 자가피부이식 부위보다 더 심한 통증을 공여부에서 호소한다. 가능하면 피부의 색조를 고려하여 피부를 구득하는 것이 우선된다. 일반적으로 피부의 채취가 쉽고, 옷을 입어 수술 흔적을 쉽게 가릴 수 있는 대퇴부, 둔부, 배부가 흔히 선호되는 공여부이지만, 만일 안면부나 경부에 피부이식을 시행하는 경우에는 색조의 매치를 위해 유두 윗 라인에서 피부를 획득하는 것을 고려하는 것이 좋다. 특히 두피는 상대적으로 통증이 적고, 혈류가 풍부하여 치유 속도가 빠르며, 추후 머리카락이 자라면 흔적을 가릴 수 있어 이상적인 공여부로 대표된다.

일반적으로 많이 사용되는 피부절편기(dermatome)로 부분층 피부이식을 시행하는 경우 0.006−0.018 inch 사이의 두께에서 원하는 두께를 얻을 수 있게 조절하여 피부를 획득한다. 공여부에 제한이 있는 광범위 화상 환자에서는 피부를 획득하였던 부위를 다시 공여부로 사용할 수밖에 없는 경우도 흔히 있기 때문에 이런 경우에는 치유의 속도와 재사용을 고려하여 처음에 획득하는 피부의 두께를 결정하는 것이 필요하다.

06 요약

현대의 화상치료에서 가장 중요한 요소 중 하나는 "조기 절제 및 이식"이다. 이에 대한 학술적 근거는 명확하며, 이에 근거하여 치료계획을 세워 시행해 나갈 때 특히 광범위 화상환자의 생존을 향상 시킬 수 있으며, 상처 부위에서의 치료 결과도 향상시킬 수 있다.

참고문헌

1. ISBI practice guidelines committee, ISBI practice guidelines for burn care. Burns 2016;42;953-1021
2. David N. Herndon. Total burn care. 5th ed. Elsevier;2018.Chap 12 operative wound management p.114-30

CHAPTER 09

Anesthesia for Burned Patients

화 상 의 학
TOTAL BURN CARE

김희영, 박지현, 공유경, 서영주 | 한강성심병원

01 서론

제2차 세계대전 이후 화상 치료의 지속적인 개선으로 중증 화상 환자의 생존율이 꾸준히 증가했다. 이러한 개선은 적극적인 수액 소생술, 화상 상처의 조기 절제 및 피부 이식, 보다 효과적인 항균제, 영양 공급의 진보 및 화상 센터의 개발에 기인한다. 오늘날 총 체표면적(TBSA)의 80% 이상의 화상을 입은 대부분의 환자는 적절한 자원을 갖춘 현대식 화상 센터에서 즉시 치료를 받으면 생존할 것이다. 화상에 따른 사망 위험 인자 연구를 진행한 Ryan 등은 사망률을 추정할 수 있는 세 가지 : 60세 이상, TBSA의 40% 이상 화상, 그리고 흡입 화상의 유무를 밝혀냈다. 사망률은 위험 요소의 수에 비례하여 증가한다. 즉, 위험 요소가 0, 1, 2, 3개로 증가함에 따라 사망률이 각각 0.3%, 3%, 33%, 약 90%로 증가한다. 사망의 발생률은 심각한 동반 질환이나 소생술의 지연에 의해서도 영향을 받는다. O'Keefe 등에 의하면 비슷한 정도의 화상과 나이를 가진 남성에 비해 30-59세 여성의 사망 위험이 약 2배 더 높았다. 아주 어린 아이들도 화상으로 인한 사망 위험이 증가한다고 추정되었지만, Sheridan 등은 중증 화상을 입은 48개월 미만의 어린이의 사망률이 매우 낮았다고 보고

했다. 진보된 화상 치료의 많은 혜택을 받지 못한 그룹은 노인이다. 노인 환자에서 중증 화상과 관련된 이환율 및 사망률(화상 치사량 50으로 표시)은 지난 30년간 개선되지 않았다. 일부 화상 환자들은 손상 직후 반응하지 않는 화상 쇼크를 일으켜 소생시킬 수 없었다.

중증 화상 손상은 사실상 모든 장기 시스템에서 병리

표 9-1 급성 화상 환자의 주술기 고려사항

- 손상된 기도
- 폐 기능 부전
- 변형된 의식 상태
- 관련된 부상
- 급격한 혈액 손실
- 혈관 접근의 제한
- 조직 관류의 장애
- 혈량 저하증
- 심근 수축력 감소
- 빈혈
- 부종
- 부정맥
- 콜로이드 삼투압의 감소
- 신장 부전
- 면역 억제
- 체온조절 장애
- 감염 / 패혈증
- 약물 반응의 변화

학적 변화를 초래한다. 표 9-1 목록과 그림 9-1, 2에서는 수술기간 급성 화상 환자에게서 발생하는 몇 가지 문제점을 보여준다. 기도 관리, 모니터링 및 혈관 접근성과 관련하여 예측 가능한 문제 외에도 환자의 자세에 관해서는 긴밀한 의사 소통과 팀워크가 필요하다. 후면 화상은 최적의 접근을 위해 환자를 복와위가 필요할 수도 있다(그림 9-1). 환자의 체위를 변경하는 중에는 혈관 카테터와 기관

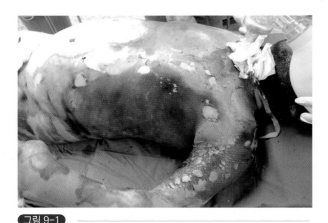

그림 9-1

중증 화상 마취에서는 기도 확보 및 관리 혈관 확보, 모니터 적용, 체온조절 및 대량 출혈의 가능성 등의 기술적 어려움이 있다.

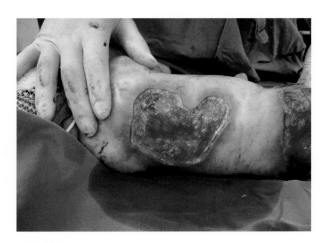

그림 9-2

사진에서 보이는 태어난 지 3일 된 환자와 같이 화상 상처 절제술에 특별히 주의를 요하는 환자들이 종종 있다. 이 환자는 심혈관계, 간, 신장 생리학적 체계가 미성숙하며, 대량 출혈을 따라잡기 위한 적절한 혈관 확보가 기술적으로 어려울 수 있다.

내 튜브 같은 생명선에 대한 관심과 주의를 기울여 안전을 기해야 한다. 지난 10년 동안 화상 치료를 위한 마취 관리에 대한 여러 가지 유익한 리뷰가 작성되었으며, 이들은 각각 집중하는 특수 영역이 있다.

화상을 입은 환자는 기능적 및 미용상의 후유증을 교정하기 위해 종종 초기 손상 후 수년간 외과적 치료를 필요로 한다. 재건 화상 수술을 위한 마취 관리는 고려해야 할 많은 특이한 문제가 있다. 하지만 이번 장에서는 급성 화상 환자의 치료 마취에 관해서만 논의할 것이다. 급성 화상 기간은 화상을 입은 시점에서 상처가 절제되고 이식되고 치유될 때까지의 기간으로 정의한다.

현대의 화상 치료는 외과의, 중환자 전문의, 임상간호사, 영양사, 재활 치료사, 폐 치료 전문가 및 마취 전문의 등 여러 분야의 팀의 협조에 달려 있다. 급성 화상 환자의 주술기 치료가 환자의 전반적인 치료 목표에 다가갈 수 있도록 다원적 접근법(multimodal approach)에 대한 이해가 필요하다. 현재의 표준 외과 치료는 병원균과 이로 인한 전신적 염증반응을 일으켜 심폐 손상을 유발할 수 있는 죽은 화상 조직의 조기 절제 및 이식을 필요로 한다.

심한 화상 손상 후 염증 매개체의 신진 대사 및 심폐 기능에 대한 전신적인 영향은 생리적 저장능을 감소시키며 환자의 수술 스트레스에 대한 내성을 시간이 경과되면서 약화시킨다. 적절한 소생술이 이루어진다면 광범위한 수술은 환자가 가장 적합할 때, 즉 부상당한 직후 가장 잘 견딜 수 있다. 그러나 중증 화상 환자의 초기 소생단계는 다량의 체액 이동을 일으켜 혈역학적 불안정성 및 호흡 부전과 연관될 수 있다는 점 또한 인지해야 한다. Reynolds 등은 화상 손상 후 충분하지 못한 소생술로 인해 사망자의 절반 이상이 발생했다고 보고했다.

광범위한 화상을 입은 환자의 효과적인 마취 관리를 위해서는 중증 화상과 관계된 병태생리학적 변화에 대한 이해와 소생술이 최적화되고 적절한 마취 계획이 수립되었는지 확인할 수 있는 주의 깊은 수술 전 평가가 요구된다.

02 수술 전 평가

화상 환자의 수술 전 평가는 손상 후 초기부터 모든 상처가 치유될 때까지 전 기간 동안 환자에서 발생하는 연속적인 병태생리학적 변화에 대한 지식이 필요하다. 화상을 입은 후 모든 장기 시스템에서 발생하는 극적인 변화는 마취 관리에 직접적인 영향을 준다. 다음 장에서는 급성 화상 환자의 수술 전 평가와 관련된 병태생리학적 변화에 대해 설명한다. 급성 화상 환자의 수술 전 평가에서는 일반적인 평가 외에도 기도 관리 및 호흡 보조 상태, 혈관 접근성, 적절한 소생술 및 관련 부상에 특별한 주의가 필요하다. 심한 화상을 입은 환자는 표 9-2와 같이 수많은 수술 전 문제점들이 있다. 수술 전 평가는 화상 상처의 위치, 범위 및 깊이, 부상 후 시간 경과, 감염의 존재, 자가 이식을 위한 적절한 공여 부위의 존재에 따라 적절히 수술의 계획에 맞게 수행되어야 한다.

1) 화상 손상의 초기 평가

열 손상으로 인한 피부의 파괴는 신체의 가장 큰 장기의 중요 기능을 방해한다. 피부는 여러 가지 필수적인 보호 기능과 호흡 기능을 가지고 있다(표 9-3). 화상을 입은 부위의 치료는 상처를 덮어서 치료될 때까지 이러한 기능 상실을 보완해야 한다. 피부는 수분의 증발을 막아 체액량과 전해질 균형을 유지하도록 도와준다. 화상을 입은 상태에서는 혈관 운동성 조절의 손상에 의한 열 손실 때문에 효과적인 온도 조절이 감소된다. 피부 장벽 기능은 침입하는 유기체에 의한 감염으로부터 인체를 보호한다. 넓은 신체 표면 면적 부위가 손상되면 상처의 고단백질 삼출액을 통해 혈장 단백질이 고갈된다.

피부의 중요한 기능을 잃는 것 외에도, 광범위한 화상은 사실상 모든 장기 시스템의 기능에 변화를 일으키는 염증 반응을 유발한다. 화상 환자의 수술 전 평가는 이러한 병태생리학적 변화에 대한 지식에 크게 좌우된다.

화상 손상과 관련된 이환율과 사망률의 상당 부분이

표 9-2 급성 화상 환자의 주요 수술 전 문제

- 환자 연령
- 화상 부상의 범위 (total body surface area)
- 화상 깊이 및 분포 (superficial 또는 full thickness)
- 손상의 메커니즘 (화염, 전기, 화상 또는 화학 물질)
- 기도 개방성
- 흡입 손상의 유무
- 손상으로부터 경과된 시간
- 소생의 적절성
- 관련 부상
- 공존 질환
- 수술 계획

표 9-3 피부의 기능

1. 외부 환경으로의 보호 (예) 자외선, 물리적 자극, 혹은 외상)
2. 면역학적 기능: 항원 제시, 항균성 물질(피지), 병적 유기체 침입에 대한 장벽
3. 체액과 전해질의 항상성 유지: 수분증발을 억제하여 단백질과 전해질의 농도 유지
4. 체온 조절: 발한과 혈관 운동성을 통한 체표 혈류량의 조정을 통해 열 손실 조정
5. 감각: 피부의 광범위하고 다양한 감각 기관을 통해 외부 환경에 대한 정보 제공
6. 대사: 비타민D의 생성과 특정 물질의 배출
7. 사회적: 피부는 이미지와 사회적 상호작용에 영향을 줌

부상의 크기와 관련이 있다. 화상의 정도는 화상을 입은 총 TBSA로 표현된다. 화상을 입은 TBSA의 추정치는 수액 및 전해질 요법을 결정하는 데 필요하고 외과적 혈액 손실을 예측하는 데 사용된다. 이 값은 연령별 노모그램(그림 9-3)에서 개발된 Lund Browder 차트를 사용하여 추정할 수 있다. TBSA에 대한 신속한 예측을 위해 응급실에서는 간단한 'Rule of Nines' 차트를 이용할 수 있다. 화상 깊이에 대한 지식은 계획된 외과적 치료뿐만 아니라 생리학적 손상을 예측하는 데 중요하다. 1도 또는 얕은 2도 화상은 흉터나 변형 없이 치유되며 외과적 절제술이 필요 없다. 깊은 2도 및 3도 화상은 출혈이 발생할 수 있는 외과적 debridement 및 조직 이식이 필요하다.

BURN DIAGRAM Shriners Burns Institute—Galveston Unit

Age: _____

Sex: _____

Date of admission: _____

Type of burn:

Flame ☐

Electrical ☐

Scald ☐

Chemical ☐

Inhalation injury ☐

Date of burn _____

Date completed _____

Completed by _____

Date revised _____

Revised by _____

Approved by _____

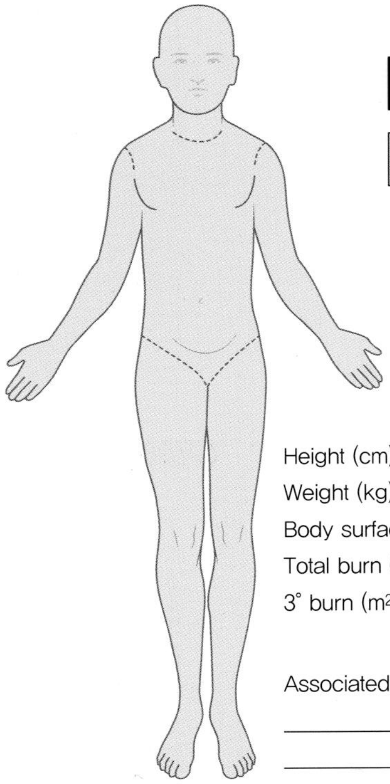

■ 3rd°

▨ 2nd°

Height (cm) _____

Weight (kg) _____

Body surface (m2) _____

Total burn (m2) _____

3° burn (m2) _____

Associated injuries/comments:

_____

_____

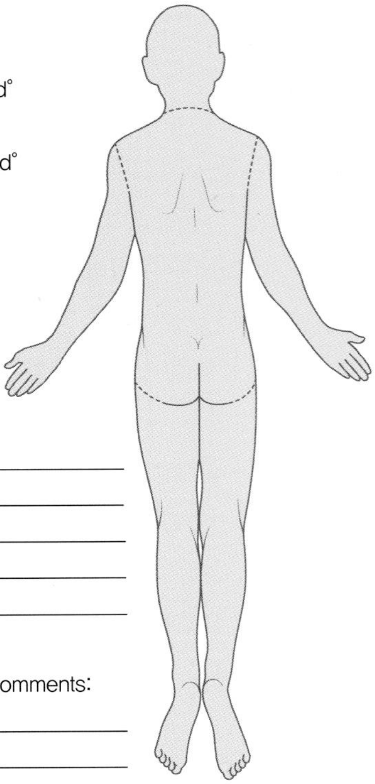

Burn Estimate—Age vs. area

	Birth–1 year	1–4 years	5–9 years	10–14 years	15 years	Adult	2°	3°	TBSA %
Head	19	17	13	11	9	7			
Neck	2	2	2	2	2	2			
Anterior trunk	13	13	13	13	13	13			
Posterior trunk	13	13	13	13	13	13			
Right buttock	2.5	2.5	2.5	2.5	2.5	2.5			
Left buttock	2.5	2.5	2.5	2.5	2.5	2.5			
Genitalia	1	1	1	1	1	1			
Right upper arm	4	4	4	4	4	4			
Left upper arm	4	4	4	4	4	4			
Right lower arm	3	3	3	3	3	3			
Left lower arm	3	3	3	3	3	3			
Right hand	2.5	2.5	2.5	2.5	2.5	2.5			
Left hand	2.5	2.5	2.5	2.5	2.5	2.5			
Right thigh	5.5	6.5	8	8.5	9	9.5			
Left thigh	5.5	6.5	8	8.5	9	9.5			
Right leg	5	5	5.5	6	6.5	7			
Left leg	5	5	5.5	6	6.5	7			
Right foot	3.5	3.5	3.5	3.5	3.5	3.5			
Left foot	3.5	3.5	3.5	3.5	3.5	3.5			
					Total				

그림 9-3

Galvestone의 Shriners Hospital에서 사용하는 modified Lund 및 Browder Chart이다. 전체 신체 표면적에서 화상을 입은 체표면적의 백분율의 상대적으로 정확한 추정은 차트를 사용하여 가능하며, 이는 연령에 따라 다른 체표면적을 정규화시켜준다. 영아와 성인만 구분하는 "Rule of Nines" 차트를 사용하여 보다 빠른 추정을 할 수 있다.

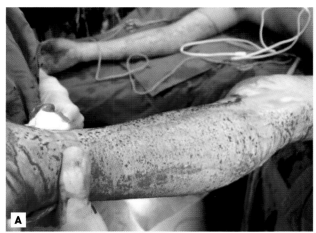
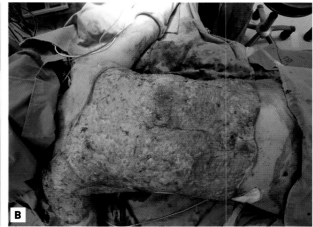

그림 9-4

(A) 출혈량의 중요한 결정요인은 외과적 기술이다. 이 사진은 화상 상처를 Watson knife를 이용하여 생존조직까지 접선으로 절제(tangentially excision)하였으며 출혈을 보인다. (B) 위의 사진처럼 화상상처를 근막층하(down to the fascial layer)로 절제할 때 출혈양은 더 줄어든다. 왼쪽 사진의 비화상조직에 비해 화상 상처 아래 두꺼운 젤라틴질의 층으로 부종조직이 있음을 주목하라.

화상 환자의 수술 전 관리를 계획하는 데 출혈의 정확한 예측이 중요하다. 광범위한 상처 절제술 또는 debridement으로 대량의 혈액이 빠르게 손실될 수 있다. 모니터, 혈관 접근성 및 혈액 제제의 이용 가능성 측면에서 적절한 준비가 필수적이다. 외과적 혈액 손실은 절제 면적 (cm^2), 상해 이후의 시간, 수술 계획(tangential 대 fascial 절제술)(그림 9-4) 및 감염의 유무에 달려 있다. 피부 이식 공여 부위(donor site)에서의 혈액 손실은 첫 피부 이식 공여인지 반복된 피부 이식 공여인지에 따라 달라진다. 이러한 변수는 외과적 혈액 손실의 중요한 예측 인자이며, 이는 마취 관리 계획에 중요한 요소다(표 9-4).

2) 기도 및 폐의 기능

수술 전 평가 중 기도 및 폐 기능 평가에 특별히 주의를 기울여야 한다. 얼굴과 목에 화상을 입으면 해부학적 구조를 왜곡시킬 수 있고 가동 범위를 줄여 직접 후두경 검사가 어렵거나 불가능하게 한다. 이런 변화에는 목의 움직임의 제한뿐만 아니라 개구 장애, 혀, 구강 인두 및 후두의 부종 장애가 포함된다. 심한 안면 화상 후 조직 손상 및 탈피된 피부로 마스크 환기가 어려울 수 있다. 흡입

표 9-4 예상 출혈량 계산

수술적 시술	예상 출혈량
화상 후 24시간 이내	화상면적당 0.45 ml/㎠
화상 후 1–3일	화상면적당 0.65 ml/㎠
화상 후 2–16일	화상면적당 0.75 ml/㎠
화상 후 16일 이후	화상면적당 0.5–0.75 ml/㎠
감염된 상처	화상면적당 1–1.25 ml/㎠

손상은 폐의 가스 교환을 손상시키고 호흡 부전으로 이어질 수 있다. 보조 환기 장치의 수준도 평가해야 한다. 보조 환기 장치는 보조적 산소 공급이나 단순 산소 마스크에서 삽관을 통한 높은 양압 호흡 압력(PEEP) 및 FIO2 조정을 할 수 있는 기계 환기에 이르기까지 다양할 수 있다. 급성 폐 손상은 화학 자극물의 흡입, 화상 상처나 소생술의 어려움으로 인한 전신 염증 반응이나 인공 호흡기로 인한 손상에 의해 발생할 수 있다. 일반적인 병리학적 병변은 상부 기도의 열성 손상, 화학적 자극 또는 염증으로 인한 폐 실질 조직 손상, 점액 플러그(plugs) 및 상피 세포 덩어리(epithelial cast)로 인한 기도 폐쇄뿐만 아니라 급성 폐 손상 또는 용적 과부하로 인한 폐부종을 포함한다. 고

기압의 PEEP 혹은 최고 흡기 압력이 매우 높을 때 마취용 호흡기가 적절한지 아니면 ICU 인공 호흡기를 수술실로 가져와야 하는지 결정해야 한다. 수술 전 평가 시 환자 삽관이 되어 있는 경우 수술 후 적절한 계획을 수립할 수 있도록 수술 전 기도 삽관의 이유에 대해 파악하는 것이 중요하다.

연기 흡입 손상으로 화상 환자의 이환율과 사망률이 증가한다는 일반적인 인식이 있다. 피부 화상과 함께 흡입 손상이 있으면 소생술에 필요한 수액량이 44% 더 증가한다. 많은 연구에서 화상과 흡입 손상이 동반된 환자의 경우 화상만 있는 환자에 비해 폐렴, 호흡 부전 또는 급성 호흡 곤란 증후군(ARDS)의 발병 빈도가 증가하는 것으로 나타났다. 흡입 손상의 후유증으로는 상부 기도의 왜곡 및 직접적인 열 손상으로 인한 기도 폐색뿐만 아니라 하부 기도 및 폐 실질에 자극적인 가스의 영향으로 인한 가스 교환 장애가 있다. 흡입 손상의 이 두 구성 요소는 서로 다른 시간 경과 및 병태생리학적 결과를 보인다. Foley는 광범위한 화상으로 사망한 335명의 환자에서 부검 결과를 설명했다. 흡입 손상을 입은 환자의 경우 구강 내, 구개 및 후두 화상이 드물지 않았다. 후두 손상의 가장 흔한 부위는 후두부와 성대가 노출된 곳이었다. 대조적으로, 성문과 상부 기관 아래의 열 괴사는 이 환자들 중 어느 누구도 관찰하지 못했다. 손상이 증기 또는 폭발성 폭발을 포함하지 않는 한, 하부기도는 거의 항상 구강 및 비인두의 열 교환 효율에 의해 직접적인 열 손상으로부터 보호된다. 이것은 실험 모델에서 증명되었다. 그러므로 하부기도와 폐 실질에 대한 흡입 손상은 거의 항상 독성 또는 자극성 가스의 영향으로 발생한다.

밀폐된 공간에서의 화재 및 연기에 노출된 병력이나 사고 현장에서의 무의식 상태, 얼굴 및 목을 비롯한 화상, 얼굴 또는 비강 털, 구강 및 코 그을음, 목소리의 변화, 연하 곤란, 또는 탄소성 가래는 흡입 손상을 시사한다. 질식이나 전신 중독을 제외한 흡입 손상으로 인한 가장 초기 위협은 부종으로 인한 상부기도 폐쇄다. 이 합병증의 조

짐이 있을 때 조기 또는 예방적인 기도 삽관을 권장한다. 그러나 호흡 곤란이나 호흡 부전의 명백한 증거가 없는 경우에는 연기에 노출되었어도 항상 심각한 손상을 입을 수 있는 것은 아니다. 진행된 염증이 있어 궁극적으로 기관 삽관을 필요로 하는 환자를 확인하는 것이 어려울 수 있다. 후향적 연구에서 Clark 등은 흡입에 노출된 환자의 51%가 삽관이 필요하지 않다고 보고했다. 염증이 있는 후두 점막이 있는 상태에서 불필요한 삽관을 하면 후두부 및 성문 밑 부분에 더 많은 손상을 줄 수 있다.

기도 폐쇄의 기존 임상적 예측 인자는 흡입 손상의 위험 인자를 지닌 환자의 기도 손상에 대한 예측 인자로서는 부족하다고 알려져 있다. 기도 폐쇄의 위험을 평가하기 위한 보다 객관적인 기준이 필요하다. Hunt 등은 광섬유 기관지 내시경 검사가 급성 흡입 손상의 진단을 위한 안전하고 정확한 방법이라는 것을 주장했다. 그들은 piriform sinuses를 가리고 후두개와 arytenoid eminence의 비대를 일으키는 점막 부종과 관련된 심각한 supraglottic 손상의 관찰을 설명했다. Haponic 등은 흡입 손상의 위험이 있는 환자에서 비인두 내시경 검사를 연속적으로 실시하면서, aryepiglottic fold의 부종성 점막으로 인한 변형과 흡기 시 기도를 막는 arytenoid eminence를 발견했다. 이러한 환자에서 진행성 상부기도 부종은 화상을 입은 체표면적(TBSA), 투여된 수액량, 수액량의 속도와 관련이 있다. 흡입 손상의 위험이 있지만 삽관에 대한 확실한 징후가 없는 환자의 경우, 광섬유 비후두강 내시경 검사가 임박한 기도 손상을 확인하는 데 효과적이다. 연속적인 검사는 불필요한 삽관을 피하면서 동시에 염증 변화를 확인하고 심각한 기도 폐쇄 및 응급 상태가 나타나기 전에 기도 삽관의 필요성을 확인할 수 있다. 하부기도 및 실질 손상은 상부기도 폐쇄보다 더 천천히 발생한다. 호흡기계 임상 징후와 증상을 호소하기 전까지 흉부 X-선 및 혈액 가스 분석은 기도 삽관과 기계 환기를 필요로 할 때까지 진행될 정도로 심한 손상에도 불구하고 정상 범위 내에 있을 수 있다. Linares 등은 양(sheep)을 이용한 흡입성 화상 실험

에서 연기 흡입에 따른 형태학적 변화의 순서를 연구했다. 그들은 4가지의 겹치면서 단계적으로 구별되는 양상을 삼출성, 퇴행성, 증식성, 회복성으로 묘사했다. 처음 48시간 동안 삼출성단계는 다형 핵(PMN) 침윤, 간질 부종, 제1형 폐 세포의 소실, 기관 괴사, 출혈 및 점막하 부종의 형태로 기관지 상피 손상으로 특징 지어졌다. 퇴행성 단계는 12시간에서 72시간 사이에 발생하였고, 괴사 조직의 배출과 위막 및 캐스트의 형성으로 진행된 상피 손상이 특징이었다. Hyaline막은 폐포 표면에 생성되었으며, 대식세포가 축적되어 괴사 잔해의 흡수가 되었다. 증식기는 제2일 및 제7일 사이에 나타나며, 제2형 폐 세포와 대식세포가 증식하였다. 4일 후, 분비샘 입구에 남아 있는 상피세포로부터 상피층이 재생되는 회복성 변화가 관찰되었다.

여러 논문에서 연기 흡입에 의한 병태생리학적 변화를 명확하게 설명하고 있다. 감소된 동적 순응도는 호흡 노동량을 증가시킨다. 폐쇄 용적의 증가와 기능적 잔기 용량의 감소는 저산소 상태를 초래하는 무기폐 및 션트(shunt)로 이어진다. 기도는 탈락 상피, 캐스트, 및 점액질에 의해 막히게 된다. 손상된 호흡 섬모 운동은 기도 분비물의 제거를 감소시켜 기도 폐쇄를 악화시킨다. 이러한 변화로 인해 더 많은 션트가 생겨 균집락형성과 폐렴을 일으킬 수 있다. 흡입 손상에 대한 치료는 기관 삽관과 기계적 인공 호흡을 통한 경험적이고 지지적인 치료이다. 적극적인 폐위생(lung toileting), 고주파 타격 환기의 적용, 기관지를 막는 잔여물을 이동시키기 위해 고안된 호흡기 치료 프로토콜 또한 매우 유용하다. ARDS를 치료할 때와 마찬가지로, 1회 호흡량과 기도 압력 감소가 연기 흡입 손상을 입은 환자의 인공 호흡기에 의한 손상을 예방할 수 있다고 제안되었다. 그러나 최근에 Sousse 등은 기계 환기가 필요한 흡입 손상 환자의 임상 결과에 대한 1회 호흡량 감소의 영향을 조사했다. 과거 대조군으로 15 mL/kg의 1회 호흡량으로 환기된 환자군이며, 이 환자들의 임상 결과는 9 mL/kg을 투여 받은 현재 환자들과 비교되었다. 1

회 호흡량이 적은 환자군에서 인공호흡기 적용 일수가 적었고 무기폐와 ARDS 발병률이 낮았다. ARDS의 병태 생리는 주로 단백질이 풍부한 액체의 폐포 내 삼출이며, 연기 흡입 손상은 보다 작은 기도 폐쇄(캐스트 및 괴사 부스러기)로 인해 기도 저항이 증가하고 폐 순응도가 감소하며 V/Q 불일치가 발생하는 것이다. 이 두 질환은 서로 다른 치료법을 필요로 한다.

일산화탄소(CO)와 시안화물은 연기의 두 가지 주요 독성 성분이다. 연기 흡입 부상의 증거가 있는 화상 환자는 이들 화합물로 인한 독성의 유무를 조사해야 한다. CO는 헤모글로빈을 산소보다 200배 더 강력하게 결합시킨다. CO는 산소와 헤모글로빈의 결합을 현저하게 손상시켜 산소 운반 능력을 감소시킨다. 또한 CO는 산소-헤모글로빈 해리 곡선을 왼쪽으로 이동시켜 산소가 조직으로 유리되는 것을 감소시킨다. 이러한 요인들은 조직으로의 산소 전달을 감소시켜, 위험 수준에서 혐기성 대사 및 대사성 산증을 일으킨다. CO 중독의 징후와 증상에는 두통, 정신 상태 변화, 호흡 곤란, 메스꺼움, 허약 및 빈맥이 포함된다. CO 중독 환자는 일반적인 맥박 산소 측정법으로 정상 범위의 PaO_2와 산소 포화도를 보이며 환자는 청색증을 보이지 않는다. 카르복시 헤모글로빈은 공동 측정법(co-oximetry)으로 측정된다. 15% 이상의 카르복시 헤모글로빈 수치는 독성이 강하고 50% 이상의 수치는 종종 치명적이다. 주요 치료 방법은 100% 산소를 투여하고, 심한 경우에는 혈액 내 산소 분압을 증가시키는 고압 산소 치료법이다. 시안화물(cyanate)은 특정 플라스틱 제품의 연소로 발생하는 연기의 구성 요소다. 시안화물은 미토콘드리아의 산화 장치를 직접적으로 손상시키고 세포가 대사 시 산소를 이용하는 능력을 감소시킨다. 이러한 변화는 혐기성대사 및 대사성산증으로의 전환을 초래한다. 두통, 정신 상태 변화, 메스꺼움, 쇠약, 등의 징후와 증상을 보인다. 100 ppm 이상의 시안화 수소 농도는 일반적으로 치명적이다.

시안화 독성의 치료는 고압 산소를 투여하여 세포내

산소 분압을 증가시켜 사이토크롬의 비효소적 산화를 일으키거나 사이토크롬 옥시다제를 제거하고 투여된 해독제의 효과를 강화시킨다. 약리학적 중재법은 질산염(흡입형 아밀아질산염 흡입 0.2 mL 또는 아질산 나트륨, 정맥투여 성인용 3% 용액 10 mL 및 소아용 3% 용액 0.13-0.33 mL/kg) 및 디메틸아미노페놀(3.25 mg/kg)을 사용하여 메트헤모글로빈 수준을 높이는 방법이다. 메트헤모글로빈은 시안화물과 크롬옥시다제의 경쟁적 길항 관계이다. 그러나 과도한 수준의 메트헤모글로빈은 산소 운반 능력을 감소시키고 독성을 나타낼 수 있다. 시안화물에 대해 높은 친화성이 있는 직접 결합제도 있다. 디코발트에데테이트(성인용 15% 용액 20 mL 또는 소아용 15% 용액 0.3-0.5 mL/kg)는 매우 빠르게 작용하나 심각한 독성을 나타낸다. 반면에, 하이드록시코발라민(성인 5-10 g 또는 소아 70 mg/kg)은 비타민 B_{12}의 전구체로서 전신 부작용은 거의 없으며 간에서 적극적으로 대사되고 신장으로 흡수되지 않는다. 티오황산나트륨(성인용 50% 용액 25 mL 또는 소아용 1.65 mL/kg)과 같은 황 기증자는 미토콘드리아 효소 rhodanese에 의해서 시안화물이 티오시안산염으로 전환시켜 독성을 감소시키고 배설을 증가시킨다.

3) 전신 순환에 대한 화상의 효과

열 손상은 전신 순환에 중대한 영향을 미치며, 혈역학적 관리는 수술 전 치료의 주요 구성 요소이다. 마취 전문의의 기술 및 임상 경험은 심각한 화상을 입은 환자의 치료에 큰 도움이 되며 마취 전문의는 종종 초기 소생술에 참여하도록 요청 받는다. 환자는 초기 수액 소생술이 이루어지는 시기, 즉 손상 후 첫 24시간 동안 가피절개술, 근막절개술 또는 상처 절제술과 같은 외과적 치료가 필요할 수도 있다. 이 때문에 마취 전문의가 화상 소생의 기본 사항을 이해하는 것이 중요하다. 또한 마취 전문의가 소생술의 질을 평가하고 최초의 급성 소생 후 환자의 혈역학 상태 및 생리학적 예비능을 평가할 수 있어야 한다. 이들은 중증 화상 이후에 나타나는 심혈관 기능의 단계적 변화에 익

숙해야 한다.

심한 화상을 입은 첫 며칠 동안 심혈관 기능에 있어 2상의 변화가 있다. 혈액량 감소로 적극적인 수액 요법이 없으면 급격한 저혈량증이 일어난다. 이로 인해 심박출량 감소와 전신저항 증가가 발생한다. 소생술이 성공하면 다음 2-3일 동안 이 패턴은 반대로 나타난다. 급격하게 증가된 심박출량과 전신 혈관 저항 감소를 보이는 과역동상태(hyperdynamic pattern)가 나타난다. 생리학적 상태를 평가하고 주술기 치료 계획을 수립하기 위해 이러한 변화에 대한 지식이 필요하다.

다량의 열 손상 후, 혈관 내 혈액량 감소 및 경우에 따라 심근 경색으로 인해 화상성 쇼크 상태(burn shock)가 나타난다. 화상성 쇼크는 심박출량 감소, 전신 혈관 저항 증가 및 조직 저관류로 특징지어진다. 혈관 내 혈액량 저하는 화상을 입은 조직 및 정상 조직내 미세 순환의 변화로 혈장이 새포내 간질액으로 크게 유출된다. 피부내 림프 흐름은 화상을 입은 직후 극적으로 증가하며 약 48시간 동안 상승된 채로 있다. 이 거대한 체액의 이동을 일으키는 힘은 Starling 평형 방정식의 모든 구성과 관련되어 있다.

$$Jv = K_f[(PC - P_{if}) - O'(\pi_c - \pi_i)]$$

여기서, K_f은 모세혈관 여과 계수이고, P_c는 모세혈관 정수압이다. P_{if}은 간질액 정수압, σ은 단백질 반사 계수(reflection coefficient), π_c는 혈장 교질 삼투압, π_i는 간질 내 교질 삼투압을 나타낸다.

- 전신적 혹은 국소적 염증 매개체의 방출로 인한 미세혈관 투과성 증가(K_f 및 σ)
- 미세 혈관 확장으로 인한 모세 혈관 내 정수압(P_c) 증가
- 간질 정수압(P_{if})의 감소
- 혈관 내 단백질의 누출로 인한 혈관 내 삼투압(π_c)의 감소
- 혈관 내 삼투압(π_c)에 비해 간질 삼투압(π_i)의 감소가 적기 때문에 간질 삼투압이 상대적으로 증가한다.

간질액으로의 단백질 및 체액의 누출은 간질내 colloid의 유실과 림프액의 흐름 증가를 초래한다. 이러한 변화의 순효과는 혈관 내 용적의 감소와 함께 열 손상 후 처음 24-48시간 동안의 과다 부종의 발생이다. 화상 위험과 관련된 저혈압은 부분적으로 심근 억제로 인한 것이다. Baxter 등이 화상 손상에 의한 심장 기능 장애를 처음 기술한 지 50년이 되었다. 연구진은 혈장 내 순환하는 심근저하 인자가 존재하여 심근 수축력을 감소시키는 것으로 추측하고 이후 많은 연구자들이 비슷한 결과를 확인했다. 비록 이 '인자'는 특이적으로 분리되지 않았지만 TNF-α, interleukin 1β (IL-1β), 혈장과 장간막 림프관의 장 유도 인자 (gut-derived factors), 그리고 다른 신경 내분비 매개 인자가 심장의 수축성과 이완성을 감소시키는 것으로 나타났다. 사이토카인 발현의 전신 활성화 및 국소 조직 농도는 초기 화상으로 인한 심근 저하(처음 2-6시간)를 일으키며 화상 손상 후 며칠이 지나면 사라지기 시작한다. 화상, 패혈증 및 다른 형태의 심근 저하에 대한 시너지 효과가 있어 심부전의 공통적인 원인이 있다는 것을 알 수 있다. 임상적으로 중증 화상 손상으로 인한 심근 기능 부전 발생률 및 그에 따른 후유증은 다소 논란의 여지가 있다. 발표된 연구들은 대개 규모가 적어 분석능이 부족하며 각각 다른 방법을 사용하고 다른 시간대에 수집되었다. 급성 소생기에 체내 우심 도관 삽관을 통해 간접적으로 측정한 심실기능은 체내 카테콜라민 레벨이 높은 상황에서 좌심실 기능이 저하된 것으로 보고되었다. 그러나 초기 소생기에 측정된 심장기능이 정상이었다는 보고 또한 존재한다. Goodwin 등은 화상 손상 후 M모드 심초음파 검사에서 단축된 심근 섬유의 증가를 보고하였다. 다른 이들도 유사한 결과를 보고했다. 그러나 초기 소생기에 측정된 심장기능이 정상이었다는 보고 또한 존재한다. Goodwin 등은 화상 손상 후 M모드 심초음파 검사에서 단축된 심근 섬유의 증가를 보고하였다. 다른 이들도 유사한 결과를 보고했다. 최근 소생 기간 중 이완기 기능 장애는 사이토 카인 증가 및 사망률과 관련이 있는 것으로 밝혀졌다. 혈장 트로포닌 증가와

동반하는 심근 손상 또한 알려져 있으며, 이는 심박출량과 심장 이환기능 저하와 관련이 있다.

화상 환자의 부검 데이터에서는 비관상동맥성 원인이 아닌 심근 허혈(전 연령 집단에서 대해 30-60%)의 증거를 보여준다. 심근 허혈은 카테콜라민 급등과 교감 신경계 활성화로 인한 산소 공급량 감소(빈맥)와 요구량 증가(빈맥과 수축력 증가)로 인한 것일 수 있다. 따라서 초기(ICU) 단계의 심장 기능 부전에서 섬유화는 더 오래 걸릴 수 있기 때문에 심근 기절(myocardial stunning)에 의한 것일 수 있다.

환자가 초기 화상 쇼크에 살아 남아 적절하게 소생되면 다양한 염증 매개체로 인한 과역동 순환 상태가 2-3일 동안 발생한다. 이러한 전신 염증 상태는 전신성 염증 반응 증후군(SIRS)으로 불려지며 화상 환자에서 빈맥, 전신 혈관 저항의 현저한 감소 및 심박출량의 증가로 특징 지어진다. SIRS는 빈맥, 빈호흡, 열, 백혈구 증가증에서부터 불응성 저혈압, 가장 심하게는 쇼크 및 다장기 시스템 기능 부전에 이르는 연속성으로 나타난다. 열 손상 환자의 경우 SIRS의 가장 일반적인 원인은 화상 그 자체지만 패혈증(감염이나 균혈증이 있는 SIRS)도 흔히 발생한다.

이러한 병태 생리학적 기전의 결과로, 환자의 TBSA의 20% 이상의 화상은 화상성 쇼크 상태를 유발할 것이다. 감소된 생리학적 예비력을 가진 환자에서 이것은 덜 광범위한 화상(예: 10% TBSA 화상)으로도 발생할 수 있다. 따라서 초기 생존은 적극적은 수액 치료가 필요하다. 동시에 수액소생술이 과다할 때 극단적인 경우에는 치명적일 수 있는 중대한 합병증을 초래할 수 있다. 정질액, 교질액의 다양한 조합을 활용하는 여러 소생 프로토콜 또는 고장성 수액(hypertonic saline)은 급성 화상 환자에게 필요한 많은 양의 수액을 투여하기 위한 지침으로 개발되었다(표 9-5). Alvarado 등은 이러한 프로토콜의 진화사를 제공했다. 이 저자들이 지적한 것처럼, 현재의 프로토콜이 1970년대에 도입된 이래로 화상 소생에 대한 우리의 이해에는 이론적인 진전이 거의 없었다. 결과적으로, 어떤 수액을 사용할

표 9-5 성인 화상 환자의 소생 수액 요구량 공식

Colloid formulas	Electrolyte	Colloid	D5W
Evans	Normal saline 1.0 mL/kg/% burn	1.0 mL/kg/% burn	2,000 mL/24 h
Brooke	Lactated Ringer's 1.5 mL/kg/% burn	0.5 mL/kg	2,000 mL/24 h
Slater	Lactated Ringer's 2 liters/24 h	Fresh frozen plasma	75 mL/kg/24 h
Crystalloid formulas			
Parkland	Lactated Ringer's	4 mL/kg/% burn	
Modified Brooke	Lactated Ringer's	2 mL/kg/% burn	
Hypertonic saline formulas			
Hypertonic saline solution (Monafo)	Volume to maintain urine output at 30 mL/h Fluid contains 250 mEq Na/liter		
Modified hypertonic (Warden)	Lactated Ringer's +50 mEq NaHCO3 (180 mEq Na/liter) for 8 hours to maintain urine output at 30–50 mL/h Lactated Ringer's to maintain urine output at 30–50 mL/h beginning 8 hours postburn		
Dextran formula (Demling)	Dextran 40 in saline–2 mL/kg/h for 8 hours Lactated Ringer's–volume to maintain urine output at 30 mL/h Fresh frozen plasma–0.5 mL/kg/h for 18 hours beginning 8 hours postburn		

것이며 어떤 생리학적 변수를 치료 지표로 삼을 것인지 등과 같은 기본적인 결정에 관해서는 상당한 논란이 계속되고 있다. 과거에는 화상 손상 후 24시간 동안 교질액을 피했던 반면 현재는 교질액, 특히 알부민이나 혈장액이 선호되고 있다.

등장성 정질액은 여전히 미국의 화상 센터에서 소생술을 위해 가장 일반적으로 사용되는 수액이다. 가장 보편적인 수액 소생 요법인 Parkland Formula는 등장성 정질액을 사용하며 처음 24시간 동안의 수액 요구량을 TBSA당 4 mL/kg로 추정한다. 이밖에 많이 사용되는 공식은 TBSA당 2 mL/kg을 권장하는 수정된 Brooke 공식이다. 이 두 요법은 처음 8시간 동안 절반을 투여하고 다음 16시간 동안 절반을 투여한다. 미국 화상 협회(American Burn Association)는 2–4 mL/kg/TBSA의 합의요법(consensus formula) 소생술을 권장한다.

이 공식은 추정치일 뿐이며 다양한 이유로 비슷한 TBSA의 환자에서도 필요한 수액 요구량이 크게 달라진다. 수액 투여 속도 및 양은 환자의 반응에 따라 조절해야 한다. 수액 투여는 일반적으로 소아 환자에서 평균 혈압을 70 mmHg 이상으로 유지하고 소변량을 성인에서는 30–50 mL/h, 소아에서는 시간당 0.5–1.0 mL/kg로 유지하도록 적정한다. 침습성 혈역학 모니터의 사용은 산소 전달의 결정 요인을 표적으로 삼아, 직관적으로 보다 생리학적으로 정밀한 소생술을 유도하고자 했다. 그러나 이러한 노력에도 임상 결과를 개선시키지 못했고 일반적으로보다 적극적인 수액 투여와 그에 따른 과소생을 초래했다.

소생술의 질을 평가할 때, 이러한 프로토콜을 기반으로 한 수액 요구 사항을 예측하면 예측된 요구 사항에서 중요한 출발점을 알 수 있다. 환자의 생리적 상태에 대한 검토를 통해 수액 요법이 부족한지 과한지 확인한다. 정질액은 일반적으로 적절한 수액 소생술을 제공한다. 그러나 이 중 많은 양은 조직 부종 및 저단백질 혈증을 초래한다. 또한, Parkland Formula의 예측치보다 더 많은 수액을 투여하려는 추세는 '수액 크리프(fluid creep)'라고 불린다. 앞서 언급했듯이 과 수액 소생은 중증의 이환율 및 사망률과 관련될 수 있으며, 이로 인해 소생에 필요한 수액의 양을 줄일 수

있는 중재가 필요하게 되었다.

이전의 소생술에서는 교질액이 포함되었지만 1970년대에는 교질액이 제거되었다. 전반적인 임상적 이점은 특히 교질액에 대해 입증하기 어려웠으며, 특히 손상 후 처음 12시간 동안 투여한 경우에 특히 그러했다. Pruitt 등은 처음 24시간 동안 소생술 수액으로 교질액을 첨가해도 정질액 단독보다 혈관 내 부피가 증가하지 않는다고 보고했다. 또한 교질액 사용은 소생술 기간 동안 폐부종에 기여할 수 있다고 여겨졌다. 잇점이 없으면서 추가 비용이 발생하므로 교질액은 최근까지 미국의 화상 환자의 초기 소생술에 일상적으로 사용되지 않았다. 1998년에 발표된 코크란(Cochrane)의 메타 분석에 따르면 알부민 투여는 중증 화상을 입은 환자를 포함하는 중환자에서 사망률을 증가시킨다고 결론지었다. 하지만 화상을 입은 환자와 관련하여, 대부분의 임상의는 알부민 투여가 화상 환자들 사이의 사망률을 증가시킨다는 Cochrane 결론은 심각한 방법론적 결점이 있다고 말했다. 최근의 리뷰에서, Saffle은 화상 소생에 관한 거의 모든 연구에서 교질액의 사용은 이들 환자에서 과소생술의 합병증뿐만 아니라 요구되는 수액량을 감소시켰다고 보고했다. 소생술에 필요한 수액을 제한한다는 치료 목표를 위해 특별히 투여할 때, 교질액의 사용은 많은 임상의에게 합리적 선택이다.

전향적 무작위 연구에서 수액 소생술로 혈장의 사용은 수액 주입량과 체중 증가를 감소시켜 복강 내압과 복부 구획 증후군의 방생률을 감소시키는 것으로 밝혀졌다. 이러한 결과변수는 과거에 정질액과 교질액 소생술을 비교하는 데 사용되지 않았다. 초기 소생에 더 많은 양의 수액을 사용하는 추세와 관련되어 이환율 측면에서 교질액의 사용은 중증 손상에 유익할 수 있다. 소생술 동안 혈장을 사용하는 것은 단순히 부피나 교질액 삼투압 증가의 의미 그 이상을 포함할 수 있다. Kozar 등은 실험 동물 모델에서 정질액이 아닌 혈장을 이용하면 부분 출혈로 인한 혈관 내피 손상을 역전시킨다는 것을 입증했다. 혈관 내피 당질층(glycocalyx)의 복원은 모세혈관 기능의 회복을 도와 수액의

표 9-6 급성기 화상 환자 구조술에서 필요한 수액량을 증가시킬 수 있는 요소들

- 흡입성 손상
- 지체된 응급구조술
- 압쇄 손상
- 전기 손상
- 광범위한 전층 화상
- 필로폰 실험실 사고(methamphetamine lab)
- 연쇄 부상들

혈관외 유출을 줄일 수 있다.

정질액 투여만으로도 많은 환자에서 특별한 합병증 없이 적절한 혈관내 용적 증가를 일으킨다. 그러나 모든 환자가 정질액에 의한 소생술에 잘 반응하는 것은 아니다. 표 9-6에서는 소생술에 필요한 수액을 현저하게 증가시킬 수 있는 여러 가지 요소의 목록을 보여주고 있다. 이러한 특징을 가지고 있는 환자와 이유를 알 수 없는 다른 환자에서는 혈압을 유지하고 소변량을 유지하기 위해 매우 많은 양의 정질액이 필요하다. 이러한 경우에는 과량의 체액이 복부 구획 증후군과 같은 위험한 상황을 유발할 수 있다. 예를 들어, 처음 24시간 동안 250 mL/kg 이상의 수액 요법을 받는 환자는 복부 구획 증후군의 위험이 있다. 소생이 어려울 때를 확인하여 이환율을 줄일 수 있는 조치를 취하는 것이 중요하다.

군사 분쟁에서 발생한 화상의 치료의 일환으로 적절한 수액 치료 중 정질액에 대한 적절한 반응이 없는 환자를 관리하기 위해 알부민 투여를 고려할 수 있다. 마찬가지로 많은 민간 화상 센터에서는 소생술에 대한 부적절한 반응을 보이는 환자에게 '교질액 구조(colloid rescue)'를 채택했다. Lawrence 등은 화상 환자의 반응을 시간당 수액의 양(mL/kg/%/TBSA burned/h)과 소변량(mL/kg/h)의 비율로 평가했다. 수액 투여에 호의적으로 반응한 환자는 0.4 미만의 비율을 유지했지만 빈약한 반응자(poor responder)는 최대 1.97까지 비율이 점차적으로 증가하였다. 환자가 빈약한 반응자로 확인된 경우 5% 알부민을 수액 소생 요법

에 넣었다. 알부민을 첨가한 후에는 환자 각각은 신속하게 나머지 소생 수액 요법의 I / O 비율이 감소하였다. 이 연구에서 알부민 구조는 손상 후 12시간 후에 시작되었다. 저자들은 이 환자들이 여전히 많은 양의 수액을 투여 받아왔으며 교질액이 좀더 빨리 투여되면 수액량의 부피가 감소했을 수도 있다고 지적했다. 향후 좀더 조기 치료가 가능하도록 소생술 초기에 빈약한 반응자를 조기에 발견하는 것이 가능할 수도 있겠다. 이 연구는 또한 치료반응성과 관련하여 화상 환자 집단의 다양성을 보여준다. 이러한 이질성은 또한 교질액 투여의 이점을 나타내는 것이 왜 어려운지를 부분적으로 설명할 수 있다. 즉, 반응자와 비반응자를 모두 포함하는 환자 그룹에서 수액 요법 개입의 이점을 보여주기가 어렵다.

고장성 수액은 단독으로 또는 교질액과 함께 사용하여, 화상 환자의 초기 소생에 도움이 된다고 일부에 의해 알려져 있다. 잠재적인 이점은 등장성 수액에 비해 유사한 수준의 혈관 내 소생 및 조직 관류를 달성하기 위한 요구량 감소이다. 이론적으로, 감소된 수액 요구량은 폐 및 말초 조직 부종의 발병률을 감소시켜서 폐 합병증의 발생률과 가피절개술의 필요성을 감소시킨다. 고장성 수액인 dextran 용액은 세포 내 및 간질 혈장 구획에서 물분자를 이동하여 혈관 내 부피를 확장시키는 것으로 나타났다. 고장성 dextran 용액은 일시적으로 수액 요구량을 감소시킬 수 있지만, 오히려 수액 소생 요구량의 반등 가능성도 있다. 그러므로 대부분의 화상 센터에서는 화상 쇼크 환자의 초기 소생을 위해 고장성 수액보다는 등장성 수액을 계속 사용한다.

불행히도 급성 화상 환자의 소생술의 목표점으로 이끄는 항상 신뢰할 수 있는 단일 생리 변수는 없다. 화상 환자의 수액 치료의 적절성을 평가하기 위해 몇 가지 변수가 사용된다(표 9-7). 전반적인 목표는 조기 수액 소생과 조직 관류의 확립이다. 전통적으로 소변량(시간당 0.5-1 mL/kg)과 혈압 정상화(70 mmHg 이상의 평균 동맥 혈압)가 목표점으로 사용되었다. 그러나 일부 연구에 따르면 이러한

표 9-7 적절한 수액요법의 기준

- Normalization of blood pressure
- Urine output (1-2 mL/kg/h)
- Blood lactate (<2 mmol/L)
- Base deficit (<-5)
- Gastric intramucosal pH (>7.32)
- Central venous pressure
- Cardiac index (CI) (4.5 L/min/m^2)
- Oxygen delivery index (DO$_2$L) (600 mL/min/m^2)

매개 변수가 적절한 조직 관류의 빈약한 예측 인자 일 수 있다. Jeng 등은 소변량이 30 mL/h 이상이고 평균 혈압이 70 mmHg 이상인 경우가 염기 결손 및 젖산 수치와 같은 조직 관류 지표와의 상관 관계가 낮은 것으로 나타났다. 심장과 뇌와 같은 중요한 기관의 관류를 유지하기 위해 종종 내장 기관의 혈류량은 줄어든다. 이러한 장기의 지속적인 저관류는 궁극적으로 조직 손상을 일으키며 여러 장기 기관에 영향을 줄 수 있다. 혈압, 심박수 및 소변량을 정상화하는 것은 그 자체로 개선된 결과를 주지 않는다고 알려져 있다. 따라서 화상 환자의 수술 전 평가에서 마취과 의사는 심장 혈관 평가를 하나의 변수에 기초해서는 안 되며 환자의 생리적 상태와 예비능을 평가하는, 보다 전체적 접근을 해야 한다.

활력 징후 및 소변량이 정상 범위 이내일 때 대사 기능을 측정하면 관류 손상의 미묘한 증거가 될 수 있다. 화상 환자의 조직 관류는 일정하지 않다. 심장, 뇌 및 신장의 관류를 유지하기 위해 내장 혈관의 관류를 희생시킬 수 있다. 혈중 젖산 및 염기 결손은 간접적인 조직 관류의 대사 지표를 제공한다. 젖산은 혐기성 대사의 부산물이며 부적절한 산소 전달 또는 손상된 산소 이용의 지표가 된다. 세포 수준에서 산소 이용을 변화시키는 시안화 중독이나 패혈증과 같은 상태가 아니라면, 젖산 농도는 산소 이용도의 지표가 될 수 있다. Wo 등은 혈청 젖산이 적절한 조직 관류의 가장 예측 가능한 지표라는 것을 발견했다. 화상 손상 후 처음 24-72시간 동안 2 ml/L 미만의 젖산 농도는 생존율의 증가와 관련이 있었다. 염기 결손(base deficit)은 전

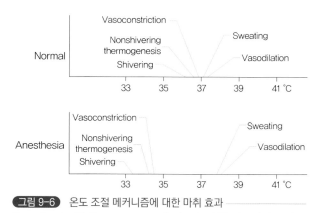

그림 9-6 온도 조절 메커니즘에 대한 마취 효과
(From Sessler DI. Temperature monitoring. In: Miller R, ed. Anesthesia, 3rd ed. New York: Churchill Livingstone; 1990.)

한 열 생성 등을 감소시킨다. 물론, 행동적 반응 또한 전신 마취 동안 이루어질 수 없다. 그러므로 수술 중 환자의 체온을 모니터링하고 유지하는 것은 의료진의 책임이다.

수술장 온도를 높게 유지하고, 환자의 사지와 머리를 덮으며, 따뜻한 모포, 히터와 열풍기, 수액 및 혈액 가온기, 가온 가스 호흡 회로 등의 도구를 적극적으로 활용하면 환자 중심 체온 유지에 대개 효과적이다. 이상적으로는 저체온증은 수술실로 이송되기 전에 교정되어야 한다. 수술 전 평가에 나타난 저체온증은 부적절한 소생술이나 신진 대사 불안정으로 인한 것일 수 있다. 어떤 것이 원인이든 화상 환자는 마취 약제나 수술 스트레스에 취약한 상태에 빠질 수 있다.

03 약리학

화상과 그 치료는 약물에 대한 반응을 심하게 변화시킬 수 있는 생리학적 변화를 일으킨다. 이 변화는 약동학적 및 약력학적 결정 인자 모두를 변경시킨다. 화상 환자의 약물학적 변화는 약물의 독성 발현이나 효능 감소를 피하기 위해 상용량에서 벗어나야 할 수 있다. 화상 상해의 성격 및 정도에 따른 병태 생리학적 변화와 환자 간의

다양성에 의한 복합성과 치유 및 회복과정에서 일어나는 일련의 역동성은 화상 환자의 정확한 복용량 지침을 공식화하는 것을 어렵게 한다. 그러나 중증 화상에 대한 전신 반응을 이해하는 것은 약물 반응 변화 예상 시기와 대처 방안을 예측하는 데 도움을 준다.

화상에 대한 심혈관 반응의 두 단계는 약동학적 매개변수에 여러 가지로 영향을 줄 수 있다. 급성 또는 응급소생 단계에서 부종으로 인한 혈장액의 손실은 심박출량과 조직 관류의 감소를 일으킨다. 이 단계에서 수액 요법은 혈장 단백질 농도를 희석시키며 화상 조직 주변의 세포외액 분율을 증가시킨다(완전히 배제적으로 이루어지는 것은 아니다). 이 단계에서는 신장 및 간 혈류가 감소하므로 신장과 간을 통한 약물 제거가 감소한다. 또한 심박출량의 감소로 흡입 마취제의 폐포 축적 속도가 빨라져 전신 마취 유도에서 과도한 저혈압 반응을 일으킬 수 있다.

약 48시간 후, 과다 대사(hypermetabolic)와 과역동성(hyperdynamic)의 시기가 되면서 심박출량의 증가, 산소 소비량 증가, 중심 체온 상승이 발생한다. 이 단계에서 신장과 간 혈류가 증가하면서 일부 약물의 제거가 증가하여 복용량을 늘려야 할 수 있다. 많은 약제들은 단백질 결합력이 높다. 약물 효과와 제거는 수용체 작용, 사구체 여과 또는 효소 대사에 사용되는 약물의 비 단백질 결합 분율과 종종 관련된다. 두 가지 주요 약물 결합 단백질은 화상 손상에 대해 서로 다른 반응을 보인다. 알부민은 주로 산성 및 중성 약물(diazepam 또는 thiopental)과 결합하며, 화상 환자에서 그 양이 감소한다. 알칼리성 약제(pKa >8, propranolol, lidocaine 또는 imipramine)는 α-acid glycoprotein (AAG)에 결합한다. AAG는 급성기 반응성 단백질로 생각되며 화상 후에는 농도가 두 배가 될 수 있다. 약물 결합 단백질들이 화상 손상에 서로 반대되는 방식으로 반응하기 때문에 약물 결합 및 기능의 변화는 이들 단백질 중 어느 것이 문제의 약물에 대해 가장 높은 친화성을 갖는지에 달려 있다고 예상될 수 있다. Martyn 등은 화상 환자에서 혈장 알부민 농도의 감소와 혈장 AAG 농도의 증가를

보고했다. 이러한 관찰은 diazepam(알부민결합)의 비 결합 분획 증가와 imipramine (AAG 결합)의 비결합 분획 감소를 뒷받침한다.

분포 체적(Vd)은 세포 외액량과 단백질 결합에 영향을 받는다. 이 두 변수 모두 화상 환자에서 크게 변한다. 단백질 고결합성 약물 및 세포 외액 범위의 Vd를 갖는 약물은 화상 환자에서 임상적으로 유의한 Vd의 변화를 보일 수 있다. Vd는 약물의 초기 투여량을 결정짓는 중요한 인자다. 그러나 변화된 Vd를 보상하기 위한 투여량 조정은 Vd가 작은 약물(<30 L)에서 이루어진다. 이는 약물의 Vd가 커지면 혈장 내 약물이 적게 분포하기 때문이다.

약물 제거율(clearance)은 약물의 유지 용량을 결정하는 가장 중요한 요소이며 마취 중 지속적 주입 또는 반복적인 볼루스(bolus)에 주입하는 약물 반응에 영향을 줄 수 있다. 약물 제거는 대사, 단백질 결합, 신장 배설 혹은 새로운 배설 경로라는 4가지 요인에 의해 영향을 받는다. 특징적인 간배출성을 가진 약물의 경우 화상 후 발생하는 약물제거율에 변화가 발생한다. 약물의 간 제거율은 크게 다양하다. 간에서 제거되는 약물은 주로 간 혈류에 의존하며 단백질 결합에는 영향을 받지 않는다. 따라서 간 혈류가 증가되는 과역동성 단계에서 이러한 약물의 제거가 증가할 수 있다. 반대로, 간내 추출 계수가 낮은 약물은 간 혈류의 변화에 영향을 받지 않고 혈장 단백질의 변화에 민감하다. 이러한 약물의 경우, 대사되는 약물은 단백질 비결합 분획이다. 위에 언급한 바와 같이, 비결합 분획의 변화는 약물이 알부민에 결합하는지 아니면 AAG에 결합되어 있는지에 결정된다. 혈장 단백질의 변화는 단백질 결합력이 큰 약물(>80%)에 대해서만 임상적으로 중요한 약동학적 변화를 일으킨다. 급성 소생 단계 중에는 신장 혈류가 감소되고 약물의 신장 배설이 손상될 수 있다.

그 이후, 과다 대사(hypermetabolic)단계 동안, 심박출량의 증가로 신장 혈류가 증가한다. 이 기간 동안 약물의 제거량이 늘어나므로 복용량을 늘려야 할 수도 있다. 실제로 Loirat 등은 화상 환자에서 사구체 여과율 증가와 tobramycin의 반감기 감소를 보고했다. 그러나 이 현상은 나이에 비례하나, 30세 이상의 환자에서는 사구체 여과의 증가와 반감기 감소가 관찰되지 않았다.

화상 환자는 또한 새로운 배설 경로로 인해 약물 제거율이 변경될 수 있다. Glew 등은 일일 gentamicin 용량의 20%가 상처 드레싱으로 분비된 삼출액에서 제거된다는 것을 발견했다. 또한 수술 중 급격한 혈액 손실은 실혈과 수혈로 약물 제거속도를 더 증가시킨다.

추출 계수가 낮은 약물의 간성 제거는 간 용량(효소 활성)의 변화에도 민감하다. 화상 환자에서는 간 효소 활성이 저하된다는 증거가 있다. 화상 환자에서는 1상 반응(산화, 환원, 또는 cytochrome P-450 시스템에 의한 수산화)이 손상되는 반면, 2상 반응(접합)은 상대적으로 보존된 것으로 보고된다. 그러나 이런 일반적인 변화가 약동학적 변수 변화를 항상 예측 가능하게 하지는 않는다. 그 예가 화상 환자에서 morphine 제거율에 대한 모순된 연구결과이다. morphine 대사는 접합에 의해 이루어진다. 이것은 2상 반응으로 화상 환자에서는 보존된다고 알려져 있다. 그러나 화상 환자의 morphine 제거율은 변하지 않거나 감소한 것으로 보고되었다. 간 혈류량, Vd, 혈장 단백질, 다양한 약제 노출, 화상 상해의 다양성과 같은 많은 변수들이 관련되어 있기 때문에 이러한 불일치는 놀라운 일이 아니다. 따라서 화상 환자에게 효과적인 약물 치료의 핵심은 약물 효과를 모니터링하고 원하는 효과에 맞추어 용량을 조심스럽게 적정하는 것이다.

마취 관리에서, 화상 손상이 약물반응적으로 가장 크고 임상적으로 유의미한 효과를 끼치는 것은 근육 이완제이다. 체표면적 25% 이상의 화상 손상은 succinylcholine과 비탈분극성 근이완제 반응에서 모두 영향을 미친다. 화상 환자는 succinylcholine의 근이완 효과에 예민해지며 심정지를 유도할 수도 있는 고칼륨혈증을 일으킬 수도 있다. 반대로, 화상 환자는 비탈분극성 근이완제에는 둔해진다. 이 변화는 화상 환자에서 골격근의 아세틸콜린 수용체의 상향 조절로 설명된다.

Martyn과 Richtsfeld는 최근 succinylcholine의 과다한 고칼륨혈증 반응의 메커니즘을 재검토했다. 여러 질병(화상, 신경제거;denervation, 부동화;immobilization 등) 상태에서 succinylcholine에 치명적일 수 있는 칼륨 반응을 보일 수 있다. 분자생물학적으로 골격근 세포에서 시냅스 후 니코틴성 아세틸콜린 수용체의 양적 및 질적 변화가 관찰되었다. 동물과 인간 대상 연구 모두 골격근의 아세틸콜린 수용체의 수의 증가와 비탈분극성 근이완제에 대한 저항성과 succinylcholine에 대한 민감성의 관련성을 보여준다. 또한, 새로운 수용체의 분포도 변경된다. 니코틴성 수용체는 일반적으로 신경 근육 간 시냅스에만 국한되지만, 이러한 질병 상태에서는 새로운 수용체가 골격근 막 표면에 분포한다. 이 새로운 수용체는 미성숙, 안접외 수용체(extrajunctional receptor), 또는 태아 수용체라고 불리는 뚜렷하게 다른 isoform (α7AChR)이다. 미성숙 수용체는 succinylcholine에 의해 보다 쉽게 탈분극되며, 더 오랫동안 열린다. 이에 더하여 이 수용체는 acetylcholine과 succinylcholine의 대사물인 콜린에 더 강하게 붙어서 지속적으로 탈분극을 일으킨다. 화상 또는 신경 제거성 손상 후 succinylcholine에 대한 과칼륨 반응은 시냅스 후 수용체에 의한 것이라기 보다 전체 근육 세포막에 있는 수용체를 통해 칼륨이 방출될 때 발생한다는 이론이 제안되었다. 채널은 오랫동안 열리며 succinylcholine의 분해 생성물인 콜린(choline)은 미성숙 수용체에 대한 강력한 작용제이기 때문에 근육의 탈분극이 지속된다.

succinylcholine 투여 후 발생한 심정지는 1958년에 처음 보고되었다. 1967년이 되어서야 과장된 고칼륨 효과(exaggerated hyperkalemic response)가 심정지의 원인으로 확인되었다. 그러나 상당한 개체 간 변이가 존재하며, 이들 중 소수의 환자만이 위험하게 높은 칼륨 수치를 나타냈다. 이 변화의 폭은 화상 후 약 3-4주에서 가장 컸다. 가장 빨리 보고된 과장된 고칼륨혈증 반응은 손상 후 9일이었으며, 다른 환자들에서는 14-20일 동안 정상으로 관찰되었다. 화상 환자에서 succinylcholine에 의한 심정지 중 가장

빠른 시기는 화상 후 21일이며 이 환자는 4세 소아 환자로 4번째 마취 유도 중 발생하였다. 화상 환자에서 안전한 succinylcholine 사용 지침에 대한 논란은 지속되었으며 여러 저자들은 화상 후 첫 24시간에서 21일까지 succinylcholine을 사용하지 말 것을 권장하였다. 이 분야의 전문가들로부터 Anesthesiology의 편집자에게 보낸 일련의 편지들은 위의 논쟁을 보여준다. Martyn에 의해 succinylcholine에 의한 심정지 기전이 밝혀질 때까지 화상의 외과적 치료는 가피(eschar)가 저절로 떨어지는 약 2주까지 지연되었다. 결과적으로 초기의 칼륨 변화에 대한 임상 데이터는 거의 없다. 실험 데이터를 통한 간접적인 증거에 근거하여, Martyn은 화상 후 48시간부터 succinylcholine의 사용하지 말 것을 권장했다. 이것은 합리적이고 신중한 판단 같다. Brown과 Bell은 소아 화상 환자가 succinylcholine의 이완 효과에 굉장히 민감하다는 것을 보고하였다. 그들은 위의 환자에서 0.2 mg/kg의 succinylcholine으로 근육 활동의 90% 이상이 이완되며 위험한 고칼륨혈증을 일으키지 않는다고 보고했다. Brown과 Bell은 이러한 관찰에도 불구하고 범위가 넓은 화상 환자에서 succinylcholine을 사용하지 않는 것을 권유하지만 여전히 논란은 남아 있다. 실질적으로 질식 위험성이 있는 화상 환자에서 치명적인 후두 경련이 있는 경우, 전신 마비없이 후두 경련을 완화하며 이론적인 치료 가능한 고칼륨혈증의 위험을 지닌 적은 양의 succinylcholine (0.1 mg/kg)을 투여하는 것이 허용 가능한가? 아니면 이 상황에서 succinylcholine보다 작용시간이 오래 걸리고 전신 마비를 일으키는 더 많은 양의 비탈분극성 근이완제를 사용할 것인가? 결론적으로 이 문제를 대답하기에 충분한 임상 증거는 없으며, 현재까지 임상적인 판단의 문제로 남아 있다.

그러나 2015년 12월에 FDA 승인받은 sugammadex로 또 다른 임상 선택이 가능해졌다. Sugammadex는 새롭고 독특한 메커니즘을 가진 근이완 역전제이다. 이 약제는 근이완제와 1:1 단단한 결합체(encapsulation)를 이루어 아미노 스테로이드 근이완제에 비가역적으로 킬레이트화하는 사

이클로덱스트린 제제이다. 이로 인해 혈장내 근이완제의 유리 약물 농도를 근이완 농도 이하로 저하시킨다. Cochrane 리뷰에 따르면 sugammadex는 neostigmine과 비교했을 때, 부작용 빈도의 증가없이 효과적인 근이완역전제로 알려졌다. 실제로, sugammadex는 90% twitch strength 회복 속도가 succinylcholine의 자발적 회복 속도나 neostigmine의 역전보다 빠르다. Sugammadex는 pancuronium에 대한 친화력이 낮으므로, 이 약제에 대해 사용할 때는 rocuronium이나 vecuronium보다 높은 용량이 필요하다. Sugammadex로 인한 부작용의 빈도는 매우 낮지만, 아나필락시스나 흉부압박이 필요한 심각한 서맥 등의 심각한 합병증이 보고되었다. 또 다른 흔하게 발생할 수 있는 문제는 sugammadex의 호르몬성 피임약을 억제할 수 있는 잠재력과 관련된다. 피임약을 복용하는 여성 환자는 sugammadex 투여받은 후 일정 기간 동안 다른 형태의 피임법을 사용하도록 지도 받아야 한다.

이 글을 쓰는 시점에서(2017년 1월), sugammadex는 아직 소아 환자에 대한 FDA 승인을 받지 못했으며 대부분의 소아 관련 데이터는 사례 보고 및 소규모 연구의 형태이다. Tobias에 의해 소아에서의 sugammadex의 임상 경험은 검토되었다. Sugammadex는 소아 환자에서 기도 삽관이 힘들거나 마스크 환기(mask ventilation)가 힘든 상황에서 효과적인 구조 약제이다. 또한 Duchenne 근이영양증 및 근긴장성 이영양증과 같은 신경근성 질환이 있는 소아 환자에서 유용하다. 상황에 따라서 sugammadex가 succinylcholine의 자연 회복보다 rocuronium의 이완을 빨리 되돌릴 수 있기 때문에 기도 삽관이나 마스크 환기가 불가능한 상황에서 급성 화상 환자의 후두경련을 rocuronium으로 치료할 수 있는 선택지를 제공해준다. 단, 아직 rocuronium의 약물 발현시간은 succinylcholine보다는 느린 한계는 있다.

비탈분극성 이완제에 대한 반응은 또한 화상 환자에서 변한다. 적절한 근이완을 이루기 위해 3-5배 더 많은 양이 투여되어야 한다. 약물 저항성은 화상 후 7일부터 분명해지며 약 40일까지 최고점에 이른다. 대략 70일 후에 수용체 민감성이 정상으로 돌아온다. 2건의 연구에서는 화상 치료가 끝난 후 1년 이상 지속되는 비탈분극성 근이완제에 대한 경미하지만 측정가능한 저항성에 대해 보고하였다. 변경된 약물 반응의 메커니즘은 약동학적 변화보다 약력학적 변화에 의한 것으로 보인다. 미성숙 수용체의 증가는 비탈분극성 근이완제에 덜 민감하다. 체표면적 25% 이상의 화상 환자에서는 일정 수준 이상의 twitch depression을 위해 더 많은 용량과 더 높은 혈장 농도의 비탈분극성 근이완제가 필요하다.

근육막에서 아세틸콜린 수용체의 증식은 비탈분극성 근육 이완제에 대한 내성과 succinylcholine에 대한 고칼륨성 반응에 대해 설명해주었다. 화상 후 최대 463일 동안 관찰되는 metocurine에 대한 환자의 저항성은 succinylcholine에 대한 고칼륨혈증 반응 또한 1년 이상 지속될 수 있음을 암시한다. 그러나 현재까지 화상 환자에서 succinylcholine에 대한 병리학적 고칼륨혈증 반응은 화상 후 66일 이후에서는 보고되지 않았다.

다른 비탈분극성 신경근 차단제와 달리, 소아 환자에서의 mivacurium 투여량은 화상에 의해 변하지 않는 것으로 보인다. 약물 작용의 시작 시간, 용량에 따른 이완 정도 및 이완 수준을 유지하는 데 필요한 주입 속도는 비화상 환자와 화상 환자에 모두 동일했다. 화상 환자에서 혈장 내 콜린에스테라아제 활성은 감소한다. Martyn의 연구에 따르면 혈장 내 콜린에스테라아제 활성과 25-75% twitch tension 회복 시간은 반비례하므로, mivacurium의 분해 저하는 비탈분극성 근이완제에 대한 저항성을 보완할 수 있음을 시사한다. 이 관찰은 mivacurium이 화상 환자에서 보다 많은 양이 필요한 다른 근이완제(심혈관계에 영향을 끼칠만큼의 많은 양)와 달리 심혈관계에 변화없이 정상적인 용량으로 화상 환자에게 투여될 수 있음을 시사한다. 이 또한 화상 환자에서 변경된 약물 반응의 복잡성을 보여준다.

04 기도 관리

화상으로 인해 일반적인 기도 관리[예: 마스크 맞춤 (mask fit), 턱 들어올림(jaw lift) 및 입 열림(mouth open)]이 불가능하지 않다면 표준적인 마취 유도 및 삽관 절차가 적합하다. Hu 등은 중증 화상 환자에서 위 배출 시간은 지연되지 않으므로 급성마취유도(rapid-sequence induction)가 필요하지 않다고 보고하였다. 그러나 관급식으로 영양 공급하는 동안 위장 잔여물에는 주의를 기울여야 한다. 패혈증이 발생하면 위 배출이 느려져 위 잔여물이 생기므로 흡인성 폐렴의 위험성을 높일 수 있다.

화상 범위에 얼굴과 목이 포함되면 붓기와 뒤틀림으로 인해 직접적인 후두경 조작이 어렵거나 불가능할 수 있다. 또한, 하악 유동성(mobilization)의 상실은 기도 조작을 저해하고 마스크 환기를 어렵게 할 수 있다. 자발 호흡하에서 기관지 내시경 삽관 법은 이러한 상황에서 안전하고 신뢰할 수 있는 기술이다. 기관지 내시경 삽관은 깨어 있는 성인에서 시행할 수 있지만 소아 환자에서는 협조가 불가능하기 때문에 진정하에서 시행된다. 대부분의 마취제는 인후두 조직을 유지하지 못해 기도 폐쇄를 일으키기 때문에 마스크를 사용하여 기도를 관리하기 어려운 환자의 경우 기관지 내시경 삽관에 적합하지 않다. 그러나 ketamine은 자발 호흡과 기도 개통을 유지하는 독창적인 마취약제이다.

Ketamine 마취는 선천성 기형으로 인한 기도 삽관이 어려운 유아에서의 기도 관리에 안전하고 효과적이다. 선천성 기도 기형이 있는 영아에서 광섬유 비강 내시경을 이용해서 또는 기관지 내시경을 이용한 일반적인 기도 삽관법으로 비강 내 기도삽관을 성공적으로 이루어진 보고가 있다. 후자의 경우, 일반적인 기관지 내시경으로는 소아에게 적합한 크기의 기도내관을 통과하지 못하기 때문에 2.7 mm의 초세형 기관지 내시경이 필요하다. Ketamine 마취 하에서 기도 삽관을 용이하게 하기 위해 먼저 lidocaine 으로 후두를 국소 마취하는 것이 권고된다. 극세형 기관

지 내시경은 lidocaine을 줄 수 있는 채널이 없으므로, 3.5 mm 광섬유 비강 내시경을 통해 먼저 lidocaine 투여하고 그 후 2.7 mm의 극세형 기관지 내시경으로 기도 삽관을 시도하였다. SBH Galveston에서 우리는 이렇게 두 번에 걸친 기관지 내시경을 통한 기도 삽관 기술이 화상을 입은 환아에게도 효율적이라는 것을 발견했다. Wrigley 등은 6 개월에서 7세 사이의 ASA 1-2세 어린이에서 halothane 마취 시 2.2 mm 광섬유 기관지내시경을 이용한 기도 삽관을 평가했다. 40례의 환자 중 다수에서 후두 경련이나 기도 삽관 실패 등의 합병증이 보고되었다. 이 연구는 ketamine을 사용하였을 때의 안전하고 효율적인 기도 관리를 보여주는 다른 연구와는 대조적이다.

안면 화상 환자에서 기관 내 튜브를 고정하는 것은 많은 어려움이 있으며 수많은 기술들이 설명되어 왔다. 테이프는 화상을 입은 피부에 고정되지 않으며 묶기법(tie)은 화상으로 인한 상처를 자극하거나 피부 이식편을 제거할 수 있다. 화상을 머리에 입은 경우, 특히 많은 양의 수액 요법이 필요한 경우, 화상 후 첫 며칠 동안은 부종이 발생하면서 환자의 머리가 부었다가 그 후 부종이 빠지면서 다시 머리가 원상태로 돌아오게 된다. 이런 상태에서 튜브를 고정하기 위한 테이프는 처음 몇 시간 동안에는 머리를 조이다가 며칠 후에는 고정이 느슨해진다. 이 문제를 피하기 위한 유용한 방법은 1/8인치 umbilical tape로 비중격에 고정하는 것이다. umbilical tape을 8 또는 10 Fr red rubber catheter를 통해 직접 후두경과 McGill forceps을 이용해서 각 콧구멍에서 인두를 통해 비중격에 위치시킨다. 충분한 길이의 umbilical tape이 각각의 카테터에 묶어둔 후, 카테터가 코를 통해 뒤로 제거되면 umbilical tape의 끝이 콧구멍에서 빠져 나와 코 중격 주위에 고리가 생긴다. 매듭으로 고정하기 전에 목젖이 고리에 걸리지 않도록 주의해야 한다. 비중격에 만드는 매듭은 기관 내 튜브의 과도한 움직임을 막을 정도로 단단하되 주변 조직의 허혈성 괴사가 생기지 않을 정도로 느슨해야 한다. 중환자실에서는 부비동염 발생 가능성 때문에 비강 내 기관 튜브를 종

종 회피한다. 하지만 비위관 혹은 비강영양관은 또한 유사한 위험을 가지고 있다. 지난 25년 동안 본원에는 부비동염이 의심되는 환자가 두 명 있었으나 부비동 세균 배양 검사에서 균이 배양되지는 않았다(미발표 자료). 비강내 기관 튜브는 경구 튜브보다 훨씬 안전하고 환자가 더 편안해하며 환자가 기도 삽관 튜브를 물어 기도 폐쇄를 일으킬 위험성이 없다.

경구 기도 삽관 튜브 고정에서도 red rubber catheter를 사용할 수 있다. Red rubber catheter를 콧구멍에서 입구멍으로 직접 후두경과 McGill forceps으로 꺼낸다. 이를 통해 기관 내 튜브를 umbilical tape으로 고정할 수 있는 고리가 형성된다. 이 방법은 매우 안전하며 일반적인 방식으로 고정할 때 발생할 수 있는 문제점들(목 상처 자극, 이식편 탈락, 부종으로 인한 머리 둘레의 변화 문제)을 피할 수 있다.

후두 마스크 기도 삽입기(LMA)를 사용하는 방법은 소아 화상 수술에서 성공적으로 사용되어 왔다. McCall 등의 보고에 따르면 소아 화상 환자 88명에서 시행된 141회의 전신마취 중 19개의 증례에서(14.5%) 적절한 위치에서 벗어나거나 산소 포화도가 떨어지거나 의학적 중재가 필요한 부분적 기관지 경련 같은 호흡기적 합병증이 있었다. 이들 중 2건은 기도 삽관이 필요했으나 합병증이 없었으며 나머지 경우도 치료되었다. 흥미롭게도 수술 전 호흡기 질환이나 얼굴과 목 화상의 존재는 수술 중 호흡기 합병증 가능성을 예측하지 못했다. 이 연구는 또한 상부기도 점막 손상 환자에서 LMA의 사용은 기도 삽관 시 발생할 수 있는 후두 손상을 예방할 수 있음을 시사한다.

Hagberg 등은 입 주변의 화상 흉터 수술을 받는 환자에게 식도 기관 콤비튜브(Combitube)를 성공적으로 사용한 증례를 발표하였다. 환자는 Samsoon과 Young의 Mallampati classification에 의한 기도 분류에서 Class IV였고 개구제한이 있었다. 성문하 협착은 기관 절개로 인해 생길 수 있고 이것은 기도 내 삽관에 의해 악화될 수 있으므로 지양해야 한다. Fentanyl과 propofol로 마취유도를 한 후 Combitube를 넣고 rocuronium으로 근이완을 시키고 60분

의 시술 동안 기계적으로 환기시켰다.

05 모니터

다발성 장기 침범으로 고통받는 중환자와 마찬가지로, 화상 환자의 모니터 선택은 환자의 부상 정도, 생리 상태 및 수술 계획에 따라 다르다. 열 손상과 관련된 수술 전 병태 생리학 이외에, 주술기 모니터링은 화상의 치료에 동반되는 막대한 출혈과 관련된 혈압 및 조직 관류의 급격한 변화를 평가하기에 적합해야 한다. 미국 마취 학회(American Association of Anesthesiologists)의 최소 기준은 순환, 인공 호흡 및 산소 공급을 모니터링 하는 것이다. 표준 모니터에는 심전도(EKG), 전신 혈압 측정, 맥박 산소 측정법, 호기말 이산화탄소 측정, 흡입 산소 농도가 포함된다. 체온 측정은 화상 환자에게 적극 권장된다.

표준 EKG 젤 전극은 일반적으로 피부가 손상되었거나 항생제 연고로 덮여 있기 때문에 화상 환자에게 들러붙지 않는다. 급성 화상 수술의 경우 외과용 스테이플과 악어입 클립(alligator clip)이 유용하다. 호흡 수는 EKG를 통한 생체 전기 저항이나 또는 호기말 이산화탄소 측정으로 계측될 수 있다. 화상 환자의 맥박 산소 농도 측정은 측정하려는 부위가 화상을 입었거나 수술부위에 포함되어 측정이 어렵다. 반사형 펄스 산소 농도계 프로브가 현재 제공되면서 비강 클립형 측정기의 질이 훨씬 개선되었다.

침습적인 동맥압 모니터링이 필요하지 않은 경우, 비침습적 혈압계는 사지에 부피가 큰 드레싱 위에서 재도 정확하게 측정할 수 있다. 혈압계 커프가 수축되는 동안에도 산소포화도 측정은 수축기 혈압에서도 정확하다는 것이 발견되었다.

승압제 주입이 필요할 때 또는 혈액 손실이 빠르고 광범위 할 것으로 예상될 때, 혈압은 비침습 혈압 측정 주기보다 더 빠르게 변할 수 있다. 이 경우 침습적 동맥압 측정이 직접적이고 지속적인 혈압을 제공할 수 있다. 이렇

게 모니터링 하는 것은 단순히 수축기 및 이완기 혈압을 보는 것보다 환자의 순환 상태에 관한 정보를 훨씬 많이 측정할 수 있다. 동맥압 파형은 전부하, 수축력 및 혈관 긴장도에 영향을 받는다. 혈압 상승률, 압력파 아래 면적, 중복절흔, 호흡과 관련된 수축기 압력의 변화에 대한 수술 전후의 변화는 모두 임상적으로 유의한 혈역학적 변화를 반영한다. 경험에 비추어 볼 때 이러한 변화의 추세는 환자에게 수액요법과 약물요법을 결정하는 데 도움이 될 수 있다. 박동간 동맥압을 보여주는 것은 수축기 압력 변화(SPV) 및 심박출량의 변화에 민감한 다른 측정을 할 수 있게 해준다.

전부하와 심박출량 사이의 상호 작용에 대한 이러한 동적 측정은 수액 주입에 대한 반응을 예측하는 데 사용되고 있다. 수축기 압력 변화(SPV)는 양압 기계 환기의 단일주기 동안 최대 및 최소 수축기 혈압의 차이이다. 여러 연구에서 SPV와 수액 주입에 따른 심박출량의 연관성을 조사하였다. Tavernier 등은 기계적 환기를 하고 있는 패혈증 환자에서 폐동맥 폐색 압력이나 좌심실 이완기의 심초음파 측정보다 수축기 압력 변화가 수액 주입에 대한 좌심실 방출량 반응(left ventricular ejection volume)의 더 나은 예측 인자라고 보고했다. 수술 중 실혈이 명백하다면 수액 요법의 판단은 어렵지 않다. 그러나, 명백한 혈액 손실이 없을 때에도 화상 상처 수술 중 저혈압 및 관류가 잘 안 되는 다른 증거가 발생할 수 있다. 부적절한 수액 투여는 혈액 희석, 심장 충전 압력 증가 및 수액 과부하를 일으킬 수 있다. 중심 정맥압(CVP) 측정은 수액 주입 시 혈관 내 공간에 여유가 있는지 알 수 있으며, 수액 반응성(fluid responsiveness)의 측정을 통해 수액 부하에 심박출량과 조직 관류의 증가로 반응하는 환자를 구별할 수 있다. 수액 반응성의 이러한 측정과 사용은 그들의 제한점과 같이 최근에 검토되고 있다. 그러나 화상 상처 제거 수술 중 관류의 모든 결함을 교정하기 위해 하나의 단독적 생리적 변수에 의존할 수는 없다. 상처 수술은 염증 매개체와 세균성 부산물을 방출하여 심근 순응도와 수축성은 물론 혈

관긴장도를 변화시킨다. 다량의 출혈이 있는 경우 수액 보충만으로 혈역학적 문제를 교정 할 수 없을 때 동맥 및 중심 정맥압뿐 아니라 혈액 가스, 전해질 변화 및 소변량을 모니터링하는 것이 필요하다. 부적절한 조직 관류는 적절한 동맥 및 중심 정맥 혈압에도 불구하고 대사성 산증을 나타낼 수 있다.

혈액 가스 분석을 위한 동맥혈 샘플링은 폐 기능 및 인공 호흡기 보조 상태, 산 – 염기 균형 및 전해질 이상에 관한 중요한 정보를 제공할 수 있다. 중심 정맥에서 나온 혈액 샘플은 진정한 정맥 혼합(mixed venous)이 아니지만 중심 정맥 산소 분압의 경향은 부적절한 조직 관류를 식별하는 데 도움이 될 수 있다. 중심 정맥관을 봉합하면 매우 안정적인 정맥 투여가 가능하며 승압제 주입을 위한 이상적인 경로가 된다. 폐동맥 카테터는 일반적으로 화상 수술에 필요하지 않다. 그러나 어떤 경우에는 심실 기능과 산소 공급 / 수요 관계를 보다 면밀히 모니터링 할 수 있는 것이 기저 질환이 있거나 많은 양의 승압제 또는 높은 PEEP이 필요할 때 도움이 될 수 있다.

소변량은 신장 기능의 가장 유용한 주술기 모니터이다. 급성 화상 환자의 경우 소변이 0.5–1.0 mL/kg/h가 추천된다. 적절한 소변량은 신장 및 전체 관류를 측정할 수 있는 방법이다. 수술 중 수혈을 계획할 때, 혈뇨 이외의 징후와 증상이 전신 마취 또는 화상 수술과 관련된 혈역학적 변화에 의해 가려지기 때문에 소변 검사만이 수혈 반응의 유일한 지표일 수 있다. 미오글로빈뇨는 또한 화상을 입은 후에 발생할 수 있으며, 이 경우에는 유치 도뇨관이 치료 반응을 모니터링 하는 데 필요하다. 미오글로빈뇨나 다른 지표에 대한 이뇨 요법은 전반적 관류의 지표로 소변양의 유용성을 무효화시킬 수 있다.

06 혈관 접근성

심각한 화상을 입은 환자를 치료하는 데는 소생술, 혈

액 샘플링, 혈류 역학 모니터링 및 정맥 약물 치료를 위한 혈관 확보가 필요하다. 화상 범위가 넓은 환자의 경우 중심 정맥관이 여러 기능을 할 수 있다. 광범위한 화상을 입은 환자는 말초 혈관을 확보하는 것이 어려울 수 있다. 중심 정맥관을 봉합하여 유지하는 것이 말초 혈관 카테터를 유지하는 것보다 오랫동안 안전하게 혈관을 유지할 수 있는 방법이다. 멀티 포트 카테터는 혈액이나 다른 수액을 주입하면서 중심 정맥압 모니터를 제공할 수 있으며 같이 주입할 수 없는 약물을 동시에 주입할 수 있다.

급성 화상 환자의 혈관 삽입은 화상 치료 팀이 직면하는 기술적으로 어려운 절차 중 하나일 수 있다. 마취 전문의는 종종 화상 환자의 혈관 유지에 관여하고 소아 연령대에서는 그 일이 훨씬 어려울 수 있다. 혈관 카테터의 경피 삽입 부위는 화상과 관련이 있고 화상이 없는 부위는 화상 상처, 부종 또는 외상에 의해 종종 변형이 일어난다. 화상 후 조기 화상은 쇼크 및 저혈량증, 혈관 수축과 관련이 있으며 이는 혈관 확보에 어려움을 더하며 후기에 이르러서는, 병원 입원 기간 동안 절제술과 흉터로 해부학 구조의 변화로 혈관 확보가 어려워진다.

상처 감염과 전신염증반응증후군의 전신 증상은 카테터 관련 혈류 감염과 유사하기 때문에 혈관성 카테터는 일반 환자보다 새로운 부위로 더 자주 교체 되어야 한다. 또한 중환자실 치료에 적합한 중심 정맥관이 수술 중에 수액 및 혈액을 신속하게 주입하기에는 적절하지 않을 수 있으며 종종 수술실에 새로운 카테터를 주입해야 한다. 중증 화상으로 몇 주 및 몇 달 동안 입원하면 환자는 장기간에 걸쳐 여러 번의 혈관 카테터 유치를 시행해야 할 수 있다. 장기간에 걸쳐 기술적으로 어려운 혈관 삽입이 여러 번 발생하면 감염성 및 기계적 합병증의 위험이 상당히 생길 수 있다. 즉각적인 기술적인 삽입의 합병증 이외에도 혈관의 반복적인 삽입은 혈전증을 일으킬 수 있으며, 혈관이 없어져서 정맥 울혈 및 향후 접근 제한을 초래할 수 있다. 이러한 고려 사항은 특히 장기간의 병원 진료가 예상되는 환자의 경우 가능한 한 삽입의 횟수를 최소

화해야 한다.

감염성 합병증은 화상 환자의 기술적 합병증만큼이나 주의해야 한다. 상처 치료 중에 발생할 수 있는 균혈증뿐만 아니라 정맥 삽입부위 혹은 근처에 노출 부위에 감염 가능성이 있는 상처가 있으면 혈관 카테터 감염 위험이 증가한다. 일반적으로 동맥 카테터가 감염에 덜 취약하다고 여겨지지만, 연구 결과에 따르면 동맥 카테터와 중심 정맥 카테터의 감염율은 비슷하다. 그러나, 대퇴 동맥 내 삽관에 대한 기술적 합병증의 위험이 더 크기 때문에(후술된 논의 참조), 부위를 변경하거나 가이드를 통해 교환하는 방법의 위험 – 이점 관계는 정맥보다 동맥 카테터에 덜 유리하다. 이러한 위험을 최소화하기 위한 정책과 절차에 관해서는 화상 센터 간에 상당한 차이가 있고 의견 일치가 없는 상황이다.

정맥 카테터의 초기 합병증에는 외상, 혈종, 출혈, 공기 색전, 흉막 삼출, 기흉, 심낭 압전 등이 있다. 후기 합병증에는 정맥 혈전증, 감염 및 침윤이 포함된다. 동맥 카테터의 합병증으로는 인접 구조물의 손상, 말단 조직으로의 허혈 및 감염이 있다.

초음파를 이용한 혈관 카테터의 삽관이 현재 널리 권장되는데 이 기술은 해부학적 경계표를 사용한 삽관보다 빠르고 합병이 적다는 것이 발견되었다. 그러나 몇몇 연구에서는 화상 환자의 초음파 유도 삽관 결과를 다른 기술과 비교해 보았다. 다량의 부종, 혈액량 감소, 혈관 수축 및 흉터로부터의 음향 그림자의 조합은 모두 초음파 이미지를 저하시킨다. 임상의는 하나의 기술에만 의존해서는 안 되고 혈관 카테터를 삽입하기 위해 초음파, 해부학적 경계표, 만져서 알 수 있는 맥박, 연필 도플러 신호 등 다양한 기술을 사용할 수 있어야 한다.

경피 삽입 부위가 화상 상처와 관련되어 있는 경우, 가능하다면 삽입하기 전에 외과적 절제술을 시행하는 것이 가장 좋다. 이렇게 하면 손쉬운 카테터 삽입과 감염에 대한 조절이 용이해진다. 카테터 선택은 혈액 샘플링, 혈역학 모니터링, 다량의 체액 및 혈액 제제의 신속 주입 및

같은 라인으로 줄 수 없는 약물 주입 등 여러 가지 임상적 요구 사항을 고려해야 한다. 환자에게 적합한 수액이나 혈액을 신속하게 주입할 수 있을 정도로 큰 내강이 필요하다. 혈액 손실이 클 것으로 예상되면 중심정맥압을 모니터링 하는 것이 도움이 된다. 저혈압이나 빈혈이 발생할 때, 중심정맥압이 환자의 혈역학 기능과 관련성은 낮지만, 중심정맥압이 높거나 낮은지에 대해 아는 것은 혈압 상승제가 적합한지 또는 혈관 공간에 적혈구 용적을 빨리 증가시킬 여지가 있는지 판단하는 데 도움이 될 수 있다. 또한 중환자실 관리는 다른 종류의 카테터가 필요할 수도 있으므로 중환자실로 이송하기 전에 일부 절충하거나 또는 카테터 교체가 필요할 수 있다.

최근 몇 년 동안 말초 삽입형 중심정맥 카테터(PICC)가 화상 환자에게 사용되고 있다. 기존의 중심정맥관에 비해 장점은 삽입의 용이성, 중심정맥관의 일부 합병증의 위험 감소 및 비용 절감이다. 이 글을 쓰는 시점에서 PICC와 관련된 합병증에 대한 가장 큰 연구는 Austin 등이 53명의 환자를 대상으로 임상 경험을 기술하고 문헌을 검토한 것이다. PICC를 사용하면 기흉이나 혈흉과 같은 중심정맥관의 위험을 피할 수 있지만 PICC 자체의 위험 요소가 있으나 카테터 관련 감염의 발생률은 PICC와 중심정맥관에서 비슷할 수 있다. 치명적인 색전증의 원인이 될 수 있는 상지 심부정맥 혈전증(UEDVT)은 항 혈전성 예방법을 사용함에도 불구하고 PICC와 관련이 있다. 화상 환자는 종종 과응고 상태이며 결과적으로 폐색 및 색전증의 위험성이 있다. Austin 등은 PICC 환자의 5.5%에서 증상이 있는 UEDVT를 발견했다. PICC와 관련된 UEDVT는 카테터가 7일 이상 거치되고 카테터의 직경이 클수록 증가하는 것으로 보인다. Austin 등은 PICC가 화상 환자를 위한 허용된 치료 방법이지만 위험이 없는 것은 아니라고 설명한다. PICC 또는 기존 중심정맥관 사용 여부의 선택은 각 환자에서 이러한 위험과 이점을 균형 있게 조정해서 이루어져야 한다.

화상 환자에게 동맥 카테터를 유지하는 것은 또 다른

표 9-8 동맥관 삽입술의 적응증

1. 비침습적 혈압 측정 간격보다 빠른 혈압 변화가 예상될 때
2. 환자가 취약하거나 생리학적 여력이 감소되었을 때 (예. 허혈성 심장질환 또는 판막 심장질환)
3. 승압제의 투여가 필요할 때 (dobutamine 제외)
4. 호흡 보조의 조정을 위해 동맥혈 산소 분압 (PaO2)의 측정이 필요할 때
5. 혈압계를 거치할 곳이 없을 때

도전이 된다. 요골동맥(radial artery) 카테터는 손에 화상을 입은 환자들에게 문제가 되기 때문에 화상 환자에게 손에 카테터를 오랫동안 유지하는 것이 바람직하지 않다. 결과적으로 대부분의 화상 센터는 대퇴동맥(femoral artery)에 동맥 카테터 삽입을 하게 된다. 그러나 대퇴 동맥은 종동맥(end artery)이므로 하지 조직의 상실이라는 치명적인 합병증을 유발할 수 있다. 이러한 이유로 동맥 카테터 삽입을 위해 명확한 기준이 필수적이다(표 9-8). 많은 경우 임상적 결정은 동맥혈 대신 정맥혈 샘플을 분석하여 이루어진다.

일반 환자에서 카테터 삽입 부위에 따른 감염률에 대한 비교에 대한 많은 연구가 있었다. 일반 환자에서 감염 위험성을 피하기 위해 도관을 이용한 카테터 교환은 추천되지 않는다. 또한 열이 나는 경우, 보편적인 주의사항을 따랐다면, 카테터를 바꿀 필요가 없으며 카테터를 오랫동안 사용할 수 있다. 그러나 장기간 입원이 필요한 화상 환자의 경우 카테터를 새로운 부위로 바꿀 경우 가능한 모든 부위를 활용하는 것이 필요하다. 또한 화상 환자에서 혈행 감염 위험이 증가되어 있으며 카테터 관련 혈류 감염과 화상 상처로 인한 전신 염증 징후가 유사하므로, 화상 환자의 혈관 관리 지침으로 일반 환자 지침을 따르기 어렵다. Lozano 등의 연구에 따르면 미국질병관리 예방센터의 가이드 라인에 따라 혈관 카테터 부위를 감염증상이 있을 때만 바꿀 경우 1,000 카테터당 9.36건의 카테터 감염을 발견했지만, 5일마다 정기적으로 바뀌었을 때는 3.23건의 감염이 발생하였다. 결과적으로 대부분의 화상

센터에서는 혈관 삽입 부위를 비화상 중환자보다 더 자주 바꾼다. 많은 센터에서는 일정 기간 후에 도관을 통해 카테터를 변경하고 카테터 팁을 배양한다. 만약 팁에서 균이 배양되면 새로운 사이트에 캐뉼라를 삽입할 수 있다. 화상 환자는 이렇게 다양한 환자군을 포함하므로 보편적인 프로토콜을 형성하는 것은 어렵다. 삽관 부위 선정 및 변경 시기 결정은 사용 가능한 부위, 이전의 합병증, 수술 스케줄, 중환자실 관리(총 비경구 영양 요구) 및 감염의 증거(상처 또는 카테터 관련) 등 다양한 요인에 의해 영향을 받는다. 삽입 부위가 화상 상처에 있거나 화상 상처 근처에 있을 때 카테터 감염의 발병률이 증가한다. 카테터 삽입 가능한 부위가 제한되었다면, 카테터를 화상 입은 부위보다는 비화상 부위에 더 오랫동안 두는 것이 좋다. 의사 결정은 감염과 기술적 합병증을 최소화한다는 일반적인 목표에 따라 최선을 다하지만 각 환자의 즉각적인 필요에 맞게 개별화해야 한다.

동맥 카테터는 일반적으로 감염과 관련이 적은 것으로 여겨지지만 이 카테터는 중심정맥관과 유사한 빈도로 감염된다. 그러나 동맥 카테터 삽입을 위한 부위가 적으므로 대퇴 동맥 손상의 심각한 합병증의 위험이 정맥 카테터보다 잠재적으로 더 크다. 결과적으로, 대퇴 동맥 카테터는 정맥 캐뉼러보다 더 오랫동안 유지할 수 있다.

지연된 합병증에는 감염과 혈전증이 포함되며, 많은 저자들에 의해 종종 상반되는 결과가 보고되어 왔다. 많은 오래된 연구에서는 감염의 빈도를 줄이기 위해 카테터를 자주 변경하는 것을 권고했지만 이후 발표된 여러 연구에서 동맥 카테터가 7-10일까지 거치되어도 감염이 증가하지 않는 것으로 나타났다. 3건의 대규모 무작위 시험은 매 7일마다 새로운 곳에 카테터를 위치한 그룹과 7일마다 가이드 라인을 통해 변경한 그룹 사이에 카테터 관련 감염 발생률에 차이가 없음을 보여주었다. 오히려 기술적 합병증의 발병률은 도자를 이용한 카테터 교환법이 새로운 사이트로 변경법보다 더 낮았다.

항생제가 함유된 혈관 카테터는 화상 환자의 카테터 관련 혈류 감염의 발생률을 줄이는 데 효과적이라는 것이 확인되었다. 전향적 무작위 시험은 항생제가 함유된 두 가지 유형의 중심정맥관의 효능을 조사했다. 하나의 카테터는 은이온을 지속적으로 방출하고, 다른 하나는 작용 기전이 다른 항생제인 리팜피신과 미노사이클린을 포함시켰다. 두 카테터 모두 카테터 관련 혈류 감염률이 낮았다. 효과적으로 이런 카테터는 두 가지 중요한 임상 이점을 제공할 수 있다. 중심정맥관의 감소된 군집화(colonization)는 혈액 매개 감염의 위험을 감소시킬 것이다. 또한, 감염 방지를 위해 혈관 확보 부위의 변경에 대한 필요성 감소는 카테터 삽입으로 인한 기술적 합병증의 발생을 감소시킬 것이다. 화상 환자의 다른 임상적 결정과 마찬가지로 화상 환자의 연구 결과는 가이드 라인을 작성하는 것을 어렵게 만든다. 연구 결과상 항생제 코팅 카테터의 사용으로 혈류 감염률은 일관적으로 감소하지만, 화상 센터 간 감염률의 차이는 항생제가 포함된 카테터 사용 효과보다 크다. 또한, 화상 환자에서 카테터가 훨씬 더 자주 바뀌기 때문에(감염의 징후가 나오는 72시간 이전에 종종) 항생제 코팅 정맥관의 화상 환자의 비용 효과 이점은 입증되지 않았다.

수술 전 마취 관리를 위한 혈관 접근을 계획할 때 환자의 치료과정을 알고 있어야 한다. 접근 장소의 선택은 전에 혈전증이나 혈관 손상과 같은 합병증이 있었던 혈관을 피해야 한다. 현 카테터가 언제 삽입되었는지 언제 카테터 교환이 예정되어 있는지 확인하여 감염의 위험성을 피해야 한다. 또한, 카테터 선택 시 환자의 병원 진료 과정도 고려해야 한다. 카테터는 케이스에 맞게 수혈할 만큼 충분히 커야 하지만 너무 큰 카테터는 위험을 증가시킬 수도 있다.

07 환자 이송

중환자실 환자가 수술실로 안전하게 입실하는 것은 매

우 중요한 일이다. 체계적인 접근 방법은 환자의 안전과 호흡기 및 혈역학적으로 원활하게 유지하는 데 도움이 된다. 환자의 수송에 앞서 혈역학 상태를 최적화해야 한다. 약리학적 지원이 필요할 수 있다. 미국 마취 학회(American Association of Anesthesiologists)는 모든 이송에 대해 환자의 건강 상태에 적합한 평가, 치료, 모니터링 및 장비를 의무화한다. 환자의 상태에 따라 간단한 관찰이 적절할 수 있다. 산소 보충이 필요한 환자는 맥박 산소 측정기로 모니터링 해야 한다. 혈역학적 모니터링은 환자의 혈역학적 상태에 따라 결정된다. 운송 중 모니터 및 주입 펌프 기능을 중단하지 않으려면 배터리 전원을 충분히 공급해야 한다.

완전한 산소 실린더, 마스크가 달린 자체 팽창식 앰부백(Ambu bag), 삽관용 장비를 포함한 기도 공급 장치를 쉽게 이용할 수 있어야 한다. 환자의 기도 및 환기, 전반적인 상태는 마취 관리 팀이 지속적으로 관찰해야 한다. 소생술을 위한 약물은 환자 이송 시 같이 있어야 한다. 앞에서 설명한 바와 같이 급성 화상 환자는 저체온을 잘 견디지 못한다. 산소 소비량을 줄이고 제한된 신진 대사 예비율을 높이기 위해 환자는 운송 중에 따뜻하게 유지해야 한다.

08 마취제의 선택

많은 마취제가 화상 환자의 마취 유도 및 유지에 효과적으로 사용되어 왔다. 정맥 마취제는 마취유도 및 유지에 사용될 수 있으며, 특정 약제 사용 선택은 주로 환자의 혈역학 및 폐 상태뿐만 아니라 환자의 기도 확보의 잠재적인 어려움에 달려있다. Ketamine은 마취 유도 및 유지에서 화상 환자에게 많은 이점을 제공한다. 마취 유도제로서 ketamine은 0.5-2.0 mg/kg의 용량으로 투여할 수 있다. 카테콜아민이 고갈된 환자를 제외하고 ketamine은 일반적으로 혈역학적 안정성을 유지한다(그림 9-7). 또한, ketamine은 저산소성 및 과이산화탄소성 환기 반응을 유지

시키며 기도 저항을 감소시킨다. 다른 정맥 마취제와 비교하여, ketamine 투여 후에 기도반사가 더 잘 유지된다. 환기 보조를 필요로 하지 않는 환자는 자연적으로 호흡할 수 있으므로 부주의한 발관이 발생할 경우에도 상대적으로 안전하다. 실제로, 일부 임상의는 기도유지 기구 없이 ketamine 마취의 사용을 보고했다. 환자는 자연적으로 호흡할 수 있었으며 기도 합병증은 삽관된 환자와 비슷했다. 근육 내 ketamine의 사용은 소아 화상 환자 또는 혈관을 잡기 어려운 비협조 성인의 기도 확보에 도움이 될 수 있다. ketamine은 자발적 환기를 유지하고 해리성 마취를 유도하기 때문에 굴곡성 기관지 내시경 검사(fiberoptic bronchoscopy)로 기도 확보에 좋은 조건을 제공한다. 이럴 경우 강력한 흡인성 마취제의 첨가는 기도가 확보될 때까지 피해야 한다. 이러한 마취제는 호흡 동인을 저하시키고 인두 근육을 이완시켜 무호흡, 상기도 폐쇄 후두 경련

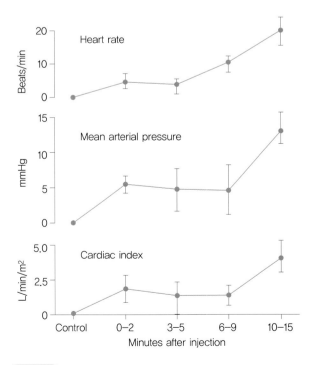

그림 9-7

중환자에서 케타민 주입 후 15분 동안 심박수, 평균 동맥압, 심장박출지수의 변화(Nolan JP. 정맥약제 부분. Textbook of trauma anesthesia and critical care: Mosby Yearbook, 1993.)

의 위험을 증가시킨다. Ketamine은 또한 지속 주입 또는 간헐적인 주입에 의한 마취 유지를 위해 단독으로 또는 다른 마취제와 함께 사용할 수 있다. Ketamine은 강력한 진통작용이 있으며 수술실에서 광범위하게 사용되며 통증이 심한 드레싱 및 혈관 확보와 같은 시술에도 사용된다. 글리코파이오레이트(2-5 μg/kg)와 같은 구강 건조제는 ketamine과 함께 사용되어 ketamine에 의한 침샘 유도 분비를 감소시킬 수 있다. Ketamine 진정 작용에서 발생하는 각성 섬망은 성인에게 더 흔하다. 이것은 종종 미다졸람으로 치료되지만 dexmedetomidine이 더 효과적일 수 있고 ketamine의 고혈압 및 빈맥 효과를 약화시킬 수 있다. Dexmedetomidine 또한 ketamine 요구량을 감소시킨다.

Propofol은 화상 환자에게 사용되는 가장 일반적인 정맥 내 유도제이다. Propofol에 대한 용량은 초기 화상을 입은 후 경과 시간에 따라 달라질 것이다. 초기에는 혈액량 감소 및 심박출량 감소로 더 낮은 용량이 필요할 수 있지만 과역동(hyperdynamic) 순환 패턴이 나타나면서 propofol의 분포용적(Vd)과 제거율이 증가하면서 투여량이 더 증가할 수 있다.

휘발성 마취제는 화상 환자의 마취 유도 및 유지 관리에 모두 사용될 수 있다. 소아 환자에서 기도 유지를 어렵게 하는 부상을 입지 않으면 sevoflurane을 이용한 마스크 유도가 일반적으로 사용된다. 급성기에는 할로탄, 아산화질소, 산소를 이용한 마스크 유도 후 경비 비관내 삽관과 관련된 마취 기술이 설명되었다. 지지자들은 특히 ketamine 기반 기술과 관련된 잠재적인 문제를 피하는 것을 강조한다. 그러나 휘발성 약제는 용량 의존적인 심근 억제와 혈관 확장을 일으킨다. 또한, 저산소성 환기 반응은 저농도의 휘발성 마취제에 의해 억제되고, 과이산화탄소성 환기 요구(hypercapnic ventilatory drive)는 휘발성 마취제의 용량 의존성 억제 또한 발생한다. 그러나 유지 약제로서 휘발성 마취제는 예측 가능한 wash-in 및 wash-out kinetics를 가지며 혈역학 및 환기 매개 변수로 적정하게 조절된다면 다른 약제에 유용한 보조제로 제공한다. 휘발성

약제 중 아산화질소는 심혈관 및 호흡 기능에 가장 적은 영향을 미치며 환자의 산소 요구량이 허용하는 경우 균형 잡힌 마취제의 유용한 구성 요소로 사용될 수 있다.

아편제 또는 마약성 진통제는 급성기 화상 환자에서 진통작용을 하고 재건 과정을 겪고 있는 환자에게는 수술 후 진통 작용을 하는 중요한 약물이다. 현재 이용 가능한 마약성 진통제의 스펙트럼은 다양한 강도, 지속 기간 및 심폐 기능에 대한 영향을 제공한다. 화상 환자는 움직임이나 수술이 없을 때에도 격렬한 통증을 경험하며, 마약성 진통제는 화상 관리의 급성기 통증 관리의 주류다. 복용량의 선택은 급성 화상 환자는 일반적으로 지속적인 장기간의 관리로 인해 마약성 진통제에 내성이 생긴다는 사실을 고려해야 한다. 그러므로 아편제는 급성 화상 환자에게 효과가 있도록 적정하게 유지되어야 한다. 대부분의 아편 유사 물질은 심혈관 기능에 거의 영향을 미치지 않지만 강력한 호흡 억제제이다. 따라서 아편 유사 물질, 특히 기도에 문제가 있는 환자의 환기 상태를 면밀히 관찰해야 한다.

부위 마취는 부위가 작은 화상 환자 또는 재건 시술을 받아야 하는 환자에게 효과적으로 사용될 수 있다. 하지에 국한된 시술을 받는 소아 또는 성인 환자에서는 요추 경막외 또는 꼬리 마취는 수술 후 통증 조절에 유용하다. 협조가 가능한 성인환자의 경우, 하지 화상 수술에서 금기가 없다면 경막외 마취, 척추 마취로 수술을 할 수 있다. 상지 시술의 경우, 상완 신경총 블록은 일차적(기본) 마취 또는 수술 후 통증 조절을 위한 보조적 장치로 고려할 수 있다.

두피는 피부 공여 부위로 특히 고통스럽다. 두피에 대한 감각 신경은 피부에 얇게 있으며, 국소 마취 주사로 쉽게 차단되며, 이 기술은 깨어 있는 두개골 절개술에도 사용된다. 두피 마취(Scalp block)는 우리 기관에서 급성 화상 환자에서의 피부 공여 부분 마취 및 재건 환자에서의 두피 수술에 성공적으로 사용되었다.

09 수액 관리

화상 치료를 위한 수액 관리 및 수혈은 매우 어려울 수 있다. 수액 투여는 수술 중 발생하는 사건뿐만 아니라 이전의 병원 경과 및 중환자실 치료 목표에 따라야 한다. 화상 후 첫 24시간 동안 절제술을 시행하는 경우, 주술기(perioperative) 수액 관리에는 급성 소생 관리가 수반되며, 수액 요구량은 출혈된 혈액의 양을 초과할 것이다. 이 기간이 지나도 감각이 없는 상처(excised wound), 과대사 상태(hypermetabolic state) 및 고열 그리고 노출되어 있는 피부의 표면적의 증가에 의해 체액 요구량이 증가한다. 그러나 초기 환자의 병원 과정에서 환자는 소생 중에 투여된 대량의 결정질 용액으로 부종이 발생한다. 이시기에 수술 중 추가적으로 결정질 용액이 투여 될 경우 조절이 어려워지며 사지 또는 복부에서 구획 증후군의 합병증을 유발할 수 있다. 소생술 시행 후 중환자실 요법은 이뇨제 사용을 포함한 부종을 줄이기 위한 적극적인 시도를 포함할 수 있다. 중환자실 전문의가 간질 부종을 줄이기 위해 일주일 내내 환자에게 이뇨제를 투여한 경우, 환자가 수술실에서 수 리터의 수액을 받는 경우 도움이 되지 않는다. 수술 중 수액 관리는 또한 dermatome으로 기증자 피부를 용이하게 얻기 위해 외과의가 피하로 투여한 저삼투압 용액의 혈류량 또한 고려해야 한다. 작은 어린이의 경우 이 액체의 양은 50 mL/kg을 초과할 수 있다. 적절한 수분 밸런스를 유지하기 위해서는 수액 및 전해질 균형 상태를 주의 깊게 모니터링 해야 한다. 과다한 수액 투여를 예방하는 것이 중요하지만 화상 중환자실의 적극적인 이뇨는 광범위한 말초 부종에도 불구하고 수술실에서 혈관내 혈액량이 적은 상황을 환자에게 만들 수 있다.

화상 상처 절제 및 이식 시 외과적 혈액 손실을 대체하는 것은 또 다른 도전 과제이다. 대부분의 일반적인 수술 절차와는 달리, 화상 수술 절차 중에 흘린 혈액의 양을 정확하게 예측하는 것은 불가능하다. 흘린 혈액은 측정이 가능한 흡입 용기에 수집되지 않으며 화상을 입을 때 혈액은 환자 밑, 드랩(drapes), 스폰지에 숨겨져 있거나 수술대에서 흘러 내릴 수 있다. 초기 소생과 관련하여 앞에서 설명한 것처럼 체적 교체를 적정할 수 있는 생리적 목표는 없다. 심각한 체액손실에 불구하고 혈관수축에 의해 동맥압이 유지될 수 있고, 중심정맥압은 전부하의 신뢰성 있는 지수가 아니며, 소변 산출량 및 헤마토크릿의 변화가 혈액량의 급격한 감소 후에 나타나며, 대사 산증은 관류의 결핍을 나타낼 수 있지만 문제의 원인을 확인하지는 못한다. 그러나 이 모든 변수는 함께 평가할 때 유용하다. 수축기 혈압은 정상 범위 내에 있지만 호흡주기에 따른 동맥파의 변화는 혈액량 감소를 나타낼 수 있다. 비록 중심정맥압이 혈역학 기능과 관련이 없더라도, 이 변수는 수액 투여가 환자에게 허용되는지 결정하는 데 유용하다. 재관류가 부적절하고 중심정맥압이 낮거나 정상인 경우 수액을 주는 것이 안전하다. 중심정맥압이 올라가면 폐부종을 일으킬 수 있다.

화상 치료와 관련된 수혈 시작 시점의 개념은 다음 절에서 논의된다. 그러나 급속한 혈액 손실 중 헤마토크릿은 혈액 손실보다 천천히 변할 수 있으며 종종 혈액은 특정 기준점 이하로 떨어지는 헤마토크릿을 예상하여 투여해야 한다는 것을 기억해야 한다.

1) 수혈(Blood Transfusion)

수혈의 필요성은 다른 공존하는 외상이 존재하지 않는 한 급성 화상 환자의 즉각적인 소생 단계에서 주요 관심사는 아니다. 실제로, 소생이 불충분 할 때, 헤마토크릿은 상승할 것이다. 그럼에도 불구하고 혈장 헤모글로빈 농도의 감소는 혈액 희석 및 가피절개술 및 기타 침습적 절차로 인한 혈액 손실로 인해 급성 소생 단계에서 발생할 수 있다. 그러나 급성 소생술 이후에 시행하는 화상 상처의 절제 및 이식 시 큰 혈액 손실이 흔하다. Desai 등은 화상 상처의 출혈량은 화상손상 후 경과시간, 관련 화상 표면적 및 감염 여부(표 9-4 참조)에 따라 결정된다고 보고했다. 일반적으로 손상후 경과시간이 증가하거나 상처가 감염된 경우 더 많은 혈액 손실이 관찰되었다. 화상 면적당 0.45–1.25 mL의 농축 적혈구(PRBC)에 이르는 수혈 요구량이 보고되었다. 또 다른 연구에서 Criswell과 Gamelli는 성인 화상 환자의 코호트에서 0.89 mL PRBC/cm^2 화상 면적의 평균 수혈률을 보고했다. O'Mara 등에 따르면 이종 그룹의 화상 환자에서 평균 수혈률은 0.65 mL PRBC/cm^2 였다.

수혈 시작 시점과 목표(target)에 관한 논란이 있다. 일부 저자들은 제한된 절제를 하는 건강한 환자들은 수혈 전 적혈구 용적률을 15–20%, 기존의 심혈관 질환이 있는 환자의 경우 적혈구 용적률이 25%인 정도 유지하는 것을 지지한다. 그들은 화상이 심한 환자의 경우 혈장 농도를 25% 가까이 유지하고 심장 혈관 질환이 있는 경우 30% 가까이 유지할 것을 제안했다. Sittig와 Deitch의 연구 결과에 따르면, 헤모글로빈을 6–6.5 g/dL에서 수혈한 환자의 경우 수혈량을 줄일 수 있으며 헤모글로빈 농도가 10 g/dL에 가까운 환자보다 좋지 않은 혈역학적 또는 대사적 영향이 증가하지 않았다.

그러나 일반적으로 화상 상처 치료 중 수혈을 위한 최적의 수혈 시작시점에 관한 결과 데이터는 거의 없다. 수혈 필요성 평가는 환자의 임상 상태, 즉 진행되는 혈액 손실, 수술 전 헤모글로빈 수준, 활력징후 및 소변 평가를 통해 가장 잘 결정된다. 산혈증이나 혼합정맥산소장력의 감소와 같은 산소공급 부족을 보여주는 대사증후는 환자의 산소 균형에 관한 중요한 정보를 제공한다. 심장 및 폐 질환이 있는 환자는 일반적으로 산소 운반 능력이 더 높아야 한다. 산소 요구량은 동반된 질환의 유형과 심각성에 따라 결정된다. 전반적인 미국 마취 학회(American Society of Anesthesiologists)의 지침에 따르면, 수혈은 헤모글로빈 10 g/dL 이상에서는 거의 필요하지 않으며 거의 항상 헤모글로빈 6 g/dL 미만으로 지적한다.

큰 화상 상처를 제거하는 동안 환자는 수술 중 혈액 손실을 대체하기 위해 1회 이상의 혈액 용량의 수혈을 요구할 수 있다. 대규모 수혈은 다양한 합병증과 관련될 수 있

으며 혈액 제제의 사용은 상당한 재정적 비용이 발생한다. 화상 상처 절제 또는 피부 이식 공여 장소에서 압박드레싱을 하거나 사지화상의 경우 지혈대를 사용하는 것과 같이 화상 절제 중 외과적 혈액 손실을 감소시키는 몇 가지 수단이 사용될 수 있다. 지혈대는 화상 상처 절제 중 혈액 손실을 줄이기 위한 효과적인 전략이다. 지혈대 사용의 한계점은 사지 수술에서 사용가능하며 수술 시야를 방해할 수 있다는 것이다. 혈액 손실을 줄일 수 있는 약리학적 방법은 국소 혈관 수축을 유도하기 위해 에피네프린에 적신 거즈로 드레싱하거나 또는 국소 에피네프린 스프레이도포를 포함한다. 또는 피하 조직에 에피네프린을 함유한 수액을 국소 투여할 수 있다. 이런 경우 투여된 에피네프린의 상당량이 전신 순환계에 흡수되어 빈맥및 고혈압을 일으킬 수 있다. 그러나 일부 연구에서는 화상 환자에서 국소 또는 피하 에피네프린을 사용하는 것이 부작용이나 합병증의 빈도 증가와 관련이 없다고 보고했다.

그러나 이 접근법의 효과는 불분명하다. 최근의 한 연구에 따르면 국소 에피네프린 스프레이 또는 피하 에피네프린 사용은 화상 상처 절제 중 출혈을 감소시키지 않았다. 그러나 데이터는 매우 다양했으며 또한 환자는 국소 트롬빈을 투여 받았다. 피하 에피테프린과 국소트롬빈의 효과를 연구하는 더 큰 규모의 연구가 이 문제를 명확시 규명하기 위해 필요하다. 더 최근의 연구에서, Mzezewa와 동료들은 전신성 테리플리신(terlipressin), 바소프레신(vasopressin) 유사체로 치료한 결과, 소아 및 성인 화상 환자의 코호트에서 혈액 손실 및 수혈 요구량을 감소 시켰다고 보고했다. 저자들은 이 접근법과 관련된 심각한 합병증을 보고하지 않았다.

2) 혈액성분(Blood Components)

화상 상처를 입었을 때 발생한 손실을 대체하기 위해 여러 가지 혈액 성분을 사용할 수 있다. 이러한 구성 요소에는 전혈, 농축적혈구(PRBC), 신선냉동혈장(FFP), 혈소판 및 저온 침전물(한랭침전물, cryoprecipitates)이 포함된다.

표 9-9 CPD(Citrate-Phosphate-Dextrose)로 전혈을 보관했을 때 발생하는 변화

	Days of Storage at 4℃			
	1	7	14	21
pH	7.1	7.0	7.0	6.9
PCO_2 (mm Hg)	48	80	110	140
Potassium (mEq/L)	3.9	12	17	21
2,3-Diphosphoglycerate (μmol/mL)	4.8	1.2	1	1
Viable platelets (%)	10	0	0	0
Factors V and VII (%)	70	50	40	20

표 9-10 전혈과 Packed Red Blood Cells의 비교

Value	Whole Blood	Packed Red Blood Cells
Volume (mL)	517	300
Erythrocyte mass (mL)	200	200
Hematocrit (%)	40	70
Albumin (g)	12.5	4
Globulin (g)	6.25	2
Total protein (g)	48.8	36
Plasma sodium (mEq)	45	15
Plasma potassium (mEq)	15	4
Plasma acid (citric/lactic) (mEq)	80	25
Donor/recipient ratio	1 unit per patient	1 unit every 4-6 patients

(1) 전혈(Whole Blood)

전혈은 분획되지 않은 혈액으로 구성되며 적혈구 (RBC), 혈장, 혈소판 및 백혈구를 포함한 모든 혈액 성분을 포함한다. 그러나 24시간 이상 보관된 전혈에는 기능성 백혈구 또는 혈소판이 포함되어 있지 않다(표 9-9). 전체 혈액 한 단위에는 약 200 mL의 적혈구와 250 mL의 혈장이 들어 있다. 대규모 혈액 수혈(외상, 간 이식, 화상)과 저혈량 쇼크 치료를 위해 일부 병원에서 전혈을 사용할 수 있다. 그러나 대부분의 지역 사회에서 혈액 제제가 부족하기 때문에 전혈을 쉽게 이용할 수 없다. 전혈을 개별 성분으로 분획하는 것은 혈액 사용을 극대화하는 훨씬 더 효율적이고 비용 효율적인 방법이다. 그러나 이용 가능한 경우, 전혈은 대량 수혈을 필요로 하는 환자에서 체적팽창과 산소운반능력을 제공한다.

(2) 농축적혈구(Packed Red Blood Cells)

농축적혈구는 외과 수술 중에 적혈구 손상을 대체하는 가장 일반적인 방법이다. 대부분의 혈장 및 혈소판은 공정과정 중에 제거되어 농축적혈구는 혈장 성분, 응고 인자 또는 혈소판이 거의 포함되지 않는다. 농축적혈구 1 단위에는 약 200 mL의 적혈구와 50 mL의 잔류 혈장이 들어 있다. 농축적혈구 조성과 전혈의 비교를 표 9-10에 나타내었다. 농축적혈구는 산소 운반 능력을 제공하며, 결정질 또는 플라즈마와 함께 투여되면 수액 소생술(volume resuscitation)을 제공한다.

(3) 신선냉동혈장(Fresh Frozen Plasma)

화상 손상의 경우 신선냉동혈장은 대량 수혈을 하는 동안 응고 인자를 대체하는 데 가장 일반적으로 사용된다. 신선냉동혈장은 응고 인자뿐만 아니라 단백질 S와 단백질 C를 단위당 2-3%의 인자를 포함하고 있다. 초기 추천 용량은 10-15 mL/kg이다. 신선냉동혈장의 사용은 여러 화상 센터마다 다르다. 혈장은 수집 6시간 이내에 동결되며, 1 단위는 약 250 mL의 혈장에 포함된 정상수치의 모든 응고인자를 제공한다. 대규모 수혈이 있을 때 신선냉동혈장 투여는 활동성 출혈이 있고 검사상 응고 인자 결핍이 있을 경우 조건이 된다. 일반적으로 응고 병증의 중증도에 따라 2-6개가 사용된다. 일부 임상의들은 PRBCs를 복원하기 위해 결정질용액보다 신선냉동혈장을 사용하면 수술 후 부종이 적고 피부 이식 생존율을 향상시킬 수 있다고 주장한다.

과거에는 응고 인자 감소로 인한 응고 장애에 대해서만 출혈이 있을 때 신선냉동혈장을 사용할 것을 권고했

다. 민간 및 군사적 외상에 대한 최근의 경험은 신선냉동혈장의 보다 자유로운 사용을 유도했으며, 결과적으로 대규모 출혈을 치료하기 위한 신선냉동혈장의 초기 및 적극적인 사용은 사망률의 감소와 관련되어 왔다. 그 결과, 대규모 수혈을 필요로 하는 외상 환자에게 응고(예를 들어, 신선냉동혈장, 혈소판 및 저온 글로블린)를 지원하기 위한 PRBC 이외의 혈액 제제의 조기 사용을 포함한 방대한 수혈 프로토콜이 활성화되었다. 광범위한 화상 치료 중 혈액 손실은 대용량 수혈 진단 기준을 충족시키는 경우가 많다. 그러나 저혈량성 쇼크, 산혈증, 저체온증, 응고 장애가 있는 외상 환자의 생리 학적 상태는 소생 후 화상 환자와 다르다. 특정 응급상황을 제외하고 화상 환자는 소생이 효과적일 때나 소생 이후에 상처 절제를 시행할 수 있다. 이러한 상황에서 환자는 체온이 따뜻하게 유지되며 적절한 전부하와 산소 운반 능력, 적절하거나 증가된 심박출량을 가지고 응고 장애가 없어야 한다. 따라서 초기에 대량 수혈 프로토콜이 필요하지는 않다. 우리 기관(Shriners Hospital for Children, Galveston)의 경우, 출혈된 혈액은 처음에는 교질액(2.5% 알부민)으로 대체되며, 농축적혈구를 투여하기 전에 헤마토크릿를 환자에게 적절한 목표치로 감소시킬 수 있다. 희석 결과, 흘린 혈액에는 적혈구가 감소된다. 출혈 혈액이 예상 총 혈액량의 50%에 도달하면 신선냉동혈장와 혼합된 농축적혈구로 대체한다. 화상을 입은 어린이에게 재구성된 전혈을 수혈하는 것이 안전하고 효과적이라는 것이 입증되었다. 미세 혈관 출혈이 혈소판 감소증 혹은 저섬유소원혈증과 함께 발생하는 경우에만 다른 혈액 제제가 투여된다.

(4) 혈소판(Platelets)

혈소판 제재는 생존력을 극대화하기 위해 실온에서 보관된다. 세균 오염의 발생은 4일 후에 기하 급수적으로 증가한다. 그러나 냉장된 혈소판은 24–48시간 동안만 사용 가능하다. 혈소판은 전혈의 단위 또는 단일 기증자의 성분채집술(apheresis)에 의해 얻어진다. ABO 적합 혈소판,

특히 단일 기증자의 혈소판은 수혈 후 생존력이 향상되므로 가능한 경우 사용해야 한다. 전혈 혈소판 한 단위에는 50 mL의 혈장에 약 5×10^{10}의 혈소판이 들어 있다. 대부분, 6단위의 혈소판을 하나의 백으로 합하여 수혈한다. 단일 기증자 혈소판 단위는 200–400 mL의 혈장에 현탁된 약 30×10^{10}개의 혈소판을 포함한다. 따라서 단일 단위 혈소판의 1단위는 전체 혈소판 약 6단위와 같다. 한 단위의 전혈 혈소판은 혈소판 수를 5,000–10,000/μL 증가시킨다.

(5) 저온침전물(Cryoprecipitate)

Cryoprecipitate는 4℃에서 신성냉동혈장을 해동시키고 침전물을 수집함으로써 얻어진다. Cryoprecipitate는 VIII 및 XIII 인자, fibrinogen, von Willebrand 인자가 풍부하다. 대량 수혈 환경에서 주로 저섬유소원혈증 치료에 사용된다. 일반적으로 cryoprecipitate는 혈장 fibrinogen 수치가 100 mg/dL 미만으로 떨어지면 투여된다. 1단위의 Cryoprecipitate은 혈장 섬유소원 수치를 5–7 mg/dL 증가시킨다.

3) 대량수혈의 합병증
(Complications of Massive Blood Transfusion)

(1) 응고장애(Coagulopathy)

대규모 수혈과 관련된 응고 장애는 혈소판 감소증 또는 응고 인자 고갈로 인한 것이다. 농축적혈구는 본질적으로 혈소판이 없으며, 24시간 이상 보관된 전혈은 상당 수의 생존 가능한 혈소판을 보유하지 못한다. 전혈은 인자 V 및 VIII를 제외하고는 본질적으로 정상 수준의 응고 인자를 포함한다. 대부분의 혈장은 농축적혈구에서 제거되기 때문에 응고 인자의 부족 원인을 제공한다. 대량의 출혈과 수혈로 인해 특히 농축적혈구만 사용하는 경우 혈소판 및 인자 V 및 VIII의 희석 손실이 발생한다.

혈소판 감소증은 대량 수혈을 한 후 비외과적 출혈의 가장 흔한 원인이다. 15–20 unit 정도의 농축적혈구를 대량 수혈 할 경우 일반적으로 혈소판 감소증이 발생하기 때문에 혈소판을 수혈해야 한다(그림 9-8). 측정 혈소판 수

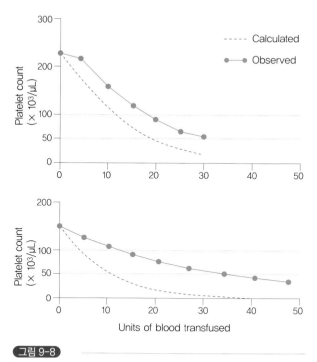

그림 9-8
대량 수혈 후 혈소판 수에 대한 두 연구; 계산된 혈소판 수와 관찰된 혈소(Reed RL et al, prophylactic platelet administration during massivetransfusion. Ann Surg. 1986;203:46.)

는 계산된 혈소판 수보다 대개 높다. 이는 조직내 분포되어 있던 혈소판이 출혈이 발생하면 혈관으로 유리되기 때문이다. 혈소판 감소로 인한 출혈은 혈소판 수가 50,000-100,000 혈소판/μL 미만으로 떨어지면 보통 발생한다. 혈소판 보충은 일반적으로 이 장의 앞 부분에서 설명한 것처럼 전혈 혈소판 6단위 또는 단일 공여자 혈소판 1단위의 수혈이 필요하다.

대량 수혈을 하는 동안 응고 인자의 고갈로 인한 응고 장애의 진행이 가능하다. 프로트롬빈(PT) 및 부분적 트롬보 플라스틴 시간(PTT)의 현저한 연장은 성인에서 PRBC 10-12단위의 수혈 후 발생할 수 있다. PT와 PTT가 정상 수준의 1.5배를 넘으면 신선동결혈장이 희석 응고 장애를 교정하기 위해 투여되는 것이 권고되어왔다. 또한 저섬유소원혈증이 PT와 PTT의 연장을 초래할 수 있기 때문에 대량 수혈 환자에서 fibrinogen 수준을 아는 것도 중요하다.

Fibrinogen은 cryoprecipitate를 사용하여 대체 될 수 있다.

(2) 구연산염 독성(Citrate Toxicity)

구연산염은 응고 캐스케이드의 활성화에 필요한 칼슘에 결합할 수 있기 때문에 혈액 보관 시 항응고제로 보편적으로 사용된다. 구연산염은 간에 의해 대사되고 신장에 의해 배설된다. 정상 간 기능과 신장 기능을 가진 환자는 간장이나 신장 기능이 감소한 환자보다 더 많은 구연산염 부하에 훨씬 잘 반응할 수 있다.

대규모 수혈을 하는 동안 구연산염이 혈액 순환에 축적되어 이온화된 칼슘이 감소한다. 저칼슘혈증은 저혈압, 심장 기능 저하 및 심부정맥을 유발할 수 있다. 심한 저칼슘혈증은 또한 응고 이상을 초래할 수 있다. 그러나 적절한 응고에 필요한 칼슘 수준은 심혈관계의 안정성을 유지하는 데 필요한 수준보다 훨씬 낮다. 그러므로 응고 이상이 보이기 훨씬 전에 저혈압과 심장 수축력 감소가 발생한다. 대규모 수혈을 하는 동안, 특히 저칼슘혈증 환자에게 혈역학적 불안정성이 존재하는 경우, 이온화된 칼슘을 모니터링 하는 것이 일반적으로 필요하다.

(3) 칼륨 이상(Potassium Abnormalities)

전혈 또는 농축 적혈구를 보관하는 동안 칼륨이 적혈구에서 세포 외액으로 분비되며 40-80 mEq/L의 농도로 축적될 수 있다. 일단 적혈구가 생체 내 환경으로 되돌아오면 칼륨은 빠르게 적혈구 내로 들어간다. 특히 급성 수혈 중에는 일시적인 고칼륨혈증이 나타날 수 있으며, 특히 신장 기능 부전 환자에서 발생할 수 있다. 특히 저칼슘혈증이 있는 일시적인 고칼륨혈증은 심장 기능 장애 및 부정맥을 유발할 수 있다. 신기능이 감소된 환자에서는 신선한 혈액제재나 씻은 농축 적혈구 제재를 사용함으로써 칼륨 부하를 줄일 수 있다. 저칼륨혈증은 대량수혈과정에서 스트레스, 알칼리증 또는 다량의 출혈로 인한 카테콜아민 방출 등으로 칼륨이 적혈구 및 다른 세포로의 재진입 하면 발생할 수 있다. 대량의 수혈을 하는 동안 정기적으로 칼륨 수치를 모니터링 해야 한다.

(4) 산-염기 장애(Acid-Base Abnormalities)

전혈 저장 중에 산성 환경은 pH 6.5-6.7의 젖산과 구연산염의 축적으로 인해 발생한다. 이러한 산성 혈액제재의 신속한 수혈은 방대한 수혈 동안 관찰되는 대사성 산증에 영향을 줄 수 있다. 그러나 이 상황에서 대사 산증은 산소 소모 및 공급의 불균형으로 인한 상대적 조직 저산소증과 혐기성 대사 때문에 발생하는 것이 더 일반적이다. 저혈량증 및 부족한 조직 재관류의 상태 동안 발생하는 혐기성 신진 대사는 유산증(lactic acidosis) 혹은 젖산증(lactic acidosis)를 초래한다. 일반적으로 중탄산 나트륨의 투여는 권유되지 않는다. 조직 관류와 항상성의 재확립은 산-염기 균형을 재확립하는 것보다 훨씬 더 중요한 요소이다. 대조적으로, 대규모 수혈을 받는 많은 환자들은 수혈 후 단계에서 대사성 알칼리증을 일으킬 수 있다. 이것은 구연산염이 간에 의해 중탄산 나트륨으로 전환되기 때문이며 중증의 대사 산증(Base deficit > 12)의 경우를 제외하고 대규모 수혈 중에 중탄산 나트륨 투여를 피할 추가적인 이유이다.

(5) 변형된 산소 공급(Altered Oxygen Transport)

혈액 저장 중 적혈구 2,3-diphosphoglycerate (DPG) 수치가 감소한다. 이것은 옥시 헤모글로빈 해리 곡선을 왼쪽으로 이동시킨다. 이러한 조건하에서 산소는 헤모글로빈에 대한 친화력이 높고 조직 수준의 산소 방출은 이론적으로 감소한다. 임상적으로 산소 친화성의 변화는 기능적으로 중요하지 않다.

(6) 저체온(Hypothermia)

많은 양의 차가운(4℃) 혈액을 신속하게 주입하면 심각한 저체온이 발생할 수 있다. 이미 화상 환자에서 체온조절기전이 손상되어 있으므로 임상적으로 유의한 저체온증을 초래할 수 있다. 저체온증의 잠재적인 합병증에는 변화된 구연산염 대사, 응고 병증 및 심장 기능 장애가 포함된다. 화상 환자에게 대량으로 수혈을 하는 동안 급속 가열 혈액주입기로 체액을 적극적으로 따뜻하게 해야 한다. 또한 열 손실을 최소화하기 위해 실내 온도를 높이고 환자의 사지와 머리를 가려야 한다. 화상 환자의 체온은 37℃ 이상으로 유지되어야 한다.

(7) 폐 합병증(Pulmonary Complications)

폐부종은 대규모 수혈의 잠재적 합병증이다. 이것은 수혈량 과부하 및 수혈 혈액에 존재하는 염증 및 미세 응집물로 인한 폐 모세 혈관 누출로 인해 발생할 수 있다. 일부 연구에 따르면 폐부종의 발생률은 수혈 자체보다는 환자의 자체적 손상과 관련이 있다. 그러나 대량의 수혈을 하는 동안 체액량 상태를 면밀히 모니터링 하여 볼륨 과부하를 피할 수 있어야 한다.

수혈 관련 급성 폐 손상(TRALI)은 수혈 6시간 이내에 발생하는 급성 저산소 혈증 및 비심장성 폐부종을 특징으로 하는 비교적 드문 합병증이다. 상대적으로 흔하지는 않지만 TRALI는 수혈 관련 사망의 가장 흔한 원인 중 하나이다. 병태생리는 잘 알려져 있지 않지만 수혈 관련 염증 반응과 관련이 있는 것으로 생각된다. TRALI는 중증 환자에서 발생 빈도가 높지만 구체적인 위험 요인을 파악하기 어렵고 보존적치료를 한다. 수혈 관련 폐 손상의 경우 ARDS의 다른 원인이나 수혈 관련 부피 부하(TACO)에 의한 것이 아님을 확인하는 것이 중요하다.

(8) 수혈 반응

용혈성 수혈 반응은 비교적 드물지만 심각한 수혈의 합병증이다. 수혈 반응의 발생률은 약 1:5,000 단위 수혈할 때 생기며 치명적인 수혈 반응은 1:100,000 단위로 발생한다. 가장 심각한 반응은 ABO 비적합성으로 인한 결과이다. ABO 비적합성 혈액 수혈의 가장 흔한 원인은 사무적인 오류이다. 따라서 대부분의 병원에서는 수혈하기 전에 혈액을 여러 번 검사해야 하는 원칙을 만들었다. 혈

표 9-11

Blood Group	Antigen on Erythrocyte	Plasma Antibodies	Incidence (%)	
			Whites African-	Americans
A	A	Anti-B	0.4	27
A	B	Anti-A	11	20
AB	AB	None	4	4
O	None	Anti-A	45	49
Anti-B				
Rh	Rh		42	17

액형 및 관련 순환 항체의 표가 표 9-11에 나와 있다. 대량의 용혈 수혈 반응은 항체와 보체에 의한 수혈 적혈구의 파괴로 발생한다. 오한, 흉부 통증 및 메스꺼움과 같은 수혈 반응의 흔한 징후와 증상은 전신 마취하에 있는 환자에서 발견할 수 없는데 마취 된 환자에서 가장 흔히 발견되는 수혈 반응의 징후는 발열, 저혈압, 헤모글로빈뇨증 및 응고 장애이다. 치료의 기본은 수혈을 중단하고, 적극적인 수분 공급과 소변의 알칼리화로 신장을 보호하고, 기존의 응고장애를 치료하는 것이다.

이전에 수혈을 받은 환자에서 혈액 항원에 대한 항체 생산으로 이차 면역 반응이 일어나면 지연 용혈성 수혈 반응이 일어날 수 있다. 이 반응은 수혈 후 2일에서 21일 사이에 발생할 수 있으며 수술 후 설명되지 않는 헤마토크릿의 감소로 의심해 볼 수 있다. 신장 손상은 급성 용혈 반응보다 발생빈도가 적지만 적절한 수분 공급과 소변의 알칼리화가 필요하다. 열성 반응은 수혈 후에 흔히 발생하며 일반적으로 수혈 혈액에 존재하는 백혈구 및 백혈구 항원의 오염으로 인한 것이다. 단순한 발열 반응으로 수혈을 멈출 필요는 없지만 더 심한 수혈 반응이 나타나지 않도록 환자를 면밀히 관찰해야 한다.

(9) 감염

감염은 피부 장벽의 붕괴 및 면역 억제로 인해 화상 환자에게 중요한 문제이다. 수혈은 감염 위험을 증가시킨다. Graves 등은 화상 환자에서 수혈 횟수와 감염 합병증 간에 유의한 상관 관계가 있음을 보여주었다. 혈액 제제의 주요 감염 원인은 간염이다. C형 간염이 가장 흔하며 그 다음은 B형 간염이다. C형 간염의 발생률은 수혈 받은 10,000 unit 중 3 unit이다. 엄격한 검사 방법의 개발은 수혈된 200,000-500,000 unit 중 1 unit으로 HIV 감염 발생률을 현저하게 감소시켰다. Cytomegalovirus (CMV)는 혈액 생성물에서 확인되었으며 면역 결핍 화상 환자에서 임상적으로 중요한 문제를 일으킬 수 있다. 그러나 화상 환자에서 임상적으로 중요한 CMV 감염의 발생률은 낮다.

⑩ 수술 후 관리

수술 후 기도 관리와 환기보조에 대한 결정은 몇 가지 요인에 달려 있다. 조건이 만족되면 발관하는 것이 바람직하지만, 화상 환자의 경우 여러 가지 이유 때문에 조건이 되지 않는 경우 발관을 하지 않는 것이 더 중요할 수 있다. 환자가 수술실로 삽관된 채로 온다면, 삽관을 유지할 것인가를 결정해야 한다. 술전 삽관을 결정한 원인이 해결되면, 발관 결정은 수술 전후 사정에 달려 있다. 목과 안면 화상을 입은 일부 환자들은 부종으로 인한 기도 방해를 막기 위해 삽관이 시행된다. 기관지 튜브를 제거 할 때 부종성 인두 조직이 기도를 막지 않도록 기도를 검사해야 한다. 양압 환기 중에 balloon을 하지 않은 상태에서 기관 내 튜브 커프 주위로 공기가 새는 것은 기도 발관 후에도 기도가 잘 유지될 수 있다는 긍정적인 신호이다. 상부기도는 직접 후두경 검사 또는 내시경으로 검사할 수도 있다. 애매한 경우 튜브 exchanger가 기도에 남아 있는 상태에서 기관지 튜브를 제거할 수 있다. 또 다른 기술은 기관지 튜브가 이미 기관 내시경에 의해 유지된 상태에서 기관지 내시경으로 직접 보면서 발관을 시행하는 것이다. 특히 작은 소아 환자에서 발관 후 천명과 실패한 발관에

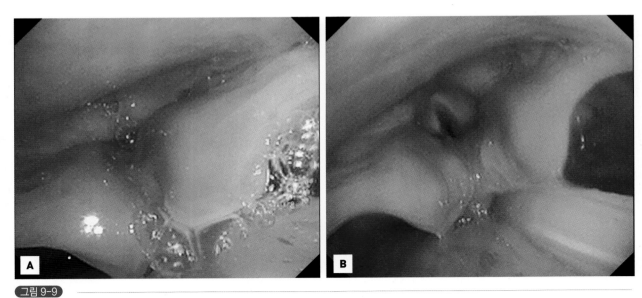

그림 9-9

후두 화상을 입은 소아 환자에서 상기도의 역동적 폐쇄. 흡기 동안에는 주변 부종 조직이 접혀서 기도가 폐쇄되나(A) 호기동안 조직이 펴지면서 숨을 내뱉을 수 있게 된다(B).

대한 흔한 이유는 흡기 중에 성문 입구를 막는 아교체 돌출부(arytenoids eminences)에 부종과 과다한 점막이 있기 때문이다(그림 9-9A,). 이 상태는 너무 큰 기관내 튜브의 사용, 부적절한 진정및 진통으로 인한 과도한 환자의 움직임, 산성위내용물의 역류 및 기관내 튜브와 위튜브사이의 후방 후두 구조의 물리적 압박으로 인한 기계적 자극으로 악화될 수 있다. 또한 이 자극은 소아 환자에서 후두 연화증을 유발할 수 있다(그림 9-9B). 이 모든 세부 사항에 주의를 기울여도 후두 장애가 지속된다면 스테로이드 사용으로 화상 상처 감염 위험성이 증가되지 않는 경우에 한하여 스테로이드의 짧은 사용이 효과적일 수 있다(비공개 관찰). Heliox는 또한 이 상황에서 성공적으로 사용되어 왔다.

발관에 대한 결정은 또한 환자의 신진 대사 상태와 화상으로 인한 근력 감소를 고려해야 한다. 증가된 이산화탄소 발생은 분당 환기량과 호흡 노력을 증가 시켜야 한다. 폐의 순응도가 낮으며 간비대로 인한 횡격막 상승으로 호흡 노동이 증가한다. 동시에 골격 근육의 소실과 힘의 감소는 이화 상태의 산물이다. 환자의 생리학적 예비

율이 수술 전에 낮으면 발관 평가 기준이 중환자실에서 객관적으로 평가될 때까지 기계 환기를 계속하는 것이 가장 좋다.

ICU에서 모니터 및 인공 호흡기 보조 후 환자의 현재 상태 및 치료법에 대한 정보와 함께 수술 중 마취 과정에 대한 전체 보고가 이루어진다. 환자가 수술 후 기계적 환기를 유지해야 할 경우 기관 내 튜브의 위치와 수술중 거치한 혈관 카테터를 확인하기 흉부 방사선 사진이 필요할 수 있다. 동맥혈 가스, 혈액 화학, 신장 기능 검사, 헤마토크릿, 혈소판 수 및 응고 검사를 포함한 검사 결과가 환자가 ICU에 도착한 직후에 이루어진다. 이 검사 결과는 수술실에서 대규모 수혈이 필요했던 경우 특히 중요하다.

화상 환자의 수술 직후 가장 중요한 쟁점 중 하나는 적절한 진통과 진정이며 이는 특히 삽관 및 기계적 환기가 이루어지는 환자에서 더 중요하다. 화상 조직의 절제술 및 피부 이식편 적출은 고통스러운 과정이기 때문에 환자의 편안함을 위해서 충분한 양의 진통제를 투여해야 한다. 화상 환자가 마약성 진통제에 상당히 내성이 있는 것은 드문 일이 아니며, 특히 여러번 수술 받은 경우 정상보

다 많은 용량이 필요하다.

지속적인 혈액 손실은 유감스럽게도 집도의들이 수술 중 지혈에 엄격한 주의를 기울임에도 넓은 화상 부위의 절제 및 이식 후에 흔히 발생하는 문제이다. 화상 상처는 피부 이식술을 적용하기 전에 반드시 출혈이 되는 조직까지 절제하여야 한다. 수술 중 대량 수혈로 인해 희석성 혈소판 감소증과 응고 장애가 발생한다. 주의 깊은 수술 후 관찰은 지속적인 출혈을 평가하고 추가 혈액 제제를 임상 경과 및 검사결과에 따라 수혈할지 결정하는 데 필요하다. 수술 후 출혈은 부피가 큰 화상 드레싱으로 감춰질 수 있으므로 이러한 출혈은 수술실에서 중환자실로의 이동 중 짧은 기간 동안에도 저혈량 및 저혈압으로 나타날 수 있다. 중심정맥압 및 소변량 모니터링은 수술 후 혈액 및 수액 요법을 결정하는 데 도움이 된다.

저산소혈증과 고탄산혈증을 최소화하기 위해서는 수술 후 기간 동안 적절한 환기가 필수적이다. 혈액 가스 및 산소 포화도는 인공 호흡기 관리의 가이드로 사용할 수 있다. 흡입 화상을 입은 환자는 합리적인 인공 호흡기 관리뿐만 아니라 흡입 기도 기관지 확장제 및 진해거담제를 기도 흡입과 함께 사용할 수 있다. 발관한 환자는 적절한 산소 포화 상태를 유지하기 위해 최소한 수술 후 몇 시간 동안 산소 공급이 필요하다. 이런 환자들은 완전히 회복하고 반응이 돌아올 때까지 기도 보조가 필요할 수 있다.

마지막으로, 화상 환자는 따뜻한 환경에서 회복되어야 한다. 수술 후 저체온증은 혈관 수축, 저관류 및 대사성 산증을 초래할 수 있으며 과역동 및 이화 작용으로 인한 과장된 대사반응을 보일 수 있다. 방사선 히터, 혈액 및 수액 가온기, 따뜻한 담요, 가스 전달을 위한 가열된 가습기 및 높은 실내 온도는 모두 회복중인 환자에게 따뜻함을 주기 위해 수술 후 기간에 유용하다.

11 결론

화상 환자의 마취 관리에는 많은 어려움이 있다. 해부학적인 변화는 기도 관리 및 혈관 접근성을 어렵게 만든다. 심혈관 기능의 병태 생리 학적 변화는 초기 혈량 및 관류 장애에서 소생 단계 이후에 나타나는 과역동 및 과대사 상태에 이른다. 이러한 변화와 기타 변화는 마취제에 대한 반응을 크게 변화시킨다. 효과적인 마취 관리는 병태 생리학적 변화, 술기 능력, 적절한 계획 및 적절한 자원의 조달에 대한 지식에 달려 있다. 주술기 관리가 ICU 관리 및 목표와 양립해야 한다는 것을 명심하면서 팀 접근이 필요하다. 이를 위해서는 화상 치료 팀의 다른 구성원들과 긴밀한 의사 소통이 필요하며 이는 치료하기 어려운 환자의 효과적인 마취 관리의 가장 중요한 원칙 중 하나이다.

CHAPTER 10

The Skin Bank, Skin Substitutes and 'the next level'

최 동 휘 | 화창한외과

I. The skin bank

01 역사

최초의 자가피부이식은 1871년 Reverdin이 시행하였고, 이후 동종피부이식 방법이 임상적으로 진행되었다. Thierch는 1874년 부분층 피부이식을 시작으로 얇은 부분층 피부이식을 대대적으로 발전시켜 공여부의 자연재생을 유도하였는데, 이를 'Thiersch grafts', 'pinch grafts', 'epidermis grafts', 'razor grafts' 등으로 불렸으나 넓은 면적의 화상에서는 다소 만족스러운 결과를 갖지 못해 작은 범위에 국한되어 적용하였다. 1881년 Girdner는 처음으로 동종피부이식을 성공적으로 시행하였다. 5년 후 Thiersch는 피부이식의 조직학적 구조를 기술하였다.

1900년까지는 인간의 피부를 보관하는 기술이 없었으나, Wenrscher에 의해 동종피부이식을 위해 3-14일 냉동보관하는 기록이 있었다. 하지만 1903년까지 인간의 혈액과 조직의 보관이 임상적으로 활성화되지 못했다. 1938년처음 동종피부이식이 화상치료에 첫 보고되는데 이때 Bettman이 광범위 화상의 소아에 성공적으로 사용하였다.

Websterr, Mattews 등이 이후 4-7℃에 3주간 보관 이후, 성공적으로 자가피부이식을 시행하였는데 1949년이 되어서야 미국해군 조직은행의 설립이 진행되었고 이는 현재의 효시라고 할 수 있다.

피부조직은행의 설립은 가공, 고정, 보관 과정과 연관되어 발전하는데 Baxter가 인체 피부의 냉동 시 조직학적 변화를 기술하였고, 얼음 입자가 피부의 구조를 파괴하는 것을 알아냈다. 1952년 Billingam과 Medeawar는 glycerol을 이용해 냉동건조를 시행하였고, 이어 Taylor는 얼린 조직을 glycrol에 보관하면서 크리스탈 입자의 형성을 줄였다. 이러한 진보는 Brown과 Jackson에 의해 과범위 화상과 박피성 피부질환에 동종 피부를 상용화하는 데 성공하였다.

1966년 Zaroff는 Brook Army Medical Center에서 동종피부이식의 10년간의 경험을 보고하였고, 생물학적 드레싱으로서 동종피부이식의 기술적, 생리학적 발전을 이루어냈다. 1966년 Cochrane은 15% glycrol에서 조절된 비율로 냉동시킨 자가 피부조직을 급속으로 해동시켜 이식에 성공하였다. 이후 Morris는 감염성 궤양피부에 동종피부이식의 이점을 서술하였고, Shuck는 베트남 전쟁 당시 외상성 창상에 동종피부이식의 활용을 기술하였다. 동종피부이식의 상용의 증가는 창상에서 세균감염의 감소와 신생혈관재생의 자극이라는 잇점을 확인할 수 있었다.

Bondoc과 Burke는 1971년 최초의 기능적인 피부조직은행을 만들고, 광범위 소아화상 환자에서 화상의 절제와 일시적 동종피부이식을 성공적으로 시행하였다. 이는 오늘날까지 피부든 피하든, 광범위 화상환자에서 자가피부이식이 부족한 경우 동종피부이식을 일시적으로 이용할 수 있게 하였다.

또 다른 생물학적 드레싱으로 양막이 1912년 Sabella에 의해 기술되었고 1910년 Davis의 첫 피부이식용으로 쓰인 이후였다. 영구적 피부대체물로 사용되었지만 이는 이후 거부반응이 발생하였다. 1952년, Douglas가 처음으로 일시적 화상상처의 대체물로 양막을 사용하였고, 이후 부분층 화상의 치료의 한 방법으로 사용되었다. 양막은 통증 경감, 감염 예방, 발진 감소, 재상피화 촉진에 도움을 주는 것으로 나타났다. 본 기관에서는 TEN 환자에서 각막의 일시적 보호를 위해 양막을 사용하여 3개월 경과 관찰군에서 각막보존 및 결막의 반흔 형성감소와 건조증 등을 줄일 수 있음을 보고하였다. 양막의 보존과 저장은 세계의 피부조직은행에서 중요한 역할을 하고 있다.

02 피부조직은행의 성장

지난 200년간 수많은 피부조직은행에서 광범위 화상, 외상 및 연부조직 손상 질환의 동종조직이식은 널리 이용되고 있다. 결론적으로 피부조직은행의 대부분은 화상센터의 인접한 곳이나 센터 내에 설립되어 있다. 이는 지역 화상센터와 밀접한 관계로 화상외과의사의 특화된 요구를 해결하고 지역사회에서의 피부기증과 교육프로그램을 함께 진행하여 발전해 나가야 할 것이다.

피부조직은행은 1966년에서 1988년 사이 꾸준한 성장을 이루었지만 2002년 그 수는 감소하였다. 81개의 American Association of Tissue Banks (AATB)에서 피부의 재생, 가공, 보관 및 이식에 사용토록 그 기능을 하고 있다. 1983

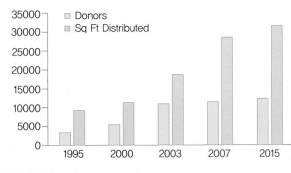

그림 10-1 Skin Donation & Distribution in the U.S. & Canada —

년 DeClement와 May는 32,000 ft²의 피부가 화상 창상 센터에 이용되었다고 보고하고 있다. 그림 10-1에서 1995년에서 2015년까지 미국, 캐나다 지역의 조직은행의 분포를 보이고 있다.

03 American Association of Tissue Banks의 역할

피부조직은행의 수가 늘어남에 따라 표준화를 위한 정책과 과정이 진행되었다. 초기에는 데이터의 부족으로 표준지침의 확립에 어려움이 있었다. 1976년 초기에는 피부협회 소속으로 AATB가 시작되었다. 이후 AATB의 특별 부서로 활동이 이어지고 1977년 협회의 표준화 및 가공 과정을 거쳐 1979년에 피부조직은행으로 처음 탄생되었다. 조직은행의 첫 표준화 작업은 1984년에 확립되고 1987년 특수 조직의 기술적 매뉴얼이 만들어졌다. 이후로 표준지침은 수정되면서 유용하면서 과학적 근거를 바탕으로 한 표준화가 2016년, 14번째 저서에 가장 최근 발표되었다. 1982년 AATB의 표준화의 발전 이후 지속적인 감시와 자료 수집으로 1986년에 자율적으로 전도되기 시작하여 이런 프로그램이 오늘날의 AATB의 표준지침과 미국 FDA의 정부차원의 인간조직은행의 관할로 이어지고 있다. AATB는 1992년 2000 Plan을 발표하며 조직, 세포 은행의 제공과 조직의 안정성 및 질적 향상, 그리고 AATB의 발전과 강화를 꾀했다. AATB는 FDA, CDC (Centers for Disease Control), ABA 등의 기관과 협조하며 표준지침을 향상시키고 필요시, 즉 West Nile, Ebola Zika 바이러스 등의 감염 질환 출현 시 위험성을 줄이기 위해 공여자의 선별 방법에 있어 즉각적으로 대처하고 있다.

04 동종피부이식의 임상적 사용

1) 광범위 전층 화상의 보호

미국의 피부조직은행의 성장과 발전은 특화된 화상치료센터의 동종피부이식의 증가가 한몫을 하였다. 창상 치료의 동종피부이식의 일반적인 적응은 표 10-1에 표시하였다. 동종피부이식의 피부는 생물학적 드레싱의 이상적인 작용을 가지며 즉각적인 자가 피부이식이 불가능한 광범위한 창상의 경우의 중요한 역할을 한다(표 10-2). 이는 증발로 인한 수분손실과 단백혈장의 손실을 줄이고, 창상의 부식을 줄이며 미생물의 증식을 억제한다. 창상의 통증을 경감하고 작업치료와 물리치료 시 보다 나은 편안함을 제공한다. 창상면의 생리학적 보호막으로서 열 손실을 줄이고 과대사 상태를 가라앉힌다. 특화된 화상센터의 동종피부이식의 사용이 늘면서 지역적 피부 조직은행의 발전을 돕는다. 냉동건조된 동종피부와 비교하여 볼 때 일시적 창상 보호 대체물의 가장 이상적인 형태는 신선 동종피부이다(표 10-3). 광범위 화상의 절제를 직면한 외과의사에게 절대적으로 중요한데, 신선 동종피부는 좋은 혈관 분포로 바닥 창상면의 신생혈관 재생을 자극하고 자가 피부이식을 위한 공여부의 준비를 돕는다. 또한 최상의 창상감염의 배출을 돕고 절제된 피하지방층에도 잘 부착된다. 이식된 동종피부는 공여부피부의 재채취가 가능할 때나 자가 피부배양이 준비되었을 때 제거된다.

최근 몇 년간은 신선 동종피부의 사용이 제한적이었다. 이는 감염성 질환의 전파를 줄이려는 FDA의 규정이 강화되면서인데, 신선 동종피부의 사용이 가능하면 냉동

표 10-1 Indications for Allograft Skin Use in Wound Management

- Coverage of extensive wounds where autologous tissue is not available
- Coverage of widely meshed skin autografts
- Extensive partial-thickness burns
- Extensive epidermal slough
  - Stevens-Johnson syndrome
  - Toxic epidermal necrolysis
  - Staphylococcal scalded skin syndrome
- Testing the wound bed's ability to accept autograft
- Template for the delayed application of keratinocytes.

표 10-2 Advantages of Human Allograft Skin Use

- Reduce water, electrolyte, and protein loss
- Prevent desiccation of tissue
- Suppress bacterial proliferation
- Reduce wound pain
- Reduce energy requirements
- Promote epithelialization
- Prepare wounds for definitive closure
- Provide dermal template for epidermal grafts

표 10-3 Advantages of Fresh Allograft Skin

- Rapidity and strength of adherence to the wound
- Control of microbial growth
- Rapidity of revascularization
- Reproducible clinical results

건조피부가 가장 적합한 대체물이다. 비록 생활력면에서 떨어지지만 14일 이상의 보존이 가능한 냉동 건조 동종피부를 사용할 수 있다. 7-10일 이내 생활력이 보존되는 냉동 건조 동종피부가 표준화되어 있다. 그림 10-2는 텍사스, 갈베스톤에 위치한 Shriners Hospital에서의 동종피부이식 및 양막의 사용을 나타내고 있다.

Intergra 진피 대체물이 절제한 화상면의 동종피부이식의 대체로 증명되었지만 신선, 냉동건조 동종피부가 더 나은 안착률을 보인다. 2007년 본 기관의 연구에서 50% 이상의 화상면적을 가진 소아에서 감염 위험 없이 과대상 상태를 줄이는 데 안정적으로 Integra를 사용하였음을 보

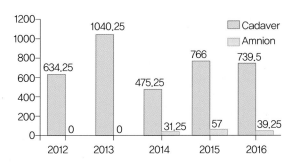

그림 10-2 5-Year Tissue Utilization in Square Feet

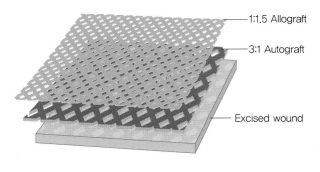

그림 10-3 화상환자의 초기치료

고했다.

2) 넓은 격자 자가 피부이식과 부분층 창상의 보호

동종피부이식의 또 다른 사용법의 하나가 넓게 격자를 넣은 자가피부이식 위에 다시 덮는 방법이다(그림 10-3). 이 방법은 격자된 동종피부를 일시적이든 영구적이든 창상 회복을 제공하는것으로 본 기관은 2:1 격자의 사체 피부로 2:1 이상의 넓은 격자의 자가 피부이식 위에 덮는 방식으로 시행하였다. 신선 피부보다는 생활력이 떨어지기에 일시적으로 덮는 기능보다는 생물할적 드레싱의 역할로 이용하였다. 이는 창상의 통증을 경감시키고 삼출물 감소와 수분의 손실을 줄이고 잦은 드레싱 교체의 횟수를 줄일 수 있다. 바닥의 재상피화가 이뤄지면서 동종피부는 바닥 표피의 탈락 없이 자연스럽게 분리된다. 냉동된 동종피부는 부분층 화상의 보호로도 사용되어진다. Rose와 Naoum의 연구에서 광범위 부분층 화상을 가진 소아 환자에 조기 창상절제와 동종피부이식이 정통적 항생 연고 관리를 시행한 것 보다 더 빠른 재생과 입원기간의 단축을 보였다. 그러나 Shriner Hopitals for Children – Galveston에서는 비용측면에서 부분층 화상에서는 이종 피부 이식을 주로 한다.

가끔 동종피부이식에서 염증성 거부반응이 생겨 아래 자가 피부이식의 재상피화를 지연시키는 경우가 있을 수 있다고 하는데, 이에 냉동 건조 시킨 피부가 냉동건조 과정에서 세포가 파괴되어 공여자와 면역반응이 없기에 추천되었다. 2013년 11명의 환자에서 냉동 건조한 동종피부이식을 진행 시 면역반응이 없었다는 보고를 하였다.

3) 상피세포의 지연 적용을 이한 지지대 역할

자가 표피배양이식(cultured epidermal autografts, CEA)의 임상적 사용이 1981년 O'Connor에 의해 처음 기술되었다. 이후로 광범위 전층 화상 환자에서 영구적 피부대체물로 많이 사용되었으나, 이 방법에 대한 변수로서 안착률과 이식편의 불안정성이 문제가 되었다. Cuono가 처음으로 CEA와 함께 동종피부이식을 시행하였는데 항원성 표피층의 박피를 시행하기 전에 혈관 형성을 위해 동종피부를 사용하였다. Hickerson 등은 동종피부의 진피 위에 CEA를 적용하여 90% 이상의 안착률을를 보였고 이는 술 후 4년간 유연하고 튼튼한 이식편을 가졌다고 보고하였다. 최근 전층 화상환자에서 부분층 자가피부이식을 시행한 경우와 CEA를 함께한 경우의 다연구기관의 보고가 있었는데, CEA의 적용이 창상의 상피화를 촉진시키고 반흔의 인지를 향상시키고 경과 관찰 지속 시 향상된 색소침착과 유연성을 보이는 것으로 나타났다.

4) 탈세포 진피 기질-Acellular Dermal Matrix

과거 수십 년간 얇은 부분층 자가이식 시 동시에 무세포동종진피기질(Alloderm) 사용이 증명되어 왔다. 진피기질의 잇점은 얇은 자가 피부이식으로 공여부의 빠른 회복과 사망률의 감소로 이어졌다. 다기관 임상 연구에서 표준 부분층 격자 자가 피부이식과 동등한 결과를 보였지만, 자가 피부이식의 안착률에서 다소 낮거나 연구기관마다 차이를 보였다. 이는 동종진피대체물 이식의 크기가 36-116 cm²에 제한되었고 180일 동안만 이식한 후 관찰하였다. Alloderm은 CEA의 기질로도 사용이 되었으나, 이는 논란이 많은 소수의 연구에서만 적용하였다.

05 동종피부이식의 잠재적 단점

1) 감염

동종피부이식이 세균감염을 야기한다는 보고가 있어 피부 조직은행들은 이식을 위해 조직을 공급하기 전에 세균배양을 시행하고 있다. AATB 표준지침에서도 병원균이나 진균이 검출된 피부는 폐기된다. 특히 수혜자의 면역 합병증의 가능성 있다든지 창상에 의한 패혈증 우려가 있다는 점에서는 아주 중요하다.

동종피부이식으로 인한 바이러스성 질환의 감염이 보고된 사례가 있는데 1987년, Clarke는 HIV 양성 공여자로부터 받은 수혜자의 HIV-1 감염 사례를 보고하였다. 하지만 이식 전 공여자 검사에서 발견되지 않았었다고 한다. 수혜자가 감염 우려가 있었어도 동종피부이식 전 검사에 HIV가 나타나지 않았다. 현재는 HIV나 hepatitis 감염 전파는 보고되지 않고 있다.

Kealey 등은 사체피부 동종피부이식에서 cytomegalovirus (CMV)의 감염전파를 보고하였다. 이는 CMV 음성 환자의 23%가 혈청 전환이 생기기에 혈청 반응이 음성인 환자에게 CMV 음성 동종피부이식 피부를 추천하였다. Plessinger 등은 479명의 피부 공여자에서 약 63%에서 CMV 양성을 보였다고 기술하였다. 그들은 혈청반응 음성인 공여자의 조직만이 혈청반응 음성인 환자에 적용해야 하고 이는 신선 동종진피에 국한하였다. 화상환자에서

동종피부이식으로 CMV 감염전파의 증명은 있으나, 실제 CMV 혈청전환이 중요한 결과에는 영향이 없다고 한다. Herndon과 Rose는 사체 동종피부이식의 잇점이 사소한 CMV 혈청전환의 위험성을 간과해도 된다고 반복 말하고 있다. 현재 모든 화상외과의들과 피부조직은행에서는 CMV 양성 공여자의 동종 진피의 사용은 화상 및 이식외과의의 결정에 따르도록 하고 있다.

2) 거부 반응

이상적 창상복원을 위한 많은 특징들 중 동종피부 내에는 class II 항원을 가진 Langerhans 세포들이 들어 있다. 이 세포는 표피 내 존재하며 면역거부 반응의 결과로 거부 반응을 일으킨다. 이는 전형적인 급성 염증 반응으로 이어지고 창상 감염을 야기한다. 혈관형성이 잘된 동종피부이식편은 화상 환자에서 약 2-3주 자리잡아 유지되는데 최장 67일까지 생존되는 것이 선천성 면역억제 환자에서 보고되기도 하였다. 면역영양공급, 중환자 관리, 외과적 기술 등이 향상되었지만 동종피부이식의 유지에는 예측하기가 어렵다.

거부 반응을 줄이는 노력으로 동종피부의 Langerhans 세포의 항원성을 줄이는 방법이 있다. 동종피부에 자외선 조사를 하거나 glucocorticoids 내 배양하여 동종진피의 생존율을 늘리는 보고도 있다. 하지만 이런 방법이 지속되지는 못했다. 다른 연구가들은 면역 억제를 유도하는 약물을 중화상환자에 적용하는 연구를 하였는데, 초기에 azathioprine과 antithymyocyte globulin을 투여한 소아에서 환자 및 동종진피이식 모두의 생존율을 높였다고 보고하였다. 하지만 azathioprine-induced neutropenia가 발생하며 임상적 결과는 좋지 못했다. 최근 cyclosporin A의 사용으로 동종진피이식의 생존율의 향상을 보였는데 이들 연구에서 동조진피의 거부반응이 약물투여 중단 후 수일 내에 발생하는 것을 볼 수 있었지만, 치료 종결 이후 이식편이 지속되는 경우도 있었다. 향후 새로운 면역억제 약물의 연구가 요구된다.

06 피부조직은행의 기술적 측면

1) 공여자 선별 검사

조직 이식의 안정성을 위해선 완전하고 정확한 의학 정보를 가진 공여자의 조직을 갖는 것이 아주 중요하다. AATB와 FDA는 공여자의 의학적, 사회적 이력을 정확하게 이해하고 있어야 한다. 이런 면에서 AATB는 Donor Risk Assessment Interview (DRAI)를 설립하여 타 장기 및 조직 재생 기관들과 FDA가 공조하도록 하였다.

감염 전파 가능성 질환의 혈청학적 선별검사로 아래의 내용을 포함한다

- Antibodies to human immunodeficiency virus, type 1 an 2 (anti-HIV-1 and anti-HICV-2)
- Nucleic acid test (NAT) for HIV-1
- Hepatitis B surface antigen
- Total antibodies to hepatitis core antigen (including both IgG and IgM)
- Antibodies to hepatitis C virus (anti-HCV)
- Nucleic acid test (NAT) for HCV
- Syphilis (a non-treponemal or treponemal-specific assay may be performed)
- Nucleic acid test (NAT) for th hepatitis B virus (HBV)

검사 키트는 FDA 승인된 것으로 공여부 선별검사를 위해 준비되고, 사체조직 생검으로 이루어져야 한다. Barnett 등은 사체피부 공여자들의 2년간의 경험에서 양성 결과의 혈청검사로 공여자 불가 판정을 하였는데 813명의 공여자 중 61명(7.5%)의 조직이 양성 혈청 검사를 보였다. 혈청 근거로 한 공여 불가자들의 52.3%는 양성 hepatitis B core antibody였고, 18.1%는 hepatitis B surface antigen 검사에 의하며, hepatitis C, HIV-1/2, HTLV-1, syphilis 검사 등이 각각 14.3%, 4.9%, 4.9%, 5.5%로 나왔다. 이 결과는 Plessinger 등에 의해 5년간 1,235명의 공여자들의 연구에서 93명(7.5%)에서도 양성 혈청 검사를 보

이는 것으로 확증되었다.

조직은행의 의료감독관은 부검의 결과를 확인하는 것이 필요하지만 1998년 AATB 표준지침 변경에서 264명의 공여자의 10개월간의 연구에서 부검 결과 하나로 공여자를 검증하지는 않았다. 본 기관의 조직은행에서는 2014년 2월부터 2016년 9월까지 468명의 피부조직 공여자와 457명의 양막조직 공여자들의 연구에서 50명(10.7%)의 피부조직 공여자와 32명(7.0%)의 양막조직 공여자들이 부검, 혈청검사, DRAI, tlaco 검사 소견들을 종합하여 공여 불가 판정을 하였다.

2) 피부 채취

공여자의 선별검사가 끝나고 허가가 나면 적정 기관(병원 영안실, 수술실, 의학검사실 혹은 조직은행)에서 피부를 채취하는 recovery team이 꾸려지고 시간과 장소를 정해야 한다. 사망 시간과 시체보관 상태는 피부의 생활력과 세균 오염 측면에서 정확하게 기록되어야 하고 이로써 피부채취에서 조직은행으로의 시간을 정할 수 있다. 최근 AATB 표준지침에서는 심정지 24시간 이내 피부채취의 준비가 시작되고 공여자 시신은 다량의 얼음으로 차갑게 유지되거나 12시간 내 냉동되어야 한다고 말한다. 그렇지 않을 시는 피부채취 준비를 15시간 이내 시행하여야 한다. 즉 차갑게 유지되지 않거나 냉동도 되지 않은 시신은 15시간을 넘겨서는 안 된다는 것이다.

간단히 말해, 피부는 무균적 채취가 이루어져야 하지만 먼저 공여자가 타 의료기관으로의 의뢰를 위해서는 철저한 평가를 해야 한다. 또한 피부의 질적인 면과 채취 가능한 크기를 평가하여 결정해야 한다. Box 14.4는 공여피부의 결격사유를 열거하고 있다. 혈액채취 검사를 통해 감염성질환을 살펴봐야 한다. 채취할 피부는 수술실에서 면도를 시행하고 항균제(povidone-iodine, chlorohexidine 등)로 깨끗이 세척을 시행한다. 채취자는 개인 보호장구(PPE ; 수술모자, 마스크, 신발보호구)를 입고, 수술 소독과 멸균가운, 장갑을 착용하고 주변 순환 인력들은 조직

채취기록과 조직보존 및 이송장비의 보호를 시행해야 한다. 대개는 chlorhexidine으로 수술실 준비를 시행하고 70% isopropyl alcohol로 시술 전 다시 세척한다. 피부채취 이후 필요한 모든 것들을 뒤 테이블에 미리 준비한 후, 공여자를 소독 세척해야 한다. Dermatome을 이용하여 0.012-0.018 인치 두께로 채취하며, 너비는 3-4인치로 한다. 보통 채취 부위는 체간부, 둔부, 대퇴부, 상부 하퇴부로 정한다. 채취할 피부의 양은 체형과 피부 결손부위에 따르며, 평균 4-6 ft² 정도이다. 공여자의 후면부터 채취하고 다시 돌려 소독 진행 후 앞면을 채취한다. 채취한 피부는 조직배양 배지에 넣어 약 -10℃ 온도로 유지하여 가공을 위해 조직은행으로 보내어진다.

3) 피부 가공

(1) 가공 환경

피부 가공은 세균학적으로 무균 상태와 온도 조절이 가능한 환경에서 이루어져야 한다. 최근의 AATB 표준지침은 심혈관 조직을 가공할 때 100층의 laminar flow 환경에서 시행하도록 정하고 있다. 실제 Plessinger 등의 연구에서 100층이나 10,000층의 laminar flow 환경에서 세균의 증식의 양적, 질적 차이를 규명하는 데 성공하지는 못했다.

(2) 미생물 검사

조직은행으로 이송 이후, 조직채취 팀은 호기성 및 혐기성균, 효모균, 진균 등에 대한 배양을 시행한다. 조직 세균 배양은 swabbing이나 탈락 조직 혹은 용액에 해리시켜 시행한다. 가공 이전에 배양이 이루어지고 그 방법은 반드시 검정된 방법을 통해 확인되어야 한다. 채취 전 시행된 소독 과정이 세균배양 결과에 영향을 미치지 않도록 해야 한다(위음성결과). 검사는 관련된 표준지침에 일치하도록 시행되어야 하고(CAP, ISO, ASTM, AAMI, USP), 아래의 균이 동정된다면 이식은 절대 해서는 안 된다.

Staphylococcus aureus

Group A, ß-hemoytic Streptococci

Enerococcus spp.

Gram-negative bacilli

Clostridium spp.

Fungi (yeasts or molds).

AATB 표준지침에서는 이식이 진행되기 전 7일간의 잠복기간 전에 세균배양 결과가 보고되지 않도록 하지만, 신선한, 동결되지 않은 동종피부가 이식에 사용될 때 종종 세균배양 결과가 필요 없게 된다. Plesinger 등은 219명의 피부 공여자들의 세균배양 결과가 나오기 전 이식을 시행하고 이후 세균배양 결과들을 확인하였다. 14.3%에서 양성이 나왔지만, 1.8%만이 이식을 시행한 의사에게 보고되었다. 각각의 결과를 확인해 보면 이식받은 환자에서 어떠한 합병증도 없었다고 한다. 이런 결과는 Britton-Byrd 등의 결과에도 증명되는데, 세균배양 3일 이후 공여자의 피부를 사용하였고 3례에서 양성 세균배양으로 보고를 하였으나 모두 심각한 문제를 보이지 않았다고 보고하였다. White 등은 조직 내 세균 배양 후 10³개 이하의 세균이 나오면 안전하게 사체 피부를 사용할 수 있다고 제안하였다. 이러한 연구 결과들이 있지만 조직 은행은 공여자의 정보와 조직의 적합성을 이식을 시행할 외과 의사에게 전달하고 그 의사는 공여자로부터 발생할 수 있는 위험성 및 유용성 등을 적절히 습득하여야 한다.

(3) 생활력의 유지

조직의 세포 생활력과 구조적 견고함은 동종 피부이식에서 안착 및 신생혈관 형성 면에서 필수적이지만 생활력의 정도를 수치화한 연구는 지금까지 없었다. 보통 사망이후 시간 간격이 생활력에 가장 중요한 요소로 나타나는데, May는 공여자의 시신이 18시간 이내 냉동되지 않으면 피부의 대사력이 급격히 감소한다고 설명하였다. 이상적인 조직배양 배지 역시 아직 알려지지 않았는데, 대개는

Eagle's MEM과 RPMI-1640 등의 방법이 인정받고 있다. Cuono는 Uniersity of Wscosin (UW) solution의 잇점을 설명하였다. 지금까지 냉동보존액이 세포 생활력과 구조적 견고함을 최상으로 유지를 할지는 확실지 않다. Glycerol (10-20%)과 dimethylsulfoxide (10-15%)가 30분에서 2시간의 보존 시간을 가질 경우 피부의 생활력을 유지하였다는 보고가 있지만, 아직 정확한 최상의 농도와 다른 용액과의 비교가 증명되지 않았다. 마지막으로 공여자의 나이와 성별은 피부의 생활력에는 영향을 주지 않는다.

4) 냉동

냉동 과정은 살아 있는 세포의 대사력을 느리게 하고 영양 조직배양 배지는 세포의 대사력을 유지시킨다. 신선 동종피부는 보통 항생제 관계없이 4℃의 배양배지에 보관되며 제곱 피트당 300 mL 배지에 무균상태로 free floating 보관하게 된다. 최근에는 매 3일마다 영양 배지를 갈아주면서 4℃에 2주간 보관할 경우 피부 생활력이 보존된다고 제안하고 있다.

피부를 채취한 후 10일간의 냉동 보관하는 것이 통상적으로 시행되고 있다. 이는 May 등의 연구에서 기반하는데, 당 대사율이 냉동기간 동안 매일 10-15%씩 감소한다고 보고하였다. 최근에는 95% 산소가 포함된 perfluorocarbon (O2PFC)과 매 3일마다 영양배지를 교체함으로써 냉동보관 피부의 생활력을 연장시키는 잇점이 있다고 보고하고 있으며 이 방법은 생활력을 41-63일간 유지시키며 정상 피부구조도 유지할 수 있다.

5) 냉동 보관

피부를 장기간 냉동보관 시, 세포의 생활력과 구적적 견고함을 유지하여야 한다. AATB 표준지침에서 냉동된 피부의 보관 기간이 14일을 넘지 않도록 해야 하고, 신선 상태로 사용되지 않는다면 피부채취 후 10일 이내 냉동건조하며 매 72시간마다 영양배지를 교체하기를 제안하고 있다. 배지 교체가 되지 않을 경우 피부는 채취 후 96

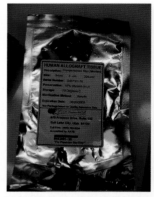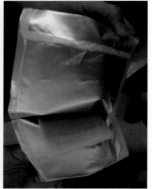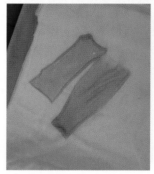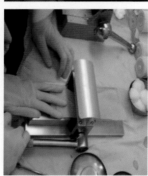

그림 10-4 냉동 보관된 조직

시간 이내 냉동되어야 한다. 대개 피부는 4℃, 30분간 냉동 보존액에 담궈지고 mesh되거나 sheet형태로 보관되는데 냉동 관정 중 구조를 유지하기 위해 진피 면에 미세한 mesh 거즈나 면사포 같은 망과 함께 접혀져 보관해야 한다(그림 10-4). 냉동 속도는 분당 -1℃씩 얼리는데 컴퓨터로 조절하며 control-rate freezing을 최상의 선택으로 하며 분당 -2℃ 미만으로 내려가도록 해야 피부의 대상 활동을 방해하지 않기 때문이다. 대개 -70에서 -100℃까지 냉동된 후 냉동고나 액화 질소에 보관하게 된다. 냉동고에 보관된(-40℃ 이하) 피부는 5년까지 유지될 수 있다. 이런 방법으로 85%의 생활력을 가질 수 있다고 하지만 이에 대한 최상의 기술에 대한 연구가 필요하다.

6) 냉동 건조

또한 피부는 freeze-dryng이나 glycerol에 냉동건조될 수 있다. 이 과정은 생물학적 변성과 항원성을 억제할 수 있다고 보고하고 있다. 하지만 표피 세포의 파괴로 장벽기능의 소실과 창상 면의 접착이 잘 안 되며 미생물의 증식 조절에 비효율적인 결과를 보이기도 한다. 통상적 동종피부에 비해 가격적으로 생산 비용이 많이 들어 제한적으로 이용되고 있다.

7) 방사선 조사

인간의 동종피부는 바이러스 감염 전파의 위험을 줄이기 위해 γ-선 방사선 조사를 시행할 수 있다. 이 방법으로 처치되어 보관될 경우 약 2년까지 실온에 보관할 수 있는데 GammaGraft라는 제품은 부분층 화상이나 공여부 치료에 성공적으로 사용되고 있다. 하지만 전층 화상의 절제 이후 일시적 대체물로서는 이용되지 못하고 있다. 주로 적용되는 것은 만성 창상 및 노출된 연부조직의 치료에 이용된다.

07 이송

냉동된 피부는 0-10℃ 얼음으로 채워진 보온보관함에 조직 배양 배지에 담겨 이송된다. 냉동 동종피부이식은 −40℃ 이상 오르지 않게 보온 보관함에 dry ice를 넣어 이송되며 조직은행에서 해동된다면 wet ice 온도에서 이송되어야 한다.

08 해동

냉동 건조된 동종피부의 해동은 냉동손상을 최소화하고 구조적 견고함과 생활력을 보존하는 방식으로 이루어져야 한다. 초기 연구에서 분당 50-70℃로 해동될 때 80-95%의 이식편 생존율을 보인다고 한다. 이후 연구에서 해동은 10-37℃의 온도에서 2-4분 이내 시행되어야 한다((127-470℃/min). Microwave 오븐에서의 해동은 고르지

못한 열과 세포 내 온도의 과열로 추천되지 않는다.

09 인체 피부조직 은행에 대한 FDA 규정

조직 공여자로부터 감염전파의 가능성에 대한 관심이 학회와 FDA에 관심사를 높여 1993년 인체조직 이식의 조율에 대한 임시 계정의 FDA 공식지침을 만들었다. 임시 계정에서 모든 공여자는 정확한 병력 및 사회이력을 기재하여 hepatitis B, hepatitis C, 그리고 HIV 감염의 위험요소를 없애도록 하고 있다. 이후 FDA에서 등록, 내역, 동여자 선별, 최선의 조직 술기에대해 최종적 계정을 확립하였다. 수많은 안내 서류가 website (http://fda.gov/BiologicsBloodVaccines/TissueTissueProducts/default.htm)에 게재되었다. 화상센터들은 조직은행에서만 동종진피를 공급받아야 하고 규정에 준수하여야 하며 이들 기관들 역시 미국화상학회 인증을 받아야 한다.

1) 양막 가공

양막을 가공하는 방법은 사체피부의 과정과 거의 흡사하며 몇 가지 중요한 차이가 있다. 첫째, 양막은 살아 있는 공여자로부터 채취하게 되어 제왕절개술을 시행하기 전 공여자로부터 동의를 구해야 한다. 동의를 구한 이후, 의무기록에 배제 사유가 있는지 확인하고 직접 이학적 검사 대신 최근의 검사 기록을 확인한다. 공여자는 DRAI 형식을 작성하고 사체피부 과정에서 설명한 혈청학적 검사를 시행하고 여기에 West Nile virus 검사를 함게 한다. 제왕절개술 동안 양막은 무균 상태로 채취하여 조직 보관함에 넣어 0-10℃로 냉동한 상태로 수시간 내에 조직은행으로 이송한다. 양막의 가공 과정은 사체피부와 동일하며 10일간의 냉동하는 것 대신 5일간의 냉동 기간을 둔다.

⑩ 피부조직은행의 미래

피부조직은행은 앞으로 부분층과 전층 화상치료에서 일시적으로든 영구적으로라도 상처를 덮는 역할에 공학적 피부대체물로 진화 발전하여야 한다. 동종피부이식은 광범위 화상 환자의 영구적 피부 재건에 중요한 역할을 하지만 지속적 연구가 화상센터에서 이루어져야 한다.

또한 재생의학, 줄기세포 치료, 탈세포 조직 분야에서도 중요한 역할을 하는 연구를 진행해야 한다. 간엽성의 줄기세포를 적용함으로써 화상 상처의 회복을 촉진시키고 염증을 완화시키며 반흔의 질적 향상과 각막 상처의 회복을 향상시키는 효과를 보이고 있다. 탈세포 조직 역시 환자들의 향상된 치료 경과를 보인다. 탈세포화된 인제 동종 진피(Alloderm)와 돼지 이종피부 이식(Permacol)은 이미 상용화되었고 지속적으로 검증되고 있다. 게다가 이런 조직의 보관에도 중요한 검사가 지속되고 있다. 글리세롤을 이용하거나 방사선조사를 하는 방법은 비활력성 조직을 만들어 일시적 창상 보호에 쓰이게 되고 이는 거부 반응을 줄이고 감염 전파율을 감소하게 하였다. 조직은행이 기본과학과 임상 조사를 통해 동종진피의 임상적 적응증과 다양한 질환의 적용에 이용될 수 있게 하는 중요한 역할을 하게 되었다.

피부은행 역시 사체 피부 공여를 통한 수혜자의 감염 전파로부터 보호하고 조직 채취 및 가공의 비용적 부담을 줄이면서 최상의 동종피부의 생활력을 갖추도록 해야 한다. 부가적으로 발생할 수 있는 감염질환에 대해서도 안정성을 확보하도록 노력해야 하며 이를 위해서 많은 피부조직은행들이 서로 통합하여 국제적으로 펼쳐나가야 한다. 이로써 조직의 공급과 활용성을 넓혀 임상적 이용에 도움이 되도록 하여야 한다.

Ⅱ. Skin Substitutes and 'the next level'

① 서론

1) 피부의 구조와 기능

피부는 신체의 가장 큰 장기로서 아주 복잡한 구조를 가진다. 기능적으로 두 층으로 구분되며, 사이 결합조직으로 연결되어 있다. 수많은 부속기가 피부를 통하고 있고 그에 따른 풍부한 혈관 네트워크가 형성되어 영양분을 공급하며 체온을 조절한다. 기저층, 돌기층, 과립층, 각질층으로 구성된 표피는 수분을 포함하며 세균보호막을 형성한다. 진피층은 장력과 물리적 저항력, 탄력성을 제공한다. 얇은 표피층은 기저층으로부터 지속적으로 재생되어지며, 새로운 상피세포들이 4주 이상 분화를 하여 각질층이라는 무핵성의 케라틴 세포가 되어 표피의 보호 역할을 하게 된다. 표피의 아랫부분은 진피층과 단단히 결합되어 있는데 collagen types IV와 VII로 구성된 결체 복합체로 연결된다. 이런 결합이 파괴되면 심각한 질환으로 가는데 toxic epidermal necrolysis (TEN)(그림 10-5)과 epidermal bullosa 질환으로 진행된다.

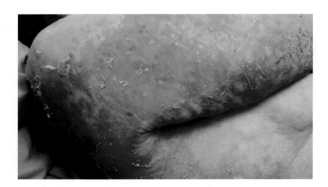

그림 10-5 Toxic epidermal necrolysis (TEN)

Hematology,Hemostasis, Thromboprophylaxis, and Transfusion Medicine in Burn Patients

양 형 태 | 화창한외과

01 서론

중증화상은 환자에게 심각한 혈액학적 장애를 유발한다. 광범위한 가피절제술로 인해 중증화상 환자는 심각한 경우 출혈성 쇼크를 겪을 수 있으며 이러한 경우 대량수혈이 필요하게 된다. 또한 광범위한 가피절제술은 수술 중 많은 양의 수액의 주입을 유도하여 환자에서 희석성 응고장애를 유발하게 된다. 그리고 중화상 환자는 급격한 염증반응에 의한 폭발적인 사이토카인의 증가에 따라 조혈작용이 억제되게 된다. 이러한 급격한 염증 반응은 화상 환자에서 과응고경향을 발생시켜 이에 따른 항응고요법이 요하는 상황을 연출한다. 이러한 여러 상황으로 인해 화상외과의는 화상 환자의 혈액학, 지혈술, 항응고요법 및 수혈요법에 대한 정확한 임상 지식을 숙지하는 것이 반드시 필요하다 할 수 있다.

02 화상 환자의 빈혈의 원인

빈혈은 중증화상 환자에서 흔히 발생한다. 중증화상 환자에서 빈혈이 발생하는 병태생리는 가피절제 및 피부 이식에 따른 수술적 치료 중 발생하는 실혈과 중증 질환에 의한 빈혈, 이 두 가지로 설명할 수 있다. 이러한 현상은 체표면적 10% 정도의 화상을 입은 환자에서도 발생할 수 있는 가능성이 있다고 보고되고 있다. 약간의 적혈구량의 감소는 임상적인 증상을 나타내지 않지만 실혈량이 총 혈액량의 30% 이상을 넘어가게 되면 말초 장기의 관류 및 산소공급에 장애가 발생하여 임상 증상을 나타내게 된다. 화상 초기 2주 동안 발생하는 빈혈은 대부분 화상 상처를 통한 실혈이나 수액치료에 의한 혈액희석, 반복되는 변연절제에 의한 실혈 때문에 발생하는 경우가 많다. 화상 발생 후 2주가 지난 시점에서는 빈혈의 양상은 특징적으로 중증질환에 동반되는 빈혈의 양상을 따르며 이는 부적절한 영양 공급, 조혈 기능의 약화, 드레싱에 수반되는 실혈에 의한 경우가 많다. 특히 골수의 조혈 기능의 약화가 부검 연구나 동물 실험에서 보고된 바 있다.

화상 환자에서 가피절제술 시행 시 발생하는 실혈의 양은 대략 체표면적 1%당 총 혈액량의 2%로 보고되고 있고 이로 인해 중화상 환자는 수술 시에 대량 수혈이 필요한 경우가 자주 발생하는 것으로 보고되고 있다. 여기서 대량 수혈이란 24시간 내에 10팩 이상의 농축 적혈구를 주입하는 것을 의미한다. 이렇게 수술 중 발생하는 출혈은 저명하게 육안으로 확인할 수 있지만 회복기의 환자들은 서서히 발생하는 중증질환(critical illness)에 따른 빈혈을 경험하게 된다. 중증 질환에 따른 빈혈은 중증 질환을 겪는 동안 적혈구 생성이 적혈구 요구량 및 손실량을 충족시키지 못해 발생한다. 이러한 중증질환에 따른 빈혈은 화상 환자의 입원 기간 동안 필요한 수혈량의 50% 이상의 원인으로 보고되고 있다. 수술 중 발생하는 급성 출혈은 화상외과의의 수술 술기에 따라 조절 가능한 반면 중증 질환에 따른 빈혈은 드레싱 교환 시 실혈량을 최소화하고 환자의 영양 공급을 적절히 시행하고 피부이식을 통해 환자의 상처를 줄이는 외에 다른 방법으로 예방할 수는 없다. 그리고 이러한 예방적인 노력에도 빈혈이 발생하는 경우 수술 중 발생하는 실혈과 중증 질환에 따른 빈혈, 두 가지 타입의 빈혈 모두는 결국 수혈로 해결하는 방법밖에는 없다.

03 화상 환자의 지혈

화상 치료 중의 출혈량을 조절하는 것은 환자에서 수혈량을 줄이고 출형성 쇼크를 예방하기 위해서 반드시 필요한 요소이다. 수술 중에 화상외과의가 가피를 제거하고 피부 이식을 시행하는 동안 숙련된 마취의가 적절한 양의 수혈을 시행하여 환자를 출혈성 쇼크에 빠지지 않도록 잘 유지하는 것은 매우 중요한 일이다.

화상 상처 감염과 더불어 화상으로 인한 빈혈을 예방하는 것은 화상 치료의 중요한 부분이다. 화상 수술 중 급성 출혈을 줄이기 위해 다양한 방법들이 사용되고 있는 데 그 중 피하 에피네프린 주입, 트롬빈 드레싱, 지혈대의 사용이 널리 쓰이는 방법이다. 또한, 경우에 따라 넓은 전층 화상을 절제할 때는 근막 또는 피하층에서 전기소작기를 이용한 가피절제를 시행하는 것이 환자에서 출혈량을 줄이기 위해 유리하다. 피하로 희석된 에피네프린을 주입하는 것은 혈역학적으로 안전하고 상처 치유를 저해시키지 않

으면서 수술 중 혈관 수축과 출혈량 감소를 위해 유리한 것으로 보고되고 있다. 또한 수술 후의 불필요한 출혈을 막기 위해 수술 부위에 트롬빈 거즈를 사용하여 출혈량을 감소시킨다는 결과 또한 보고된 바 있다. 마지막으로 사지의 가피제거 또는 변연절제 시 지혈대를 사용하는 것은 피부 이식의 생착률에 영향을 미치지 않으면서 수술 중 발생하는 출혈량을 감소시키는 것으로 보고되고 있다.

04 화상 환자의 혈액응고 장애

빈혈과 더불어 중증화상 환자에서는 중증외상 환자에서 발생하는 것과 비슷한 양상의 전신적인 혈액응고장애가 발생할 수 있다. 이러한 혈액응고장애는 화상의 중증도와 연관이 있으며 전형적으로 체표면적 30% 이상의 화상 환자에서 광범위한 혈액응고장애가 발생하는 것으로 보고되고 있다. 광범위 화상에서 동반되는 혈액응고장애는 패혈증에 수반되는 혈액응고장애와 비슷한 양상을 띠게 되는데 항트롬빈과 다른 혈액인자의 감소와 피브리노겐 부식산물의 증가가 관찰될 수 있다. 이러한 화상을 비롯한 외상성 혈액응고장애는 특징적으로 혈액응고의 과활성화, 피브린용해과다, 소모성 응고장애의 양상을 보이며 이러한 외상성 응고장애의 주된 병태 생리는 파종성 혈관 내 응고증(Disseminated Intravascular Coagulopathy)이다. 특징적으로 파종성 혈관 내 응고증은 화상 초기에는 피브린용해성(fibrinolysis)을 띠는 반면 화상 후기에는 패혈증과 연관되어 트롬빈 용해성(thrombolysis)의 특징을 나타낸다. 파종성 혈관 내 응고증은 국소적인 원인 없이 혈관 내에서 혈액응고가 활성화되어 미세혈관의 손상을 야기시켜 다발성 장기부전으로 이어지게 되며 특징적으로 과다한 혈전생성과 과다한 피브린용해 양상을 나타낸다.

화상 환자에서 혈액응고장애를 일으키는 유발원인으로는 수액치료에 기인한 조직관류의 감소, 전신적 염증반응 증후군(Systemic inflammatory response syndrome), 가피제

거로 인한 출혈, 저체온증, 혈관내막손상, 응고요소 소모 및 희석, 산증을 들 수 있다. 이중 저체온증과 산증, 혈액 응고장애는 화상 환자에서 사망에 영향을 미치는 중요한 인자로 알려져 있다.

화상 환자에서 응고 장애를 예방하기 위해서는 수술 중 저체온증을 예방하는 것이 중요한데 미국화상학회 임상지침에서는 수술방과 중환자실의 온도를 섭씨 30도에서 40도 사이로 유지할 것을 권고하고 있다. 저체온증은 환자의 중심체온이 36도 이하로 떨어지는 것을 의미하며 환자의 사망률과 연관이 있는 것으로 보고되고 있다. 특히 수술 중 중화상 환자는 증발성 수분손실과 수액치료로 인해 저체온증에 취약한 것으로 보고되고 있으므로 이를 염두에 두어야 한다.

화상 환자의 혈액응고장애는 급성 외상성 혈액응고장애와 출혈성 혈액응고장애, 패혈증에 동반된 혈액응고장애 등 여러 가지 양상을 나타내고 있어 화상에 특정한 혈액응고 장애에 대한 정확한 진단 기준은 아직 정해지지 않았다. 마찬가지로 화상에 따른 혈액응고장애의 치료에 대한 견해도 분분한 상황이다. 중증화상 환자에서는 화상 초기에 과다한 섬유소원(fibrinogen)의 형성이 발생하고 이는 추후에 섬유소원의 부족으로 이어져 지혈작용에 문제가 생겨 환자의 예후에 불리하게 작용한다. 섬유소원은 혈장에 가장 많이 존재하지만 혈장수혈을 대량으로 시행하지 않는 한 외상성 혈액응고장애에 따른 섬유소원의 부족을 충당할 수 없다고 보고되고 있다. 최근 유럽외상학회 권고안에서는 농축 섬유소원 또는 동결침전제제(cryo-precipitate)의 수혈이 심각한 출혈 또는 기능적인 섬유소원의 부족, 섬유소원의 농도가 1.5–2 g/L 이하인 경우 도움이 될 수 있다고 권고하였다

05 화상 환자의 수혈

화상 환자를 치료하는 동안 여러 가지 다른 이유로 수혈이 필요한 경우가 생긴다. 수술 중 발생하는 급성 출혈의 상황에서는 출혈성 쇼크를 예방하기 위해 농축 적혈구, 혈장 및 다른 제제의 수혈이 필수적이다. 수술 이후의 상황에서는 출혈성 빈혈, 혈액응고장애, 소모성 혈소판 감소증을 교정하기 위해 수혈이 필요하게 된다. 화상 초기 수액 치료를 시행하는 동안에는 혈장량 증가를 유도하고 혈액응고장애를 해결하기 위해 혈장 수혈이 요할 수 있다. 이러한 다양한 수혈을 요하는 상황을 이해함으로써 필요한 경우에 즉각적인 수혈을 시행하는 능력을 갖추는 것은 화상치료에서 중요한 부분이라 할 수 있다.

수혈의 첫 번째 가장 중요한 적응증은 가피제거 및 피부이식 동안의 상처절제 시 동반되는 출혈이다. 마취팀이 실혈량을 잘 관찰하여 환자가 저혈량성 쇼크에 빠지지 않도록 조치하는 것은 화상 수술에서 중요한 부분 중 하나이다. 술 중 출혈량을 측정하는 방법은 여러 가지가 있지만 수술팀과 마취팀이 어림하는 것이 간단하면서도 가장 믿음직한 방법으로 보고되고 있고 수술 중 혈구용적(hematocrit)을 추적 검사하여 출혈량을 측정하는 것이 표준 술식으로 인정되고 있다. 총 혈액량은 환자의 몸무게에 따라 예상할 수 있는데 성인 남성의 경우 75 cc/kg, 성인 여성의 경우 65 cc/kg, 소아 80 cc/kg, 신생아는 95 cc/kg로 예상한다.

수술 중 수혈량을 미리 예측하여 준비하는 것은 중요한 일이며 출혈량의 예측은 1,000 cm²의 화상 절제 부위당 1.78 unit의 농축 적혈구로 예상할 수 있다. 또한 혈액량 감소는 혈중 헤모글로빈 농도보다는 혈구용적(hematocrit)의 변화가 가장 신빙성 있는 지표로 인정되고 있다.

외상, 수술, 중증질환에 동반된 대량수혈은 환자에서 전신적 염증반응 증후군, 다발성 장기부전, 감염률, 사망률과 연관된 것으로 보고되고 있다. 수술 중 심한 출혈이 동반된 경우에는 수혈량은 출혈량을 상쇄시킬 수 있는 속도로 주입하는 것이 이상적이기 때문에 수술 중 마취팀과 수술팀의 협조가 중요하다 할 수 있다. 수술 중 출혈에 의한 수혈을 시행하는 경우에는 농축 적혈구와 신선동결혈

장의 비율을 1:1로 하는 것이 바람직하다. 또한 대량 수혈의 경우 수혈 제제에 포함된 citrate 항응고제의 영향으로 환자에서 저칼슘혈증이 발생할 수 있으므로 전해질을 모니터링 하여야 한다.

중환자실의 경우 혈액제제의 수혈은 출혈성 쇼크를 예방하거나 치료하기 위해서 필요한 경우는 거의 없다. 하지만 실혈성 빈혈, 혈액응고장애, 혈류량 증가를 목적으로 수혈이 필요한 경우가 발생한다. 전통적으로 헤모글로빈 농도 10 g/dL 또는 혈구용적(hematocrit) 30%가 수혈을 위한 적응증으로 받아들여져 왔다. 하지만 최근의 중환자 의학 임상 지침에서는 제한적인 수혈 시행이 전통적인 수혈 적응증과 비교했을 때 더욱 효과적인 것으로 인정하고 있어 출혈성 쇼크, 불안정한 혈압, 급성 출혈, 혈색소가 7 g/dL이하인 경우를 수혈 적응증으로 받아들이고 있다.

농축 적혈구의 수혈은 빠르게 빈혈을 교정할 수 있지만 B형 간염, C형 간염과 후천성 면역 결핍증 같은 혈행성 감염의 위험성을 내재한다. 또한 수혈은 수혈 연관 급성 폐 손상을 야기시킬 수 있다. 이러한 경우는 흡입화상 또는 수액치료 이후에 발생한 폐부종과 동반되는 경우 감별이 어려울 수 있다. 그러므로 제한적인 수혈 적응증은 환자에서 전반적인 수혈량을 감소시켜서 환자의 감염률과 비용, 생존율에 더욱 유리하게 작용할 수 있는 것으로 보고되고 있다. 신선동결혈장의 수혈도 농축적혈구와 마찬가지로 수혈 연관 폐 손상을 일으킬 수 있는 것으로 보고되고 있으며 대량수혈의 상황이 아닌 경우 혈장과 혈소판 수혈의 비율을 늘리는 경우 중환자실 체류 기간과 사망률의 증가와 연관이 되어 있는 것으로 보고되고 있다. 또한 저장된 혈액제제는 적혈구에서 분비되는 미세입자가 세포기능장애를 초래할 수 있어 합병증을 높이는 것으로 보고되고 있다. 최근 혈소판 풍부 혈장(platelet rich plasma)이 성장인자가 풍부해 동물 모델에서 상처 치유에 효과가 있는 결과가 보고되면서 각광을 받고 있다. 하지만 혈소판제제는 실온에서 보관하기 때문에 세균오염의 가능성이 다른 혈액제제에 비해 높은 것으로 알려져 있고 실제 3,000개의 혈장

제제 중 한 개 정도는 오염된 것으로 보고되고 있다. 그러므로 화상센터에서는 혈소판을 차가운 온도에서 보관할 것이 권장되고 있다.

화상 환자에서 감염 또는 패혈증이 동반되지 않는 이상 혈소판 수혈이 필요할 정도의 혈소판 감소증은 보통 발생하지 않는다. 혈액 응고 장애가 발생한 환자에서 공여부 또는 상처에서 출혈이 동반된 경우 혈소판 수혈이 지혈에 도움이 되는 것으로 보고되고 있다.

프로트롬빈 복합체 농축액은 와파린 등의 약물에 의한 혈액응고장애에 사용되어 왔으나 최근에는 외상 환자나 수술 전후 혈액응고장애에도 활용되고 있는 보고가 있다.

06 정맥성혈전 및 색전 예방

화상 환자가 외상성 혈액응고장애에서 회복된 이후에는 정맥성혈전 및 색전 발생의 위험성이 증가하게 된다. 연구에 따르면 혈소판에서 유래된 미세입자가 화상 직후의 과응고성(hypercoagulability)의 원인으로 지목되고 있고, 화상 수상 1주일 이후에는 아데노신이인산(adenosin diphosphate) 유래 혈소판 활성화가 혈전생성의 원인으로 알려져 있으나 아직까지는 화상 환자에서 효과적인 혈전생성예방을 위한 안전한 지침을 세우기 위한 대규모 연구가 더 필요한 실정이다.

정맥성 혈전색전 예방을 위한 방법은 기계적 예방법과 약물학적 예방법으로 크게 나눌 수 있다. 기계적 예방법은 사지의 혈액을 기계식으로 압력을 주어 정맥혈 저류를 예방하는 간헐적 기압식 압박법이 있고 약물학적 예방법은 헤파린이 대표적으로, 응고 반응을 방해하여 혈전의 생성을 억제하는 것이다. 기계식 예방법은 화상 환자에서 화상 상처 또는 공여부의 영향으로 사용하기 어려운 경우가 많고 약물학적 예방법은 화상 환자의 약동학적인 변화로 인해 약물이 일정한 효과를 내지 않아 출혈이나 혈전증의 부작용이 생길 위험성이 있다.

항응고제는 네 가지로 크게 분류할 수 있는데 항트롬빈3 (antithrombin III) 활성제인 비분획 헤파린(unfractionated heparin), 10번 혈액응고인자(factor 10) 저해제인 저분자량 헤파린(low molecular weight heparin), Argatroban 같은 트롬빈 억제제, 비타민 K 길항제인 와파린으로 구분된다. 화상 환자에서 이상적인 항응고제는 반감기가 짧고 혈중농도 감시가 가능해야 하며, 적절한 길항제가 존재해야 하며, 간호사의 업무 과중을 야기시키지 않는 약물이다. 화상 환자에서 와파린은 반감기가 길어 수술 계획에 따라 조절하기가 쉽지 않기 때문에 사용하지 않는다. Argatroban은 출혈의 위험성이 높고 비가역적이므로 특별한 경우가 아니면 사용하지 않는다. 그러므로 대부분의 환자는 비분획 헤파린과 저분자량 헤파린을 사용해 혈전 색전 예방과 치료를 시행하게 된다.

비분획 헤파린은 혈장에 가장 풍부하게 분포되어 있는 항트롬빈3을 활성화시켜 활성화된 트롬빈을 분해하여 혈액응고 작용을 억제시킨다. 항응고작용은 활성화부분트롬보플라스틴시간(activated partial thromboplastin time)으로 감시하게 되는데 혈전 예방을 위해서는 30−41초, 혈전 및 색전의 치료 목적으로는 60−80초 사이를 목표로 헤파린 투여량을 조절하게 된다. 비분획 헤파린은 피하 또는 정맥 내 연속 주입으로 투여하는데 피하를 통해 8시간마다 5,000단위를 투여하는 것이 일반적인 혈전예방을 위한 용량으로 알려져 있다. 하지만 화상 환자에서 피하조직에서의 흡수율이 불안정하고 과대사(hypermetabolisom)로 인한

크레아티닌 제거율(creatinine clearance)이 일정치 않아 피하조직으로 비분획 헤파린을 투여하는 것은 그 효과를 예측하기 힘들기 때문에 정맥 내 투여가 더 선호된다. 비분획 헤파린은 반감기가 짧고 출혈이 발생하더라도 프로타민을 해독제로 사용할 수 있는 장점이 있다. 비분획 헤파린은 환자에서 헤파린 유도 혈소판감소증을 유발할 수 있다는 보고가 있으므로 혈소판 수치를 지속적으로 감시하여야 한다.

저분자량 헤파린의 주된 작용기전은 10번 혈액응고인자를 비활성화 시키는 것으로 일려져 있고 저분자량 헤파린의 항응고작용은 10a번 혈액응고인자(factor 10a) 항체농도를 통해 감시하게 되며 혈전 예방 목적으로는 혈중농도 0.2−0.5 IU/mL, 치료목적으로는 0.5−1.2 IU/mL를 목표로 주입하도록 되어 있다. 하지만 저분자량 헤파린은 피하로 주입하게 되므로 불안정한 흡수율을 보일 수 있으며 비분획 헤파린에 비해 반감기가 길고 해독제가 존재하지 않는다.

중화상 환자의 경우 출혈이 있는 경우 항응고 약물치료를 중단해야 하는 경우가 생기는데 이런 경우에는 하대정맥 필터를 삽입하여 치명적인 폐색전증을 예방할 수 있다. 또한 매주 도플러 초음파 검사를 통해 심부정맥혈전증 유무를 확인하여 환자에서 치명적인 합병증이 발생하기 이전에 혈전증을 조기에 발견하는 노력을 기울이는 것이 바람직한 것으로 보고되고 있다.

참고문헌

1. PC Hebert, P Van der Linden, G Biro, Hu LQ: Physiologic aspects of anemia. Crit Care Clin. 20 (2):187-212 2004

2. M Scharte, MP Fink: Red blood cell physiology in critical illness. Crit Care Med. 31 (12 suppl):S651-S657 2003

3. JA Posluszny Jr, P Conrad, M Halerz, R Shankar, RL Gamelli: Classifying transfusions related to the anemia of critical illness in burn patients. J Trauma. 71 (1):26-31 2011

4. FM Pieracci, P Henderson, JR Rodney, et al.: Randomized, double-blind, placebo-controlled trial of effects of enteral iron supplementation on anemia and risk of infection during surgical critical illness. Surg Infect (Larchmt). 10 (1):9-19 2009

5. JA Posluszny Jr, K Muthumalaiappan, AR Kini, et al.: Burn injury dampens erythroid cell production through reprioritizing bone marrow hematopoietic response. J Trauma. 71 (5):1288-1296 2011

6. RM Van Haren, CM Thorson, EJ Valle, et al.: Hypercoagulability after burn injury. J Trauma Acute Care Surg. 75 (1):37-43 2013 discussion

7. K Koyama, S Madoiwa, S Nunomiya, et al.: Combination of thrombin-antithrombin complex, plasminogen activator inhibitor-1, and protein C activity for early identification of severe coagulopathy in initial phase of sepsis: a prospective observational study. Crit Care. 18 (1):R13 2014

8. R Davenport, J Manson, H De'Ath, et al.: Functional definition and characterization of acute traumatic coagulopathy. Crit Care Med. 39 (12):2652-2658 2011

9. EF Midura, JW Kuethe, TC Rice, et al.: Impact of platelets and platelet-derived microparticles on hypercoagulability following burn injury. Shock. 45 (1):82-87 2016

10. C Kearon, EA Akl, AJ Comerota, et al.: Antithrombotic therapy for VTE disease: Antithrombotic Therapy and Prevention of Thrombosis, 9th ed: American College of Chest Physicians Evidence-Based Clinical Practice Guidelines. Chest. 141 (2 suppl):e419S-e494S 2012

11. JP Meizoso, JJ Ray, CJ Allen, et al.: Hypercoagulability and venous thromboembolism in burn patients. Semin Thromb Hemost. 41 (1):43-48 2015

12. RE Ferguson, A Critchfield, A Leclaire, N Ajkay, HC Vasconez: Current practice of thromboprophylaxis in the burn population: a survey study of 84 US burn centers. Burns. 31 (8):964-966 2005

13. F Mullins, MA Mian, D Jenkins, et al.: Thromboembolic complications in burn patients and associated risk factors. J Burn Care Res. 34 (3):355-360 2013

14. G Lippi, EJ Favaloro, G Cervellin: Prevention of venous thromboembolism: focus on mechanical prophylaxis. Semin Thromb Hemost. 37 (3):237-251 2011

15. JL Cruz, MC Moss, Chen SL, KM Hansen, LB Amerine: Retrospective evaluation of the clinical use of prothrombin complex concentrate for the reversal of anticoagulation with vitamin K antagonists. Blood Coagul Fibrinolysis. 26 (4):378-382 2015

16. AE Burnett, H Bowles, ME Borrego, et al.: Heparin-induced thrombocytopenia: reducing misdiagnosis via collaboration between an inpatient anticoagulation pharmacy service and hospital reference laboratory. J Thromb Thrombolysis. 42 (4):471-478 2016

Mineral Bone Metabolism, Micronutrient, Hypophspatemia

화 상 의 학
TOTAL BURN CARE

양반석 | 베스티안병원

Ⅰ. Mineral bone metabolism

미네랄은 우리 몸의 뼈 조직을 구성하는 중요한 inorganic(무기) 성분이며, 골격이 무게를 잘 지탱할 수 있는 능력을 제공해준다. 수용성 칼슘(Ca), 인산염(PO4) 및 마그네슘(Mg)은 우리 몸의 대사경로에서 매우 중요한 역할을 하며 수많은 생화학 시스템에서 보조인자 및 조절 역할을 한다.

01 칼슘, 인, 마그네슘의 항상성

1) 칼슘

우리가 섭취한 칼슘의 20-70%는 소장에서 재흡수가 이루어진다. 과도하게 칼슘을 섭취하게 되면 부갑상선호르몬의 분비의 억제와 신장에서 25-hydroxyvitamin D의 calcitrol로의 변환으로 인하여 일시적인 고칼슘혈증이 발생한다. 이러한 과정은 부갑상선 주세포의 칼슘수용체(Ca-sensing receptor, CaR)로 인하여 나타나게 된다(그림 14-1). 부갑상선 호르몬은 일반적으로 뼈 재흡수를 증가시키고, 신장에서 칼슘의 재흡수를 증가시키는 데 영향을 준다.

2) 인

우리가 섭취하는 인산염(PO4)은 거의 80% 우리 몸에 흡수되며, 90%는 뼈에 저장된다. 우리 몸의 인산염의 농도는 신장에서 배출속도를 조절함으로 정상 범위를 유지하게 된다. 섬유아세포 성장인자(Fibroblalst growth factor, FGF)-23은 인산염 및 비타민D 대사에 있어서 중요한 조절인자이다

3) 마그네슘

우리 몸의 마그네슘의 거의 60%는 골격에 저장되어 있으며, 섭취량에 따라 다르지만 평균 하루 필요량의 40% 정도가 흡수된다. 칼슘과 마그네슘 흡수 사이에는 역의 상관관계를 보이는 것으로 알려져 있으나 그 과정은 명확하게 알려져 있지 않다. 소변으로의 마그네슘 배출이 체내 마그네슘 농도를 조절하는 주된 경로이다.

02 화상손상이 칼슘, 인산염, 마그네슘 대사에 미치는 영향

중증 화상으로 인한 손상은 우리 몸의 뼈와 미네랄 대

사과정에 영향을 주어 변화를 발생시키게 된다. 이러한 영향은 초기 염증과정과 스트레스반응과정 두 가지로 나누어 살펴볼 수 있다. 화상 손상으로 발생하는 염증반응은 인터루킨(IL)-Iß, 인터루킨(IL)-6 등 염증성 사이토카인을 증가시키고, 이러한 염증매개물질은 NFkß(RANKL) 수용체 활성화 리간드의 골세포 및 골아세포 생성을 자극한다. RANLKL은 골수줄기세포에서 파골세포로의 분화를 자극하여 골 재흡수를 촉진하고 칼슘 미네랄(Ca)을 혈청으로 방출시킨다. 이와 수반되는 스트레스 반응은 소변의 코티솔(free cortisol)의 증가가 나타나고, 이로 인하여 미네랄 대사과정의 장기적인 변화와 장기적인 뼈 손실이 나타나게 된다.

중증 화상 손상이 미네랄 대사에 미치는 영향은 아직 명확하게 알려지진 않았으나 미국 Shriners childern hospital 연구진의 연구결과에 따르면, 전신(TBSA) 30% 이상 화상을 입은 어린아이들의 평균 이온화 Ca 수치는 정상수치보다 5% 낮았다. 게다가 혈청 부갑상선호르몬(PTH) 수치는 Ca 수치에 비해 매우 낮아 부갑상선기능저하 환자와 비슷한 수치를 나타냈다. 마그네슘 수치 역시 화상 환자들을 대상으로 한 대부분의 연구 결과에서 낮은 수치를 보였으

며, 이는 저칼슘혈증에서 유도되는 부갑상선호르몬의 분비를 손상시키고, 부갑상선호르몬 투여에 대한 내성을 유발하게 된다. 그림 14-1은 부갑상선호르몬의 칼슘억제에 대한 기준점 감소 메카니즘을 보여준다. 사이토카인, 특히 IL-Iß 와 IL-6은 전신염증반응 후 매우 증가하며, 이러한 사이토카인들은 부갑상선세포의 생산을 자극한다. 부갑상선 칼슘 수용체의 증가는 부갑상선호르몬 분비를 감소시켜 혈액 내 이온화된 칼슘 농도를 감소시킨다. 이는 화상 손상 후 발생하는 염증반응의 시간과 강도를 조절하기 위한 우리 몸의 조절 노력으로 여겨진다.

화상 후 발생하는 저인산혈증에 대한 가설은 세포 내 인산염(PO4)의 축적, 부족한 섭취, 과도한 배설, 또는 혈관외액으로의 손실을 포함하고 있다. Dolecek 등은 연구결과를 통해 성인 화상 환자에서 수상 후 3-4주 동안에만 소변으로 인산염 배출이 증가하나, 저인산혈증은 그보다 조기에 나타나는 것을 발견하였다. 이러한 결과는 소변으로 인산염 배출이 증가되는 것이 과도한 인산염의 손실보다 조직의 손상 및 여과기능의 과부하가 원인일 가능성을 보여준다.

성인 중증 화상 환자에서는 소변과 대변으로의 마그네슘의 배설 및 화상 상처로의 손실이 발생하는 것은 알려져 있으나, 화상 후 지속되는 저마그네슘혈증에 대한 원인은 아직까지 잘 알려져 있지 않다.

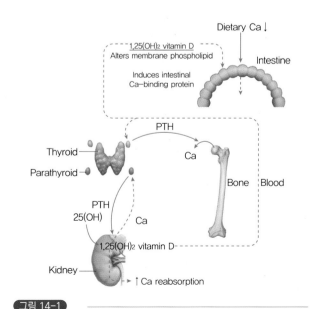

그림 14-1

03 치료의 이론적 근거

표 14-1은 저칼슘혈증과 저인산혈증의 치료에 대해 보여준다. 중증 화상 환자에서 저칼슘혈증은 저칼륨혈증으로 인해 유발되는 심장근육의 이상을 발생시킬 수 있으며, 쇼크상태에서 체액보충에 대한 반응을 감소시킬 수 있다. 하지만 화상초기 대량수액치료를 하는 동안 저칼슘혈증을 동반하지 않은 환자에게 경구 칼슘제제를 투여하는 것은 큰 이득을 기대하기 어렵다. 그러므로 심전도 이

표 14-1

Disturbance	Decision Point	Recommended Treatment	
Hypocalcemia	Symptomatic	Intravenous calcium: Adults 90–180 mg of elemental calcium over 5–10 minutes Infants or children: calcium chloride as 20 mg/kg dose or Ca gluconate in a 200–500 mg/kg/dose in four divided doses	
	Asymptomatic	Oral calcium carbonate or intravenous calcium gluconate	
Hypophosphatemia	Symptomatic	Infants or children: 5–10 mg/kg infused over 6 hours followed by 15–45 mg/kg given by infusion over 24 hours	
	Asymptomatic	Oral administration of 20–25 mg/kg of elemental phosphorus in four divided doses each day	

상 등 임상적으로 저칼슘혈증을 시사하는 증상이 나타나는 경우에 치료를 시작하는 것이 안전하며, 정맥 내로의 급속한 칼슘제제 투여는 부정맥 등을 유발할 수 있으므로 천천히 투여해야만 한다.

저인산혈증은 조직의 저산소혈증, 대사성 뇌병증, 근육통, 심근수축의 이상 등을 유발할 수 있다. 저마그네슘혈증은 특정기관에서 저칼슘혈증에 반응하는 부갑상선호르몬의 영향을 둔화시키거나 분비 자체를 손상시킬 수 있다. 또한 마그네슘 결핍은 전신 경련, 근육연축 등의 원인이 되기도 한다.

04 뼈

뼈의 성장과 재형성 과정은 화상 손상에 의해 부정적인 영향을 받게 되며, 화상 환자에서는 수상 후 1년 정도까지는 뼈 손실이 발생할 수 있다.

Dexoypyridinoline은 골흡수 표지자로, 화상 손상 후 첫 주에 소변으로의 deoxypyridinoline의 배설 증가가 나타난다. 이러한 반응은 화상 손상 후 전신염증반응으로 인하여 glucocorticoid의 생산 증가 및 전염증성(proinflammatory) 사이토카인이 증가하기 때문으로 알려져 있다. 화상 손상 후 일주일 정도 지나면 스트레스 및 염증반응은 골 재흡수를 증가시키는 한편, 소변으로 칼슘배출을 증가시키므로 골 손실을 촉진한다. 이후 2주가 지나면 조골세포의 감소로 인하여 뼈의 재생산이 현저히 감소한다. 이러한 역학적인 변화로 인하여 뼈의 재흡수가 감소하고, 보상적인 뼈의 형성이 차단되어 뼈의 손실이 이어지게 된다.

화상 손상은 골밀도 또한 감소시킨다. 연구 결과에 따르면 전신 20% 미만의 소아화상 환자에서 정상적으로 관찰되는 골밀도 z-score가 전신 40%를 초과하는 소아화상 환자들에서는 감소하는 결과를 보였다(그림 14-2). 화상으로 발생하는 뼈 손실은 환자의 골절에 대한 위험성을 증가시키며, 미국의 연구 결과에서는 남녀 간의 골절 발생률이 각각 100%, 50% 증가하는 것을 보였다. 이 연구에서 뼈의 재형성은 화상후 1년 정도 지나면 회복되는 것으로 나타났으나 요추 골밀도 z-score의 개선은 관찰되지 않았다.

05 중증 화상 손상 이후 뼈 감소에 대한 치료

중증 화상 후 발생하는 뼈 손실을 예방 또는 완화하기 위한 방법으로 몇 가지 연구 결과들이 보고되고 있다. 입원 시부터 매일 recombinant human growth hormone (rhGH)

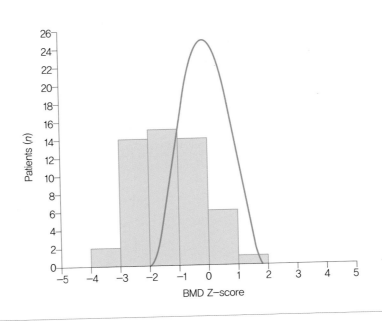

그림 14-2

0.2 mg/kg을 피하주사했을 때 혈액 내 insulin like growth factor-1 (IGF-1)의 수치는 즉시 향상되나, 혈청 내 osteocalcin의 수치는 정상화되지 않았다. 이는 뼈 형성과정은 급성기에 나타나지 않음을 보여준다. 반면에 rhGH 0.05 mg/kg을 1년간 매일 피하주사했을 때 화상 손상 약 9개월 후 lean body mass (LBM)가 향상되는 결과를 보였으며, 요추의 bone mineral content (BMC) 또한 향상되는 결과를 보였다. 반면에 Branski 등은 최근의 연구에서 1년간 매일 rhGH 0.2 mg/Kg을 피하주사했을 때 요추의 BMC 감소, LBM 증가, PTH가 증가하는 결과를 발표하였다. 그러나 이러한 방법은 비용이 많이 발생하며, 1년간 피하주사에 대한 환자들의 순응도도 낮은 단점이 있다. 최근에는 이런 단점을 줄이기 위해 1년 동안 oxandrolone을 하루 두 차례 경구 투여한 환자들에게서 피하주사한 경우보다 더 좋다는 결과가 발표되었다.

bisphosphonate를 조기에 투여하여 급성기 뼈 손실을 예방할 수 있다는 연구 결과도 발표되었다. 체표면적 40% 이상 중증 소아화상 환자들을 대상으로 한 무작위 이중맹검 연구에서 화상수상 1주일 후부터 10일 이내로 pamidronate 1.5 mg/kg를 정맥 투여한 결과 대조군에 비해 골격의 뼈 소실을 유의미하게 줄여주는 결과를 보였다.

최근에는 약물 치료 이외에도 운동 및 물리치료 등이 화상 후 뼈 손실 예방에 미치는 영향에 대한 연구들이 이루어지고 있다. 한 연구결과에 따르면 소아화상 환자에서 수상 후 운동만 시킨 그룹에 비해 운동과 전신진동치료를 병행하였을 때 BMC를 유지하는 데 도움이 된다는 결과를 발표하였다.

참고문헌

1. MJ Favus, D Goltzmann: Regulation of calcium and magnesium. CJ Rosen Primer on the Metabolic Bone Diseases and Disorders of Mineral Metabolism. 7th ed 2009 American Society for Bone and Mineral Research Washington, DC 104-108

2. RM Neer: Calcium and inorganic phosphate homeostasis. LJ DeGroot Endocrinology. 1989 WB Saunders Philadelphia 927-953

3. EM Brown: Ca 2+-sensing receptor. CJ Rosen Primer on the Metabolic Bone Diseases and Disorders of Mineral Metabolism. 7th ed 2009 American Society for Bone and Mineral Research Washington, DC 134-141

4. GL Klein, JW Coburn: Parenteral nutrition: effect on bone and mineral homeostasis. Annu Rev Nutr. 11:93-119 1991

5. AA Portale, BP Halloran, MM Murphy, et al.: Oral intake of P can determine the serum concentration of 1,25-dihydroxyvitamin D by determining production rate in humans. J Clin Invest. 77:7-12 1986

6. KE White, MJ Econs: Fibroblast growth factor-23. CJ Rosen Primer on the Metabolic Bone Diseases and Disorders of Mineral Metabolism. 7th ed 2009 American Society for Bone and Mineral Research Washington, DC 112-116

7. GL Klein, SM Castro, RP Garofalo: The calcium-sensing receptor as a mediator of inflammation. Semin Cell Dev Biol. 49:52-56 2016

8. GL Klein: Abnormalities in bone and calcium metabolism after burns. Primer on the Metabolic Bone Diseases and Disorders of Mineral Metabolism. 8th ed 2013 John Wiley & Sons, Inc Ames, Iowa, U.S.A 531-534

9. GL Klein, M Nicolai, CB Langman, et al.: Dysregulation of calcium homeostasis after severe burn injury: possible role of magnesium depletion. J Pediatr. 131:246-251 1997

10. GL Klein, CB Langman, DN Herndon: Persistent hypoparathyroidism following magnesium repletion of burn-injured children. Pediatr Nephrol. 14:301-304 2000

11. GL Klein, DN Herndon, TC Rutan, et al.: Bone disease in burn patients. J Bone Miner Res. 8:337-345 1993

12. R Dolecek: Calcium-active hormones and post-burn low-calcium syndrome. R Dolecek L Brizio-Moltens A Moltens Endocrinology of Thermal Trauma: Pathophysiologic Mechanisms and Clinical Interpretation. 1990 Lea and Febiger Philadelphia 216-237

13. British Committee for Standardization in Haematology Blood Transfusion Task Force: Guidelines for transfusion for massive blood loss. Clin Lab Haematol. 10:265-273 1988

14. WH Dzik, SA Kirkley: Citrate toxicity during massive blood transfusion. Transfus Med Rev. 2:76-94 1988

15. KA Hruska, E Lederer: Hyperphosphatemia and hypophosphatemia. MJ Favus Primer on the Metabolic Bone Diseases and Disorders of Mineral Metabolism. 4th ed 1999 Lippincott Williams & Wilkins Philadelphia 245-253

16. RL Rutan, DN Herndon: Growth delay in pediatric burn patients. Arch Surg. 125:392-395 1990

17. B Leblebici, N Sezgin, SN Ulusan, et al.: Bone loss during the acute stage following burn injury. J Burn Care Res. 29:763-767 2008

18. GL Klein, Bi LX, DJ Sherrard, et al.: Evidence supporting a role of glucocorticoids in short-term bone loss in burned children. Osteoporos Int. 15:468-474 2004

19. R Kraft, DN Herndon, FN Williams, et al.: The effect of obesity on adverse outcomes and metabolism in pediatric burn patients. Int J Obes (Lond). 36 (4):485-490 2012

20. GL Klein, DN Herndon, CB Langman, et al.: Long-term reduction in bone mass following severe burn injury in children. J Pediatr. 126:252-256 1995

21. GL Klein, SE Wolf, CB Langman, et al.: Effect of therapy with recombinant human growth hormone on insulin-like growth factor system components and serum levels of biochemical markers of bone formation in children following severe burn injury. J Clin Endocrinol Metab. 83:21-24 1998

22. DW Hart, SE Wolf, G Klein, et al.: Attenuation of post-traumatic muscle catabolism and osteopenia by long-term growth hormone therapy. Ann Surg. 233:827-834 2001

23. LK Branski, DN Herndon, RE Barrow, et al.: Randomized controlled trial to determine the efficacy of long-term growth hormone treatment in severely burned children. Ann Surg. 250 (4):514-523 2009

II. Hypophosphatemia 저인산혈증

화상과 같은 중증외상 환자들에서는 대사반응들의 결과로 전해질의 불균형이 나타난다. 최근의 연구 결과를 보면 중증 화상 환자에서는 화상 후 2일에서 5일 사이에 급격한 혈청 내 인산염의 감소가 나타난다. 공격적인 인산염의 보충에도 불구하고 화상 후 10일 이전에는 혈청 내 인산염의 수치가 잘 회복되지 않는다(그림 14-3). 이러한 저인산혈증은 중증화상 환자에만 국한되지 않고 두부 손상, 다발성 외상, 수술 후 환자들에서도 나타난다. 아직 정확한 기전은 밝혀지지 않았으나 열손상 후 발생하는 일련의 과정들이 복합적인 작용으로 인 대사에 영향을 주어 저인산혈증이 유발된다.

01 화상 후 저인산혈증의 원인

중증 화상 환자에서는 화상 후 첫 1주일 동안 많은 병태생리학적 변화들이 발생한다. 화상 수상 직후부터 대량

수액 치료 등의 과정들이 진행되고 이러한 과정들이 혈청 내 인 농도에 영향을 준다(표 14-2). 표 14-2에서 관찰되는 여러 가지 요인들은 중증화상 환자의 초기 치료에서 대부분 발생할 수 있으나, 저인산혈증에 각각의 요인들이 미치는 상대적 중요도는 평가하기가 어렵다.

표 14-2 Possible Causes of Postburn Hypophosphatemia ─

Fluid resuscitation
• Volume loading
• Lactate administration

Carbohydrate administration
• Enteral alimentation
• Parenteral hyperalimentation
• 5% dextrose

Elevated catecholamines
Phosphate-binding antacids or sucralfate
Acid-base disturbance
Electrolyte imbalance
• Hypokalemia
• Hypomagnesemia
• Hypocalcemia

Carbonic anhydrase inhibition (mafenide acetate)

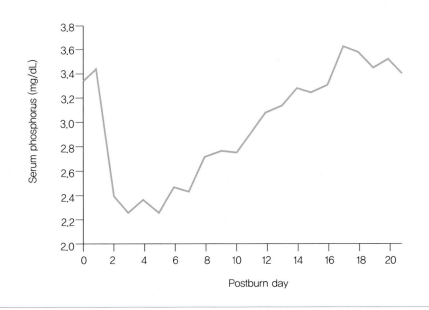

그림 14-3

02 저인산혈증의 결과

저인산혈증의 임상적인 증상은 주로 여러 가지 기관들의 기능저하로 나타난다(표 14-3). 이러한 반응들은 임상적인 관찰 및 여러 가지 연구 결과들을 통해 확인되었으며, 인을 보충하였을 때 이러한 반응들이 호전되는 것을 관찰할 수 있다. 저인산혈증과 동반되는 기능저하는 고에너지인 화합물을 합성하기 위한 무기 인산염이 부족하기 때문으로 알려져 있다. 중증 화상 환자에서는 특징적으로 초기에 여러 기관들의 기능저하가 나타나고 이후에는 기능항진이 나타나는데, 저인산혈증이 화상 후 초기 여러 기관들의 기능저하에 얼마나 기여하는지에 대해서는 명확하게 알려져 있지 않다.

표 14-3 Clinical Manifestations of Hypophosphatemia

Central nervous system
• Lethargy, malaise, neuropathy, seizures, coma

Cardiovascular
• Impaired cardiovascular contractility
• Decreased response to pressor agents
• Hypotension
• Acute cardiac decompensation

Pulmonary
• Tachypnea
• Decreased vital capacity
• Respiratory failure

Gastrointestinal
• Anorexia, dysphagia

Renal
• Glycosuria, calciuria, magnesuria, renal tubular acidosis

Musculoskeletal
• Weakness, myalgia, arthralgia, rhabdomyolysis

Carbonic anhydrase inhibition (mafenide acetate)

03 저인산혈증의 예방과 치료

중증 화상 환자에서 저인산혈증의 치료에 대한 연구결과는 아직 부족한 실정이나, 다른 원인들에 의한 저인산혈증 에서도 인의 보충으로 인한 임상증상의 호전 등에 기인하여 치료를 진행한다. 혈청 인의 농도는 화상 치료 초기에는 매일 측정하는 것이 필요하며, 2.0 mg/dL 이하로 감소 시 정맥 내 보충을 시작한다(그림 14-4). 저인산혈증의 심각한 부작용은 대부분 혈청농도 1.0 mg/dL 이하에서 발생하기 때문에 증상이 나타나기 전 예방적으로 치료를 시작해야 한다. 혈청농도 1.0 mg/dL 이하의 중증 저인산혈증의 교정을 위해서는 5 mg/kg를 6시간 이상 정맥 내 주사로 보충하며, 1.0-2.0 mg/dL의 농도에서는 투여량을 절반으로 줄여서 보충해준다. 정맥 내 보충 시 합병증으로 고인산혈증이 발생할 수 있으며, 이는 저칼슘혈증 등을 유발할 수 있으므로 주의가 필요하다. 또한 칼륨 함유된 수액을 사용 시 과도한 투여 및 빠른 속도로의 정맥 내 투여 시 심각한 합병증을 유발할 수 있으므로 주의가 필요하다.

저인산혈증의 예방을 위해서는 정맥 내 보충 이전에 경구 섭취가 가능할 때 경구로 보충을 시작하는 것이 좋다. 보통 화상 후 부종이 빠지기 시작하는 3-5일 사이에 혈청 인 농도가 가장 떨어지게 되는데, 이 시기부터는 경구 보충이 필요하다. 또한 제산제 투여 시에도 알루미늄 인산염을 함유하는 제산제를 선택하는 것도 고려해야 한다.

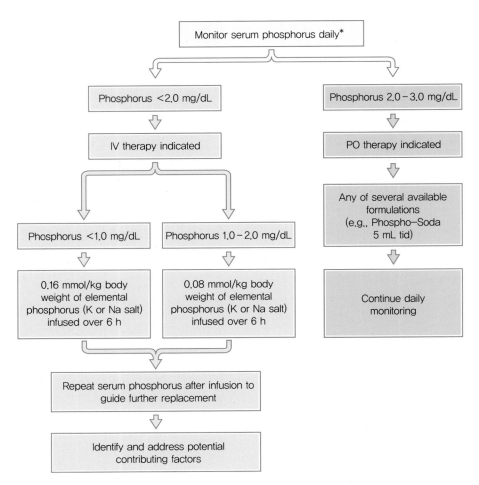

그림 14-4 The use of this algorithm permits prompt detection and timely correction of hypophosphatemia after burn injury. ──────

■■■■■■■■■■ **참고문헌** ■■■■■■■■■■

1. WG Cioffi, GM Vaughan, JD Heironimus, et al.: Dissociation of blood volume and flow in regulation of salt and water balance in burn patients. Ann Surg. 214 (3):213-218 1991

2. LR O'Connor, WS Weeler, JE Bethune: Effects of hypophosphatemia on myocardial performance in man. N Engl J Med. 297:901 1977 5KH Polderman, FW Bloemers, SM Peerdeman, et al.: Hypomagnesemia and hypophosphatemia at admission in patients with severe head injury. Crit Care Med. 28 (6):2022-2025 2000

3. PC England, M Duari, DET Tweedle, et al.: Postoperative hypophosphatemia. Br J Surg. 66:340 1979

4. JP Knochel: The pathophysiology and clinical characteristics of severe hypophosphatemia. Arch Intern Med. 137:203-220 1977

5. S Lennquist, B Lindell, H Nordstrom, et al.: Hypophosphatemia in severe burns. A prospective study. Acta Chir Scand. 145:1-6 1979

6. L Loven, L Larsson, H Nordstrom, et al.: Serum phosphate and 2,3-diphosphoglycerate in severely burned patients after phosphate supplementation. J Trauma. 26 (4):348-352 1986

7. MM Perreault, NJ Ostrop, MG Tierney: Efficacy and safety of intravenous phosphate replacement in critically ill patients. Ann Pharmacother. 31 (6):683-688 1997

8. SA Kahn, DE Bell, NA Stassen, CW Lentz: Prevention of hypophosphatemia after burn injury with a protocol for continuous, preemptive repletion. J Burn Care Res. 36:e220-e225 2014

Nutritional Support of the Burned Patient

화 상 의 학
TOTAL BURN CARE

조용석 | 한강성심병원

01 서론

중증 화상은 신체 항상성에 많은 변화를 유발하며, 단일 외상 중 사망률이 가장 높은 외상 중 하나이다. 에너지 소모량과 혈액 순환이 과도하게 증가하며, 시상하부의 체온 조절점이 재조정되고, 면역기능의 이상 및 말초 인슐린 저항성의 증가, 골격근의 이화작용 증가 등 전신 대사의 변화를 일으킨다.[1] 이러한 과대사적 반응으로 체질량 (lean body mass) 감소, 근육 약화, 면역성 저하 및 상처 치유 지연 등을 유발한다.[2] 이로 인해 충분한 영양 공급이 중요하며, 적극적인 영양 공급은 사망률 및 합병증을 감소시키고, 상처 재생을 원활하게 한다.

부족한 영양 지원은 상처 재생의 지연, 세포의 기능 장애, 감염에 대한 저항력 감소, 궁극적으로 사망에 이를 수 있으며, 이에 반해 과다한 영양 공급은 이산화탄소 생성 증가, 호흡 실패, 고혈당, 간기능 장애를 유발한다. 따라서, 중증 화상 환자에게 적절한 영양 공급이 필요하며 또한 정확한 요구량을 충족시키기 위한 방법 또한 필요하다. 현재 다양한 공식을 이용한 방법들이 제시되었으나 그 정확성에 대한 의구심이 들고 있다. 최근 간접휴식대사량 측정기(Indirect Calorimetry)를 이용한 여러 연구에서

대사량의 증가 비율이 과거 160–200%에서 120–150%로 여겨지고 있으며, 이러한 이유는 화상 치료의 발전에 기인한다고 볼 수 있다.[3]

02 현대의 화상치료와 신진대사 요구사항

현재 화상 치료는 화상으로 유발된 과대사적 성질을 변화시키지는 못했지만 그 크기를 현저하게 감소시켰다. 적절한 주위 온도와 습도 조절로 20% 정도의 칼로리 소모량을 줄일 수 있으며, 적절한 항생제의 사용과 적극적인 조기 이식 수술(early excision graft)이 과대사적반응을 조절할 수 있는 것으로 보인다.

또한 중증 화상 환자의 경우 화상 수술 시 화상 상처를 autograft, allograft 또는 합성 대체재로 커버함으로써 과대사적반응 기간을 단축할 수 있다. 또한 인공호흡기, 적절한 통증 조절 및 진정제 사용이 에너지 요구량을 낮추는데 도움을 줄 수 있다. 그러한 결과로 대사량이 정상의 120–150% 정도 증가된 것으로 보고되고 있지만,[4] 환자의 상태에 따라 에너지 요구량이 변화하기 때문에 영양 공급 시 항상 고려해야 한다.

03 영양 요구의 평가

화화상 환자의 치료에 있어 적절한 영양 공급은 필수적이며, 정확한 요구량의 산정이 중요하다. 이러한 목적으로 다양한 공식들이 개발 및 사용되어 왔으나, 그 정확성에 대해서는 여전히 의구심이 논의되고 있다. 이러한 이유로 간접휴식대사량 측정기(Indirect Calimetry)가 golf standard로 여겨지고 있으며, 많은 연구 결과들이 보고되고 있다. 전 등의 연구 결과에 의하면, 기존의 공식을 사용할 경우 overfeeding을 조장할 수 있으며, 간접휴식대사량측정기를 사용 할 수 없는 경우 Rule of thumb (25 kcal/kg) 공식을 사용 하도록 권고하고 있다.[5] 간접휴식대사량 측정기는 가급적 환자가 안정상태에서 측정하는 것이 좋으며, 자발 호흡이 가능한 경우는 Canopy를 사용하고 인공호흡기를 사용하고 있는 환자는 인공호흡기에 직접 연결하여 측정하면 된다. 흡기 시와 호기 시의 가스를 채취하여 분당 산소소비량(VO2)과 이산화탄소생성량(VCO2)을 구하여 컴퓨터를 통해 호흡지수(respiratory quotient, RQ VO2/VCO2)를 산출할 수 있다.[6] 이를 통해 under- 또는 overfeeding를 발견할 수 있으며, 환자의 대사량 및 특정 substrates의 사용을 평가할 수 있다.

04 특정 영양소 요구 사항

1) Carbohydrates

성인 및 소아 화상 환자에서 권고되는 탄수화물 공급량은 전체 에너지의 55-60%를 넘지 말아야 하며, 5 mg/kg/min 이하로 공급되어야 한다.[7] 탄수화물 식이의 주요한 합병증은 당불내성으로 인한 고혈당이 생길 수 있으므로, 적극적인 혈당 조절은 환자 치료에 중요한 부분이다. 하지만, 화상 환자들은 치료의 특성상 자주 금식 상황에 놓일 수 있기 때문에 너무 적극적인 인슐린 치료는 저혈당을 유발할 수 있어 주의를 요한다. 소량의 지방을 같이 공급함으로써 탄수화물의 용량을 줄일 수 있고, 당불내성을 현저히 조절할 수 있다. 일부 환자에 있어 Metformine 사용이 혈당을 내릴 수 있으나, lactic acidosis를 조장할 수 있기 때문에 주의해야 한다.[8]

2) Lipids

화상 환자의 경우 화상 상처에서 유발된 호르몬의 환경이 지방 분해를 억제시키고 에너지로의 이용이 제한적이기 때문에 대부분의 저자들은 non-protein calories의 30%(또는 1 g/kg/day)을 넘지 않도록 권고하고 있다.[9] 지방 공급 시 지방의 양보다 지방의 조성이 더 중요하다. Linoleic acid 와 같은 대부분의 지방제제는 omega-6 fatty acids으로 구성되어 있고, 이는 pro-inflammatory cytokines의 전구체로 작용하여 염증반응을 조장할 수 있다. 하지만 fish oil은 omega-3 fatty acids을 풍부히 가지고 있고, 항염증작용의 전구체로 작용한다. 면역반응을 개선시키며 환자의 예후에 긍정적인 영향을 주고 고혈당을 예방하는 효과도 있다.[10]

3) Protein

화상 후 호르몬의 변화는 단백 분해를 조장한다. 탄수화물이나 지방 공급은 단백 대사를 부분적으로 감소시킬 수는 있으나, 지방제외체중(lean body mass)의 감소를 막을 수는 없다. 화상 환자의 상처 치유(wound healing), 효소, 면역기능을 위해 단백질 요구량이 증가한다. 에너지 공급에 제한되면 단백질이 에너지 소스로 사용된다. 하지만 필요한 양보다 많은 양을 공급할 경우는 단백질 합성을 증가하기 보다는 overfeeding을 조장할 수 있다. 화상 환자의 단백 대사는 150 grams/day을 초과하며, 그 대부분은 골격근에서 유래된다. 단백질을 정상보다 과량 공급하는 것은 저장된 단백질의 분해를 감소시키지는 못하지만 단백질 합성을 촉진시키며, 음소질소평형(negative nitrogen balance)을 감소시킬 수 있다. 단백질 요구량은 1.5-2 g/kg/d 정도가 적당하다. 글루타민(Glutamine)은 조건부 필수 아미노산으로 임파구 및 장세포에 연료로 사용되며, 장 면역에 중요한 역할을 한다. 글루타민 공급에 관한 여러 연구에서 (low-dose(<0.20 g/kg/day) vs high dose(>0.20 g/kg/day) GLU, or parenteral vs. enteral administration) "글루타민 공급이 환자의 예후에 좋은 영향을 준다, 효과가 없다, 오히려 예후에 악영향을 줄 수 있다"라고 보고되고 있지만, 화상 환자의 경우 25 g GLU/kg/day 공급할 경우 감염 감소, 사망률 감소, 재원기간을 줄일 수 있다고 보고하였다.[11,12]

05 미량 영양소 : 비타민과 미량 원소

비타민과 미량 원소는 상처 치유와 면역기능에 중요한 역할을 한다. 하지만 화상 환자에 대한 임상적인 연구는 많이 부족한 상태이며, 제한적인 몇몇 연구에서 몇몇의 비타민 공급이 유익할 것으로 보고되고 있다. 아래는 몇몇 비타민의 권장 일일 수당(recommended daily allowances, RDAs)을 소개하고자 한다.

- Vitamin A – 상처 치유와 상피 생장에 중요하며, 항산화제로 사용된다. 화상 수상 후에 비타민 A의 감소를 볼 수 있어, 추가적인 공급 할 것을 권장하나 부작용이 나타날 수 있다.[13]
- Vitamin C – 비타민 C는 콜라겐 합성과 가교 결합에 필수적이며, 상처 치유에 중요한 역할을 한다. 또한 순환하는 항산화 제로도 작용한다. 화상 환자에게는 권장되는 RDA는 1,000 mg/day 정도이다.[13]
- Vitamin D – 최근의 보고에 의하면, 화상 손상 후 뼈 흡수(bone resorption) 및 골감소증(osteopenia)이 심각한 정도로 나타나며, 추가적인 공급 하도록 권고하고 있다.[14]
- Iron – 철은 산소 운반 단백질의 구성에 필요하며, 많은 효소들의 보조 인자로 작용한다. 화상환자는 부분적으로 혈액 손실로 인하여 철분 결핍에 생기기 쉽지만, 수혈은 상당한 양의 철분을 공급한다는 점도 기억해야 한다.

- Zinc – 아연은 많은 금속 효소(metalloenzymes)의 기능에 필요하다. 상처 치유의 여러 측면 및 DNA/RNA복제 림프구 기능에 중요한 영향을 준다. 아연 결핍을 화상 수상 후 급격히 나타나며, RDA는 220 mg/day (15 times RDA)로 권고되고 있다.
- Selenium – 셀레늄은 림프구의 기능 및 세포 매개 면역에 중요한 역할을 한다. 화상의 손상된 피부를 통해 손실이 생기며, 셀레늄 부족 현상이 발생한다.

06 영양 지원 방법

1) Route of nutrition: parenteral vs. enteral

TPN 사용은 이제 이론적 및 실용적인 이유로 경장 영양(EN)으로 대체되었다. 경장 영양은 직접 장 점막에 영양을 공급하며 이와 관련하여 일부 영양소(e.g. glutamine)가 특히 중요할 수 있다. 또한 장내 소량을 영양소의 존재는 장 세포의 기능을 자극하고 장내 미생물 및 정상 점막 기능을 유지하며 장의 정상적인 혈액 공급을 유지할 수 있다. 그리하여 이러한 효과는 박테리아 전이, 패혈증을 감소시키며, 장-관련 면역기능을 유지하는 데 도움을 줄 수 있다.[15]

반면, TPN은 tumor necrosis factor (TNF) 및 다른 염증 촉진인자의 분비를 촉진한다. TPN 제제 안에 지방은 염증 반응을 조장하고, 특히 폐기능 장애를 유발할 수 있다. 임상연구에서, 조기에 적극적인 경장 영양은 외상 및 중환자실 환자의 감염과 연관된 합병증을 줄인다고 보고하였다.[16] 화상 환자의 경우 장내 영양 보충제로써 TPN 사용이 사망률을 크게 증가시켰다는 보고도 있다.[17]

Gut Integrity를 유지하는 것 외에도, EN은 간에 영양소를 1차 통과시켜(first pass), 고혈당증과 삼투압을 감소시킨다. 이러한 이유로, 경장 영양은 정상적인 장기능을 가지고 있는 모든 화상 환자에 영양 지원의 route of choice로 여겨진다.

2) Early enteral feeding

조기 결장 영양은 모든 연령대의 장내 영양소 섭취가 축적된 '칼로리 결핍'을 감소시키고 질소 균형과 전반적인 영양 상태를 개선한다는 것이 분명해졌다. 십이지장 또는 공장 영양은 칼로리 목표의 달성을 용이하게 하고 흡인의 위험을 증가시키지 않으며 수술 중에도 계속될 수 있고, 또한 감염을 합병증을 감소시킬 수 있다.[18] 이러한 이유로, 화상 수상 후 48시간 이내에 시작해야 하며, 처음에 시작할 때는 20–40 mL/h로 시작하여 환자의 상태에 따라 증량하도록 한다.

07 대사과다증의 비영양 관리

조기 경장 영양에 더하여, 화상 환자의 과대사적 반응을 줄이기 위해 몇 가지 방법이 제시되었다. 주위 환경을 28–30℃로 유지하고, 조기 절제 수술 및 피부 대체재의 발전 및 사용, 단백 합성을 촉진시킬 수 있는 제제의 사용 등이 제시될 수 있다. 충분한 통증 조절 및 조기 재활치료 프로그램도 중요한 역할을 한다.

기저 심박수를 20% 감소시킬 수 있는 Propranolol 사용은 cytokines 및 stress 호르몬 분비를 감소시켜 과대사반응과 과이화반응을 줄일 수 있다. Oxandrolone (10 mg/12h) 사용으로 사망률 감소 및 재원 기간이 감소될 수 있으며, 여러 가지 좋은 효과들이 보고되었다. Propranolo과 Oxandrolone은 둘 다 비용 효과적인 약물 요법이다. 두 개를 병합 요법은 현재 연구 중에 있다.

재조합 인간 성장 호르몬(recombinant human growth hormone, rhGH)의 사용은 성인 화상환자에서 권고되고 있지 않다. 하지만, 소아 화상 환자의 경우 공여부 치료, 과대사반응 감소, 성장 장애에 도움이 된다고 보고되었다.

08 결론

중증 화상의 영양 지원은 지속적으로 진화되고 있지만 몇 가지 양상은 분명하다. 장내 영양과 고단백 식이는 중요하며, 각 개인마다 요구량이 다르며 치료 과정 전반에 걸쳐 변화한다. 따라서, 모든 팀 구성원은 지속적이고 체계적인 평가를 통해 모든 화상 환자들에게 최적의 영양을 공급해야 한다.

참고문헌

1. Wolfe, R.R., et al., *Effect of severe burn injury on substrate cycling by glucose and fatty acids.* N Engl J Med, 1987. 317(7): p. 403-8.

2. Jeschke, M.G., et al., *Endogenous anabolic hormones and hypermetabolism: effect of trauma and gender differences.* Ann Surg, 2005. 241(5): p. 759-67; discussion 767-8.

3. Garcia de Lorenzo y Mateos, A., C. Ortiz Leyba, and S.M. Sanchez Sanchez, *[Guidelines for specialized nutritional and metabolic support in the critically-ill patient. Update. Consensus of the Spanish Society of Intensive Care Medicine and Coronary Units-Spanish Society of Parenteral and Enteral Nutrition (SEMICYUC-SENPE): critically-burned patient].* Med Intensiva, 2011. 35 Suppl 1: p. 63-7.

4. Tancheva, D., et al., *Comparison of estimated energy requirements in severely burned patients with measurements by using indirect calorimetry.* Ann Burns Fire Disasters, 2005. 18(1): p. 16-8.

5. Jeon, J., et al., *Reliability of resting energy expenditure in major burns: Comparison between measured and predictive equations.* Clin Nutr, 2018.

6. Ireton-Jones, C.S. and W.W. Turner, Jr., *The use of respiratory quotient to determine the efficacy of nutrition support regimens.* J Am Diet Assoc, 1987. 87(2): p. 180-3.

7. Prelack, K., M. Dylewski, and R.L. Sheridan, *Practical guidelines for nutritional management of burn injury and recovery.* Burns, 2007. 33(1): p. 14-24.

8. Gore, D.C., D.N. Herndon, and R.R. Wolfe, *Comparison of peripheral metabolic effects of insulin and metformin following severe burn injury.* J Trauma, 2005. 59(2): p. 316-22; discussion 322-3.

9. Demling, R.H. and P. Seigne, *Metabolic management of patients with severe burns.* World J Surg, 2000. 24(6): p. 673-80.

10. Huschak, G., et al., *Olive oil based nutrition in multiple trauma patients: a pilot study.* Intensive Care Med, 2005. 31(9): p. 1202-8.

11. Zhou, Y.P., et al., *The effect of supplemental enteral glutamine on plasma levels, gut function, and outcome in severe burns: a randomized, double-blind, controlled clinical trial.* JPEN J Parenter Enteral Nutr, 2003. 27(4): p. 241-5.

12. Garrel, D., *The effect of supplemental enteral glutamine on plasma levels, gut function, and outcome in severe burns.* JPEN J Parenter Enteral Nutr, 2004. 28(2): p. 123; author reply 123.

13. Mayes, T., M.M. Gottschlich, and G.D. Warden, *Clinical nutrition protocols for continuous quality improvements in the outcomes of patients with burns.* J Burn Care Rehabil, 1997. 18(4): p. 365-8; discussion 364.

14. Gottschlich, M.M., et al., *Hypovitaminosis D in acutely injured pediatric burn patients.* J Am Diet Assoc, 2004. 104(6): p. 931-41, quiz 1031.

15. Magnotti, L.J. and E.A. Deitch, *Burns, bacterial translocation, gut barrier function, and failure.* J Burn Care Rehabil, 2005. 26(5): p. 383-91.

16. Moore, F.A., et al., *TEN versus TPN following major abdominal trauma--reduced septic morbidity.* J Trauma, 1989. 29(7): p. 916-22; discussion 922-3.

17. Herndon, D.N., et al., *Increased mortality with intravenous supplemental feeding in severely burned patients.* J Burn Care Rehabil, 1989. 10(4): p. 309-13.

18. Jenkins, M.E., M.M. Gottschlich, and G.D. Warden, *Enteral feeding during operative procedures in thermal injuries.* J Burn Care Rehabil, 1994. 15(2): p. 199-205.

Acute Kidney Injury in Association with Thermal Injury

김도형, 기연경 | 한강성심병원

01 서론

급성 신손상은 급성 온열 손상의 중한 합병증 중 한 형태로 나타날 수 있으며, 이는 환자의 유병률과 사망률을 심각하게 증가시킬 수 있다. 화상환자에서 급성 신손상의 발생은 0.5-30%로 다양하게 나타난다. 이러한 환자에서 신손상과 관련된 사망률은 54-100%로 매우 높게 보고되고 있다.

1965년도 이전에는 온열 손상 및 이로 인한 급성 신손상이 발생한 환자의 경우 생존하였다는 보고는 없었다. 이후 지난 50년간 화상에 의한 급성 신손상의 이해와 신손상이 동반된 화상환자의 치료에 발전이 있었지만, 직접적으로 이러한 환자에게서 예후를 향상시키는 치료는 없었다. 최근 중환자 치료에서 큰 부분을 차지하는 신대체요법(renal replacement therapy) 조차도 급성 신손상이 동반된 화상환자의 생존률을 의미 있게 향상시키지는 못하고 있다. 따라서 화상환자에서 급성 신손상을 예방하는 것이 가장 중요하다.

이번 장에서는 온열 손상과 관련된 급성 신손상의 정의, 원인, 병태생리, 진단 및 치료에 대해 논의하겠다(그림 16-1).

02 정의

급성 신손상은 신기능의 갑작스런 저하를 의미한다. 오랫동안 신기능을 어떻게 평가할지, 신손상의 정도를 어떻게 정의할지에 대해 많은 논의가 있었다. 2004년까지는 문헌에 따라 30개 이상의 급성 신손상의 정의가 있었을

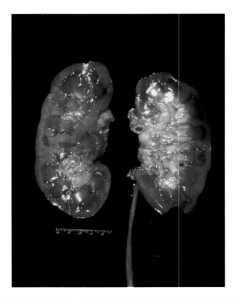

그림 16-1 급성세뇨관괴사와 급성 신손상이 발생한 환자에서 콩팥 (부검소견)

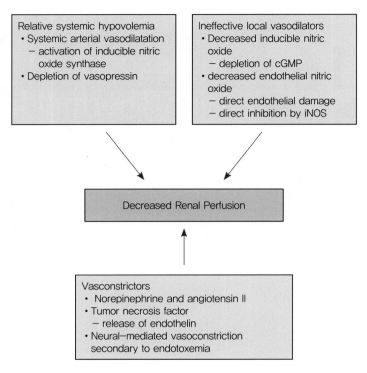

그림 16-2 패혈증에 의한 급성 신손상의 여러 요인

뿐, 명확한 정의가 내려지지 않았다. 이후 공통으로 사용할 수 있는 명백한 급성 신손상에 대한 정의가 필요함에 따라, 2004년에 International Acute Dialysis Quality Initiative (ADOI) group에서 신손상과 관련하여 RIFLE criteria를 만들었다. RIFLE criteria는 신손상의 정도에 따라 신기능을 5개의 카테고리(Risk, Injury, Failure, Loss, and End−stage renal disease)로 나누었고(그림 16-2), 급성 신손상의 정도를 수치화 하는 데 기여하였다. 2007년에는, Acute Kidney Injury Network (AKIN)에서 개정된 급성 신손상의 정의를 발표하였다(표 16-1, 2). AKIN은 RIFLE 의 분류에서 failure, loss, end−stage renal disease를 3단계로 묶어서, 급성 신손상을 세 단계로 단순화 시켰다(stage I, II, III). 또한, serum creatinine 의 절대적 상승(0.3 mg/dL 이상)을 1단계 신손상으로 정의하여, 급성 신손상을 예측할 수 있는 민감도도 증가시켰다. 2012년, Kidney Disease Improving Global Out-

comes (KDIGO) Acute Kidney Injury Work Group에서 급성 신손상과 관련된 두 개의 정의(RIFLE, AKIN)를 통합하여, 급성 신손상의 정의를 확립하였다.

합의 정의의 확산은 연구 및 임상 적용을 위한 보편적 척도를 확립한다는 기본 목표를 훼손하는 것처럼 보일 수 있지만, 이 세 시스템(RIFLE, AKIN, KDIGO)은 상당히 상호 교환 가능하다는 것이 입증되었다. 이러한 세 개의 급성 신손상과 관련된 criteria는 여러 연구에서 비슷한 결과를 얻었고, 특히 화상 환자에서, Chung 등은 대규모 코호트의 환자군에 RIFLE 과 AKIN criteria를 적용시켰을 때 비슷한 결과가 도출됨을 확인하였다.

표 16-1 RIFLE, AKIN, KDIGO 진료지침에서 혈중 크레아티닌 농도에 따른 급성신손상의 분류

SERUM CREATININE CRITERIA FOR THE DEFINITION AND CLASSIFICATION OF ACUTE KIDNEY INJURY				
RIFLE Criteria–The Acute Dialysis Quality Initiative (ADQI)		AKIN Criteria–Acute Kidney Injury Network	KDIGO Criteria–Kidney Disease Improving Global Outcomes	
Risk	Increase in serum creatinine <:1.5 times baseline OR Decrease in GFR ≥25%	Increase to 1.5– 1.9 times baseline OR Increase in serum creatinine of ≥3 mg/dL (26.2 μmol /L) from baseline	Increase to 1.5 – 1.9 times baseline OR Increase in serum creatinine of ≥0.3 mg/dL (26.2 μmol /L) from baseline	Stage I
Injury	Increase in serum creatinine ≥2.0 times baseline or decrease in GFR ≥50%	Increase in serum creatinine to 2– 2.9 times baseline	Increase in serum creatinine to 2–2.9 times baseline	Stage I
Failure	Increase in serum creatinine ≥3.0 times baseline OR Decrease in GFR ≥75% OR An absolute serum creatinine ≥354 μmo l/ L with an acute rise of at least 44 Ilmol/L	Increase in serum creatinine to ≥3 times baseline OR Serum creatinine ≥4.0 mg/dL (354 μmol/ L) with an acute rise of ≥05 mg/dL (44 Ilmol/ L) OR Initiation of renal replacement therapy	Increase in serum creatinine to a level ≥4.0 mg/dL (353.6) OR Initiation of renal replacement therapy	Stage 111

표 16-2 KDIGO 진료지침에 따른 신손상의 분류

KDIGO CRITERIA FOR RENA L INJURY		
Stage	Serum Creatinine Criteria	UO Criteria
I	Increase to 1.5–1.9 times baseline OR Increase in serum creatinine of ≥0.3 mg/dL (26.2 μmol/L) from baseline	<0.5 mL/kg/h for≥6 h
II	Increase in serum creatinine to 2–2.9 times baseline	<0.5 mL/kg/h for≥12 h
III	Increase in serum creatinine to level ≥4.0 mg/Dl (363.6) OR Initiation of renal replacement therapy	<0.3 mL/kg/h for≥24 h or anuria≥12 h

테고리 즉, 초기와 후기로 나눌 수 있다. 화상 발생 후 48시간 이내 발생된 급성 신손상(초기 급성 신손상)은 전형적으로 심한 화상성 쇼크 및 불충분한 수액요법 혹은 과도한 단백 이화 작용으로 인한다. 화상환자에서 그 이후에 발생하는 신손상(후기 급성 신손상)은 대개 약물에 의한 신독성 혹은 패혈증과 관련된 합병증과 연관이 있다.

03 원인

화상과 관련된 급성 신손상은 일반적으로 두 개의 카

04 초기 급성 신손상

심한 화상 환자에서 24–48시간 이내 발생하는 급성 신손상은 온열 손상의 반응으로 인한다. 초기 화상관련 급성 신손상은 그 원인이 다양한데, 저혈장 상태, 염증 반응을 조절하는 인자(inflammatory mediator), cytikines, 심한 조직 파괴, 그리고 신독성 약물, 심기능 부전 등이 그 원인이다. 수액치료가 지연될 경우, 저혈장 상태가 신기능에 가장 민감하게 영향을 준다. 하지만, 적극적인 수액치료

를 받으면서, 소변량이 유지가 되는 환자에서도 급성 신손상은 발생할 수 있다. 이러한 경우, 수액치료에 반응이 없이, 온열손상이 심한 조직에서의 염증반응으로 인한 염증성 쇼크, 심기능 부전, 혹은 신독성 물질(내인성(dena-tured protein) 혹은 외인성(신독성 약물))에 의해 발생할 수 있다.

05 저혈장 상태

화상의 면적이 큰 경우, 다량의 수분 소실 및 수분 분포 불균형에 의해 신혈류량이 저하된다. 국소 혹은 전신적으로 분비되는 cytokine으로 인해 혈관 내 수분이 간질로 빠져나간다(capillary leak). 또한 화상 부위에서의 수분 증발로 인해 capillary leak이 더 악화되는 악순환이 발생하게 된다. 화상성 쇼크에서 이러한 수분의 빠른 이동은 결국 저혈장 상태(intravascular hypovolemia)를 야기한다. 이러한 저혈장 상태는 결국 신장으로의 혈류량을 감소키시고, 신 허혈을 유발한다. 신 허혈의 발생으로 oxygen free radical이 다량으로 생성되고, 직접적으로 신세뇨관의 손상을 야기시킨다. 이러한 급성 신세뇨관 손상(급성 신세뇨관 괴사, acute tubular necrosis)은 결국 cast 형성 및 이로 인한 세뇨관의 패색, 사구체여과율의 저하를 유발시킨다.

적절한 수액치료가 시행되지 않는다면 수분 이내에 저혈장 상태가 발생하게 되고, 이는 24시간 이내 발생하는 급성 신손상의 주요한 원인으로 작용하게 된다.

06 과도한 수액 치료 및 복부 구획증후군

불행히도, 과도한 수액치료는 부족한 수액치료 만큼 위험하다. 여러 연구에서, 화상 환자의 수액치료에서 Parkland 공식에 따른 수액치료보다 과도한 수액치료를 할 경우, 적절한 소변량(0.5−1.0 mL/kg/hr)을 보이는 데도

불구하고, 급성 신손상이 발생할 수 있음을 보고하였다. 과도한 수액치료는 폐렴, 급성 호흡부전 증후군(ARDS), 구획증후군 등과 같이 환자의 사망률을 증가시킬 수 있다.

적절한 수액치료를 위해 많은 모니터링을 하더라도, 체내 수분의 이동은 지속적으로 일어난다. 이러한 수분 이동은 복강과 같은 근막으로 둘러싸인 구획안으로 일어날 경우 위험할 수 있다. 외상과 관련된 여러 연구들이 복강안의 압력이 증가할 경우, 내장 관류를 감소시키는 등의 부적절한 생리학적 영향들을 기술하고 있다. 복강 내의 압력이 12 mmHg보다 커지는 복강안의 고혈압(Intrab-dominal hypertension, IAH)은 화상환자에서 초기 수액치료 중에 발생할 수 있다. 복부 구획증후군은 복강내 압력이 20 mmHg 이상으로 증가하면서, 하나 이상의 장기부전이 발생할 경우로 정의할 수 있다. 내장 관류를 손상시키는 데 필요한 복부 고혈압의 정확한 수준은 다양한 환자 요인에 따라 다르며 예측하기 어렵다. O'Mara 등은 화상환자에서 수액치료의 정도와 사용된 수액의 종류가 ACS의 발생에 영향을 미치며, crystalloid를 이용한 수액치료의 경우 0.457 L/kg 이상의 수액 치료 시 임상의는 IAH/ACS의 발생 위험성을 인지하고, 심박출량의 감소, 폐순응도 감소 혹은 신혈류량의 감소를 계속 모니터링 해야 한다고 했다. 다양한 중증환자를 대상으로 한 다기관 전향 연구에서는 ICU 체류 기간 동안 IAH의 발생이 환자의 예후를 예측할 수 있는 독립적 인자임을 확인하였다.

07 횡문근융해증

횡문근융해증은 흔히 온열 손상 24시간 이내에 나타나며, 급성 신손상 및 그 이후의 신부전의 발생의 위험성을 높이는 것으로 잘 알려져 있다. 횡문근융해증은 직접적인 열 손상이나 구획 증후군에 이차적으로 발생할 수 있으며 심한 전기적 상해 후 흔히 발생한다. Myoglobin이 전신 순

환계로 방출되면 신 세뇨관이 막히고 구심성 신동맥이 수축되며 oxygen free radical이 생성된다. Myoglobinuria는 혈청 myoglobin이 1,500-3,000 ng/mL를 초과할 때 발생한다. Myoglobinuria는 항상 신장 손상을 일으키는 것은 아니지만, 급성 신손상의 위험인자로 알려져 있다.

신장 손상의 위험은 철분 함유 분자의 양, 수화(hydration) 상태 및 산증(acidosis)의 정도와 직접적으로 관련이 있다. 기저치보다 높은 크레아티닌의 상승과 5,000 U/L보다 높은 크레아티닌 키나아제 상승은 급성 신손상의 발생과 연관이 있고, 신대체요법(renal replacement therapy)이 필요할 수 있으며, 이는 일반적인 외상 환자 및 화상 환자에 모두 해당된다.

08 심기능부전

TBSA (total body surface area)의 50% 이상 화상을 입은 환자는 심박출량 감소, 심근 부하 증가 및 심근 허혈의 위험이 있다. 몇몇 저자들은 열 손상과 관련하여 심장 발작 감소와 관련하여 아래와 같은 이론을 제안했다: 1) 부신 반응 장애로 인한 교감 신경 활동의 증가, 2) 심근 허혈을 야기하는 혈액량 감소, 3) 직접 심근 억제.

여러 가설 중, 종양 괴사 인자(TNF, 즉, 심근 강하 인자)에 의한 직접적인 심근 억제가 실질적인 관심을 얻고 있다. TNF는 내 독소 또는 직접 열 손상에 의해 자극된 근육 세포에 의해 방출되는 것으로 알려져 있다. 심장 기능에 대한 TNF의 효과는 가역적인 양심실 팽창, ejection fraction의 감소 및 카테콜라민에 대한 자극의 감소를 들 수 있다(그림 16-2). 이는 일반적으로 일시적인 현상이며 적절한 치료를 통해 보통 24-72시간 내에 호전된다. 적절한 치료가 시행되지 않는다면, 심부전이 발생하여 오래 지속되거나 심지어 영구적인 후유증으로 수많은 합병증을 초래할 수 있다. TNF에 의한 대부분의 조기 심장 기능 부전은 inotropics의 사용에 의해 호전될 수 있지만, 중요한 것

은 심부전을 조기에 진단하여, 신장 관류의 저하를 예방하여 신부전과 관련된 이환율 및 사망률을 예방하는 것이다. 심부전은 신장 혈류가 감소되어 급성 신손상의 발생에 기여하는 것으로 알려져 있다. 온열 손상 후 감소된 심박출량은 전부하(preload)를 감소시키고, 저혈장 상태를 야기하지만, 직접적으로 심근 억제를 유발할 수 있다. 이러한 심근 억제는 임상적으로 감지할 수 없는 상태부터 실질적인 심인성 쇼크에 이르기까지 다양할 수 있다. 보통 화상성 쇼크에 대한 적절한 심장 보상이 부족한 것으로 나타난다. 일반적으로 저혈압 쇼크 및 전해질 이상에 대해서만 의료진이 집중치료를 하게 되면서, 열 손상 후 심근 기능 장애는 간과될 수 있다. 화상의 쇼크(즉, 관류 저하, hypoperfusion)가 동반된 환자에서 심장 지수가 '정상' 범위(기대 이상의 정상 수치가 아닌)일 경우, 특히 낮은 전신 혈관 저항 지수를 동반 한 경우에는 승압제 약물을 고려해야 한다. 심장 기능 이상이 의심되는 경우, 관상 동맥 또는 기질적 원인을 배제하기 위해 일반적인 검사가 수행되어야 한다. 이러한 소견이 없다면, 화상 외과 의사는 전체 심장 혈관계에 화상손상의 영향이 있음을 염두에 두고, 감소된 전부하를 교정하여 적절한 신장 혈류를 유지하도록 해야 한다.

09 후기

중증 화상 치료 과정 중 후기에 나타나는 급성 신손상은 대부분 패혈증 등에 의한 다발성 장기 부전의 한 형태로 나타난다. 감염 위험이 높고, 감염의 진단이 어려운 중증 화상 환자에서, 초기 손상 48시간 이후 신부전이 새롭게 발생하거나, 신기능 악화가 보인다면, 감염 혹은 패혈증의 가능성을 고려해야 한다. 다수의 항생제 혹은 이뇨제를 처방받은 화상 환자의 경우, 후기 신손상이 동반될 때에는 의인성 신손상(iatrogenic AKI)을 반드시 고려해야 한다.

⑩ 패혈증

온열 손상에 있어서, 조기 공격적인 수액 치료와 절제술은 급성 신손상의 진행에 큰 영향을 미친다. 그럼에도 불구하고 패혈증 증후군과 연관된 급성 신손상은 심각한 사망률을 유발한다.

패혈증 및 패혈성 쇼크는 ICU에서 가장 흔한 사망 원인이며 화상 ICU의 급성 신손상 환자에서 최대 87%에서 나타난다. 몇몇 저자들은 패혈증의 정도가 급성 신손상의 발병과 직접 관련이 있음을 발견했다(표 16-3). 패혈증과 관련된 AKI의 병태 생리는 본질적으로 다인성이지만, 흔히 전신 혈관 저항의 감소에 따른 동맥 혈관 확장으로 시작된다(그림 16-2). 처음에 세균 또는 그 부산물은 직접 침입 부위에서 패혈증 관련 매개체(cytokine)를 국소적으로 활성화시킨다. 이러한 cytokine의 생성과 불활성화 사이의 항상성이 변화되면서, cytokine이 전신으로 방출되고, 내피와 vasoparesis뿐만 아니라 procoagulant 상태에 직접적인 손상을 초래한다. 패혈증과 연관된 급성 신손상은 이러한 병리학적 과정의 결과라고 알려져 있다.

패혈증에서 볼 수 있는 vasoparesis는 신경호르몬의 축을 활성화시키면서 심한 저혈압 상태를 초래한다. 전신 동맥 순환을 유지하기 위해 교감 신경계와 레닌-안지오텐신-알도스테론 시스템은 심박출량의 증가와 직접 신세동맥 혈관 수축을 유발한다. 또한, 전신 염증 반응은 이들 패혈증 관련 혈관 수축을 조절하기 위해 국소 분비 혈관 확장제(endothelial과 inducible nitric oxide)와 혈관 수축제 작용하는 cytokine(즉, TNF, endothelin)을 분비시킨다. 궁극적으로, 이러한 보상 반응은 prerenal 상태를 조장하여 신장 혈류를 저하시킬 수 있다.

마지막으로, 전술한 바와 같이, 패혈증은 보체 및 섬유소 용해 단계의 발현에 영향을 주어 procoagulant 상태를 초래한다. 응고의 항상성에 대한 이러한 변화는 파종된 혈관 내 응고(DIC) 상태를 초래하면서, 사구체 미세 혈전증을 유발하고 신장에 대한 직접적인 손상을 야기할 수 있다. 패혈증 발생 과정에서 발생하는 신장 관류의 부족은 결국 허혈성 급성 세뇨관 괴사를 초래한다.

⑪ 신독성 물질

1) 항생제

심한 화상 손상과 관련된 면역 저하를 고려할 때, 화상 환자는 치료 과정에서 전신 항생제에 상당히 노출이 되는 경향이 있다. 불행히도, 화상 환자에게 가장 일반적으로 사용되는 전신 항생제는 상당히 신독성의 위험성이 있다.

현재 대부분의 병원에서 meticillin-resistant Staphylococcus aureus (MRSA)가 흔히 관찰되고 있어, vancomycin은 화상 센터를 비롯한 ICU 내 병원 감염의 경험적 치료에서 표준 1차 약물이 되었다. vancomycin의 신독성을 고려할 때, 이미 조기 AKI의 징후가 있는 환자에서 특히 배양 검사나 그람 염색이 MRSA 이외의 감염원을 나타내는 경우, 바로 다른 항생제 치료를 고려해야 한다.

Vancomycin이 반드시 치료에 필요한 경우라면, 신독성의 위험을 최소화하기 위해 취할 수 있는 조치가 있다. 여러 연구에 의하면, 치료 기간이 길어지고 혈중 농도가 증가하면 vancomycin 관련 신장 손상의 위험이 증가한다는 결과가 나왔다. aminoglycoside 치료가 같이 병행될 경우 신손상의 가능성을 현저하게 증가시키는 것으로 나타나서, 이 약제는 vancomycin과 같이 사용하는 것을 피하는 것이 좋다.

표 16-3 패혈증과 급성 신손상

	Sepsis	Severe Sepsis[a]	Septic Shock[b]
Acute renal dysfunction	19%	23%	51 %

[a] Sepsis associated with lactic acidosis or altered mental status
[b] Sepsis associated with hypotension

일부 사람들은 신장 손상을 예방하기 위해 vancomycin 의 간헐적 투여보다 지속적으로 투여하는 것을 주장했다. 그러나 이러한 방법을 뒷받침하는 문헌은 상당히 실망스럽다. Hanrahan 등의 메타 분석에서 간헐적인 vancomycin 의 투여에 비해 지속적 투여 환자에서 급성 신손상의 발생은 감소하는 추세를 보였으나, 통계적으로 유의하지 않았다.

다제내성균의 발생은 계속해서 문제가 되고 있고, 앞으로도 계속될 것이다. 이로 인해 신장 독성의 위험이 높은 항균제가 사용되어 왔다. 잠재적으로 신독성 항생제의 사용은 급성 신손상과 같은 잠재적인 유병률의 증가로 인해 위험 – 이득 척도(risk-benefit scale)로 평가되어 사용되어야 한다. 항생제 치료는 반드시 균배양 결과를 토대로 이루어져야 하고, 그에 따라 최소한의 항생제를 사용하는 등의 점차 치료의 수준을 낮추어서 신독성과 같은 항생제의 부작용 유발을 최소화해야 한다.

12 진단

앞서 논의한 정의에 따라 급성 신손상을 진단하는 것은 혈청 크레아티닌, 계산된 사구체여과율(estimated glomerular filtration rate, eGFR), 또는 소변량을 측정하고, AKIN, RIFLE 혹은 KDIGO정의 중 한 가지를 선택해서 그 범주에 해당하는지 확인하는 것이다. 그러나 좀더 정확한 치료를 위해 급성 신손상의 양상 및 그 원인을 확인하는 등의 추가적인 조치가 필요하다. 또한 급성 신손상이 임박한 상태를 확인하기 위해 사용될 수 있는 새로운 바이오 마커를 밝히기 위한 활발한 연구 노력도 진행 중이다.

1) 소변량

소변은 신장 기능을 확인할 수 있는 가장 단순하고 가장 직관적인 모니터 방법이다. 소변량은 특별하지만 불행히도 신손상에 대해서는 별로 민감하지 않다. 대부분의 임상의는 중증의 신장 손상에서도 다양한 소변양을 관찰할 수 있기 때문에, 신장 기능 장애 평가에서 '적절한' 소변량은 진단적 가치가 거의 없다고 여긴다. 소변량은 GFR(사구체여과율) 단독으로 결정되는 것이 아니라 GFR 과 세뇨관에서의 재흡수의 차이에 의해 결정된다. 이와 같이, 급성 신손상과 관련된 신세뇨관의 기능부전은 GFR 의 감소는 보이나, 사구체에서 여과되는 소변은 유지되어 소변량은 보존될 수 있다.

그러나, 50 mL/day 이하의 소변량 또는 GFR의 완전 감소와 같은 무뇨는 임상적으로 중요하다. 대부분 가장 흔한 무뇨의 원인은 신전성(prerenal)이다. 비록 다른 조건(급성 피질 괴사, 양측 동맥 폐색 및 급성 진행성 급성 사구체 신염)이 무뇨증의 원인이 될 수 있지만, 급성 화상 환자에서는 발병률이 매우 낮으며, 진단은 대개 추가적인 임상 증상으로 인해 쉽게 감별할 수 있다.

무뇨 혹은 핍뇨(oliguria) 환자에서 소변량의 회복은 좋은 징조이나, 반드시 신손상의 회복을 나타내는 것은 아니다. 특히 조심해야 할 점은 무뇨 또는 핍뇨성 신손상이 다뇨성 신손상으로 전환되는 것이다. 다뇨성 신손상을 확인하고 적절히 소변량을 보충해주지 못한다면, 이차적으로 신전성 신손상을 초래하여 영구적인 신손상의 위험이 증가한다.

2) 소변검사

① 크레아티닌 청소율

크레아티닌 청소율은 사구체 여과율과 신장 기능의 대략적인 평가를 제공하는 저렴하고 일관된 검사법이다. 크레아티닌 청소율 측정에는 24시간 동안 소변 수집이 필요하다. 그러나, 이는 보다 단순하고, 실시간으로 신기능을 신속하게 측정할 수 있다.

크레아티닌 청소율의 중요한 단점은 GFR이 떨어지면 덜 정확해진다는 것이다. 이는 신장의 세뇨관에서 소량의 크레아티닌이(사구체에서 여과된 것 이외에) 소변으로 분비되기 때문이다. 일반적으로 정상 신장에서 신세뇨관에서의 크레아티닌의 분비는 너무 작아서 크레아티닌 청소율에 큰 영향을 미치지 않지만, 급성 신손상 환자에서는 실제 GFR이 떨어지면 상당한 오차가 발생할 수 있다. 이러한 신세뇨관에서의 크레아티닌 분비를 보정하기 위해, 주로 소변 수집 1시간 전에 신세뇨관의 크레아티닌 분비를 억제하는 시메티딘(cimetidine)을 다량으로 투여함으로써 극복할 수 있지만, 임상적 신장내과에서는 사용하지는 않는다.

② FeNa

온열 손상 환자에서 소변의 전해질을 평가하는 주 목적은 급성 신손상의 원인인 신전성(prerenal) 원인과 신성(renal, intrincis) 원인을 구별하기 위함이다. 일반적으로 사구체가 정상적으로 기능을 한다면(신기능이 정상이라면) 신전성 상태에서는 sodium의 재흡수가 촉진되고, 소변으로이 sodium의 배설률이 낮아진다. 나트륨의 소변으로의 배설률(fractional excretion of sodium, FeNa)은 다음과 같이 정의된다.

FeNa = [(urine sodiumx plasma creatinine) / (plasma sodium x urinary creatinine)]

FeNa의 값이 1% 미만이면 신전성을, 1% 이상이면 신손상(즉, 신성 신손상, 'renal' renal failure)을 의미한다. 여러 환자 상태에 따라 신장에서 sodium의 재흡수되는 정도가 달라질 수 있어 이에 대한 고려도 필요하다(표 16-4).

신전성과 신성 급성 신손상을 구분할 때 요소의 배설률(<0.35)도 나트륨에 비해 민감도와 특이도가 약간 높음이 알려져 있다. 신성과 신전성 급성 신손상의 차이에 대한 내용이 표 16-5에 나와있다.

③ 소변의 현미경 검사

소변의 현미경 검사는 급성 신손상에서 쉽고 저렴한

표 16-4 요중 나트륨 배설 분획(FeNa)에 영향을 주는 요인

Condition	Effect on Fractional Sodium Excretion
Glycosuria	Increase
Diuretics	Increase
Mannitol	Increase
Dopamine	Increase
Myoglobinuria	Decrease
Radiocontrast media	Decrease

표 16-5 급성 신손상의 감별진단

Urinary Index	Pre-Renal	Renal
U_{osm} (mOsmol/L)	>500	<350
U_{Na} (mEq/L)	<20	>40
Specific gravity	1.020	1.010
U_{creat}/P_{creat}	>40	<20
Fractional excretion of sodium	<1	>2
Fractional excretion of urea	<35	>50

초기 검사이며, 기저 신장병의 병리 상태에 대한 정보도 제공할 수 있다. 정상적인 소변 침전물, hyaline casts 및 핍뇨/무뇨 소견은 신전성 신손상으로 추정할 수 있다.

epithelial casts과 tubular epithelial cells의 존재는 급성 신세뇨관 괴사의 특징적인 소견이며, pigmented casts의 존재는 myoglobinuria의 진단 소견이며 횡문근 융해증을 의심할 수 있다.

3) 혈청 바이오마커

① 크레아티닌

여러 세대 동안, 크레아티닌은 신장 기능의 가장 널리 사용되는 마커 역할을 해왔다. 크레아티닌 수치가 신장 기능과 상관 관계가 있다는 것은 의심의 여지가 없으며, 크레아티닌의 급성 상승은 신손상 및 사망률 증가와 분명히 관련이 있다. 실제로, 혈청 크레아티닌 농도(및 그 변

표 16-6 혈중 크레아티닌에 영향을 주는 요인

Factors	Effect on Serum Creatinine
Liver insufficiency	Decreased production
Decreased muscle mass:	
deconditioning	Decreased production
aging	Decreased production
Trauma	Increased production
Fever	Increased production
Immobilization	Increased production

화)는 지난 15 년 동안 제안된 세 가지 AKI 정의 및 병기 측정 시스템의 핵심 요소이다.

이러한 장점에도 불구하고 신장 기능의 정확한 실시간 평가를 위해서 혈청 크레아티닌 수치를 측정하는 것은 한계가 있다. 크레아티닌은 GFR의 급격한 감소 시(초기 급성신손상 상태)에 천천히 상승된다. 급격한 GFR의 감소 이후 혈청 크레아티닌 수치의 증가는 수 시간에서 수일이 걸린다. 혈청 크레아티닌 농도는 내인성 단백질의 생성 속도와 배설 속도의 균형을 반영하기 때문에, 이 공식(배설)의 한 쪽이 바뀌면 혈청 크레아티닌 수준이 새로운 평형에 도달하는 데 시간이 걸린다(표 16-6 참조). 따라서 혈청 크레아티닌이 증가하기 시작한 후에도 새로운 정상 상태에 도달하기까지 수 시간에서 수일이 걸린다. 이로 인해 신장 기능의 실시간 변화를 확인하는 것이 어렵고 실시간으로 신손상의 회복을 확인하는 것도 어렵다.

② NGAL

Neutrophil gelatinase-associated lipocalin (NGAL)은 염증에 의해서 손상된 사구체의 세뇨관 세포에서 분비되는 폴리펩티드이다. 여러 설정에서, NGAL은 허혈성 신손상의 1-4시간 이내에 혈청과 소변에서 확인할 수 있었고, AKI를 매우 잘 예측하였다. 여러 연구에서 환자의 치료과정 중 초기의 NGAL 상승이 이후에 발생하는 급성 신손상을 예측할 수 있음을 발견했다. Sen 등과 Yang 등은 화상 발생 4시간 후에 NGAL의 상승이 관찰되는 것을 확인했다. 또한 다변량 분석에서 NGAL 의 농도는 소변량이나 혈청 크레아티닌 변화가 발생하기 훨씬 이전에 급성 신손상 대한 위험을 예측할 수 있었다.

③ 기타

많은 연구자들이 화상 환자에게 새로운 바이오마커를 추가로 확인했다. 혈청 요산 수치, interleukin-18, 그리고 'kidney injury molecule-1'이라는 새로운 단백질이 화상 이후 급성 신손상을 예측하는 것으로 밝혀졌다.

13 치료

급성 신손상 치료의 핵심은 신속한 진단과 의인성 손상을 피하면서 원인 병태 생리의 빠른 회복을 시키는 것이다. 급성 화상 치료의 초기에, 화상 쇼크를 치료하고 신독성 약물로 인한 2차적인 신손상을 최소화하는 것이 중요하다. 화상 치료의 후기에는 급성 치료의 과정에서 발생할 수 있는 신손상의 새로운 징후의 발생을 모니터링하고 근본적인 원인(일반적으로 감염 또는 신독성 약물)을 제거 또는 치료하는 데 중점을 둔다. 두 가지 맥락에서 가장 효과적인 방법은 가능한 한 조기에 신장 손상의 존재(또는 임박)를 탐지하는 것이다.

초기 치료법에도 불구하고 급성 신손상의 진행, 악화 발생 시 신대체요법(renal replacement therapy, RRT)이 필요하다. 이번 장에서는 화상과 관련된 신손상의 치료 및 예방에 대해 설명한다.

14 급성 화상 초기 치료에서의 신장 보호

1) 수액요법

이전에 언급했듯이 손상 후 24 시간 이내에 나타나는

표 16-7 초기 수액치료에 대한 공식

	Crystalloid	Colloid
Colioid		
Evans	NS 1 mL/kg/%b urn	1 mUkg/%burn
Crystalloid:		
Parkland	4 mUkg/%burn	
Modified Brooke	2 mL/kg/%burn	
Pediatric formulas :		
Cincinnati Shriners Institute for Burn	4 mUkg/%burn + 1,500 mL/m²	
Children	TBSA	
Galveston Shriners Institute for Burn	5,000 mL/m² BSA + 2,000 mL/m²	
Children	TBSA	

급성 신손상의 대다수의 사례는 부적절한 신장 혈류 장애로 인한 결과이다. 몇몇 저자들은 수액치료의 시작시기가 신장 기능 부전의 발병과 직접적으로 관련이 있음을 입증했다. 그러므로 효과적인 신장 혈류를 재개하기 위해 적극적인 수액치료가 즉시 시작되어야 한다. 다변량 로지스틱 회귀 분석(표 16-7)을 기반으로 여러 수액요법 공식이 수립되었다. 사용하는 공식은 유연성이 중요하다. 임상의는 이러한 공식이 치료의 시작점으로 사용되는 추정치임을 인식해야 한다. 실제 양은 환자 자신의 생리 학적 상태와 부상 정도에 직접적으로 좌우되며, 어느 것도 완전 단일 공식으로 적용할 수 없다.

20% TBSA 이상의 화상은 일반적으로 정맥 주사를 통한 수액요법을 필요로 하며, 체액의 초기 용량은 화상 위험 영역에 비례해야 한다. Kim 등은 화상의 범위는 급성 신손상에 대한 독립적인 예측 인자라는 것을 보여주었다. 허혈 시간의 지속 기간은 급성 신손상의 발생에 결정적으로 중요하기 때문에 빠른 수액치료는 특히 중요하다. Nguyen 등은 온열 손상 환자에서 초기 관리가 전반적인 생존에 결정적으로 중요하다는 사실을 발견했다. 조기 공격적인 수액치료는 급성 신손상에 대한 보호 효과가 있었

다. 마찬가지로 Shriners Burn Institute for Children, Galveston에서는 수액요법의 시작시기가 신부전 및 전반적인 사망률과 직접적으로 관련이 있음을 관찰했다. 그들은 초기의 공격적인 수액치료가 신장 손상을 줄이고 신장 기능 장애를 예방하여 전반적인 환자의 예후를 향상시킬 수 있다고 결론지었다.

임상의는 수액 요법을 유도하고 과도한 수액치료를 예방하기 위해 부분 그리고 전체적인 관류 상태를 지속적으로 모니터링 해야 한다. 실제 체수분 상태 또는 효과적인 신장 혈류를 평가하는 것이 어려울 경우, 중심정맥압 또는 전체 체수분 관련 변수(즉, global end diastolic volume, extravascular lung water volume, intrathoracic blood volume)의 모니터링을 시작해야 한다. 수액치료의 정도를 측정하는 가장 좋은 방법은 알려져 있지 않다. 그러나 적절한 수액치료 중 충분한 평균 동맥압(60−65 mmHg)이 유지되지 않으면, 승압제의 사용이 필요하다. 쇼크상태에서 신장 기능을 보호할 수 있는 가능한 수단으로 평균 동맥압을 높이는 것에 대한 연구가 있었고, 높은 동맥압(80−85 mmHg) 대 표준 동맥압(65−70 mmHg)을 목표로 한 다중 구조 무작위 임상 시험에서 높은 동맥압 군에 있는 환자의 신장 예후는 개선이 없음을 발견했다. 하위 분석에서 고혈압이 동반되어 있는 환자군에서는 높은 동맥압을 유지하는 것이 도움이 된다고 발표하였다.

충분한 수액 보충은 중요하지만, 과도한 수액 치료는 추가적인 이득이 없으며 신손상의 회복에 도움이 되지 않는다.

화상 치료에 필요한 수액의 정확한 양은 일정하고 미리 결정된 값이 아니라, 계속 변화되는 화상환자의 상태에 따라 바뀐다는 것이 중요하다. 급성 신손상의 발병에 대한 여러 연구에 따르면, 신손상이 있는 환자와 없는 환자에서 처음 24−48시간 동안 받은 총 체액량에 큰 차이가 없음을 발견했다. 반면에, 다수의 연구에서는 화상 환자의 초기 수액치료의 시간이 길수록 급성 신손상의 위험성이 높음을 확인하였다. 마찬가지로, 조직 허혈(관류 저하)

의 지표(예: serum lactate levels, base deficits, and SOFA scores)는 지속적으로 신장 손상 및 신부전과 관련성이 높은 것으로 나타났다.

신장 보호 소생술의 핵심은 환자를 장시간동안 적절한 양으로 수액치료를 하는 것보다, 저 관류 상태에서 보내는 시간을 최소화하여 누적된 허혈성 손상을 최소화하는 것이다. 일차적인 목표는 적절한 수액요법의 공식과 수액요법과 관련 있는 변수들을 적절히 적용시키는 것을 통해 효과적인 신장 관류를 재개하는 것이다.

⑮ 기타 이슈

1) 심장

효과적인 순환을 위한 혈장량을 확보하는 것이 가장 중요하지만, 임상의는 비효율적인 신장 혈류를 초래하는 심근 기능 장애를 배제하기 위해 신중하게 심근 수축력을 평가해야 한다.

2) 신독성 약물의 중단

쇼크와 탈수 외에도 화상은 이차성 횡문근 융해증을 유발함으로써 간접적으로 신손상을 초래할 수 있다. 화상 환자는 다양한 메커니즘을 통해 횡문근 융해를 일으킬 수 있다. 가장 일반적으로 사지의 제한적인 eschars는 화상 관련 부종이 동반되면서 사지에 지혈대 효과를 만들어 허혈성 근육 손상을 일으킬 수 있다. 근육은 또한 4도 화상과 같은 직접적인 온열 손상 또는 비온열적 외상의 환경에서 기계적 외상을 통해 손상될 수 있다. 불행히도 근육 괴사는 심한 부종을 일으키고(치료하지 않으면) 구획 증후군과 추가 횡문근 융해증을 초래한다.

횡문근 융해증은 화상 환자에서 신독성이 있는 myoglobin의 지속적인 노출로 인해 급성 신손상의 위험을 증가시킨다. 다행히도, 횡문근 융해증이 조기에 진단되고 적절한 치료가 시작되면 신손상은 가역적이다. 횡문근 융해증에

서는 isotonic crystalloids를 이용한 집중적인 수액치료가 필요하다. 중탄산 나트륨과 만니톨을 이용한 뇨의 알칼리화는 오랫동안 횡문근 융해증의 표준 치료로 사용되었지만, 이 치료법의 이론적 이점은 여러 연구에서 임상적으로 입증되지 않았다. 최우선 과제는 적극적인 흉터 절개술과 근막 절제술을 이용하여 괴사성 근육을 절제함으로써 근본적으로 myoglobin의 노출을 최소화하는 것이다.

⑯ 후기

1) 진단(Work up)

화상 환자의 후반부에 나타나는 급성 신손상은 많은 원인들로 발생한다. 화상 치료 과정 후반에 새로운 신 손상의 징후가 있으면, 저혈장량, 심부전, 신독성 약물, 요로패쇄 등과 같은 신 손상의 원인에 대한 선별검사를 진행해야 한다. 당연히, 이러한 소견이 확인되면 바로 치료를 해야 한다. 그러나 감염 및 패혈증은 화상 환자의 과정에서 신부전증의 가장 흔한 원인이기 때문에, 감염이외의 신손상과 관련된 다른 원인이 있더라도, 즉시 잠복 감염에 대한 집중적인 검사 및 치료가 이루어져야 한다.

2) 패혈증 치료

가장 효과적인 치료법은 패혈증 상태를 예방하거나 조기에 인식하는 것이다(표 16-8). 온열 손상을 입은 모든 환자는 조기 치료가 시작될 수 있도록 패혈증과 관련된 조기 마커(feeding intolerance, increasing insulin resistance, elevation of acute-phase reactants)를 지속적으로 모니터링해야 한다.

일단 임상적으로 의미 있는 감염성 개체가 확인되면, 초기 목표 지향적 치료(early goal-directed therapy)가 시작되어야 한다. Rivers 등은 초기 목표 지향 알고리즘이 패혈증 환자에게 적용될 경우 사망률이 크게 감소함을 입증했다. 원칙은 간단하다. 효과적인 항생제 치료를 시행하는

표 16-8 화상환자에서 패혈증의 정의 ─────────

At least three of the following:

I.   Temperature >39°C or <36.5°C
II. Progressive tachycardia
    A. Adults >110 bpm
    B. Children >2 SD above age-specific norms (85% age-adjusted max heart rate)
III. Progressive tachypne
    A. Adults >25 bpm not ventilated
       i. Minute ventilation >12 Umin ventilated
    B. Children >2 SD above age-specific norms (85% age-adjusted max resp. rate)
IV. Thrombocytopenia (will not apply until 3 days after initial resusc1tat1on)
    A. Adults <100,000/μL
    B. Children <2 SD below age-specific norms
V.   Hyperglycemia (in the absence of pre-existing diabetes mellitus)
    A. Untreated plasma glucose >200 mg/dl or equivalent mM/L
    B. Insulin resistance—examples include
       i. >7 units of insulin per hour intravenous drip (adults)
       ii. Significant resistance to insulin (>25% increase in insulin requirements over 24 h)
VI. Inability to continue enteral feedings >24 h
    A. Abdominal distension
    B. Enteral feeding intolerance (residual >150 mL/h in children or two times feeding rate in adults)
    C. Uncontrollable diarrhea (>2500 mL/d for adults or > mL/d in children)

In addition, it is required that a documented infection is identified via:

A. Culture-positive infection, or
B. Pathologic tissue source identified, or
C. Clinical response to antimicrobials

것이다.

신부전을 예방하거나 줄일 수 있는 약물이 없기 때문에, 패혈증의 신속한 진단과 치료는 신기능 보존에 중요하다. 온열 손상 환자의 감염성 질환의 선별은 매우 중요하다. 목표는 효과적으로 국소 감염을 치료하고 전신으로 퍼지는 것을 예방하여 패혈성 쇼크의 이환율과 사망률을 줄이는 것이다.

3) 약물요법

Fenoldopam. 당연히 신손상의 위험성이 높은 환경에서 신장을 손상으로부터 보호할 수 있는 약물로 많은 관심이 있었다. 수년 동안 많은 의료진이 신장 기능을 유지하기 위해 저용량(일명 '신장 용량')의 도파민 주입을 사용했다. 이론적으로, 신장 용량 범위에서 도파민의 수용체 활성화는 신장 관류 압력을 선택적으로 증가시키나, 불행하게도 여러 임상 시험에서 신장 용량 도파민 치료와 관련된 신장 예후의 개선은 관찰되지 않았다. 더 최근에는 다른 선택적 아드레날린 작용제인 fenoldopam이 신장 관류에 대한 보다 일관적인 효과를 제공할 가능성이 제기되었다. Fenoldopam은 NO$_2$에 독립적인 방식으로 신장 혈관 저항을 감소시키는 효과가 있다. 이것은 postischemic 급성 신손상의 경우에서 뚜렷한 이점을 제공한다. 아직까지 fenoldopam의 역할은 분명하지 않다. 심장수술 환자에서 신장 보호를 위해 fenoldopam을 주입하는 대규모 연구가 있었으나 신장 예후의 개선에는 실패하였다. 그러나 화상 환자에서 fenoldopam의 사용은 단일 기관에서 수향적으로 급성 신손상의 고위험군을 대상으로 한 연구에서 신보호 효과가 있었다.

4) 신대체요법

다행히 화상 치료와 패혈증 치료에서 큰 진전이 있어 신대체요법(RRT)이 필요한 급성 신손상 환자는 드물다. RRT가 필요한 급성 신손상 환자의 경우 보고된 발병률은 약 1-3%이다. 하지만, 불행히도 RRT가 필요한 신부전이 발생 시 환자의 전반적인 사망률은 80%에 이른다.

기존 만성 콩팥병이 있는 화상 환자는 초기 수액치료요법과 관련하여 과도한 체액 과다 상태, BUN의 상승, 대사 증진 및 양성 질소 균형을 유지하기위한 실질적인 영양 지원의 필요성으로 인해 RRT의 시행의 위험성이 높다.

5) 투석방법

복막 투석은 급성 및 만성 콩팥병 환자에서 오랫동안

표 16-9 간헐적 혈액투석(intermittent hemodialysis)와 지속적 신대체요법(continuous renal replacement therapy)의 장점과 단점

Intermittent Hemodialysis	Continuous Renal Replacement Therapy
I. Advantages	Disadvantages
Rapid clearance of acidosis, uremia, potassium, and certain toxins	Slow
Patient mobility	Immobility
Can perform without anticoagulation	More frequent need for anticoagulation
Reduce d exposure to artificial membrane	Continuous exposure to artificial membrane
Reduced incidence of hypothermia	Hypothermia
Masks fever temporarily	Masks fever continuously
Less blood loss from monitoring and/or filter clotting	Greater potential blood loss from monitoring and / or filter clotting
Lower costs in most centers	Higher costs in most centers
Less risk of dialysate compounding errors	Greater risks of replacement fluid and / or dialysate compounding errors
[a]Less removal of amino acids , endogenous hormones, and cofactors	[b]Increased removal of amino acids, endogenous hormones, and cofactors
II. Disadvantages	Advantages
Rapid solute and fluid shifts	Gradual solute and fluid shifts
− hemodynamic instability	− greater hemodynamic stability
− disequilibrium syndrome	− no or little risk of disequilibrium syndrome
− worsens brain edema	− no worsening of brain edema
Frequent need for fluid or nutritional restrictions	Less need tor fluid or nutritional restriction s
Only allows for intermittent adjustment of prescription; less control of uremia, acidosis , phosphate, and fluid balance	Allows for continuous titration and integration of renal support with other ICU care and treatment goals
In many centers, requires a dialysis nurse and other resources that may limit ability to provide extend run-times and /or daily therapy in selected patients	Procedure performed by ICU nursing staff, overall better clearance of uremia, correction of acidosis, and removal of excess fluid

성공적으로 사용되어 왔다. 그러나 화상 환자의 경우 이러한 형태의 치료는 투석효율의 제한과 복부 벽(피부이식의 공여부위 혹은 화상부위 가능성)을 통한 카테터 삽입의 필요성으로 인해 적용하기 힘들다.

지난 20년 동안 간헐적 혈액 투석(intermittent hemodialysis, IHD), 지속적인 신장 대체 요법(continuous renal replacement therapy, CRRT) 및 지속적인 저효율 투석(sustained low−efficiency dialysis, SLED)과 같은 여러 가지 RRT 모드가 일반적인 중환자에서 연구되었다. 임상적 상황(표 16-9)에 따라 장단점을 가지고 있기 때문에, 어떤 투석 방식이 우월한가에 대한 의견 일치는 없다. CRRT는 심한 혈역학적 불안정성, 지속적으로 진행되는 대사성 산증 및 많은 수분 제거 요건을 입증하는 환자에게 가장 적합하다고 제안되었다. 온열 손상 환자에서 CRRT를 사용한 예비 보고서는 생존율이 향상되었음을 보여주었다. 이러한 연구는 단일 기관 자료에 국한되어 있다.

급성 신손상이 동반된 화상 환자에서 RRT를 시작하는 최적의 시기는 아직 알려진 바는 없다. 만성 신부전에서 투석을 시작하기 위해 사용되는 기존의 혈액투석 적응증은 화상 환자에서 적용에는 제한이 있다. 장기 기능 부전

이 동반된 화상, 과도한 이화적용으로 인한 요소생성의 증가, 큰 개방성 상처로 인한 전해질 불균형, 신독성 약물의 투여시 종종 RRT가 필요하다. 중환자의 치료에서 RRT는 많이 필요하지만, 일반적인 화상 치료에서는 심한 대사 장애 또는 기타 생명을 위협하는 증거가 있는 경우에만 CRRT를 시작해야 한다. 그러나 급성 신손상 초기에 RRT를 시작할 때 얻을 수 있는 잠재적 이득에 관심이 집중되면서, 현재 조기 RRT의 장점과 관련하여 진행중인 임상 연구가 있다. 하지만, Gaudry 등에 따르면, 최근 무작위 다기관 연구에서 조기 RRT가 지연된 RRT보다 생존 이점은 없었다. 또한 ICU 환경에서 환자를 면밀히 모니터링하면 지연된 RRT에서 잠재적 이점이 있음을 확인하였다. 이와 관련해서 향후 지속적인 연구가 진행될 것이다.

ICU 환자에서 RRT의 조기 시작이 환자의 예후를 개선하는 것에 대해 명확하게 입증되지는 않았지만, 화상 환자에서 RRT 시작에 대한 보다 공격적인 접근을 제안하는 예비 임상자료는 있다. 따라서, 중증의 화상과 연관된 급성 신손상 환자에서 RRT를 조기에 시작하는 것을 고려할 수 있다. 그러나 화상 환자군에서 조기 RRT의 이득을 입증하기 위해서는 더 큰 연구가 필요하다.

지속적인 혈액 여과의 이론적인 이점은 다중 장기 손상의 발병과 관련이 있는 전 염증성 매개체(proinflammatory mediators)의 제거이다. 실험적 및 임상적 데이터는 혈액 여과의 속도와 필터의 생리적 특성이 결과에 영향을 미친다는 것을 시사한다. 현재 염증 매개체의 제거만을 이유로 지속적인 혈액 여과를 권장할 만한 자료는 부족하다. 이와 관련하여 향후 무작위 전향적 연구가 필요하겠다.

⑰ 결론

급성 신손상은 급성 온열손상 환자에서 치명적인 합병증이고 이는 환자의 유병률과 사망률에 큰 영향을 미친다. 1965년 전에는 온열손상 환자에서 급성 신손상이 동반되었을 경우 대부분이 사망하였다. 이후 50년간 중증 온열손상 및 신손상과 관련하여 치료 방법의 발전이 있었지만, 여전히 급성 신손상이 동반된 온열손상의 환자에서 치료법이 연구되고 있다. 우리는 공동으로 급성 신손상의 정의와 그 단계의 공통된 정의를 확립하는 데 진전을 보였지만, 치료적 개입이 보다 신속하게 이루어 지도록 초기 바이오 마커와 관련된 연구를 계속 해야 한다. 화상 외과 의사 및 화상환자의 치료와 관련된 의료진은 정상적인 신장 생리(신기능)가 온열 손상으로 끊임없이 위협 받고 있음을 이해해야 한다. 신기능 장애를 피하기 위해 의사는 신독성의 약물의 노출을 최소화하면서 적절하고 효과적인 신장 혈류를 유지해야 한다.

Critical Care
in the Severely Burned

화 상 의 학
TOTAL BURN CARE

윤재철 | 한강성심병원

01 서론

중화상환자의 치료에서 일곱 가지 중요한 요인이 있다. 1. 충분하고 적절한 수액공급, 2. 조기절제술 및 이식, 3. 영양지원, 4. 패혈증에 대한 적절한 항생제 및 원인해결, 5. 체온유지, 6. 적절한 재활 및 호흡기재활, 7. 환자가 치유될 때까지 즉각적이고 지속적인 장기부전에 대한 치료가 필요하다. 이런 요인들에 대한 고려로 인해서 과거 30여년간 사망률이 감소했다.

화상으로 인해서 미국에서는 약 4,000명의 환자들이 매해 합병증으로 사망한다. 환자의 사망은 이중적 분포를 보이는데 수상 후 즉시 사망하거나 수상 수주 후에 다발성장기부전(MOF)으로 사망한다. 최근 미국 내에서 과거 20년간 화상으로 인한 사망이 50% 감소하였다고 보고하였다. 1949년에는 Bull과 Fisher는 평균 총 화상면적(TBSA burned)이 49%인 0-14세 사이의 환자, 46%인 15-44세 환자, 27%인 45-64세 사이의 환자, 10%인 65세 이상의 환자에서 50%의 사망률을 보고하였다. 이런 통계가 95%의 화상면적인 14세 이하의 환자, 75%의 성인, 30%의 노인환자에서 50%의 사망률로 개선되었다. 그러므로 건강하고 젊은 환자의 경우 어떤 화상 면적이라도 생존을 기

대할 수 있으며 고령의 환자들도 현대의 상처 치료법과 중환자 치료 기술의 발달로 생존율의 개선을 기대할 수 있다.

화상환자들은 일반적으로 두 가지 원인으로 사망하는데 초기에는 이른바 '화상쇼크'로 인해서 사망하고 나중에는 다발성장기부전(MOF)로 사망한다. 중화상 환자에서 적극적인 수액소생술의 출현으로 비가역적인 화상 쇼크로 인한 사망이 패혈증으로 바뀌었고 이어지는 다발성장기부전(MOF)이 2:1의 상황에서 화상으로 인해서 사망하지 않고 생존하게 되었다. 사망의 위험요인이 있는 환자에서 급격하게 사망하지 않을 경우 중환자치료(critical care)가 발달하게 되었고 이런 치료는 특별한 유닛에 의해서 장비, 보급, 개별 중환자 모니터링, 장기를 대신하는 생명유지기구들에 의해서 이루어진다.

중화상환자들은 거의 대부분 패혈증에 시달린다. 총화상면적 80% 이상의 소아환자에서 17.5%가 감염의 임상적 징후와 함께 균혈증으로 정의되는 패혈증에 빠진다. 전체적인 사망률은 33%인데 대부분 다발성장기부전으로 사망한다. 일부는 균혈증이고, '패혈증 같다' 라고 하지만 대부분 아니다. 심각한 중환자 및 다발성장시부전으로 발전되는 이유가 종종 감염과 관련된 결과라고 강조한다.

하지만 환자의 이러한 증후군으로 발달이 결코 필요하다는 것을 의미하지는 않는다. 필수적인 것은 중화상에서 막대한 피부손상에서 치유되기 위해서 염증의 원인을 알아내는 것이다.

전신염증반응(SIRS)의 연속선에서 다발성장기부전으로 환자들은 빠지게 된다. 대부분의 화상환자들은 전신염증반응(SIRS)의 진단기준에 들어가게 된다. 그러므로 화상환자들이 패혈증과 다발성장기부전이 흔하다는 것은 놀라운 일이 아니다.

심혈관계, 신장, 소화기계 등 여러 가지 장기부전에 빠진 환자들은 장기들이 스스로 회복하거나 지속적인 도움을 받는 시스템이 만들어질 때까지 항상성을 유지하기 위해서 도움을 받을 수 있다. 중환자 치료는 자주 신체를 모니터링하고 그에 따라서 약물이나 시술로서 빠르게 반응하는 과정이라고 정의될 수 있다. 전체 교과서와 이미 기술된 챕터에서 중환자치료에 대해서 서술하고 있다. 이 챕터에서는 특별한 화상중환자실 구성과 장기에 특화된 치료를 포함하는 화상을 위한 중환자치료시스템을 종합적으로 다루는데 초점을 맞출 것이다.

02 화상중환자실 구성

1) Physical plant(물리적 시설)

미국화상협회(ABA)에 의해서 이상적으로 검증된 화상중환자실은 잘 구성된 화상센터에 있어야 하고 열손상과 비열손상 모두를 치료할 수 있는 능력을 가진 인정받은 외상센터와 연결되어야 한다. 하지만 이런 구성은 화상이 아닌 외상환자들과 물리적으로 같은 공간 안에 있을 필요는 없다. 사실 화상환자들을 돌보는 시설은 물로 치료할 수 있는 곳이나 천장의 가온기 같은 부가적인 장비가 필요하다. 그래서 분리된 공간이 필수적이다. 이런 공간은 적립된 가이드라인에 따라서 병원 내에서 분리될 수 있다.

화상센터에는 중화상 환자의 발생률에 맞춰서 적절히 계산된 병상 수가 있어야 한다. 미국에서는 매년 10만 명당 20명의 환자가 발생한다. 미국화상학회에서는 매년 화상센터에 100명 이상이 입원하고 충분한 경험과 전문진료를 위한 합당한 접근성을 유지하기 위해서는 매일 평균 3명 이상의 환자가 필요하다.

병원에 입원하는 대부분의 중화상 환자들은 소생술 기간 동안 입원해서 최소 수일간은 집중 모니터링이 필요하다. 그 후에 거의 20%의 환자는 흡입화상, 화상쇼크, 심폐기능저하, 신기능이상과 SIRS나 다발성장기부전을 겪게 된다. 이런 중화상 환자에서 평균 화상중환자실 재원기간은 화상 면적 퍼센트당 거의 1일에 가깝다. 중화상환자들(화상의 20%, 1인당 4/100,000)은 평균 25일을 중환자실에 입원해 있고 중화상이 아닌 환자들은 2일(화상의 80%, 1인당 16/100,000)을 사용한다 했을 때 10만 명당 132명의 화상중환자실 재원 환자가 있게 된다. 그러므로 300만 명당 10병상의 화상중환자실이 필요하다. 공간은 약 84평(278 m²)이 필요하며 이 공간에는 환자의 침상, 간호인력을 위한 공간, 사무실, 상처치료 및 창고가 포함된다.

다재내성균과 곰팡이가 열린 상처가 있는 경우 화상중환자실에서 가장 흔하게 마주칠 수 있는 상황이다. 이런 균이 다른 환자에게로 전파를 방지하기 위해서 다른 모든 환자로부터 화상환자의 분리가 권유되고 이런 목적으로 설계된 화상중환자실이 고려되어야 한다. 음압이 걸린 1인실이 필요하다. 게다가 상처관리나 처치, 손위생 시에 접촉주의를 위한 엄격한 가이드라인이 필요하다.

2) Personal(인적구성)

화상중환자실의 기능은 외과의, 간호사, 실험실 인력, 호흡기 치료사, 작업 및 물리치료사, 정신건강의학의, 영양사, 약사의 팀구성이 있을 때 기능을 잘 할 수 있다(표 17-1). 이런 팀은 인력, 품질관리 및 자원 활용을 조정하고 감독하기 위해 지정된 의료책임자, 특히 화상외과의가 있어야

표 17-1 화상센터 인력 구성

· 경험많은 화상외과의사(화상센터 책임자와 질적으로 관리된 외과의)
· 전문간호의력
· 재활 및 작업치료사
· 사회복지사
· 영양사

표 17-2 화상중환자실을 위한 협진

외과, 성형외과, 마취통증의학과, 흉부외과, 신경외과, 산부인과, 안과, 정형외과, 이비인후과, 비뇨기과, 영상의학과, 소아과, 정신건강의학과, 심장내과, 소화기내과, 혈액종양내과, 호흡기내과 신장내과, 신경과, 병리과, 감염내과

표 17-3 화상중환자실에 필요한 장비

· 필수장비
· 모니터(심박수, 심전도, 혈압, 심박출량, 산소포화도, 체온)
· 체중계
· 인공호흡기
· 전문심폐소생술장비
· 혈액검사장비(동맥혈가스분석검사, 일반혈액검사, 화학검사, 미생물검사)
· 특수장비
· 기관지내시경
· 위내시경, 대장내시경
· 투석장비(혈액, 복막)
· 이동식 영상의학장비
· 컴퓨터단층촬영, 혈관조영술
· 간접에너지측정 장비

한다. 의료책임자는 환자에게 적절한 처치를 하기 위해서 다른 자격이 있는 외과의와 협업해야 한다. 의료 책임자와 각 팀 구성원은 중환자치료를 적절히 하고 기술을 유지하기 위해서 각 의사가 연간 최소 50명의 환자를 봐야 한다. 병원은 10개의 중환자 병상 당 3-4명의 전공의나 다른 인증된 의사를 배정해야 한다. 24시간 내내 문제가 발생했을 때 적절한 반응을 할 수 있도록 인력 스케줄이 있어야 한다.

간호 인력은 최소 2년 이상의 중환자실과 급성기화상에 대한 경험과 6개월의 관리 책임이 있는 간호책임자로 구성되어야 한다. 화상중환자실의 나머지 간호 인력도 특히 중환자관리와 상처관리를 포함하여 화상환자의 치료와 관련된 역량을 문서화해야한다. 화상중환자치료가 강도가 높기 때문에 24시간 충분한 치료를 제공하기 위해서는 화상중환자실 병상당 최소 5명의 정규 간호 인력이 필요하다. 다른 인력으로는 호흡기치료, 작업 및 재활치료 인력 등이 필요하다. 세심한 호흡기치료사가 항상 화상치료에 있는 것이 적절하다.

화상환자에서 중환자의 질병의 코스 때문에 합병증은 화상치료 영역에서 일반적이지 않은 전문가에 의해서 가장 적절히 치료될 수 있다(표 17-1). 이들 전문가들은 필요시에 바로 협진이 가능해야 한다. 화상외과의가 각막손상 같은 특수한 과의 문제에 직면하는 규칙성을 고려할 때 일상적인 손상은 화상외과의가 협진 없이 직접 관리한다(표 17-2).

3) Equipment(장비)

화상중환자실의 필요 장비는 보통 중환자실에 쓰이는 장비와 더불어 특별한 것이 몇 가지가 있다(표 17-3). 각 화상중환자실에는 심박수, 심전도, 비침습적 혈압, 침습적 동맥혈압, 일산화탄소를 모니터 할 수 있어야 하고 우심장심박출량이나 동맥혈압으로부터 나온 데이터를 측정할 수 있는 장비가 필요하다. 동맥혈 산소포화도측정도 필요하나 지속적 정맥포화도 측정이나 기술은 선택사항이다. 체중이나 체온측정장치도 필수적이다. 각 병상마다 산소가 두 개 이상의 진공펌프에 의한 공급이 있어야 한다.

인공호흡기는 모든 병상에서 이용 가능해야 한다. 여러 종류의 인공호흡기가 사용 가능한 것이 최적이다. 용량이나 압력을 맞추는 전통적인 인공호흡기뿐 아니라 호흡수를 빠르게 설정하거나 진동 및 타진이 가능한 것도

가능하다. 전문심폐소생술 약물과 충전된 제세동기가 포함된 응급 카트가 화상중환자실에 반드시 있어야 한다. 지속적으로 약물을 주입하거나 수액을 주입하는 주입펌프도 쉽게 사용할 수 있어야 한다. 동맥혈가스분석, 혈액학, 일반화학검사도 있어야 한다. 혈당, 동맥혈가스분석 및 기본화학검사 장비도 있어야 한다. 일반적인 세균 및 곰팡이를 배양 및 감수성 검사를 할 수 있는 미생물검사실도 필요하다.

특별한 장비도 포함되어야 하는데 폐질환을 진단하고 치료할 수 있는 여러 크기의 기관지내시경이 필요하다. 위장관 합병증을 위해서 위, 대장내시경은 진단, 지혈, 압박, 어려운 비위관 삽입을 위해서 필요하다. 신장기능을 위해서 간헐적 또는 지속적 혈액투석장비가 있어야 한다. 이동식 영상촬영장치는 흉부, 복부, 사지의 촬영을 위해서 즉시 이용 가능해야 한다. 컴퓨터단층촬영장치, 투시장치 및 혈관조영술 장치가 이용가능해야 한다. 간접에너지측정장치도 대사량을 측정하기 위해서 강력히 추천된다. 천장형 가온기와 각 침상별로 온도를 조절할 수 있는 장치도 필요하다.

03 ▶ 화상중환자실의 혈역학적 모니터링

대부분 화상환자는 예상되는 회복과정을 따르는데 이것은 생리학적 변수를 측정하여 화상중환자실에서 모니터 된다. 경험 많은 화상외과의는 이러한 생리학적 측정을 반복적이고 순차적으로 평가하여 잠재적 개입이 결과를 개선하기 위해 시작될 수 있는지로 접근한다. 종종 환자가 예상되는 경로를 따르고 있으면 표준 치료 프로토콜에서 중재적 치료를 하지 않아도 된다. 다른 경우에는 그렇지 않다면 중재치료나 약물치료가 필요하다. 생리학적 모니터링은 중재시술이 적절했는지 결정하기 위해서 사용된다. 다음은 화상중환자실에서 사용하는 모니터링 기술에 대한 조사이다.

1) 심혈관계 모니터링(Cardiovascular monitoring)

(1) 동맥혈(Arterial line)

혈역학적 모니터링은 소생술의 결과를 평가하고 장기와 조직관류량을 유지하는 데 초점을 맞춘다. 최근에 사용되는 방법은 조직관류량 측정만 할 수 있다. 왜냐하면 세포로 전달되는 산소와 영양은 임상에서는 직접적으로 측정할 수 없기 때문이다. 대신 중앙압력의 전반적인 생리적 측정이 여전히 주요한 방법으로 제공되고 있다.

동맥압 측정이 조직관류량을 측정하는 데 주요하게 사용된다. 중환자에서 이 측정방법은 커프혈압계를 사용하여 수행할 수 있다. 하지만 실제로 이 방법은 측정이 간헐적이고 화상을 입은 사지에 혈압계를 감아야 한다는 문제 때문에 유용하지 않다. 이완기 혈압은 노인이나 비만인 환자에서 인공적으로 상승할 수 있다. 대신에 동맥내삽관을 통해서 혈역학적 안정도를 지속적으로 측정하는 것이 오랫동안 화상중환자실에 환자가 있을 때 일반적으로 선호된다. 보통 요골이나 넙다리 동맥에 동맥관을 삽관한다. 요골동맥은 중환자에서 손으로 가는 두 개의 동맥이 있기 때문에 합병증을 고려했을 때 안전하기 때문에 선호된다. 하지만 승압제를 사용했을 때 요골동맥관이 중심혈압을 측정하는 데 부정확하고 혈관반응성이 더 크기 때문에 소아에서는 부정확하다. 게다가 넙다리동맥삽관 부위가 속옷에 의해서 종종 화상을 입지 않고 재활치료 시 움직임에 제한을 받지 않는다. 이런 이유로 대부분의 화상환자에서 넙다리동맥압을 측정하는 것을 권유한다.

동맥삽관의 합병증은 혈관 수축과 색전에 의한 말단부 허혈, 도관부위 감염, 삽관 또는 제거 시 동맥 손상이나 거짓동맥류가 있다. 비록 이런 합병증은 흔하지 않지만 결과는 파괴적이다. 말단부 손이나 발에 허혈의 증거가 있다면 즉시 카테터를 제거하고 사지를 올려주는 것이 적절하다. 허혈증상이 1시간 안에 적절히 개선되지 않는다면 혈관조영술이나 중재적 의학을 고려해야 한다. 혈색전증이 발견된다면 의사의 판단에 따라 혈전은 색전술을 시행하여 제거되거나 혈전용해 약물을 사용할 수 있다. 혈관조영술을 하는 동안 허혈을 동반한 광범위한 동맥손상이 발견된다면 수술이 필수적이다. 항응고제의 사용은 열린 상처에서의 출혈 위험도와 조직을 지켜낼 수 있는 이득 사이의 균형을 맞춰야 한다.

카테터 감염의 증거는 화농반응과 주변의 홍반이 특징적이고 카테터를 제거하는 것으로 충분할 수 있다. 감염의 증거가 지속되면 항생제와 절개배농이 수행되어야 한다. 카테터 주변에 절개를 한다면 동맥출혈을 방지하기 위해서 주의를 기울여야 한다. 거짓동맥류가 말단부 허혈의 징후 없이 동맥카테터 삽입이나 제거 후에 발생한다면 거짓동맥류에서 더 이상의 흐름이 보이지 않을 때까지 트롬빈14 (thrombin14)을 주입하거나 혈관초음파로 압박하여 수술없이 문제를 완화시킬 수 있다.

(2) 심박출량 측정 (Cardiac output measurement)

폐동맥 카테터는 중심 정맥(내목정맥, 쇄골하정맥, 넙다리정맥)을 통해서 경피적으로 넣을 수 있고 우심장을 통해서 폐동맥으로 위치시켜서 화상중환자실에서 혈액학적 안정성을 모니터하기 위해서 광범위하게 사용되었다. 말단 폐동맥에 카테터 끝부분을 위치시켜서 돌아오는 압력을 측정함으로써 왼심방 압력을 측정할 수 있다. 게다가 근위부 포트로 염색약이나 등장액을 주사하는 것이 우심장으로부터 심박출량을 계산하는 데 사용될 수 있다. 이런 데이터는 심장으로 가는 예비하중(preload), 심수축력, 후부하(afterload)를 계산하는 데 사용되었다. 이런 카테터는 설명되지 않는 쇼크, 저산소증, 신부전 또는 고위험환자를 모니터 할 때 화상중환자실에서 사용되었다.

그러나 폐동맥 카테터의 사용은 여러 논문을 통해서 이득이 없음이 알려졌다. 내, 외과중환자실에 입원한 5,735명의 중환자 연구에서 폐동맥카테터를 사용했을 때 사망률이 증가됨을 보여주었다. 지난 몇 년 동안 폐동맥 카테터의 사용은 특수한 환경(설명되지 않는 치료반응, 핍뇨 시 수액의 적정성)을 제외하고는 눈에 띄게 감소하

였다. 이런 상황에서도 동맥파형 분석을 바탕으로 한 새로운 기술이 심박출량이나 확장기말용적(end-diastolic volume)의 측정을 할 수 있게 해주었다. 그러나 적절한 환자에서는 폐동맥카테터가 여전히 가치있는 역할을 하고 있다.

(3) 동맥파형분석 (Arterial waveform analysis)

지난 10년간 동맥파형분석을 사용하여 심박출량을 지속적으로 측정하고 예비하중(preload)을 측정하는 여러 장치가 개발되었다. 일회박출량(stroke volume)의 변이는 오직 동맥관에서만 쇼크에서 수액반응성을 측정하게 해준다. 경폐열희석법(traspulmonarythermodilution technique)은 폐동맥카테터를 사용하지 않고 거의 완벽한 혈역학적 데이터를 제공한다. 오직 중심 정맥과 중심동맥관을 사용하여 열희석(thermodilution)은 완전확장기말용적(global end-diastolic volume index), 흉곽내혈액량(intrathoracic blood volume), 지속적 심박출량과 혈관외흉수(extravascular lung water index)를 가지고 예비부하(preload)를 모니터하게 해준다. 많은 연구결과에 따르면 이러한 용적지수(volumetric indices)는 소변량이나 심장충만압(cardiac filing pressure)보다 더 정확하게 예비하중(preload)을 나타낸다. 54명의 소아화상환자 연구에서 Herndon 등은 PiCCO (pulse index continuous cardiac output)가 수액소생술의 직접적으로 평가하기 위해서 경흉부심장초음파와 다른 심혈관 모니터링보다 더 나은 측정 방법이라고 결론지었다.

(4) 심초음파 (Echocardiography)

경식도 심장초음파는 심혈관계 고위험도 환자의 수술 중 모니터를 위해서 수년간 사용되었다. 다른 중환자에서는 이용 가능한 전문지식과 장비의 부족으로 인해서 광범위하게 사용되지는 않았다. 이런 장비가 혈역학적 기능을 평가하기 위한 진단기기로 사용될 수 있게 되면서 중화상환자에서 모니터하는 데 사용될 수 있는 이유가 되었다. 한 연구에서는 중화상환자에서 심박출량의 경식도 초음

파를 사용하였고 혈관 내 용적과 심수축력이 고용량의 소
생술에도 불구하고 화상 후 1일째에 심각하게 감소한다는
것을 보여주었다.

또한 심초음파는 소변량을 모니터하는 보조적인 방법
으로 연구되고 있다. 중국의 연구자들은 수상 이후에 예
상대로 심박출량이 낮았고 예비부하(preload)와 수축력의
증가와 후부하(afterload)의 감소로 시간에 따라 선형적으
로 증가한다는 것을 발견했다. 그러나 심박출량의 변화는
증가된 심수축력과 예비부하(preload) 증가보다 감소된 후
부하(afterload)가 더 밀접하게 연관되어 있었다. 게다가 소
변량은 심박출량과 밀접하게 관계되지 않았다.

이런 결과들은 적절한 소생술의 주요 측정 도구로써
소변량을 보는 것에 대한 유효성에 의문을 가지게 되었
다. 비슷한 연구가 스웨덴에서 있었는데 심초음파에 의해
측정해서 심기능의 역할과 혈청의 트로포닌(troponin)을
측정하여 심장세포의 손상이 절반의 환자에서 소생술을
하는 동안 전반적으로 일시적 심장벽운동이상에 연관되
어 있다는 연구결과를 보여주었다. 그러나 수축기능은 부
정적으로 영향을 미치지 않았다. 병상에서 심초음파 장비
와 기술은 화상중환자실에서 흔하게 증가하고 있고 중환
자치료에서 혈역학적 모니터를 하는 데 주요한 수단으로
사용이 증가되고 있다. 그러나 이런 시술방법의 간헐적인
특성으로 인해서 어려운 임상 시나리오에 명확성을 추가
할 수 있는 유용한 부속 장치 역할을 할 뿐 아니라 심장초
음파가 열희석(thermodilution) 또는 파형 분석과 같은 지속
적인 모니터링 방식을 대체하는 것을 방지한다. 우리는
소생술 평가의 최적 방법과 관련하여 앞으로의 작업을 기
대한다. 그러나 현재는 소변량이 여전히 표준이며 다른
측정치는 유용한 부가방법이다.

(5) 관류량의 실험실측정(Laboratory estimates of per-fusion)

희석된 정맥포화도는 전체 조직관류량을 측정하는 데
기본이지만 폐동맥카테터가 필요하기 때문에 선호도가

떨어지고 있다. 따라서 염기결핍(base deficit)과 혈청 젖산
같은 말초 대체제가 쇼크를 모니터하는데 기본적인 측청
치가 되고 있다. 이런 것들은 현장검사와 신속한 검사를
통해서 수 분 안에 측정될 수 있다.

염기부족은 Henderson Hasselbalch 공식을 사용하여 pH,
pCO와 혈청 중탄산염을 가지고 계산될 수 있다.

$$pH = 6.1 + log(HCO_3^-)/(pCO_2)(0.03)$$

이것은 pH를 7.40으로 돌리기 위해 필요한 염기를 화
학 등량이다. 염기결핍(base deficit)은 보통 혈액가스분석
을 통해서 계산되고 조직 저산소 정도와 신체에서 쇼크의
정도를 합리적으로 측정할 수 있도록 해준다. 증가하는
염기결핍(base deficit)은 대사성산증이 증가하는 것을 가리
키고 중증외상 후에 환자의 사망률의 위험도의 단계를 나
눌 수 있게 해준다. 화상환자 소생술에서도 마찬가지로
염기결핍(base deficit)이 사용될 수 있다. 여러 연구에서 높
은 염기결핍(base deficit)과 사망률 증가 사이의 관계가 있
다고 나와있고 몇몇은 소변량과 동맥혈압의 시간별 측정
보다 소생술을 모니터하는데 더 가치를 가진다고 발표하
였다. 화상환자에서 최근 연구는 염기결핍(base deficit)은
소생술 기간동안 사망한 환자들에서 더 높았다고 보고하
였다. 쇼크의 표지자로써 이용됨에도 불구하고 염기결핍
은 대사성산증의 비특이적인 표지자로 남아있고 쇼크 말
고도 고염소혈증, 요독증, 알코올, 코카인 같은 다른 상태
에서도 상승될 수 있다.

젖산은 조직관류량의 적절성을 결정하기 위해서 흔하
게 사용된다. 급성 저관류 상태에서는 세포는 주로 에너
지 생산을 위해서는 호기성대사에서 혐기성대사로 주로
변한다. 혐기성대사의 생산물이 젖산이다. 허혈성 상태에
서는 혈청 젖산농도가 증가할 것이고 pH를 떨어뜨린다.
젖산의 측정은 주로 전신관류량의 적절도를 결정하는데
이용되는데 젖산의 증가는 허혈을 나타낸다. 연구자들은

젖산이 화상환자 소생술 동안에 염기결핍에 따라서 젖산이 증가한다고 보고하였고 이것은 젖산이 높으면 좋지 않은 예후와 관련이 있다고 하였다. 그러나 후기 코스에서는 젖산 농도가 증가해도 허혈을 나타내지 않기 때문에 조심해서 젖산농도를 평가해야 한다고 하였다. 중화상환자에서 대사량이 증가된 상태에서는 피루브산염탈수소효소(pyruvate dehydrogenase) 활성도가 충분히 비효율적이어서 허혈없이 젖산 농도가 상승할 수 있다. 젖산의 단독 상승은 주의를 가지고 해석해야 하고 물리적 또는 다른 검사결과에 의해 허혈이나 쇼크에 대한 확인이 필요하다.

04 다발성장기분전

다발성장기부전은 그동안 중환자치료가 발달함에 따라서 이전에 살릴 수 없던 환자들이 장기부전에 빠질 정도로 충분히 생존하게 되면서 크게 증가하였다.

1) Humoral factor(체액성인자)

체액성 염증인자들은 화상상처에서부터 SIRS 의 발달로 매개되는 면역, 부신, 교감신경 활성화의 결과로 설명된다.

여러 가지 이론들이 다발성장기부전으로의 발달을 설명해왔다. 감염원인, 대식세포이론, 미세순환이론, 내피-백혈구반응, 장관이론, 2회 충격 가설(two hit)이 있다.

다발성장기부전은 괴사된 조직으로부터의 염증에 의해서 시작된다. 열린 상처는 내독소에서 보이는 비슷한 염증매개물질을 유발한다. 손상관계분자로(damage-associated molecular pathway)를 통한 사이토카인의 활성화로 인해서 반응한다. TNFα-, IL1β, IK-6, IL-8 같은 이들 4개의 사이토카인은 화상환자에서 강하게 패혈증과 다발성장기부전으로 연관된다. 이들 이론은 화상환자를 비롯하여 많은 환자에서 식별된 감염없이 다발성장기부전으로 빠지는 것을 주로 뒷받침된다. 그럼에도 불구하고 침습적

유기체나 열린 상처에 의해서 SIRS가 시작되고 MOF로 진행될 수 있는 전신적인 반응이 일어나게 된다.

다른 이론은 지속적인 조직 저산소증과 장기손상의 주요 매개체로서 재관류동안 발생하는 독성의 유리기(ree radical)의 순차적 생성으로 발생한다. 이런 유리기는 소생술동안 정맥 내 고농도 비타민C 주사로 개선된다. 실험실과 동물실험에서 초기 쇼크에서 조직과 순차적으로 재관류되어 발생한 활성산소유리기가 수많은 세포대사과정에 손상을 준다고 알려져 있다. Superoxide dismutase 같은 유리기 소거제가 동물 모델에서 생존율을 향상시키는 것이 밝혀졌지만 이러한 결과는 아직 인간에서 확립되지 않았다. 비타민C와 E같은 자연 항산화물질은 화상환자에서 낮게 측정되고 치료적으로 주사하는 것도 이득이 있다.

마지막 두 가지 가설은 장기부전 발생에서 장관의 역할과 다발성장기부전과 이중충격(two-hit) 가설이다. 연구자들은 장관(gut)을 장기부전의 주원인으로 언급하고 있고 이것은 장관의 방어기능 소실로 인해서 장관세균이나 다른 독성매개물질의 이동(translocation)과 연관되어 있다고 한다. 세균이동은 화상이후에 일어난다고 보여진다. 세균이동이 SIRS나 MOF의 원인이 되는지 여부를 보여주는 연구결과는 없다. 아마도 연구자들이 인간에서 쇼크가 일어나는 동안 효과적으로 세균이동을 조절할 수 없기 때문일 것으로 보인다. 이중충격(two-hit) 가설은 다발성장기부전의 발달로 나빠지는 것으로 요약된다. 각각의 충격은 반응의 원인이 되기에 불충분하다. 하지만 하나 이상은 염증반응시스템을 시작할 수 있게 해준다.

2) Course of Organ failure(장기부전의 과정)

일반적으로 다발성장기부전은 신장이나 호흡기계에서 시작하고 간, 위장관, 혈액학, 신경계를 통해서 전신적으로 진행한다. 다발성장기부전으로 발달이 사망으로 필연적으로 이어지지는 않는다. 기능을 잃은 장기의 보전적 노력이 회복이 이루어 질 때까지 지속되어야 한다.

05 중환자 치료

현대의 화상 중환자치료는 일곱 가지 핵심 요소를 전제로 한다.

· 충분한 목표량의 수액소생술
· 조기 화상부위 절제 및 이식
· 적극적인 패혈증에 대한 항생제치료 및 원인조절
· 적극적이고 충분한 영양지원
· 체온유지
· 적극적인 재활, 작업, 호흡치료
· 적극적이고 지속적인 장기부전 보존적 치료

수액 요구량, 크리스탈로이드와 콜로이드 사이의 균형, 소생술의 종점을 예상하는 여러 가지 공식이 있다. 소생술 초기에 심부전, 간부전 및 구획증후군과 같은 부작용을 일으키는 심한 수액소생술을 피하면서 화상부종과 광범위한 쇼크에서 예비부하(preload)와 관류량을 유지하기 위한 충분한 수액이 제공되는 것이 필수적이다.

조기절제술 및 이식에서 최우선 원칙은 염증이나 감염된 화상조직을 제거해서 화상쇼크의 근본 원인인 과염증 상태를 없애는 것이다. 조기 이식은 환자에서 염증 부하량, 수액소실, 열손실, 감염에 취약한 구역과 중환자실 재원기간을 줄여준다. 그래서 다발성장기부전이 일어날 노출시간을 줄여준다.

게다가 광범위한 조기절제술에 관련된 출혈로 인해서 종종 기능적인 혈장교환이 일어난다. 혈장교환은 화상소생술을 근본적으로 감소시키는 데 효과적이며 표면상 염증 및 산화체액 매개체를 제거하여 화상쇼크를 예방한다. Klein 등은 44명의 환자에서 혈장교환을 해서 시간당 수액공급량이 줄고 염기부족(base deficit), 젖산, 헤마토크릿이 향상되었다고 보고하였다. 파크랜드 공식의 1.2배에서 유발된 혈장교환 프로토콜에서 Neff 등은 중심동맥압이 24% 증가하고 소변량은 400% 증가하고 25%의 수액소생술 감소 및 젖산이 감소한다고 보고하였다. 총괄적으로 이런

데이터는 혈장교환이 화상쇼크를 개선시킨다고 보고하고 있다. 하지만 수술 중 출혈로 인한 혈장교환이 직접적으로 화상의 결과가 좋아졌다라고 하는 연구결과는 없다.

감염원의 조절은 적절한 항생제와 조기 수술적 조절로 정의된다. 일반적으로는 세심한 무균 시술, 감염되거나 죽은 조직의 절제 이식을 해서 면적을 줄이고 국소항균제를 사용하고 배양결과감시와 전신항생제를 사용하는 것이 중요한포인트다.

1) 독성화상중환자치료(Toxicological burn critical care)

많은 독소가 특히 직업적으로 다친 화상환자들에게 영향을 미칠 수 있다. 가장 흔한 독성 물질은 시안화물(Cyanide)와 일산화탄소(Carbon monoxide)이다. 시안화물은 여러가지 플라스틱의 연소로 나오고 특히 흡입화상을 일으킬 수 있다. 가장 중요한 증거는 시안화물 독성이 임상적으로 중요한 흡입손상을 일으킨다는 것을 가리키고 76%에서 임상적으로 유의한 수준에서 발견된다는 것을 나타낸다. 혈액 시안화물을 검출하는 임상적 검사가 거의 없다. 그래서 15% 미만의 화상을 입은 흡입화상에서 글라스고 코마 스케일(GCS)가 14미만, 비정상적혈압, 젖산이 10 이상 증가한 것은 시안화물이 1.0 mg/L 보다 큰 민감한 지표로 대신 사용된다. 이런 경우 경험적 치료로 hydroxycobalamin이 권유된다. 시안화물 독성에서 첫 번째로 사용되는 해독제이고 일시적인 고혈압, 서맥과 소변색 변화의 매우 적은 부작용만 보고된다. Hydroxycobalamin은 또한 산화질소 제거제이며 화상쇼크에서 종종 보이는 저혈압을 효과적으로 감소시킨다.

연소 시 흔하게 나오는 물질인 일산화탄소(Carbon dioxide)는 어떤 흡입화상, 실내화재, 정신상태가 변화된 환자에서도 고려되어야 한다. 카복시헤모글로빈(carboxyhemoglobin) 수치가 25% 이상이면 FiO_2 100%로 인공호흡을 해야한다. 그렇게 해서 반감기를 4시간에서 1시간으로 줄이게 된다. 고압산소치료(hyperbaric oxygen)의 희귀한 적응증은 일산화탄소 반감기를 15분으로 줄일 수 있기 때문에

임신 또는 발작의 경우에 해당한다. 고압산소 치료는 화상환자에서는 오직 전문센터에서 최종 화상치료와 함께 즉시 사용할 수 있는 경우에 한정된다. 고압산소치료를 준비하는 것이 화상치료를 불필요하게 지연시키지 않기 위해서 인공호흡기를 사용하는 것이 카복시헤모글로빈을 안전한 수치까지 가져올 수 있으므로 적절한 화상치료가 우선되어야 한다.

2) 신경계 화상중환자치료(Neurological burn critical care)

화상환자에서 신경학적 치료의 주요 양상은 통증조절, 진정, 섬망 조절, 급성스트레스 반응이나 외상후 스트레스장애의 치료이다. 게다가 경련의 치료 또는 예방, 외상성 뇌손상의 치료 또는 약물이나 알코올 금단증상에 대한 고려를 할 수 있다. 신경학적치료의 중요 요인은 조기에 움직이는 것이다. 재활 및 작업치료가 금기가 아니라면 반드시 수행되어야 한다.

통증조절은 화상환자에서 가장 중요한 신경학적 치료이다. 몰핀 같은 마약성 진통제를 이용한 기본 통증관리는 신체치료 목적을 달성하기 위해 과도한 진정을 막고 편안함을 유지하기 위해 쓰인다. 메타돈(Methadone)은 기본통증조절과 마약성 진통제를 끊기 위해서 도움을 줄 수 있다. 신체치료나 상처관리 같이 환자치유를 위해서 시행되는 치료는 환자의 경과를 방해하지 않으면서 완전히 완화될 수 없는 확실한 통증을 유발한다. 화상치료팀은 환자통증조절을 평가 해야하고 단기 진통제와 장기적 회복 및 기능을 조화시키는데 경험을 사용해야 한다.

게다가 단기성 진통제는 광범위 화상치료나 스테이플 제거 같은 통증 있는 시술을 할 때 사용되어야 한다. 종종 부가적으로 펜타닐(Fentanyl)이나 모르핀 같은 마약성 진통제로 충분하다. 더 광범위한 시술을 위해서는 케타민(ketamine)이 안전하고 효과적이며 추천할 만한 약제이다. 케타민은 벤조다이아제핀이나 마약성 진통제보다 호흡저해가 적고 심혈관계 자극 효과때문에 상대적으로 안전하다. 성인에서는 섬망 발생을 예방하기 위해서 주의해야

한다.

화상중환자실에서의 진정(sedation)은 더 복잡한데 섬망의 중간 비용과 치료 참여 감소뿐 아니라 장기간의 신경정신적 비용과 더불어 단기 진정목적과 명백한 환자 편안함과의 균형이 필요하다. 첫 번째 목적은 진정약물을 최소화하는 것인데 이것은 진정작용 측정(scale)을 사용 함으로서 최상의 결과를 얻고 지속적인 벤조다이아제핀 주사를 피하는 것이다. Richmond Agitation Sedation Scale을 사용해서 인공호흡기 사용기간과 진정약물 소비를 평균적으로 줄였다.

벤조다이아제핀은 섬망이 증가와 인공호흡기 사용이 증가하기 때문에 이용이 줄어들었다. 프로포폴, 케타민, 레미펜타닐은 이전의 벤토다이아제핀 기본 사용치료를 대체하면서 사용이 증가되고 있다. 미다졸람과 직접 비교하였을 때 α아드레너직길항제인 덱스메데토미딘(dexmedetomidine)을 사용한 환자들은 진정제 사용이 줄어들고 저혈압이 줄어들었다. 이런 진정제는 저혈압의 위험을 더 줄일 수 있으므로 더 효과적으로 사용을 고려해야 한다. 벤조다이아제핀은 불안과 섬망의 위험도를 증가시키고 프로포폴은 덱스메데토미딘(dexmedetomidine)보다 인공호흡기 사용을 증가시킨다. 덱스메데토미딘(dexmedetomidine)은 발관(extubation) 소요시간이 짧고 서맥이 빠르게 나타나지만 일반적으로 화상환자의 경우 과다 활성화 상태와 빈맥을 고려했을 때 더 나은 약제이다.

신경정신과 치료는 화상중화자실 치료에서 중요한 역할을 한다. 기본적인 심리치료는 화상치료에서 중요한 요인이다. 중환자치료팀은 벤조아이아제핀을 줄이고 진정제사용을 줄이고 통증을 치료하고 수면장애를 줄이고 조기보행, 지속적인 진정제 사용을 줄임으로서 섬망과 외상후 스트레스장애를 예방하는데 도움을 줄 수 있다. 할로페리돌(haloperidol)은 불안 및 섬망에서 여전히 사용되고 소아와 화상환자에서 안전하다고 알려져 있다. 비정형 항정신용제는 섬망과 불안을 기본적으로 사용되고 안전하며 효과적이다. 화상중환자팀은 더 이상 환자가 섬망을

보이지 않는다면 투약을 중단해야 함을 기억해야 한다. 화상중환자실에서 항정신약물을 시작한 84.2%의 환자가 화상중환자실을 나간 후에도 약물을 사용하고 28.6%가 퇴원 후에도 사용한다.

3) 심혈관계 화상중환자치료(Cardiovascular burn critical care)

화상 이후에 심혈관계 반응에 대한 치료는 심혈관계 생리학과 치료 반응의 이해가 필요하다. 심각한 병증의 특징 중 하나는 심장 능력(cardiac performance)와 환자능력(patients performace) 사이의 직접적 관계이다. 화상 이후에 심장의 보상은 과대사량의 필요, 손상된 혈관바닥의 관류량유지와 화상쇼크와 연관된 vasoplesia를 보상하기 의해 과다활성화 된다. 이런 병리적 상황을 보상하기 위해서 환자들의 심박출량의 과다 증가가 필요하다. 심장기능의 4가지 결정요인이 있다.

(1) 예비부하(preload)

예비부하는 심장근육이 수축하기 전에 늘어나는 힘이다. 이 힘은 정맥환류로부터 심장이 채워지는 용적(volume)으로 구성된다. 근육에서 액틴(actin)과 미오신(myosin)의 분자단위 재조합으로 인해서 들어오는 정맥혈의 용적이 근육이 뻗을수록 더 수축하게 된다. Frank-Starling curve에 의해서 모식화된다. 프랭크-스털링 곡선에서 입증된 관계는 심장기능을 증가시키시 위해 수액 소생술에 의해 예비부하 증가의 사용을 설명하였다. 하지만 이완기 말용적이 과도해졌을 때 심장수축력은 감소될 수 있다. 아마도 심장근육섬유가 과도하게 늘어나고 수축할 섬유를 지나치게 끌어당겨서 수축하는 힘에 필요한 접촉을 감소시킨다. 실험환경에서 심장 기능을 감소시키는데 필요한 예비부하는 환자에서 거의 접하지 않는 60 mmHg를 초과한다.

예비부하는 임상적으로 중심정맥압, 폐동맥쐐기압, 심장초음파, 경폐열희석법(transpulmonarythemodilution)에 의해서 측정된다. 이런 측정법은 예비부하, 혈관용적량(vascular volume loading)조절, 간질과 폐부족에 대항하는 심장기능을 최적화시키는데 사용된다.

(2) 심장수축력(cardiac contractility)

심장이 수축하는 힘을 심장수축력(cardiac contractility)라고 한다. 심장수축력은 수많은 섬유의 수축, 예비부하, 후부하와 직접적으로 관계한다. 수축력은 낮은 예비부하 또는 높은 후부하를 가진 환자에서, 심근경색이나 허혈로 심근이 소실되는 관상동맥질환에서 심근저하인자에 의해 급성기소생술하는 동안의 화상환자에서, 타코소부(Takotsobu) 심근질환에서 패혈증쇼크에서 또는 심각한 영양부족환자에서 감소한다. 폐동맥카테터에서 얻어진 좌심실박출량의 계산이 가장 정확한 심장수축력을 측정하는데 도움을 주고 다음 공식에 의해서 결정될 수 있다.

$$LVSW = SV (MAP - PCWP) \times 0.0136$$

LVSW는 좌심실수축력, SV는 심방출량(cardiac index ÷ heart rate), PCWP는 폐동맥쐐기압력이다. 최근연구에서 심장수축력은 동맥파형 연속 심장출력 모니터링과 심초음파를 가지고 추적된다.

(3) 후부하(afterload)

후부하는 심실수축을 방해하거나 반대하는 힘이며 심박출량과 함께 혈압을 생성한다. 이 힘은 수축기 동안 심실벽을 통해서 발달된 장력과 같다. 임상적으로 후부하는 동맥순응도의 측정으로 동맥 저항성으로 측정된다. 동맥 저항성은 유입압력(평균동맥)과 유출압력(정맥), 유속(심장출력)으로 나눈 값으로 측정된다.

$$SVR = (MAP - CVP)/CO$$

SVR은 전신혈관저항성이고 CVP는 중심정맥압, CO는 심장박출량이다. 폐동맥카테터, 동맥파형분석 또는 심장 초음파는 이런 수치를 계산하게 해준다.

(4) 심박수 및 리듬(Heart rate and Rhythm)

심장이 적절하게 기능하기 위해서는 전기전도시스템이 순환기계를 통해서 혈액을 순환하는 충분한 힘을 만들기 위해서 리듬감 있는 충분한 수축이 되어야 한다. 예를 들어 심박수가 200회/분에 도달한다면 심장은 완충까지 충분한 시간이 없고 심근섬유가 늘어나는 것과 심기능이 감소한다. 또한 빈번하게 조기심실수축이 있다면 심장은 비슷한 이유로 적절히 기능할 수 없다. 심박수와 리듬은 심전도를 통해서 중환자에서는 항상 지속적으로 모니터링이 되어야 한다. 높은 심방 이완과 결합된 교감신경과 아드레날린 톤의 조합은 화상환자에서 심방세동 같은 심방부정맥을 일으킬 수 있다. 적절한 수액 및 전해질 치료, β차단제, 심박수조절과 적절한 항부정맥제의 사용이 치료의 초석이다. 화상중환자실 환자에서 심방세동이 발생한 후에 사망률이 올라간다.

(5) 화상이 심장에 미치는 영향(Effects of Burn on Cardiac Performance)

중화상은 심장의 하는 일에 영향을 미친다. 첫 번째는 화상을 입거나 안 입은 조직으로 수액이 소실되어 심장으로 가는 예비부하가 줄어든다. 이런 이유로 소생술공식에 의해 예측된 양(volume)은 혈압과 혈역학을 유지하는데 사용되어야 한다. 게다가 중화상은 장력(tension)발달을 감소 및 수축 및 이완속도 감소를 특징으로 하는 심근저하를 유도한다. 심박출량은 이후에 감소한다. 이런 효과는 소생술 동안 손상의 초기코스에 가장 분명히 나타난다. 그러나 혈관확장을 통한 후부하의 감소 및 심박수의 증가로 주로 유발되는 증가된 심박출량의 과다 동적인 단계에 의해 뒤따르게 된다.

① 혈역학치료 : 예비부하 증대(Hemodynamic Therapy : preload augmentation)

저혈압이나 다른 불충분한 심장기능 징후를 만나게 되면 보통의 반응은 혈관내 용적양을 늘림으로써 예비부하(preload)를 증강시키는 것이다. 이것은 프랭크-스터링 원리에 기초한 적절한 생리학적 접근법이고 쇼크에 빠진 어떤 환자에서도 첫 번째 치료방법이어야 한다. 혈관내 용적양은 중심정맥압과 폐동맥쇄기압력을 10-20 mmHg로 증가시키기 위해서 크리스탈로이드나 콜로이드를 사용하여 증가시킬 수 있다. 예비부하 목표치는 심박출량을 12% 이하로 유지하거나 전체 이완기말용적 680-800 mL/m² 이다. 이런 치료의 적절성은 동맥혈압의 회복, 빈맥의 감소, 시간당 소변량이 0.5 mL/kg로 나오는 것을 모니터하면서 알 수 있다. 화상환자에서 혈역학적인 이점을 위해서는 예비부하를 높이는 것에 주의를 기울여야 한다. 과다한 수액 주입은 분명한 간질부종, 수액량과다를 이끌게 된다. 그래서 말초부종이나 폐부종을 일으키게 된다. 이런 변화들은 말초에서 부분층화상을 전층화상으로 전환시킬 수도 있고 심각한 호흡기계 합병증, 간부전, 구획증후군등의 원인이 된다. 혈역학전 변화가 유지된다면 수액과다는 자연적인 이뇨작용, 이뇨제, 투석 또는 필요하다면 치료적 정맥절개를 통해서 치료될 수 있다.

② 혈역학 치료: 승압제와 혈관수축제(Hemodynamic therapy: Inotropes and vasopressors)

예비부하가 혈역학적 개선을 주는데 불충분하다면 환자들은 심박출량을 증가시키기 위해 승압제나 후부하를 늘리기 위해서 혈관수축제가 필요할 수도 있다. 승압제 분류는 포스포디에스터라제저해제(phosphodiesterase inhibitors), 디곡신(digoxin), 아드레날린길항제(adrenergic agonist)가 포함된다. 밀리논(Milrinone)같은 포스포디에스터라제저해제(phosphodiesterase inhibitors)는 세포내cAMP를 증가시켜서 심근세포의 칼슘을 높임으로서 수축력을 증가시키고 심근 산소요구량 증가 없이 후부하를 줄여준다. 디곡신은 Na^+/K^+ 펌프를 저해하고 세포내 칼슘을 증가시킴으로써 심수축력을 증가시키고 심박수를 감소시킨다. 도부타민(dobutamine)은 β아드레날 자극으로 제한되게 작용하는 승압제로 주로 사용된다. 그래서 심박출량을 증가시키고 혈관이완을 일으킨다. 도부타민은심박수증가와 관계가 있고 심근 산소요구량을 증가시킨다. 연관된 혈관이완은 말초혈관바닥에 관류하는 데 유용할 수 있다. 데이터는 전체 이완기말용적이 변화하지 않음에도 불구하고 도부타민이 혈관외 폐의 물의 양을 감소시키고 cardiac index와 소변량을 증가시켜서 전신혈관저항성을 감소시키게 된다.

혈압을 증강시키는데 주로 쓰이는 약물인 카테콜라민은 승압과 혈관수축 특성 모두를 가지고 있기 때문에 "inoconstrictors"라고 불린다. 이런 inoconstrictors 사용의 한 가지 주의점은 있는 심근산소소모량 증가인데 이로 인해서 심장의 허혈구역에 영향을 미칠 수 있다는 점이다. 그러나 카테콜라민으로 치료받는 저혈압은 대체적으로 심근산소전달이 실질적으로 저하되므로 이러한 고려사항은 경험있는 화상중환자 의사에 의해서 제외되서는 안된다. 에피네프린은 혈관 수축보다 승압제로서 혈압을 높이는데 더 큰 부분을 차지하기 때문에 카테콜라민이 선택된다. 그러나 노르에피네프린은 패혈증 쇼크에서는 선호되는 승압제이다. 혈관수축 또는 승압에 대한 의존성이 커짐에 따라 화상환자의 치유 및 생존에 진피혈관바닥에 손상을 줄 수 있으며 특히 부적절한 예비부하가 설정될 때 그럴 수 있다. 도파민은 심박수 증가로 인해서 선호도가 떨어지고 있다. 그러므로 우리는 에피네프린을 우선적으로 선택하는 카테콜라민이다.

순수한 혈관수축제는 환자의 과다활성화 상태로 인해서 병행하는 승압제가 권유할 만하기 때문에 제한적으로 화상치료에 사용한다. α아드레날린수용체에 주로 작용하는 약제는 혈관수축을 유도하고 혈압을 높이는데 사용될 수 있다. 노르에피네프린은 종종 이런 그룹에 사용되는데 거의 혈압증가의 40%가 α중개 혈관수축으로 인해서 생기고 반면에 60%에서 심장수축력을 증가시킨다. 페닐레프린(phenylephrine)은 순수한 α길항제이고 심장수축력과 관류량을 감소시킨다. 이런 약제들은 혈관톤을 증가시켜서 패혈증쇼크와 신경학적쇼크에 효과적이다. 그러나 화상 환자에서 이런 약제는 피부와 내장순환의 혈관수축의 원인이 된다. 그래서 피부이식 소실을 일으키고 부분층손상을 전층손상으로 전환시킬 수 있다. 그래서 장관에 허혈손상을 일으킨다. 게다가 노르에피네프린은 생리학적, 약리학적 농도에서 아드레날린 수용체를 통해서 cAMP 중개방식에서 상처의 대식세포 효과를 저해하였다. 이것은 β차단제에 의해서 제공되는 이익의 부분이다.

다른 순수한 혈관수축제는 바소프레신(vasopressin)이다. 가장 강력한 혈관수축제이고 아드레날린 수용체와 독립적인 자신의 수용체를 통해서 매개된다. 바소프레신의 레벨은 패혈증쇼크에서 낮고 생리학적 농도는 0.02-0.044 U/kg/분 으로 정량 없이 중심동맥압을 증가시키는 데 좋은 효과를 보인다. 일부 연구자들은 노르에피네프린과 동시에 사용하였을 때 혈압을 높이고 심박수를 줄이는데 바소프레신을 사용한다고 보고하였다. 이런 생리학적 약물 농도는 장관과 진피혈류에 적은 영향을 미친다고 믿어왔다. 비록 바소프레신 주사와 함께 신기능장애를 감소시키는 경향이 있지만, 패혈증 환자를 모델로 한 VANISH 연구에서는 바소프레신과 노르에피네프린과 비교했을 때 신부전을 줄인다고 결론내리는 데 실패하였다. 동물실험에서는 Li 등은 노르에피네프린에 생리학적 농도로 바소프레신을 추가 투여했을 때 조직이나 장관의 혈류를 포함하여 미토콘드리아 기능과 모든 혈역학적 측정에서 향상을 보인다고 발표하였다. 30명의 패혈증 쇼크환자에서 바소프레신에 노르에피네프린을 같이 투여했을 때 총 노르에피네프린 농도를 줄이는 것을 보고하였다. 그러나 한 명의 환자가 상부위장관 괴사로 사망하였고 이 환자는 말초허혈과 피부채취 부위에 상처변환 및 피부이식실패가 보고되었다.

화상환자에서 혈관수축제와 승압제의 사용은 화상치료의 필수적인 요소이다. 환자 개개인의 생리적 특징에 맞는 여러 가지 약제의 위험과 이득을 따지는 것이 경험이 많고 숙련된 화상외과의의 권한이다.

③ 중화상 이후에 심장기능에 베타차단제의 역할(Effects of β-Blocade on Cardiac Performance After Severe Burn)

심한 화상에 대한 한 가지 반응은 극적으로 카테콜라민 생성이 증가하는 것이다. 이것은 늘어난 휴식기 에너지 소비, 근육의 이화작용 및 변화된 체온조절을 포함한 많은 대사 이상과 관련이 있다. 비특이적인 베타차단제인 프로프라놀롤(propranolol)은 중화상에서 심박수를 감소시키고 심근의 운동량을 감소시킨다. 또한 프라프라놀롤의 투여는 말초의 지방분해와 근육이화작용을 감소시킨다. Wurzer 등은 프로프라놀롤 중화상을 입은 소아에서 말초 산소전달, 젖산증가나 장기부전없이 심장수치(cardiac index)와 중심동맥압을 낮춤으로써 심장인성 스트레스를 줄인다고 발표하였다. 옥산드론(oxandrolone) 같은 다른 단백동화 약물과의 상호 작용뿐만 아니라 베타차단제의 이점을 정의하기 위한 추가 시험이 진행 중이다.

4) 호흡기계 화상중환자치료(Pulmonary Burn Critical Care)

폐는 흡입화상, 감염, 염증매개물질, 심부전 또는 중환자치료의 후유증으로 손상될 수 있다. 작은 병태는 산소공급, 이뇨제, 기관지확장제나 객담제거제로 치료될 수 있다. 하지만 기계환기는 폐부전을 치료하는데 필수적이다.

중화상 환자에서 기계환기는 일반적으로 세 가지 이유로 발생한다. 초기 수액소생술 기간 기도유지, 흡입화상에서 기도관리, ARDS 동안의 보조이다. 첫 번째 적응증은 초기 코스에서 기도유지인데 대량의 소생술 수액량과 연관되어 발생하는 심한 전신부종의 발달에 대응하기 위함이다. 이런 상황에서는 인공호흡기의 필요성은 폐부전 때문이 아니라 전신부종이 해결될 때까지 기도를 유지하는데 맞춰진다. 항상 2-3일째 이런 현상이 발생하는데 기도발관은 후유증 없이 할 수 있다. 이런 기간동안 기계환기를 하는 것이 일상적이다. 두 번째 적응증은 흡입화상

에서 초기의 기도관리인데 기도의 직접독성 손상과 폐포에 점막박리가 발생하거나 점액 섬모의 밀어내기 기능의 소실, 기도의 좁아짐과 부종, 점액의 소실, 기도의 연골지지 약화, 기도로 섬유질삼출물이 들어가는 경우이다. 세 번째 적응증은 높은 폐포-동맥(alveolar-arterial) 경사도, 션트, 환기/관류(V/Q) 비매칭, 유순도저하 또는 저항성증가로 인한 저산소증과 고이산화탄소혈증의 발달이다. 중화상은 저산소혈증과 ARDS의 발달과 연관되어 있다고 알려져 있다. 임상적 증상은 영상학적으로 증명된 미만성 양측성폐침윤을 보이면서 호흡곤란, 심각한 저산소혈증, 폐유순도저하를 보인다.

(1) 기도삽관 적응증(Indication for intubation)

기도삽관은 내기관지튜브를 코나 입으로 넣어서 인두를 통해 기관으로 넣는 과정이다. 이런 관은 흡기와 수동적 호기를 유도하기 위해서 대체적으로 인공호흡기와 연결된다. 화상환자에서 기도삽관의 적응증은 일반적으로 심한 흡입손상이나 정신이 무뎌진 환자 같은 경우 손상된 기도를 유지하고 산소포화도를 개선시키기 위한 것이다.

적절한 환자에서 호흡정지가 오기 전에 삽관을 하는 것이 중요하다. 그러나 대규모 연구결과에서 33% 이상의 화상환자에서 재삽관없이 화상센터로 이송되기 위해 삽관을 한 1일 이내에 발관하였다는 것을 기억해야한다. 이런 환자들은 심하게 진정제가 들어가거나 마비된 환자에서 기관내삽관이 빠지게 되면 치명적일 수 있다. 얼굴에 화상을

표 17-4 기도삽관의 임상적 적응증

기준	수치
PaO$_2$ (mmHg)	< 60
PaCO$_2$ (mmHg)	> 50
P/F ratio	< 200
호흡수	> 40
호흡부전	임박한경우
상기도 부종	심각

입거나 부종이 있는 경우 기관내삽관을 유지하는 것은 어려울 수 있다. 화상센터의 대규모 연구에서 기관내삽관은 59%의 경우 린넨으로 된 비접착성 테이프로 고정되고, 48%에서 제조된 장치, 24%에서 치열에 고정한다고 보고하였다. 한 화상센터에서는 비강삽관을 한 경우 비의도적 발관이나 비강염없이 기강 매듭으로 20여 년간 유지해왔다.

기관절개술은 환자가 불편감없이 오랜 기간 기도를 유지할 수 있게 해준다. 미국화상센터 연구에서 평균 기관절개술은 2주째 수행되었다. 그러나 Terragni 등의 보고에 따르면 600명의 내과계중환자실 환자에서 비록 인공호흡기 유도 호흡기간은 감소하였지만 조기기관절개술이 인공호흡기폐렴을 눈에 띄게 개선시켰다는 결과를 얻지 못했다고 하였다.

(2) 폐의 생리학(Pulmonary physilology

폐부전 치료를 위한 여러 가지 인공호흡기 모드를 가지고 만든 치료전략들이 많이 만들어졌다. 하지만 인간폐의 생리학은 기계의 확산과 상관없이 일정하다. 넓은 생리학적 관점을 유지하는 것은 인공호흡기의 움직임과 환자의 요구도를 적절히 맞추는 것을 가능하게 한다. 다음은 폐의 주요기능이다.

① 환기(ventilation)

환기는 동맥혈가스분석에서 $PaCO_2$로 측정되는 이산화탄소를 제거하게 해준다. 인공호흡기는 분당환기(minute ventilation, Vmin)에서 사강환기(dead space ventilation, Vd)를 뺀 값으로 이산화탄소를 제거한다. 일반적으로 $PaCO_2$는 Vmin과 반비례하므로 $PaCO_2$를 변경하기 위해 인공호흡기를 조정할 때 이 값을 고려해야 한다. Vmin은 1회 호흡량(tidal volume)에 호흡수를 곱한 값이다. 그러므로 $PaCO_2$는 1회 호흡량 또는 호흡률을 증가시킴으로써 하향 조정될 수 있다. 일반적으로 호흡수는 10-20회/분으로 맞춰야 하고 1회 호흡량은 초기에 이상체중(ideal body weigh)에 6 mL/kg로 맞춰야 한다. 정상적인 환자에서 Vmin은 분당 100 cc/kg이나 화상 환자에서 높은 CO_2 생산이 나타나면 필요한 분당 환기량을 두 배에서 4배로 증가시킬 수 있다. $PaCO_2$를 최적화하기 위해서 분당 환기를 조정할 수 있으며, 일반적으로 40 mmHg 이지만 기존의 COPD 또는 흡연을 했던 환자에서 더 높을 수 있다. 이런 조정을 만들 때 신생아가 아니라면 40회/분 이상으로 호흡수를 늘릴 수 없고 1회 호흡량은 인공호흡기 유도 폐손상을 피하기 위해서 최소화해야 한다.

낮은 1회 호흡량을 지키면서 분당 환기량을 증가시키기 위해 호흡수를 증가시킴에 따라서 사강(dead space)의 비율이 또한 증가될 수 있으며 인공호흡기 기능을 더욱 저해 할 수 있다. 이런 경우에는 분당 환기량을 감소시키는 것이 이산화탄소 제거를 증가시킬 것이다. 사강 환기-관류(dead space ventilation-perfusion) 이상은 생리학적 및 폐포의 사강을 측정하기 위해서 병상에서 호기말 이산화탄소분압측정기(capnography)를 가지고 모니터링 할 수 있다. 이산화탄소분압측정기는 호기말 총 이산화탄소(EtCO2)와 달리 총 호기 이산화탄소를 측정하는데 A-a 기울기가 오직 2-3 mmHg만 있음을 가정했을 때 중환자에서는 부적절하다. EtCO2 모니터링은 외상성 두부손상에서 보여지듯이 추세를 모니터링하거나 낮은 기울기로 설정하는데 유용하다. 하지만 중화상환자에서 A-a 기울기는 끊임없이 변화하고 EtCO2 모니터에서 받은 의문스러운 수치를 불러와서 체적 호기말 이산화탄소분압측정기가 더 매력적일 수 있다. A-a 기울기에 영향을 미치는 인자는 심박출량, 기도사강, 기도저항성 및 대사량을 포함한다. 각각은 중화상환자에서 변화될 수 있고 특히 흡힙화상에서 변한다. 이런 이유로 EtCO2 모니터링은 화상환자에서 $PaCO_2$를 측정하는데 있어서 바람직하지 않다. 순차적인 혈액가스분석이 모니터하는데 더 신뢰할 만하다.

ARDS network 연구에서 인공호흡기 손상이 ARDS를 유도할 수 있고 이환율 및 사망률에 상당한 영향을 미친다고 보고하였다. 용적손상(volutrauma)는 과도한 용적(volume)이 폐를 너무 늘리고 폐포의 순응도를 손상시킬 때 일어난다. 용적은 유순도가 떨어지는 폐포가 용적을 받아들이는 시간이 너무 길기 때문에 유순도가 있거나 손상이 없는 폐로 직접 이동하는 것이 선호된다. 건강한 폐가 순차적으로 손상받으면 양성 피드백이 발생하고 손상이 더 나빠지는 쪽으로 지속된다. 이것으로 인해서 낮은 1회 호흡량(low tidal volume) 셋팅의 기초가 되었다. 호기말양압(positive end expiratory pressure, PEEP)의 사용은 더 유연한 폐를 유지하는 것을 가능하게 하고 폐포수축을 줄임으로써 허탈상해(atelectrauma)를 줄일 수 있다. 게다가 압력용적고리(pressure volume loop)의 유순도가 더 있는 부분에서 폐를 보존할 수 있다. 게다가 환기된 가스에 더 많은 질소를 갖는 것은 산소와 같이 기도에서 흡수되지 않기 때문에 스텐트 기능을 유지한다. 기도압력 높은 부위가 30 mmHg 이상 증가했을 때 환기된 폐는 상대적으로 유순도가 떨어지며 ARDS나 폐부종을 가리키는데 폐에 압력손상을 일으키는 것과 비슷하다. 이런 경우에 고탄산혈증을 허용(permissive hypercapnia)하는 전략이 필요한데 압력손상을 줄일 수 있다. 이런 전략은 1회 호흡량을 감소시켜 호흡성 산증을 허용함으로써 기도압력이 절정(peak)와 높은점(plateau)를 제한하려고 한다.(PAO2〉45 mmHg, 동맥pH〈7.30) 이 전략은 중환자의 기계환기시에 더 나은 결과를 주는 압력제한기계호흡의 효용성에 대한 조사로 발전하게 되었다.

낮은 1회 호흡량(low tidal volume) 기계호흡은 ARDS network의 연구에서 ARDS 에 대해서 보호기능을 가진다고 밝혔다. 하지만 환기기능과 이산화탄소 제거를 저해할 수 있다. 화상환자는 인공호흡과 ARDS에서 가피, 초기수액공급으로 인한 흉벽과 폐부종, 흡입화상의 특이적인 생리상태, 대사과다 반응으로 인한 이산화탄소 생성 증가로 인해 유순도가 감소하는 경우 고유한 문제를 나타낸다. 게다가 호흡량은 낮은 1회 호흡량에서 점차 증가하게 된다. 낮은 1회 호흡량 프로토콜은 화상환자에서는 효과적이지 않다고 밝혀졌다. 화상환자의 33%에서는 산소화와

환기요구량을 맞추는데 실패했고 흡입화상 환자에서는 67%로 증가하였다. Sousse 등은 28년간 흡입손상을 입은 932명의 소아화상환자를 분석하였는데 특히 1회 호흡량을 단계적으로 분석하였다. ARDS network 예측과는 확연히 다른 결과는 높은 1회 호흡량(15±3 mL/kg)을 준 경우 확연하게 인공호흡기 기간이 줄고 최대 PEEP과 관계되었으며 확연히 최대 흡기압력이 증가된 것과 관련이 있었다. 그리고 ARDS도 확연히 줄어들었으나 기흉은 증가하였다. 연구진들은 높은 1회 호흡량이 흡입화상 후에 이어지는 폐손상을 이어지는 일련의 사건들을 방해할지 모른다고 결론지었다.

ARDS를 피하기 위해서 기도압력 같은 대체적인 지표를 사용해야 한다는 다른 생각들도 있다. 이 논리에 의해 1회 호흡량이 낮다면 더 순응도가 있는 폐를 가진다면 호흡을 잘 하지 못하는 반면 순응도가 떨어지는 폐를 가진 환자는 호흡량이 많았다. 그럼에도 불구하고 폐 보호 전략은 화상환자에서 도입하기 어렵고 일부 폐 손상은 종종 전반적인 환자 생존을 보장하기 위해서 받아들여질 수 있다.

② 산소포화도(oxygenation)

환기의 적절함처럼 산소공급은 동맥혈의 PaO2를 사용하여 측정된다. 동맥산소포화도는 세 가지 요인으로 측정된다. 산소의 평균 폐포압력(MAP-O2), A-a기울기, VQ불일치(mismatch)이 있다. 인공호흡기에서 결정되는 MAP-O2는 압력/시간 곡선 아래의 면적에 흡입한 산소분율(FiO2)을 곱한 값이다. FiO2를 증가시켜도 산소포화도를 증가시키는데 제한이 되는데 이유가 FiO2가 60을 넘으면 지속된 시간에 따라서 폐독성을 고려해야하기 때문이다. 그러나 증가된 MAP-O2는 완전하고 꽤 안전하게 산소포화도를 호전시킨다. 이런 호전은 PEEP 또는 기도가 오랜 기간 흡기압력을 유지하는 동안 흡기시간을 증가시킴으로써 수행될 수 있으며 이로 인해서 곡선 아래의 면적이 넓어진다. 그러나 흡기에 유지되는 시간이 길어지

면 호기나 환기에 이용되는 시간이 짧아진다. 그러므로 고이산화탄소혈증과 산증이 높은 MAP-O2를 유지하는데 제한을 줄 수 있다.

A-a 기울기(gradient)는 혈액으로부터 공기를 분리시키는 확산 막의 기능을 한다. 이것은 폐부종에 영향을 미친다. A-a 기울기 문제는 이뇨제, 승압제를 사용하여 심장 기능 호전과 1형폐포세포를 재생함으로써 확산막을 치유시키기위한 시간을 허용함으로서 가장 잘 치유될 수 있다.

V/Q 불일치(mismatch)는 탈산소화된 혈액이 환기가 잘 안되는 폐를 통해서 옆으로 돌게 되고 저산소 혈관수축이 폐혈관에서 조절이 어려워 짐에 따라서 발생하게 된다. 폐세척, 폐포동원술(recruitment maneuver) 및 장시간 지속적인 폐포 통기성을 향상시키는 개방 폐 기술(open lung techniques)를 통해서 치료된다. 게다가 질산이나 프로스타글란딘 같은 흡입 혈관확장제는 통기바닥을 혈관확장시키고 VQ불일치를 개선시킬수 있다. 마지막으로 엎드린 자세는 VQ불일치를 개선시킬 수 있다. 미국화상센터의 조사에서 ARDS는 수액제한, 이뇨제 및 경장영양과, 신경근육차단제를 통해서 관리되었다고 밝혔다. 심각한 ARDS에서는 엎드린 자세가 33%의 센터에서 사용되었고 18%에서 ECMO가 사용되었다.

산소는 주로 헤모글로빈에 붙어서 조직으로 전달된다. PaO_2가 60 mmHg라면 거의 92%의 산소포화도와 동등하기 때문에 충분하다. 맥박산소측정(pulse oximetry)은 효과적으로 산소포화도를 측정하고 인공호흡기 관리하는데 사용된다. 산소가 포화된 헤모글로빈으로 잘 못 측정된 메트헤모글로빈(methemoglobin)과 카르복시헤모글로빈(carboxyhemoglobin)은 연기흡입손상시에 환자들에게 흔하게 발생하는데 이런 측정법의 단점을 나타낸다. 그 이외에 97%의 산소가 헤모글로빈을 통해 조직으로 전달되기 때문에 이것은 동맥혈의 삼소 함량을 결정하는데 매우 정확한 방법이다. 이 주장은 옥시헤모글로빈(oxyhemoglobin)의 2-3% 이내에서 맥박 산소측정의 정확성을 보여주는

실험실 연구에 의해서 입증되었다. 이 기술의 주요 제한점은 폐의 가스교환에서 변화에 둔감하다는 것이다. 옥시헤모글로빈 해리 곡선의 기울기가 급하기 때문에 산소포화도(SaO_2)가 90%가 넘고 PaO_2가 60 mmHg 이상일 때 이 곡선은 편편해지고 PaO_2 변화는 SaO_2에서 변이가 거의 없고 크게 움직일 수 일을 것이다. SaO_2 값이 92% 이상이라면 적절한 산소 공급을 나타내는 것으로 간주됩니다. PaO_2의 혈액 가스 측정이 간헐적인 반면에 산소 포화도 측정은 즉시 이용 가능한 연속적인 직접 측정이며 간과해서는 안되는 이점이 있다.

산소화의 적절성을 측정하는 데 흔하게 사용되는 조건은 PaO_2와 FiO_2의 분율(P/F ratio)이다. A-a 기울기에서 쉽게 계산되는 변수이다. 그래서 P/F ratio는 베를린정의에서 ARDS를 진단하는데 사용되는 한 가지 기준이다(표 17-5).

그러나 P/F ratio를 이용할 때 산소공급의 주요 결정요인인 중심동맥압을 포함시키지 않는 것이 주요 결점이다. 따라서 두 가지 다른 종류의 인공호흡기 지원(최소한의 PEEP, 다른 하나는 최대한의 PEEP)은 이 매개 변수에 따라 구별할 수 없지만 A-a 기울기를 사용할 때 명확하게 다르다. 이 변수를 설명하기 위해 산소지수(oxygenation index)가 사용될 수 있다.

Oxygenation index(OI) =
(Mean airway pressure(mmH$_2$O) × FiO$_2$)/PaO$_2$

표 17-5 Berlin definition - ARDS

· 손상 또는 질병의 발생 후 일주일 이내에 발병 · 삼출액, 무기폐 또는 결절에 의해 설명되지 않는 양측성 폐 비투과성(opacities) · 심부전이나 수액과다가 없는 호흡부전 · 감소된 산소포화도	
Mild	200<P/F<300
Moderate	100<P/F<200
Severe	P/F<100

이 매개변수는 인공호흡기 지원 단계와 관련하여 환자의 산소 상태를 결정할 때 특히 유용하다. 수치가 높을수록 산소 수준이 낮다. 일반적으로 OI가 20보다 크면 조심해야 한다.

③ 객담(Experctoration)

중환자 폐 치료에서 마지막으로 고려되는 생리학적 측면은 객담이다. 손상받은 폐는 분비물, 손상된 점막, 병원체와 흡입된 물질을 깨끗하게 해야 한다. 흡입화상의 경우에 위태로운 점막섬모의 상승에 의해 제거되어야하는 섬유화된 물질의 삼출물과 손상된 점막의 떨어진 것들이 있다. 흉부생리치료, 거담제, 흡인과 여러 인공호흡기 모드는 폐의 객담을 치료한다.

흡입화상을 치료하는 가장 흔한 기술은 헤파린과 알부테롤(albuterol)이 포함된 N-아세틸시스테인의 흡인과 폐의 세척의 조합이다. 목적은 헤파린이 손상된 폐 모세혈관을 통해서 나오는 삼출된 혈장의 응집을 막는 것이다. N-아세틸시스테인은 거담제로 사용되고 물리치료 및 흡인 중에 떨어져 나온 점막과 함께 객담배출을 용이하게 한다.

286명의 환자들로 이루어진 5개의 메타연구에서 흡입치료 시에 헤파린은 인공호흡기 기간을 줄이고 폐손상 수치를 낮춰서 28일째 생존이 더 많아졌다는 것을 보고하였다. 그러나 이들 연구의 추적 연구에서는 개별 환자 데이터는 삽관 및 인공호흡을 하는 중환자실 환자에서는 헤파린흡입 치료의 이점에 관해 설득력있는 증거를 제공하지 않았지만 이들 환자 중 어느 누구도 흡입화상을 입지 않았다. 흡입화상을 입은 환자의 리뷰에서 Kashefi 는 N-아세틸시스테인/알부테롤 프로토콜이 사망률을 줄이지 못하고 인공호흡기 기간을 줄이지 못하고 폐렴은 증가한다고 보고하였다. 반대로 Sood 와 Waldroth는 72명의 흡입화상을 대상으로 한 환자대조군 연구에서 N-아세틸시스테인과 알부테롤과 함께 헤파린 흡입치료를 7일간 시행한 결과 평균 인공호흡기 기간을 14일에서 7일로 감소시켰고

인공호흡기 없는 기간을 증가시킨다고 보고하였다. 사망률, 폐렴발생율이나 출혈은 이 연구에서 차이를 보이지 않았다. 흡입손상을 입은 환자에서 헤파린 흡입치료는 안전하고 효과적이라고 하였다.

(3) 기계환기(Mechanical ventilation)

기계환기는 화상중환자의 호흡기 치료에서 중요한 부분을 차지한다. 상처 치료와 물리치료를 포함하는 화상치료에 방해하지 않는 기계환기의 사용이 중요하다. 기관삽관 환자의 병상 밖 거동을 포함하는 기계환기 환자의 조기운동의 안전성은 잘 보고되고 있다.

기계환기와 자가환기(spontaneous ventilation)의 주요 임상적 차이는 정상생리학의 음압(negative pressure)와 달리 양압(positive pressure)의 효과이다. 양압의 사용은 폐포를 모집하고 기능적 잔류용량을 증가(예로 호기말에 열린 폐포의 수와 용적)시켜서 환기를 향상시켜서 VQ 불일치를 개선시키고 비환기 폐 부위의 션트를 감소시킨다. 양압환기는 또한 높은 MAP-O2를 유지하여 높은 A-a 기울기를 극복할 수 있다. 양압환기의 부작용은 기도에 대한 압력손상과 심장 내 압력에 대한 영향으로 인해 심장으로 가는 정맥의 복귀를 방해하여 심박출량을 감소시키는 경향이 있다.

미국화상센터의 조사에서 양압지원환기(pressure support ventilation)와 용적보조조절(volume assist control)은 모든 화상환자에게 가장 보편적인 인공호흡기 모드였다. 그러나 센터의 53%가 흡입화상을 입은 환자에서 고호흡수 타격환기(high frequency percussive ventilation, HFPV), 고호흡수 진동환기(high frequency oscillation ventilation, HFOV)나 기도압력해제환기(airway pressure release ventilation, APRV)와 같은 개방 폐 기술(open lung technique)을 사용한다고 보고하였다.

산소화가 감소하기 시작했을 때 처음 수기는 FiO2를 40% 이상으로 100% 까지 증가시키는 것이다. 60% 이상의 산소농도는 시간이 지남에 따라서 기도 상피세포에 독

성이 있다고 알려져 있다. 그래서 다른 수단이 필요하다. 저산소증의 치료는 FiO2를 60% 미만으로 유지하면서 원하는 수준의 산소화에 도달할 때까지 PEEP을 점차적으로 높이는 방법으로 MAP-O2를 증가시키는 것이다. PEEP이 15-20 mmHg까지 오르게 되면 MAP-O2를 올리는 다른 수단이 필요하다.

MAP-O2가 최고에 이른 후에 치료는 흡입된 질산 또는 엎드린 자세로 VQ 불일치를 개선하기 위한 방법으로 제시되었다. ECMO는 폐가 너무 손상되어 생명유지 가스 교환을 수행하기 위는 화상환자에서 성공적으로 사용되었다. 이는 항응고 치료의 필요성과 환자를 움직이게 하는 능력에 부과된 제한 사항을 고려할 때 주의해야 하며, 둘 다 화상 치료의 다른 중요한 측면을 손상시킬 수 있다.

① 기계환기중단(Weaning of Mechanical ventilation)

인공호흡기 모드에도 불구하고 초기 손상에서 살아남은 거의 모든 환자들이 기계환기 중단이 필요하다. 임상의들은 여러 가지 형태의 기계환기를 통해서 환자들이 기계환기 중단하는데 이득이 있다는 것을 논쟁하고 있다. 몇몇은 레벨을 점차적으로 줄일 수 있기 때문에 SIMV가 있거나 없는 압력지원환기(PSV)를 선호한다. 다른 사람들은 기관내 삽관을 유지하면서 인공호흡기 지원을 갑작스럽게 중단한 간헐적인 시도가 보다 신속한 중단을 할 수 있다는 결과를 내세우고 있다. 인공호흡기 중단 시도 사이에서 폐포를 형성하기 위해서 충분한 보조를 제공하고 악화되는 무기폐와 결과적인 순응도 상실을 방지하는 것이 중요하다. 이 모든 것이 중단을 어렵게 만든다. 인공호흡기 중단은 인공호흡기를 필요로 하는 상태로부터 환자가 회복하는 속도와 중단과적을 주도하는 임상의의 능동성에 달려있다. 실제로 인공호흡기에서 중단하는 방법(점차적으로 압력을 지원하거나 간헐적 T-tube나 PSV 시도 같은)이 성공할 수 있다.

치료의 표준은 프로토콜화된 일일 진정 작용중단, 자연호흡시도 및 발관치료 평가를 수행하기 위해 바뀌고 있다. 이런 프로토콜이 무작위 대조연구(RCT)를 통해서 인공호흡기 기간과 사망률을 줄인다고 보고하고 있다. RCT는 자발적 호흡 임상시험 프로토콜로 치료받은 7명당 1명의 생명을 구했다. 이 포로토콜에 적용된 진정 작용이 감소하면 이 연구에서 발견된 자가발관이 증가한다는 논쟁이 있다. 그러나 재삽관율은 차이가 없었으며 자가 발관할 수 있는 환자는 더 이상의 삽관이 필요하지 않은 경향이 있음을 나타낸다. 따라서 이 연구에서 자가 발관은 인공호흡기 중단의 좋은 지표이다.

② 기계환기 모니터링(Monitoring of Mechanical ventilation)

기계환기를 하는 환자들에게 진정 및 근이완제는 종종 정상 생리적 호흡과 산소화를 방해한다. 이런 이유로 임상의에 의한 호흡과 산소화를 모니터링하는 것이 여러가지 검사들(X-ray, 혈액가스분석, 산소포화도)를 이용하는 것이 필요하다.

기계호흡보조는 손상된 폐로 인해서 생명을 유지할 수 없는 초생리학적 상태를 제공하기 위해서 사용된다. 최종적으로 기계호흡중단은 인공호흡기가 만드는 양압 같은 초생리학적상태 없이 환자의 생명을 유지할 수 있도록 폐 상태가 치유가 됐을 때 할 수 있다. 치료는 환자의 전신상태 필요도와 기계호흡으로 손상된 상태 사이의 가스 교환의 평형을 맞춰야 한다. 기계호흡폐손상(ventilator induced lung injury, VILI)는 손상을 줄 수 있는 인공호흡기 셋팅들인 압력손상, 용적손상, 무기폐손상과 화학손상의 합산에 의해서 일어난다. VILI는 기계호흡의 흔한 합병증이고 결과로 기흉, 종격동기종, 피하기종, 간질기종, 기종이 발생한다.

용적사이클 모드에서 1회 호흡량이 큰 경우 VILI 를 유발한다. 기도압력을 제한하는 것이 이환율을 감소시킬 수 있을 수도 있다. 초기 보고에서 압력 제한 환기에 대한 명확한 이점이 없음을 보여주고 있는데 이는 일회 호흡량을 유지하고 더 높은 PaCO2를 허용하기 위해 보다 적은 1회 호흡량을 제공하면서 입증되었다.

이런 "고이산화탄소 허용(permissive hypercapnia)"는 인

공호흡기에 의한 손상을 줄이고 폐가 치유될 수 있도록 허용하여 회복가능한 보조적인 전신 병태를 허용함으로써 절충하는 것이다. 이런 시도에 대한 비판은 적은 환자 수와 차이를 보여주는 힘이 부족하다는 점이다. 이런 비평에 대한 답으로 대단위 다기관평가가 이루어졌고 ARDS 중환자에서 낮은 1회 호흡량(6 mL/kg)과 전통적인 1회 호흡량(12 mL/kg)를 비교했을 때 첫 28일 동안 인공호흡기 없는 기간이 증가하였고 생존율이 되었다는 것을 보고하였다. 사실 이 데이터안전위원회는 치료 그룹에서 발생하는 이익이 임상적으로 의미가 있었기 때문에 연구를 조기 종료하였다.

이론적으로 적은 1회 호흡량 전략은 ARDS의 이론을 따른다. 기존의 치료를 받은 그룹에서는 더 높은 1회 호흡량과 압력이 건강한 폐포를 열 때만 나온다. 그러므로 높은 압력의 기복이 건강한 폐에 전달되어 이로 인한 피해를 증가시키고 결과를 악화시킨다.

화상환자에서 흉벽 순응도가 감소하고 상기도의 흡입화상이 있고 많은 수액치료와 더불어 과다대사로 인해서 CO_2가 증가하는 것이 VILI를 적절하게 최소화시키는 동안 효과적으로 가스교환을 만드는데 변수로 작용한다. VILI를 최소화하는 인공호흡기 모드를 비교한 전향적 연구는 화상의 문헌에서 부족하다. 61명의 화상환자에서 연구는 압력제한 전력과 기존의 전략 사이에 사망률, 폐합병증, 기흉 유병률 같은 특별한 통계학적 차이가 없다고 보고하였다. ARDSnet에 기초한 기존전략과 HFPV를 비교하였을 때 압력손상이 HFPV 군에서 낮아짐을 보여준다. 그러나 두 군에서 염증 마커의 차이는 없었다.

5) 위장관 중환자치료(Gastrointestinal system burn critical care)

위, 소장, 간, 이자 같은 장관은 화상 이후에 6가지 중요한 역할을 한다. 영양분의 흡수, 침습적 미생물의 점막방어, 소수성 노폐물의 제거, 젖산의 제거, 급성기단백질과 응고인자의 생성, 동화작용으로 이끄는 내분비 기능이

다. 화상에 따른 위장관의 반응은 점막위축, 소화흡수의 변화와 장관 투과도 증가로 특징된다. 장관의 혈류는 수액 치료하지 않은 동물군에서 감소됨을 보이고 있고 화상 5시간 이후에는 장관 투과도가 증가됨과 연관되어 있다. 이런 효과는 24시간에 없어진다. 전신 저혈압은 40% 이상의 화상을 입은 동물 모델에서 수상 직후에 일어난다.

이런 화상 이후의 장관의 변화를 감안할 때 특히 위와 십이지장에서 불내증과 점막 궤양, 출혈을 보임으로써 입증 된 바와 같이 화상 후에 장기능 장애의 증거를 관찰하는 것이 일반적이다. 장관영양은 화상환자에서 영양분을 공급하는 중요한 수단이고 사망률을 낮춘다. 감소된 운동성과 장폐색은 흔하고 설사로 표현된다. 그래서 그럴 경우 정맥영양이 칼로리를 맞추기 위해서 필요하다. 현재는 화상으로 유발된 장폐색은 특별한 치료법이 없다. 하지만 조기 경장영은 이런 합병증을 예방하게 해준다.

장관영양은 점막방어기능을 향상시키고 환자에게 영양공급이 되게 하고 담즙흐름을 향상시키고 소수성 폐기물을 없애고 장과 이자로부터 동화성호르몬을 분비하게 한다. 영양의 정량을 결정하기 위해서 휴지기 에너지 소비의 측정이 WHO, Schodield-HW, harris-Benedict 공식 같은 칼로리필요량을 계산하는 것보다 우월하다.

반면에 위와 샘창자의 스트레스궤양은 제산치료에 의해서 예방될 수 있다. 1970년대에 스트레스성궤양은 생명을 위협하는 출혈을 흔하게 일으켰다. 손상의 기전은 점액 생성, 보호를 위한 프로스타글란딘배출과 중탄산염의 분비 같은 보호인자와 혈류감소와 산증가 같은 손상인자 사이의 불균형과 관련된다. 위궤양은 모세혈관 바닥사이의 watershed 존에서 발생하는데 이는 위산에 의한 손상으로 악화된다. 최근의 전형적인 중환자치료 기법에서 위산억제와 신속한 창상의 회복을 포함되면서 상부위장관 출혈은 상대적으로 적어졌다. 출혈이 발생했을 때 치료는 일반적인 상부위장관출혈 프로토콜에 따르면 되고 출혈부위를 인지하고 국소적 방법을 통하거나 수술로 치료한다.

복부구획증후군은 분명한 위험도가 증명되었다. 복부

구획증후군은 대량의 수액치료로 상대적으로 부족한 복부 공간에 전신부종이 유발되는 것과 연관되어있다. 그래서 장관혈류와 신장혈류가 감소하면서 핍뇨와 장관경색을 일으킨다. 이런 비극은 초기 징후가 소변량이 감소하게 되고 더 많은 정맥내수액이 필요하게 되고 이런 상황을 더욱 악화시킨다. 신체징후는 복부의 팽창이다. 복부내압력 측정은 방광 압력을 모니터 함으로써 측정되는데 30 torr 이상으로 측정된다. 치료는 드레인과 진정, 마취 및 감압성 개복술이 필요할 수 있다. 불행히도 40% 이상 화상을 입은 경우 복부구획증후군의 고위험인자이고 감압성개복술을 했을 때 사망률은 거의 100%에 이른다. 그러므로 이런 상태의 가장 좋은 치료는 세심한 수액치료를 통해서 예방하는 것이다.

간은 화상에서 회복하는데 중요한 역할을 한다. 급성 간부전은 화상환자에서 드물게 일어난다. 기존의 간경화, 약물독성이나 바이러스의 활성화 같은 중환자실의 흔한 원인과 연관되어 있다. 또한 화상 특이적인 지방간, 우심부전과 과도한 수액과도 연관되어 있다. 높은 중심정맥압은 산소 공급의 75%를 간에 제공하는 간문맥계의 압력 경사도를 손상시켜 허혈성 손상을 일으킨다. 치료는 처음에는 간독성약물을 제거하고 간의 관류를 증가시키기 위해서 중심정맥압을 낮추는 것이다. 그리고 나서 혈역학적 불안정, 호흡부전, 저혈당 치료 같은 대증적 치료를 시작하고 응고인자를 투여한다.

췌장염은 화상 이후에 드물게 일어날 수 있다. 원인은 허혈성 손상이고 소아에서 0.17%의 유병률을 보인다. 췌장염은 사망률 증가와 연관되어 있고 그래서 심각하게 다루어야 한다. 증가된 amylase와 lipase 와 함께 복부통증, 경장영양 방해나 영상의학적 소견으로 진단된다. 치료는 ligament of Trietz 아래로 경장영양을 하고 실패한다면 비경구 영양공급을 통해서 장관휴식이 필요하다.

6) 신장화상중환자치료(Renal Burn Critical Care)

급성신손상(acute kidney injury, AKI)는 화상환자에서 생명에 위협을 주는 합병증이다. 신기능을 대체하는 투석기술이 발달함에도 불구하고 사망률은 급성신손상이 발생한 중환자에서 50% 이상으로 보고된다. 흥미롭게도 지난 40년간 중환자에서 신부전으로 혈액 투석 받고 있는 급성신손상과 연관된 사망률은 나아지고 있지 않다. 이런 중환자에서 사망원인은 투석의 발전 때문에 요독증이 아니라 주로 패혈증과 심혈관과 폐의 기능부전 때문이다.

화상을 입은 후에 조기에 공격적인 수액치료로 초기 단계 회복기에 신부전 발생율은 분명히 낮아졌다. 하지만 소생술 이후 다른 시기인 2~14일째 신부전이 발생하는 위험도가 여전히 존재하며 패혈증의 발달과 관계되어 있다. 일시적인 저혈압, 항생제 같은 신독성 약물, 상처에서 발생한 수분손실로 생긴 저혈류량과 횡문근융해증은 화상 중환자실에서 급성신손상의 분명한 원인이다.

급성요세관괴사(Acute tubular necrosis, ATN) 형태로 나타나는 급성 신손상(AKI) 는 수시간에서 수일의 기간 동안 신장 기능이 저하되어 신장에서 질소 폐기물 배출과 체액과 전해질 항상성을 유지하지 못하게 한다. 이런 원인은 사구체여과와 세뇨관흡수를 방해하는 여러가지 원인들에 의해서 유발된다. 화상 환자에서 원인은 일반적으로 신장의 낮은 관류, 약물 치료에 의한 신손상, 폐혈증으로 좁혀질 수 있다. 허혈성 신부전은 세가지 원인중에 가장 흔하고 적은 관류 상태동안 작은 신장혈관에 작용하는 혈관수축과 혈관이완 인자 사이의 불균형으로 발생한 저관류량에 기인한다. 신장세포로 가는 감소된 혈류는 직접적으로 내피세포기능을 변화시키고 혈관이완 요소들의 생성과 반응을 줄인다. 신장수질은 신장에서 저산소증에 가장 민감한 부분이고 손상이 신장요세관 세포에서 시작된다. 바깥쪽 수질과 근위요세관은 높은 산소요구량을 가지고 허혈의 결과로 요세관과 내피세포의 부족을 유발하여 괴과와 세포자멸사와 염증이 조직학적 검사에서 나오게 된다. 이런 변화들은 더 나아가 혈관 울혈과 감소된 혈류량으로 이끌고 결과적으로 더 많은 세포소실과 신장기능을 감소시킨다. 특징적인 요세관 캐스트는 ATN 진단을 하는 소변현미경 검사에서 관찰된다.

AKI가 일단 발생하면 신장혈류의 약물학적 호전은 손상을 되돌릴 수 없을 것이다. 과거신장세동맥을 이완시키고 도파민 수용체를 통해서 신장혈류를 증가시키는데 사용되는 Dopamine 같은 약제는 최근에 효과적이지 않다고 보고되었다. 최근에 강력한 도파민-1 수용체 길항제인 denoldopam이 신장 관류와 효과를 개선 시켰다고 관심받

고 있다. 저용량 denoldopam (0.03-0.09 ug/kg/min)의 메타분석에서 AKI 진단을 받거나 중환자실에서 AKI 고위험군인 패혈증 환자에서 사용했을 때 신장대체치료를 줄이고 사망률을 개선시켰다고 보고하였다. 핍뇨 이후에 무뇨가 발생할 경우 빠른 투석치료를 시행해야 환자를 살릴 수 있을 것이다.

CHAPTER

18

Care of the Burned Pregnant, Care of Geriatric Patients

화 상 의 학
TOTAL BURN CARE

박용래.정철수.정태두 | **부산하나병원**

Ⅰ. 노인 화상 환자의 치료

01 서론

선진국의 삶의 질은 지난 50년간 향상되어 사람의 평균 수명은 거의 30년 정도 증가되었다. 65세 이상의 인구가 미국인구의 13%를 차지한다. 노령 인구는 2010년에 4,200만 명에서 2050년에는 8,850만 명으로 두 배 이상 증가될 것으로 보인다. 이런 인구노령화는 역사상으로 전례가 없었다. 2050년에는, 역사상 처음으로 노령 인구가 청년인구를 넘어설 것으로 예상된다. 노인층이 일반적인 외과의사의 진료영역에서 점점 커지는 부분을 차지할 것이고 임상적 결정이나, 윤리적인 결정, 의료비용에 영향을 미칠 수 있기 때문에 이러한 경향은 특별한 도전을 제시하다.

도쿄에서 시행한 다중기관 연구에서는 화상 환자의 25%가 65세 이상이었다. 유럽에서 186,500명의 환자 이상의 체계적인 검토에서는 이 연령대가 10-16%였다. 미국에서는 중증화상환자의 거의 10%가 노인환자였다. 예측되는 노령인구의 증가는 화상치료 전문가들에게 있어

서 연령 관련 생리학적 그리고 대사적 변화의 이해가 필요하다는 점을 더욱 중요하게 만든다. 노인과 유아에서는 중증 화상으로 사망하는 경우가 많다. 화상으로 인한 65세 이상 노년층의 사망률은 평균의 5배이다. 노인 화상 환자의 치료는 더 낮은 생리학적인 예비율과 더 많이 동반되어 있는 기저질환은 오차의 범위를 감소시키므로 중년층이나 청년층 환자의 치료보다 더 큰 도전으로 되어있다.

02 역학

화염에 노출되어 생긴 화상은 54%로 화상손상에서 주된 원인이다. 화상의 1/3은 요리하는 과정에서 발생한다. 그 중 22%는 열탕화상이고 6%는 뜨거운 물체에 의한 접촉화상이다. 후자의 경우에는 정신적 및 신체적 장애 증가된 노년층에서 더 흔하다. 이러한 사실은 75세 이상의 노년층에 있어서 화재와 연관된 사망률이 평균보다 4배로 높은 사실에서 잘 반영되어 있다.

청년층의 화상 환자에서는 남녀 비율이 5:1 정도로 남성이 높은데 남녀 비는 나이가 증가됨에 따라 남녀의 비

가 점진적으로 감소하여 75세 이상의 노인층에서는 여성이 남성의 수를 넘어선다.

노년층에서 대부분의 화상은 가정에서 발생한다. 그러므로 예방은 가정환경에 초점을 맞추어야 한다. 또한 노인환자의 30%는 자기방치의(self-neglect) 피해자이고 최소한 10%는 노인학대(elder abuse)의 피해자라는 사실에 주목해야 한다.

03 결과

최근 수십 년간 모든 연령층에서 사망률은 감소하였다. 수액 소생술의 발전, 조기 화상창상 절제술, 피부 이식, 약물치료뿐만 아니라 기술적인 발전은 생존율을 향상시켰다.

연령과 전체 화상면적(TBSA) 비율의 합으로 계산되는 Baux score는 결과에 대한 연령의 영향과 화상치료의 향상을 설명한다. 시간 경과에 따른 비교 시, 생존율이 0%인 지수는 1940년대에 100에서 2000년대 초 130-140까지 지속적으로 증가하였다.

그러나 노인 환자 화상에서는 사망률과 유병률이 여전히 높다. Jeschke 등의 대형 등록연구에서 체표면적의 50% 화상크기를 지닌 50세 환자에서 LD50(사망률 50%)를 보인다고 보고하였다.

LD50는 65세 이상의 노인환자에서는 화상면적이 30-40%, 70세 이상의 노인환자에서는 25%까지 현저히 하락한다.

Pereira 등의 사망률의 추세와 부검 자료의 대규모 연구에서 노인의 LD50는 수십 년간 변화 없이 35%를 유지한다는 것을 발견했다. 이는 전반적인 화상치료의 개선 관점에서는 당황스러운 결과이다. 폐 손상과 패혈증은 화상환자에서 사망의 가장 흔한 주요 원인이었고 심장과 폐, 비장 그리고 간의 무게 증가가 전 연령층의 부검 소견에서 관찰되었다.

Pomahac 등은 입원 당시 크레아틴 수치의 증가가 노인의 사망률 증가와 관련 있다고 밝혔다.

연령, 화상면적, 그리고 흡입손상은 또한 사망률의 증가와 관련 있다. 60-69세 화상환자에서 사망률은 7.4%이고, 70-79세 화상환자에서 사망률은 12.9%, 그리고 80세 이상 화상환자에서는 사망률은 21%이었다.

노인환자는 화상 후 장기간 동안의 장애를 경험한다. 중증 화상을 겪은 노인환자 중 50%의 환자만이 첫 1년 이내에 가정으로 돌아가며 젊은 환자에 비해 기능, 근력, 또는 독립성의 상실을 회복하는 게 더 어렵다. 이 연령대에 존재하는 특별한 위험인자가 이러한 통계를 설명해줄 수 있다.

04 위험 인자

다수의 잘 알려진 위험인자는 노인에 존재한다. 화상 이후 감염, 폐질환, 패혈증 위험의 증가 그리고 이러한 환자에 존재하는 동반질환은 사망률을 증가시킨다. 중요한 요인들의 일부는 (표 18-1)에 표시되어 있다.

1) 심폐기관의 기능 저하

노화는 폐의 기체교환과 폐의 역학 모두에서 폐기능의 예비를 감소시킨다. 노인환자는 폐 부전에 빠지기 쉬우며

표 18-1 노인환자에서의 위험인자

- 만성 질환(예: 당뇨병)
- 노화의 영향(예: 노인성 연하곤란)
- 심혈관계 질환(예: 이전의 심근경색)
- 노화에 따른 폐기능의 저하
- 감염(예: 폐렴, 요로 감염)
- 의도하지 않은 체중 감소
- 제지방 체중의 감소
- 에너지, 단백질, 대량영양소의 결핍상태가 동반된 영양 소실
- 내인성 동화 호르몬의 감소
- 피부노화(피부가 얇아지고, 피부조직의 합성 감소)

화상과 관련된 사망의 주된 원인 중 하나다. 동맥경화증, 관상동맥질환 그리고 심근경색의 과거력 또한 흔하다.

2) 감염

폐렴이나 요로감염은 노인 화상환자에서 가장 흔히 발생하는 합병증이다. 폐렴의 발생은 남성, 화상의 크기 그리고 흡입손상과 관련 있어 보이며 더 높은 사망률에 기여한다.

3) 영양실조와 제지방 체중의 감소(Malnutrition & decreased lean body mass)

노화로 인해 제지방 체중이 점진적으로 감소하고, 입원한 노인 화상 환자의 50% 이상에서 어느 정도의 단백질에너지 영양실조가 발견된다. 제지방 체중의 기존의 소실은 이환율 증가, 조기 면역 결핍의 발생, 장기 기능 장애, 약화 및 상처 치유 장애를 초래할 것이다. 손실은 영양 부족; 연하장애 질환(노인성 연하곤란); 이동성의 저하; 내인성 동화 호르몬, 인간성장호르몬, 테스토스테론의 연령연관감소를 비롯한 여러 요인으로 인해 발생한다.

감소된 동화작용은 회복시간을 연장시키고 근육의 회복을 매우 지연시킨다. 중요한 것은 노인들은 테스토스테론 유사체, 인간성장 호르몬, 저항성 운동과 같은 외인성 동화 자극에 젊은 사람들과 비슷한 정도로 반응을 한다. 또한 일일 단백질 요구량이 젊은 사람들보다 노인에서 더 높다. 그러므로 운동, 고단백 영양과 동화 작용 제재는 회복에 필수적이다.

4) 노화 피부와 창상치유(Aging skin & wound healing)

노화는 피부에서 중대한 변화를 유발한다. 이러한 변화들로 인해 화상은 젊은 환자들보다 노인에게서 더 깊어지는 경향이 있다. 65세 이후에는 표피의 전환율이 50%로 감소한다. 망상돌출이 편평해지고 표피로 이루어진 피부 부속기가 감소한다. 이러한 특징들이 피부의 부분층 화상의 치유를 매우 지연시킨다.

표 18-2 피부의 노화(Aging of skin)

- 표피 전환율의 저하
- 피부 부속기의 감소
- 진피 두께 감소
- 혈관 분포 감소
- 콜라겐과 기질의 감소
- 대식세포와 섬유모세포의 감소

게다가, 진피가 점점 얇아지면서 콜라겐 함량을 감소시키고 피부의 긴장감을 감소시키는 글라이코스아미노글라이칸과 같은 세포외기질 단백질을 감소시킨다. 또한 혈관형성, 대식세포, 섬유아세포의 수를 감소시켜 화상은 더 깊어지고 상처치유의 모든 단계에서 장애를 초래한다(표 18-2).

5) 면역반응(Immune response)

노화는 노인 환자의 취약성을 증가시키는 '전염증성 사이토카인'의 기준 단계를 증가시키면서 만성염증의 상태로 이끈다는 가설이 있다.

이것은 외상 후에는 부정적인 결과를 이끈다. 최근 연구에서 노인 화상 환자에게 일어나는 염증과 면역반응의 독특한 특성을 평가했다. Stanojcic 등은 화상 후 2주가 지난 뒤에 전염증성 사이토카인과 항염증성 사이토카인의 통제되지 않는 과활성을 보여줬다.

비생존 환자에서 이 기능적으로 손상된 "사이토카인 폭풍"뒤에 면역반응의 약화와 고갈이 따른다. 이 연구에서 특징적인 사이토카인의 지연 반응 때문에 어린이와 젊은 사람들과 반대로 노인에서의 사망률 예측인자로 사용될 수 없다고 결론지었다.

05 치료

노인 화상 환자에서 보여지는 합병증의 증가는 더 조심스럽고 덜 적극적인 치료 때문일 수도 있다. 노인 화상 환자가 더 젊은 환자들보다 화상으로 생긴 가피 절제에 더 견딜 수 없다는 믿음 때문에 화상 창상의 절제가 더 지연된다. 하지만 이러한 위험인자에도 불구하고 노인환자들은 다양하고, 조기 수술적 처치에 견딜 수 있는 것을 반복적으로 보여주었고, 이 환자들에서 조기 창상 봉합은 더 좋은 결과를 이끌었다. 일반적으로 노인 환자들은 젊은 환자들과 동일하게 치료를 받지만, 이 두 환자군들의 화상치료에서 가장 큰 차이점은 동반 질환과 발생할 수 있는 문제점들과 관련되어 있다. 유일한 예외는 중증 화상은 노인환자에서 더 흔히 예상대로 치료되고 완화치료가 적용될 수 있다.

1) 초기 소생술(Initial resuscitation)

지속적인 수액 소생술의 발전은 사망률 감소와 관련된 요인 중 하나이다. 젊은 환자들과 비교하여 저혈량증을 피하기 위해 동일한 화상 크기를 갖는 노인 환자들을 소생시키기 위해서는 더 많은 수액이 필요하다. 이것은 체액 축적이나 부종 생성에 대한 저항을 감소시키는 피부 탄력 감소 때문일 것이다. 화상 깊이, 흡입 손상 및 지연된 소생술은 수액 요구량에 영향을 줄 수 있다.

Parkland and modified Brooke formula 외에도 Benicke 등은 노인에 대한 보상 요소를 가진 다요인 소생술 공식을 개발했다(표 18-3). 조기 기계환기 지원은 폐 예비력 감소

표 18-3 Parkland formula

예상 용적(mL) = 체중(kg) × 2도와 3도 화상범위 × 4 mL
Modified Brooke formula : 예상 용적(mL) = 체중(kg) × 2도와 3도 화상범위 × 2 mL
Benicke's formula : 예상 용적(mL) = (50 × 몸무게(kg)) 　　　　　　　　+ (300 × 2도와 3도 화상범위) 　　　　　　　　+ (3,500 × 흡입손상) + (4,000 × 혈중알코올농도) 　　　　　　　　− (3,500 × 연령≥65 years) *
* 초기 24시간 : 흡입손상 존재 =1. 부재=0 : 혈중알코올농 　〈1%=0, ≥0.1%=1

로 인해 더 흔히 필요로 한다.

2) 창상 관리(Wound management)

화상 창상의 조기 절제술과 피부 이식을 이용한 신속한 폐쇄는 생존을 위해 필수적이다. 노인은 피부가 더 얇기 때문에 화상의 깊이로는 전층화상을 쉽게 입는다. 흔히 피부 이식편의 획득은 심각한 공여부위의 합병증을 유발할 수 있다. 얇은 피부 이식이 필요하고 치유 시간은 지연 된다.

3) 대사적 및 영양적 지원(Metabolic & nutritional support)

노인 환자에서는 젊은 환자에서 나타나는 정도의 과잉 대사는 나타나지 않지만, 이화반응은 1.5−2 g/kg/day 단백질 섭취를 필요로 한다. 이미 영양실조인 환자라면, 영양 지원의 목표는 유지 관리뿐만 아니라 단백질 및 미량 영양소에 대한 보상요법이어야 한다. 영양 보충은 항상 필요하다. 음식에서 부서진 전체 단백질보다 펩티드와 아미노산이 장에서 더 잘 흡수할 수 있기 때문에 대부분의 보충제는 단백질 가수 분해물이다.

동화 제제는 최적의 영양을 위한 가치 있는 첨가물이다. 화상 후 과잉대사에 대한 인슐린 및 옥산드롤론의 효과가 소아 모집단에서 연구되어 왔고, 이들 동화 제제는 손상 후 내인성 단백 동화 호르몬이 감소된 노인에게 사용될 수 있다.

Fram 등은 엄격한 혈당 조절을 위한 지속적으로 인슐린을 주입하는 방법은 인슐린 감수성을 회복하고, 미토콘드리아에서 산화 능력을 향상시키고, 휴식기 에너지 소비량을 줄인다는 것을 입증했다.

9-10 unit 정도의 인슐린 저용량 주입은 추가적인 대량의 탄수화물의 요구 없이 실질적인 근육 동화 작용을 촉진한다.

급성기 치료 중 인슐린 집중 요법은 감염으로 인한 이환율, 사망률 및 합병증을 감소시킨다. 테스토스테론의 회복은 남녀 화상 환자 모두에게 효과적이다. 그러나, 합성 유사체인 옥산드롤론이 바람직한데, 이는 테스토스테

론의 남성화 효과를 단지 5%만 보이고, 경구 제형으로 사용할 수 있기 때문이다. 옥산드롤론은 제지방 체중을 회복시키고 화상입은 성인에게서 창상의 치유를 향상시킨다. 옥산드롤론의 효과는 연령과 무관하다.

경구 옥산드롤론(0.1 mg/kg/일당 2회)으로 급성 소아 화상 환자를 치료할 경우 단백질 합성 효율이 향상되고 근육 내 동화 유전자 발현이 증가시킨다. 또한 화상 후 6, 9, 12개월에 제지방 체중을 증가시키고, 손상 후 12개월에 뼈에서 무기물 함량을 증가시킨다. 재조합 인간성장 호르몬은 소아 환자에서 성공적으로 사용되었으나, 고혈당과 같은 몇 가지 부작용이 있다. 성인 및 노인 화상 환자에 대한 잠재적 긍정적 효과는 현재 전향적인 임상 시험에서 연구 중이다.

급성기 또는 장기적으로 프로프라놀롤(propranolol) 투여로 인한 β-아드레날린성 차단제는 화상이 유발하는 과잉 대사 반응 효과를 완화시킨다. 심한 화상 환자에서 프로프라놀롤의 적절한 사용은 기준 심박수를 15-20% 감소시켜 근육-단백질 균형을 향상시키고 필수적인 열발생, 빈맥, 심장 부하, 휴식기 에너지 소비량, 간의 지방침윤을 감소시킨다. 하지만 노인 환자에 직접적인 초점을 맞춘 연구는 되어 있지 않은 상황이다.

06 통증, 진정, 그리고 완화치료

노인 화상 환자에게는 통증에 대해 흔히 불충분한 치료를 하는 경향이 있다. 이는 연령이 증가하면서 통증에 둔감해진다는 오해 때문이다. 이것은 통증과 불안이 카테콜아민의 수치를 더욱 올리기 때문에 해로울 수 있다. 많은 치료 약제의 청소율은 노화와 함께 감소하게 되므로 더 낮은 용량을 필요로 한다(표 18-4).

이러한 이유로 신뢰할 수 있는 방법을 사용하는 통증 평가가 개별화된 치료계획을 수립하는 데 필수적이며, 이러한 계획은 또한 입원 시 나타날 수 있는 동반 질환을 고

표 18-4 노인 환자에서 투약 용량을 감소시켜야 하는 흔히 사용하는 약물

약제	설명
바비츄레이트	피해야 한다; 역설적인 약리작용, 불안, 동요, 정신병으로 이어질 수 있다.
벤조디아제핀	약리학적 효과에 대한 민감도의 증가; 일부 벤조디아제핀은 더욱 천천히 대사 될 수 있다.
마약성 진통제	진통효과에 대한 민감도가 증가; 약화된 청소율로 가능
삼환계 항우울제	심장이나 혈역학적 부작용의 빈도 증가; 요 저류및 다른 항콜린성 효과; 약물 청소율의 감소

* 노인에서 투여량의 감소는 부분적으로 신기능의 저하 때문이다.

려해야 한다. 치료되지 않은 통증과 부적절한 진정은 외상 후 스트레스 질환, 주우울증 및 섬망을 유발할 수 있다. 또한 화상에 의한 손상이 주로 대사 반응의 정도를 결정하지만 대사율은 신체 활동, 휴식기 통증, 시술 관련 통증, 그리고 불안에 의해서도 증가할 수 있다. 이러한 영향을 최소화하기 위해서는 신중한 마약성 진통제의 지원, 적절한 진정제 및 지지정신요법이 필수적이다. 복합적인 약물 치료가 적절한 진통억제를 위해 종종 필요로 한다.

통증 자가 조절법에서 가상 현실에 이르기까지 다양한 접근법이 화상 환자의 통증을 개선시키는 것에 도움이 된다는 것이 밝혀졌다. 급성기에는 정맥으로의 약물 투여가 바람직하다. 경험 많은 노인병 상담팀이 통증 관리에 도움이 될 수도 있다. 치명적인 화상을 입은 노인 환자의 경우 완화치료 조치만 적용하는 것도 고려할 필요가 있다.

07 수술전후 시기의 최적화

노화는 심혈관계에 많은 변화를 유발하는데 이러한 변화는 혈역동학적 안정성을 유지하기 어렵게 만들고 부작용의 발생을 증가시킨다. 관상 동맥 질환은 흔한데, 80세 이상의 환자에서 80%가 넘을 것으로 추정된다. 노인 환자

는 울혈성 심부전 위험이 높으며 급성 및 장기 치료 시 특별한 주의를 기울여야 한다. 개정된 심장위험지수(cardiac risk index)는 환자를 위험 그룹으로 계층화하고 추가적인 심장 평가가 필요한 환자를 식별하는 데 도움이 된다.

경미한 관류 이상이 있는 환자가 저위험 수술을 받을 시 심도자술이 필요하지 않을 수도 있지만 수술 전에 예방적 β-차단제 및 아스피린 투여를 고려해야 한다. 임상적 위험요인과 비침습성 검사 양성을 바탕으로 확인된 고위험 소그룹 환자는 심도자술을 받아야 한다.

심각한 심장 질환이 있는 환자는 큰 화상부위를 절제하기 전에 심장동맥성형술을 통한 관상동맥 재개통술을 받아야 한다. 수술기주위 기간 동안 β-아드레날린성 차단제를 사용할 때의 잠재적 이익에 대한 연구가 진행되어 왔는데, 이는 수술기주위 허혈은 심박수 증가를 유발하는 수술 후 교감신경 반응 증가와 관련되어 있기 때문이다.

β-차단제는 화상 환자에게 추가적인 장점이 있다. 심한 열 손상은 9-12개월까지 지속되는 과신진대사를 유발하며, 전체 체표면적의 40% 이상 수상 당한 환자에서는 휴식기 대사율이 2배 정도 높아진다.

카테콜아민은 화상 후 과잉대사를 자극하는 다양한 연쇄 반응의 시작에 중요하다. Propranolol과 같은 β-차단제를 사용하여 수용체 수준에서 카테콜아민의 작용을 차단함으로써 이러한 연쇄 반응의 시작을 막는 것은 이 반응을 약화시키고 상계생리학적(supra-physiologic) 열생성, 빈맥, 심박출량 및 휴식기 에너지 소비를 감소시킨다.

고령자에서 β-차단제의 단점은 노화된 심혈관계가 β-수용체의 자극에 덜 반응한다는 것이다. 이러한 감소는 마취제와 함께 사용 시 예방적 β-차단이 수술 중 유해한 저혈압을 일으킬 수 있다. 고령자의 수술주기의 허혈, 심장 이환 및 화상 후 과잉대사 반응을 감소시키기 위한 가장 필요한 치료 방법을 결정하기 위해서는 추가적인 조사가 필요하다.

폐 합병증은 실제 나이보다 가지고 있는 동반질환과 더 밀접하게 관련되어 있다. 고령 환자에서 만성 폐쇄성 폐 질환과 천식이 더 흔하기 때문에 의사는 수술 전 평가 중에 이러한 상태에 유의해야 한다. 적절한 진단에 의한 운동 훈련, 환자 교육, 금연, 약물 최적화 등 적극적인 폐 재활 활동이 노인 환자에게 효과적이다. 이러한 모든 측면은 장기적으로 환자 관리에 통합되어야 한다. 항생제의 적극적인 사용, 기관지 확장제의 적절한 사용, 적절한 수액공급, 체위 배액 및 흉부 물리 치료는 폐렴, 무기폐 및 기타 폐 합병증의 발생률을 감소시킨다.

08 재활

화상 재활은 환자의 기능적 능력을 보존하고 자력성을 회복하는 것을 목표로 하는 장기간의 종합적인 과정이다. 물리치료와 작업치료는 수상 후에 즉각적으로 시작되어야 한다. 재활의 중요한 구성 요소에는 상처 치유, 흉터 예방 및 교정, 부목, 캐스팅, 견인, 압박치료, 약물치료, 운동 및 심리적 지지가 포함된다. 노인에서는 회복하기 어려운 기능이나 힘의 추가 손실을 피하기 위해 재활 기간 동안 적극적으로 관리되어야 한다. 노인 환자는 저항성 운동으로 근력을 회복 할 수 있으며 보존적으로 관리해서는 안 된다. 소아들과 마찬가지로, 간병인에게 도움과 안내를 제공하는 것은 필수적이다. 왜냐하면 이들이 퇴원 시 환자의 건강을 책임질 것이기 때문이다.

09 노인환자에서 고의적인 화상

노인에 있어서 화상으로 인한 신체적 학대를 확인하는 것은 병적 징후가 없기 때문에 어렵다. 그러한 학대가 비교적 드물기는 하지만 전문가들은 노인 학대의 유병률을 일관되게 과소평가한다. 고령 인구의 증가로 인해 보건 전문가들의 의식을 고취시키고 고의적 또는 부주의하게 일어난 화상에 대한 임상적 접근 및 평가를 재고해야 한다. 노인들은 흔히 혼자 살며, 대부분 학대를 일으키는 간병인과 상호 작용한다. 이 환자들은 수치심, 죄책감 또는 보복의 두려움 때문에 자신에 대한 학대를 비밀로 할 수 있다.

고의적인 화상의 대부분의 형태는 부분적으로 다른 신체적 학대, 물질 남용, 또는 가해진 화상에 의해 야기되는 정신적 문제에 의한 동반질환 때문에 사고에 의한 화상보다 더 높은 이환율과 사망률을 보인다. 노인 학대는 당사자들이 학대가 보고되기를 원하지 않을 수 있기 때문에 비밀 보장 문제와 관련될 수 있다. 검사하는 의사의 우선순위는 생명을 위협하는 상태를 치료하는 것이다. 그들은 즉시 증상과 학대 또는 방치(사진 포함)의 징후를 기록해야 한다. 의도적으로 입은 화상은 건강 관리, 사회 봉사 및 법률 전문가들의 종합적인 팀에 의해서 가장 잘 관리된다.

다. 이 연령대는 여전히 중요한 도전 과제입니다. 이 환자들의 외과적 의사 결정은 생리적인 나이, 화상입기 전의 기능적 상태, 동반 질환으로 인한 손상 정도 및 명확한 치료 목표를 고려해야 한다. 연령과 관련된 장기 기능의 감소는 인구 집단에 대해서는 예측 가능하지만 개인에게는 반드시 그러한 것은 아니기 때문에 연령만을 근거로 수술이 거부되어서는 안 된다. 더욱이, 화상 외과 의사의 일반적인 사고방식은 노인 환자를 젊은 환자처럼 적극적으로 치료해야한다. 현재, 환자 및 가족과의 철저한 평가 및 토론을 토대로 한 의사 결정을 향상시킬 수 있는 '점수'는 없다. 노인 화상 환자에게 유리한 결과는 수명을 연장하기보다는 고통을 완화하고 독립성과 삶의 질을 유지하는 데 더 많이 관련되어야 한다. 화상 치료진과 환자 또는 대리인 간의 명확하고 반복된 의사소통은 치료를 이끌고 수용 가능한 결과를 얻는 데 매우 중요하다.

⑩ 결론

최근 수십 년간 화상 어린이의 사망률이 현저하게 감소했지만 노인 환자들에게서는 동일한 결과를 얻지 못했

━━━━━━ 참고문헌 ━━━━━━

1. Herndon DN, Gore D, Cole M, et al. Determinant of mortality in pediatric patients with greater than 70% full-thickness total body surface area thermal injury treated by early total excision and grafting: J. Trauma 1987.27(2): 208-212

2. Jeschke MD, Barrow RE, Herndon DN. Recombinant human growth hormone treatment in pediatric burn patients and its role during the hepatic acute phase response, Crictical care Med 2000; 28(5): 1578-1583

3. O'Neill A, Rabbits A, Hamel H, et al. Burns in the elderly; our burn centers expirence with patients over 75years old. J Burn care Rehabil. 2000; 21: 183

4. Kirn D, Luce E. Early excision and grafting versus conservative management of burns, in the eldely
Plastic reconstructive Surgery, 1998; 102: 1013-1010

5. Marc G, Jeschke, MD, PhD, FACS, FRCS
Post burn Hypermetabolism: Past, Preset, and Future
J. of Burn care Res. 2016; 37 : 86-96

Ⅱ. 나이에 따른 고려사항 소아 화상
(Pediatric Burn)

01 서론

미국에서의 화상통계에 따르면, 연간 40,000명 정도의 환자가 입원치료를 하는데, 그중 1/3 정도는 소아환자이다. 지난 30년 동안 화상의 빈도는 매년 감소하고 있지만, 소아환자의 빈도는 통계적으로 따라서 비례해서 감소하는 것도 아니다.

소아화상의 유형은 성인화상의 유형하고는 좀 다른 면이 있다. 집안화재는 미국에서 화상과 그로 인한 사망원인으로 중요한 요소 중의 하나로, 연간 2,600명 정도가 사망하고, 13,000명 정도가 화상손상을 입는 것으로 보고되고 있다.

5세 이하의 연령대는 화상에 대한 위험성이 크다. 집안화재 때 전체 연령대의 평균보다 2배 정도 높은 사망률을 보이고 있다(모든 집화재에서 소아 사망률은 평균 20% 정도). 또한 소아화상에서 가장 흔한 화상의 유형은 열탕화상으로 전체 화상유형 71% 정도를 차지한다. 열탕화상은 6세 이하의 소아에서는 가장 흔하게 보이는 화상이다.

열탕화상은 주로 집안에서 발생하거나, 소아학대로 인하여 발생한다. 이러한 열탕화상은 50% 이상에서 요리 중에 뜨거운 액체에 의해 발생하는데, 뜨거운 물이나, 커피 등을 쏟아서 생기기도 하고 세면대나 조리대를 손으로 만지려고 하다가 발생하거나(뜨거운 조리기구를 당기거나, 조리기구 연결선을 당기다가 발생한다), 또 다른 원인은 뜨거운 물이 담겨 있는 용기에 몸의 일부가 들어가거나, 뜨거운 목욕용 욕조에 의도적이든 의도적이지 않든 간에 올라가려고 하다 발생하기도 한다. 역학조사에 따르면, 저소득층의 소아나, 장애인들에게서 이러한 화상의 빈도는 더 높다고 한다.

화염화상은 사춘기에서부터 주요 화상원인이 되는데,

다른 유형의 화상보다 화상의 심각도나 병원입원의 비율이 높아진다.

과거 수십 년간의 화상치료에서 극적인 변화들이 있었는데, 변화의 내용은 적극적이고 즉각적인 수액소생술, 조기 가피절제술 및 이식술 감염의 조절, 과대사 상태의 조절 및 흡입손상의 관리, 등인데 이로 인하여 화상 후 사망률이 많이 감소해져 왔다. 이로 인하여 소아에서 전체 사망률의 저하가 이루어 졌다. 예를 들면 1949년에 0-14세 사이의 소아에서 TBSA 50% 경우에서 사망률은 50% 이상이었는데, 최근에는 동일한 그룹에서의 50%의 사망률은 TBSA 98%에서이다.

후향적으로 최근 15년 이상의 연구결과는 소아화상

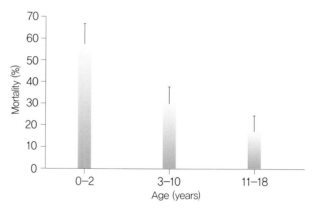

그림 18-1 Mortality in burns of more than 80% total body surface area for various ages.

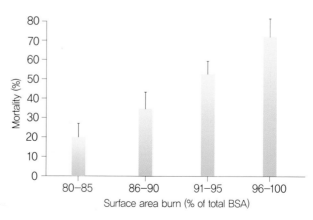

그림 18-2 Mortality for increasing burn size

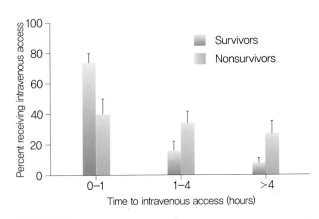

그림 18-3 Time to intravenous access in survivors and nonsurvivors. Mortality increases with delays in starting an intravenous line and ins, tuting volume resuscitation

103명의 소아화상 TBSA 80% 이상 되는 화상의 사망률은 33% 정도 되는 것으로 보고되었다.

사망률은 2 세이하의 소아와 TBSA 95%에서 현저하게 높았으며(그림 18-1, 2) 초기 수액치료가 지연된 경우가 사망률은 높이는 추가적인 요인이었다(그림 18-3). 화상 후 적극적인 수액소생술은 수상 1시간 이내에 이루어지는 것이 사망률 개선에 도움이 되었다. 또한 사망률이 증가되는 경우는 흡입손상, 패혈증, 다발성장기부전이 있는 경우였다.

또한 소아에서는 화상으로 인한 신체의 손상뿐만 아니라, 충격적인 정신과적 문제로 발생시킨다. 소아 각각의 신체적인 다양성에 맞춘 치료 및 수술이 필요하다는 것이 새로운 도전적인 과제들이다.

02 초기평가

첫 번째로 화상환자에게서 계속적인 열 손상을 일으키는 원인을 빨리 제거해야 하며, 입고 있는 옷이나 귀금속들을 빨리 제거해야 한다. 찬물을 계속 붓는 것은 중화상에서 체온을 떨어뜨릴 수 있으므로 피해야 한다. 화상의

진행과정이 멈추면, 깨끗한 담요나, 시트 등으로(가능하면 멸균된)상처를 덮어서 체온을 유지시켜주어야 한다. 만약 화학화상이면 화학물질을 즉각적으로 제거하고 난 뒤, 적어도 30분 동안, 다량의 물로 씻어 주어야 한다. 만약 화학물질이 파우더 종류이면, 씻기 전에 솔질로써 물질을 털어주어야 한다.

화상환자는 외상환자로 생각하고, 생명에 위협이 되는 손상들을 파악해야 하고, 치료해야 한다. 처음으로 기도를 확보해야 하며, 만약 흡입손상이 의심되면, 100% 산소를 투여해야 한다. 또한 동맥혈가스 분석과 일산화탄소-헤모글로빈(co-Hb) 농도를 측정해야 한다. 맥박-산소포화도(pulse oximeter)검사에서 증가된 co-Hb 농도가 가성의 정상치(false-normal)로 나타날 수 있는데, 이는 pulse oximeter가 co-Hb를 O2-Hb으로 잘못 분석한 결과이기도 하다.

빈 호흡, shidor, 쉰 목소리, 등은 흡입손상이나, 부종으로 인하여 곧 기도폐쇄가 임박했다는 것을 나타내는 것이므로, 즉각적인 기관 삽관술을 시행해야 한다. 가슴부위의 전층의 화상 가피가 둘러싸져 있으며, 호흡을 하기 어려워지므로 가슴이 잘 펴지는 호흡을 하는 양상을 잘 관찰해야 한다. 만약 기계호흡을 하게 되면 기도압과 Pco2를 관찰(monitor)해야 한다.

화상을 입은 사지에서는 혈압을 측정하기가 어려워지게 된다. 이런 환자들은 혈압을 측정하기 위해 동맥-라인을 확보해야 한다. 전완부, 요골동맥은 확보하기도 어려우며, 사지에 화상 있는 소아 환자에서는 그렇게 믿을 만한 라인이 아닐 수 있다. 소아에서는 오히려 femoral a.를 확보하는 것이 쉬우며, 믿을 만하다. 도뇨관은 성공적인 수액소생술의 방법으로서 설치해야 한다. 심한 중화상일 때는 위감압을 위해서 비-위관을 설치를 권장한다. 지속적인 빈맥은 부족한 수액소생술이나 찾아내지 못한 동반 손상이 있다는 것을 의미할 수 있으므로, 주의를 기울여야 한다. 적절하고 즉각적인 화상범위를 측정하는 것은 적절한 화상치료를 위한 꼭 필요한 조치이다.

03 수액소생술

성인환자들과 마찬가지로 소아에서도 기본적인 화상처치와 응급처치 순서에 따라서 시행하며 소아라고 해서 특별히 다르지 않다. 화상환자의 수액소생술은 지연될수록 더 안 좋은 결과가 생기게 하므로 정맥로(I.V line) 확보가 가능한 빨리 이루어져야 한다.

소아에서는 순환혈액량이 적기 때문에 소생술 처치의 지연은 엄청난 쇼크를 유발하게 된다. 보통 수상 후 1시간 이내에 수액소생술이 시작되어야만 유의한 생존율 증가가 이루어진다.

화상을 입지 않은 말초의 정맥로 확보가 더 선호되지만 필요하다면 화상부위에 정맥로 확보를 시행해도 된다. 말초정맥이 심각한 화상으로 확보하기 어려우면, 중심정맥을 잡아야 한다. 만약 두 군데의 정맥로 확보가 된다면, 수액소생술을 안전하게 진행시킬 수 있다. 필요하면 내경정맥, 쇄골하정맥, 대퇴 정맥로 등도 확보할 수 있는데, 부종이 심할 경우에는 대퇴 정맥로 확보가 더 쉬울 수도 있다. 혈관확보가 되지 않을 경우에는 골내루트(interosseus line of Tibia)를 확보하여, 시간당 100 mL 이상의 수액을 골수로 바로 투입할 수도 있다. 보통 근위부 정강이뼈를 이용하며 16-18G의 골수흡인용 바늘을 사용하며, 모든 연령층의 소아에게 비교적 안전하게 사용할 수 있는 방법이다.

수액의 소실에 대한 영향은 소아에서 더 크게 나타나는데, 왜냐하면 체중대비 체표면적의 비율이 작기 때문이다. 소아에서 정상혈액량은 대략 체중 1 kg당 80 mL이고, 신생아의 경우는 85-90 mL/kg 성인은 70 mL/kg이다. 예를 들면, TBSA 20%의 화상을 입은 10 kg의 소아에서 증발하는 물의 소실은 475 mL 정도이고, 이는 전체 순환량의 54%인 반면에, 같은 면적의 화상을 입은 70 kg 성인의 경우는 1,100 mL로서 소실되는 비율은 순환 혈액량의 고작 22% 정도가 된다.

흔히 사용되는 '9의 법칙'은 성인에게 잘 맞지만 15세 미만의 소아에서는 정확하지 않다. 성인에서의 체표면적과 체중과의 상관관계는 소아에서는 잘 맞지 않기 때문에, 소아에서 이 공식으로 투여 수액을 계산하면 수액량이 모자라거나, 과도하게 될 수 있다. 따라서 소아화상환자는 체표면적을 기반으로 하는 공식을 사용하여 소생술을 시행해야 하는데, 표준 체표면적 도표를 이용하여 계산해야 한다.

소아에서 가장 흔히 사용하는 소생술공식은 5,000 mL/m² 화상범위 + 2,000 mL/m² 체표면적(유지량)이다.

계산된 양은 24 hr 동안 투여하며, 계산량의 1/2을 첫 8시간 이내에 투여해야 하며, 나머지 양은 16시간에 투여하는데, 1/4씩 8시간 안에 투여하는 것이다.

저나트륨혈증은 소아환자가 화상을 입은 지 48시간 이후에 흔히 보일 수 있는 합병증이다. 따라서 혈중나트륨은 자주 모니터링하는 것이 필요하다. 1세 미만의 소아에서는 나트륨 공급이 더 많이 필요한데, 이는 소변으로 소실되는 나트륨의 양이 성인보다 더 많기 때문이다.

칼륨(K+)의 소실은 경구 인산화 칼륨으로 보충할 수 있는데, 저인산혈증은 소아에서 자주 일어나기 때문이다. 칼슘과 마그네슘의 소실 시에도 보충이 필요하다. 정맥을 이용한 소생용 수액은 등장성이어야 하고, 소실된 전해질을 보충해 주어야 한다. 하트만 용액은 화상 후 첫 24시간 이내에 가장 흔히 사용되는 소생용 수액이다. 1세 미만의 소아는 글리코겐 저장능력이 제한적이기 때문에 저혈당을 예방하기 위해 소생용 수액에 포도당 용액을 추가하여 투여해 주어야 하고 자주 혈당을 체크해야 한다.

04 수액소생의 평가

혈압이 낮거나, 시간당 소변량의 감소와 같은 성인화상 환자에서의 저혈량을 나타내는 임상적 징후는 소아에서는 쇼크의 후반기에 나타나지만, 빈맥은 언제든지 나타날 수 있다. 소아는 심폐 보존량이 많아서 순환 혈액량의

Age	(최소)심박수 (beat/min)	수축기혈압 (mmHg)	호흡수	Hb (g/dl)	Hct (%)
2세 미만	100-150	60	30-40	11	33
2-5세	80-140	70	20-30	11	33
6-12세	70-120	80	18-25	11.5	34.5
12세 이상	60-110	90	16-20	12	36

25% 이상 소실이 되면서 심혈관계의 보상기전이 이루어지지 않을 때까지도 저혈량의 임상적 증상이 잘 나타나지 않는다.

따라서, 모세혈관 재충만의 징후는 소아화상 환자에서 체액량 상태를 확인하는 좋은 지표로써 이용된다. 모세혈관의 재충만이 감소한다면 심혈관계의 붕괴를 생각해야 한다. 염기결손이나 젖산을 포함한 동맥혈의 산도측정은 중요한데 이는 조직 관류량의 감소를 의미하는 믿을 만한 결과이기 때문이다. 염기결손이나 젖산 수치의 정상범위로의 개선은 성공적인 소생술이 되었음을 의미한다.

소아는 외상이나 불안에 대한 반응으로 카테콜라민이 과도하게 분비되기 때문에, 가벼운 손상 후에도 반응성 빈맥은 자주 일어난다. 5세 미만에서는 수축기 혈압이 100 mmHg 이하일 경우도 흔하다.

소아에서는 신장이 덜 성숙하기 때문에 성인보다 세뇨관밀도가 적어서 저혈량이지만, 소변생성이 계속될 수도 있다. 따라서 요도 카테터의 삽입은 TBSA 20% 이상의 환자에서 수액 소생술 때 필수적이다. 수액 소생술의 초기에서는 소변량은 매 15분마다 평가되어야 하며, 수액량도 그에 따라서 조절되어야 한다. 소변량은 소아에서는 1 mL/kg/hr, 영아에서는 2 mL/kg/hr를 유지하도록 수액량을 조절해주어야 한다.

소아는 대량의 심폐보존량을 갖고 있지만, 소아의 심장은 compliance가 적고 상대적으로 낮은 충만 압력에서 박출량이 고평부를 이룬다. 심박출량은 거의 완벽하게 심박수와는 독립적이며, 미성숙한 심장은 혈액량이 가중될수록 더 민감하게 반응을 한다. 심박출량은 열희석법을 기초로한 Picco모니터를 이용하여 측정할 수 있는데, 이는 Swan-Ganz 카테터보다 덜 침습적이다. 경흉부, 경식도 심초음파는 기존의 치료에 반응하지 않는 환자의 경우, 심장의 기능을 확인하기 위해 사용할 수 있다.

소아에서는 혈관성이나, 정수압성 원인에 따라서 부종이 잘 나타나는 경향이 있다. 혈관성 부종은 혈관의 치밀성에 이상이 오는 초기에 발생한다. 정맥 내에서의 삼투압유지는 부종의 악화를 감소시키게 된다. 알부민수치는 2.5 g/dL 이상을 유지하도록 화상 후 8시간 뒤부터는 투여할 수 있다. 부족분을 계산하는 법은 아래와 같다.

(2.5 g/dL − 현재혈청 내 알부민양(g/dL)) × (체중(kg)×3)

05 기도의 평가와 관리

소아환자는 기도의 평가와 관리가 가장 중요하다. 소아의 경우 기도의 단면적이 작기 때문에 기도폐쇄가 쉽게 온다. 기도부종의 크기가 성인과 같다 하더라도 기도 저항의 증가와 기도 단면적 감소에서는 현저한 차이가 있다. 예를 들면, 4 mm 정도의 소아의 기도직경에서 1 mm 정도의 조직의 두께증가는 기도저항의 16배 증가와 기도 단면적의 75%의 감소를 가져오게 된다. 같은 부종의 경우 성인의 기도저항은 3배 증가하고 기도 단면적은 44% 정도밖에 감소되지 않는다. 따라서, 화상 전문센터로의 이송시간이 지연될 경우나, 심한 흡입손상이 있거나, 많은 양의 수액주입으로 기도에 부종이 진행될 수 있는 중화상의 경우에는 기관 내 삽관조치가 필요하다. 기도의 내경을 평가하는 방법으로는 환자의 새끼손가락의 넓이로 추정하거나, (나이+16)/4, broselow tape 등의 방법이 있다.

기관삽관 후에는 반드시 고정이 잘 되어야 하는데, 보통 테이프보다는 끈을 이용하여 고정하는 것이 더 안전하다.

06 흡입손상

흡입손상은 화상으로 인한 사망률을 높이는 가장 흔한 원인 중 하나이다. 즉 흡입손상의 경우 사망률이 40%에 이른다. 피부에만 화상을 입은 소아화상의 사망률이 1-2%인 데 비해, 연기 흡입손상이나, 저산소증이 동반된 일산화탄소 중독의 경우에는 사망률이 2배 이상 높아지게 된다. 성인화상의 경우처럼 흡입손상을 진단하는 확실한 방법은 기관지 내시경을 시행하여 기도상태를 직접 확인하는 것이다.

흡입손상의 치료지침은 기도유지와 청결, 그리고 약물적 치료이다. 치료에 대한 예후는 좋지는 않지만, 적극적인 치료를 시행해야 한다. 산소호흡기, 가습기, 적극적인 폐세척, 감염에 대한 항생제 치료 등을 사용한다. 헤파린과 아세틸 시스테인 흡입의 처방으로 치료된 소아화상 환자들은 재삽관, 무기폐나 사망률에서 뚜렷한 감소를 보인다.

07 과대사반응

화상 후 발생하는 과도한 대사의 증가는 중화상 손상을 받은 소아에서 전형적인 증상이다, 다른 어떠한 질환도 화상만큼의 현저한 대사증가율을 보이지는 않는다.

대사과다가 지속되면 제지방체중(LBM)의 감소와 합병증 발생이 증가한다. 이러한 대사과다 반응은 화상부위의 크기에 비례하게 된다.

이화작용을 일으키는 호르몬(카테콜라민, 코티졸, 글루카곤)의 분비로 인하여 심혈관계에서 hyperdynamic한 상태가 일어나게 된다. 이로 인해 산소 소모를 증가시키고 에너지 소모가 증가되며, 단백질분해와 지질의 분해가 증가, 글리코겐분해 증가, LBM과 체중의 감소, 치유속도의 감소, 면역력의 감소를 가져오게 된다.

분비된 사이토카인의 혈중 level은 화상 이후 증가되는

데, 화상 후 3-6개월이 지나야 정상화된다.

중화상 손상 후에는 더 심하고 오래 지속되는 염증반응은 더욱 심한 이화작용을 촉진하는 염증전 사이토카인(pro-inflammatory cytokine)이 높은 농도로 분비된다는 것을 의미하는 것이다. 성호르몬과 내인성 성장호르몬 level은 화상 후 3주까지 감소한다. 화상 손상의 이화작용을 줄이기 위해 약물치료가 사용된다. LBM 감소를 줄이기 위해서 재조합형 성장호르몬(rhGH), 인슐린, IGF-1, IGFBP-3과 같은 동화호르몬들이나, 테스토스테론, 합성옥산드론유도체, 교감신경길항제(propranolol)가 사용된다.

이런 약물들은 LBM을 유지하고, 치유속도를 높인다.

1) 체온조절(Thermo regulation)

감염이 없음에도 불구하고 중화상 이후에는 다양한 염증성 사이토카인과 통증반응이 시상하부를 reset시켜서 중심체온의 상승을 야기시킨다.

화상환자들은 38도 정도의 체온에서는 견디기 힘들어한다. 체온이 저하되어 있거나 정상체온은 패혈증이거나 혹은 체온을 유지하기 위한 생리적 능력이 소모되었음을 나타낸다. 체온을 유지시키기 위한 일반적인 방법은 화상으로 인한 피부의 증발열과 대류를 통한 추가적인 열소실

표 18-6 Airway maintenance, clearance, and pharmacological management

Turn side to side	q2h
Sitting or rocked in chair	As soon as physiologically stable
Ambulation	Early
Chest physiotherapy	q 2 h
suctioning and lavage(nasal/oral tracheal)	q 2 h
Bronchodilators	q 2 h
Aerosolized heparin/acetylcysteine	q 2 h alternating
Heparin 5000-10,000 units with 3 mL NS	q 4 h
Alternated with acetylcysteine 20% 3 mL	q 4 h

을 막는 것이다.

영유아의 경우는 체중대비 큰체표면적 비율과 떨림반응을 일으킬 수 있는 이유이다. 소아환자의 체온손실을 막기 위한 여러 가지 노력이 필요하다. 요구되는 에너지량을 줄이고, 증발되는 수분량을 줄이기 위해 주위온도는 30-33도, 습도는 80%로 유지해야 한다.

또한 저체온증은 많은 합병증을 일으킨다. 심장은 온도에 민감해지고 심실부정맥은 자주 발생한다. 또한 저체온증은 전해질 농도의 변화에 심근이 예민하게 반응하게 한다.

헤모글로빈 산소해리곡선은 좌측으로 이동하는 변화가 생기는데, 말초의 산소 장애로 인하여 체온의 감소가 일어나기 때문이다. 극단적인 상황에서는 중추신경계와 호흡기계를 억제시키고 혈액응고장애, 그리고 절말초 혈관의 긴장도까지도 소실시키게 된다.

2) 영양보충 요법(Nutritional support)

영양보충 혹은 지지요법은 급성 중화상환자에 있어 입원기간 동안의 필수적인 치료방법 중 하나이다. 조기장관영양법은 심한 화상환자의 대사과다증을 영양적인 측변에서 지지해준다.

조기 장관 영양을 시행하면 소화관의 점막을 유지시켜주고, 장관의 혈류와 운동성을 개선시켜준다. 또한 조기 장관 영양은 화상에 대한 대사과다증을 줄여주게 된다.

표 18-7 소아들을 위한 영양요구량 계산 (Nutritional requlrements for children)

Galverston		Modified curreri
Infant burn	2100 kcal/m² + 1000 kcal/m² burn	BMR + 15 kcal/%
Toddler burn		BMR + 25 kcal/%
Child burn	1800 kcal/m² + 1300 kcal/m²	BMR + 40 kcal/%
Adolescent burn	1500 kcal/m² + 1500 kcal/m² burn	

작은 범위의 화상에서는 고단백, 고칼로리 식이가 환자의 대사반응을 지지해 준다. 30% 이상의 화상범위를 가진 환자들에서 식이의 보충은 장관영양으로 투여해 준다. 영양을 위한 튜브는 입원 후 수 시간 이내에 위의 pylorus를 지나게 하여 십이지장에 위치시키고 장관영양을 시작한다.

대부분의 소아환자는 화상수상 후 한두 시간 후 빨리 장관영양을 시작해야 한다. 여러 연구에서 조기 장관영양법의 효율성과 추가적인 이점을 강조하고 있다.

장관영양은 비-십이지장이나 비-공장튜브를 이용하거나 위를 통해 투여된다. 가끔 장마비(ileus)가 올 수도 있다.

시판되는 튜브 영양식은 고삼투압이라서 0.5-0.75 정도의 비율로 희석시켜 투여하는 것이 좋다. 그대로 주게 되면 설사가 발생할 수도 있다.

요구되는 칼로리 양은 보통 화상의 크기와 연관되어 있기 때문에 칼로리 계산은 소아 환자의 체표면적에 근거해서 계산한다.

08 성장의 지연

대사과다와 이화작용은 화상상처가 닫히고 난 뒤에도 계속된다. 단백질분해는 심한 화상 이후 6-9개월간 계속된다. 손상 이후 2년 동안 뼈의 성장결핍이 계속된다. 이러한 결과는 osteopenia를 일으키며, 이것은 소아환자의 골밀도 축적에 부정적인 영향을 미친다.

TBSA 40% 이상의 소아환자는 적절한 영양공급과 운동에도 불구하고 화상 이후 1년 동안은 키와 몸무게의 성장이 더디고 화상 이후 3년이 넘어서야 천천히 정상화된다.

09 화상창상의 관리

화상환자의 치료에 있어 가장 중요한 부분 중 하나는

조기에 외과적 절제술을 하고 화상부위에 피부이식(동종 혹은 자가이식)을 하는 것이다.

화상부위의 빠른 절제와 이식기술의 발달, 수액요법과 일반적인 치료의 발달은 심각한 패혈증의 발병을 감소시 켰다. 보통 가피는 세균의 효소에 의해 분리된다. 분리되 는 기간 동안에 화상가피 부위나, 주위 조직에는 침습적 인 감염이 일어나고, 이로 인하여 패혈증이 유발되며, 입 원기간의 증가와 사망률의 증가를 일으키게 된다.

최근에 화상가피의 대량절제는 소아환자에서 더욱 쉬 워졌으며, 이로 인해 입원기간의 감소와 사망률의 감소를 가져오게 되었다.

동종피부(allograft), 이종피부(xenograft), 인테그라(In-tegra, 일종의 인공진피) 같은 피부 대체물질은 피부이식 공여부가 준비되기 전까지, 화상환자의 상처부위를 덮어 주고 보호해준다.

배양된 자가 상피(CEA)는 광범위한 범위의 화상환자 의 치료에 이용된다. 공여조직이 제한적인 경우에 화상상 처를 덮을 수 있는 방법이지만, 비용측면에서는 비효율적 이다.

CEA 사용군과 전통적인 mesh 자가피부이식 치료군과 의 비교에서 병원비의 증가, 오랜 입원기간, 반흔성형술 의 빈도증가가 보여 단점으로 지적된다.

전통적으로는 부분층화상의 치료에 항생제연고를 보 통 사용해왔다. 이러한 치료방법의 단점은 통증의 발생이 다.

따라서 여러 가지 피부대체물(바이오브레인, 인테그 라, 동종피부 등)을 사용하는 치료법에서는 이러한 통증 을 감소시켜주고, 입원기간도 줄여주는 장점이 있다.

또한 Acticoat, Aquacel 같은 silver 제제들도 부분층화상 에서 치료에 효과가 있으며 통증도 줄여주게 된다. 화상 부위의 깊이를 결정하는 것은 임상적으로 쉽지 않다. 전 층화상과 부분층화상이 같이 섞여 있는 경우일 때는 판단 하기가 어렵다.

따라서 깊이가 결정되지 않은 부위는 약 1-2주 정도

드레싱하면서 깊이가 결정될 때까지 보존적 치료를 하는 것이 더 유리하다.

이렇게 지연된 수술을 하는 것이 상처의 절제부위를 줄이고 혈액손실도 줄일 수 있다. 광범위한 화상에서는 조기 가피절제술과 동종피부 이종피부를 이용한 이식술 을 시행하는 것이 치료의 표준이다.

⑩ 통증조절

소아환자는 어른처럼 자신들의 통증을 표현하지 못한 다. 소아환자는 보통 통증을 공포, 걱정, 불안, 분노, 공격 성, 좌절감, 퇴행 등을 통해 표출하게 된다. 화상손상은 극심한 통증을 유발할 수 있으므로 입원기간 동안 통증상 태를 계속해서 평가해야 한다.

마약성 진통제인 모르핀은 화상환자에게서 가장 많이 사용하는 흔한 진통제 중의 하나이고 정맥주사를 해야 한 다. 펜타닐(fentanyl) 또한 많이 사용된다. fentanyl은 드레싱 교환 중이나 상처를 치료할 때 효과적인 진통제이며 보통 (10 μg/kg)의 용량이 추천된다.

외래환자는 대부분 아세트아미노펜이나 하이드로코돈 으로 치료하며, 몇몇 환자는 메타돈 같은 지속형 Narcotic 를 필요로 한다.

⑪ 재활

화상치료 결과에서 중요한 부분이 재활이다. 급성 화 상처치동안 부목(splints)을 하거나, 적절한 자세를 유지해 주는 노력은 관절의 변형과 반흔구축을 최소화할 수 있 다. splint는 치료시간을 제외하고는 계속적으로 사용해야 한다. 또한 입원 첫날부터 사용되어야 하며, 환자의 필요 에 맞게 제작되어야 한다. 능동적인 운동이든지 수동적인 운동 치료이든지 가능하면 조기에, 침상에서부터 시작되어야 한다. 하지쪽에 피부이식이 된 환자라도 수술 후 4일 째부터는 ambulation을 시작해야 한다.

조기치료와 ambulation은 화상 환아의 장기적인 재활치료에 성공하는 중요한 요소이다. 환아가 퇴원 후에는 좀 더 강도가 있는 물리 치료를 받아야 하는데, 예를 들면 스트레칭과 근력운동, ROM 등이 포함된다.

12 예방

예방은 소아 화상환자를 줄이는 최고의 방법이다. 지역사회의 노력은 화상환아의 숫자를 줄일 수 있다. 예를 들면, 온수물의 온도를 제한하는 정수기, 연기감지기 설치, 성냥과 라이터의 안전한 보관, 주방에서의 소아의 화상 예방방법의 교육 등이다. 불의 위험성을 가능한 한 빨리 아이들에게 교육시키는 것이 매우 중요하며, 아이들에게 안전한 환경을 제공하고, 적절한 교육을 시키는 것이 의료인의 책임이며, 더 나아가 어른들과 지역사회의 책임이다.

참고문헌

1. Brigham PA, McLoughlin E.Burn incidence and medical care in the US: estimate,trends and data sources. J Burn Care Rehab 1996; 17:95-107

2. Jeschke MG, Chinkes DL, Finnetry CC,et al. Pathophysiologic response to severe burn injury.Ann Surg.2008 Sep; 248(3):387-401

3. Lee JO,Benjamin D, Herndon DN. Nutrition support stratiegics for severely burned patients. Nutr Clin Pract. 2005 June;20(3):3235-330

4. Mlcak RP,Suman OE,Herndon DN. Respiratory management of inhalation injury.Burns.2007 Feb;33(1):2-13

5. Thompson P,Herndon DN, Abston S,et al. Effect of early excision on patients with thermal injury. J Rrauma.1987 Feb;27(2):205-207

6. Williams FN,Jeschke MG,Chinkes DL, et al. Modulation of the hyper-metabolic response to trauma: temperature,nutrition,and drugs. J Am Coll Surg.2009 Apr; 208(4);489-5024.

7. Jeschke, Kamolz, Shahrokhi : Burn care and Treatment, Springer - Verlag ; 2013

8. 8. Carrougher G, Burn care and therapy, st. Louis, MO ; Mosby ; 1998

Ⅲ. 임신한 화상 환자의 치료
(산모에서의 화상 치료)

01 서론

임신한 여성의 약 8% 정도가 외상을 경험하게 되며, 임신 중의 외상은 임신과 관련 없는 사망의 가장 흔한 원인이다. 일반적으로, 외상은 미국에서는 40세 미만의 연령층에서 사망의 주요 원인이며, 가임기 여성들은 외상의 가장 큰 위험에 처한 연령대이다. 선진국들에서는 화상 중환자실에서 임산부를 보는 것은 드문 일이지만, 개발도상국의 임산부들에게는 화상으로 인한 외상은 큰 위험이 될 수 있다.

따라서 임신한 환자의 치료에 관한 최근 문헌들은 주로 개발도상국의 저널들에서 찾을 수 있으며, 주로 소규모 연구 및 사례 보고서로 구성되어 있다. 임신 중 화상에 의한 손상은 주로 가정에서 발생하는 경향이 있으며, 개발도상국에서는 자살을 시도하는 여성의 상당 부분에서 화상이 원인인 경우가 있다.

임산부와 관련하여 특정된 연구자료의 부족으로 인하여, 임신한 여성에서 화상 환자의 수, 이들 중 화상의 크기, 또는 산모와 태아의 사망률에 대해서는 대체적인 의견일치는 보이지 않는다. 그러나 문헌에 따르면, 모성 사망률은 전체 화상범위(TBSA)가 40-60%를 초과할 때 50% 이상이며 100% 까지도 보고되어 있다. 이 통계치는 전체 화상범위(TBSA) 가 50% 이상일 때 산모의 생존율이 '거의 없다'는 것을 보여주는 1990년의 Rode의 연구 결과와 큰 차이가 없다. 이러한 끔찍한 사망률의 결과는 소아 화상환자에서 전체 화상범위(TBSA)의 98% 가 치명적인 사망률(LD50) 인 것으로 나타난 Herdon 등이 실시한 동시대의 연구와는 매우 대조적이다. 화상을 입은 환자들의 평균적인 생존율이 향상되었음에도 불구하고 임신 중의 화상 환자는 1960년대와 동일한 사망률을 나타내고 있다.

최근의 연구에서 60% 화상을 입은 임신한 화상 환자는 사망하였고, 또한 태아 사망률은 50%에 달했다. 예상할 수 있듯이, 임신한 화상환자에게서 높은 자발적 진통의 비율이 높은 것에도 불구하고, 태아의 생존은 산모의 생존율에 크게 좌우된다. 심한 화상 손상을 입은 임산부의 사망률은 비슷한 크기의 화상 상처를 가진 임신하지 않은 여성 및 남성의 사망률과 비교해 보면 높다. 그러나 이것 또한 더 많은 연구가 필요하다.

02 사망률에 영향을 주는 인자들

문헌 연구에 대한 합의들이 있는데, 이것은 화상 범위는 산모와 태아 모두의 사망률과 가장 유의미한 상관관계가 있다는 것이다. 넓은 화상 범위는 사망률에 대한 가장 예측할 수 있는 지표이다. 모성 사망률과 TBSA의 비율당 1.08배로 높아진다($P<0.0001$). 또한 화상 범위에 따른 사망률과 의도적 화상의 경우에서의 사망률 등은 연관성이 깊다. 자살을 시도한 여성은 화상 범위가 더 많았으며 결과적으로 사망률이 더 높다. 특히 50%가 넘는 화상 범위를 가진 여성들은 모두 높은 사망률을 나타냈다.

Rode 등은 화상의 범위와 자연 유산 및 미숙아 출생의 빈도 사이에서 직접적인 관계가 있음을 보고하였으며, Rezavand 등은 임신 매 3개월마다 임산부에서 화상 범위가 산모 사망률과 같이 태아 사망률도 높아진다는 상관관계가 있음을 입증하였다. Agarwal은 산모의 화상 범위가 더 넓다 하더라도 산모 사망보다는 높은 비율로 태아 사망이 발생했다는 사실도 발견했다.

산모와 태아의 사망률에 대한 두 번째로 강력한 예측 인자는 흡입 화상이며, 그 치료법은 아직도 논쟁의 여지가 있다. 모성 사망과 태아 사망이 발생한 산모는 흡입 손상이 있는 환자들에게서 더 흔했다. 저산소증은 산모와 태아의 사망과 관련이 크다. 폐쇄된 건축물에서의 그을음에서 방출되는 연기 안에는 시안화물(CN), 및 일산화탄소

(CO) 가스가 잠재적으로 존재한다. 흡입 손상 시에 CO와 CN 은 시너지 효과를 나타낸다. 또한 산모보다는 태아의 헤모글로빈이 CO와 CN을 더 많이 결합하므로 산모보다 태아에서 더 높은 수치가 나타난다. 따라서 의료진은 CO와 CN 중독의 잠재적 영향이 있다는 사실을 두 명의 환자, 즉 산모와 태아 모두에서 이것을 고려해야 한다. 안면부 화상, 넓은 범위의 화상, 의도적 화상은 모두 흡입 손상과 관련이 있다. 임산부 환자에게서 심각한 화상은 호흡기계에 직접적인 손상을 줄 뿐 아니라 간접적인 영향까지 미칠 수 있다. 임신한 화상 환자에게는 특이하게도 점막 부종, 산소 소비 및 분당 환기가 증가하지만, 중요한 폐 용량은 감소하게 된다. 심한 화상을 입은 임신한 화상 환자가 흡입 손상을 입었다고 의심될 경우에는 임신하지 않은 환자와 마찬가지로 응급으로 기도 삽관을 시행해야 한다. 화상 부종으로 인한 임신의 생리학적 변화를 감안할 때 심한 화상을 입은 임신 환자에서 조기 기관 삽관은 강력하게 고려되어야 한다. 시안화 해독제인 하이드록시코발라민(Hydroxycobalamin)은 임신 카테고리 C 약물이며 시안화물이 태반을 가로질러 통과하여 산모보다 태아를 더 많이 사망하게 만들기 때문에 그 위험성보다 득이 되는 것이 더 많을 경우에만 사용해야 한다. 재태 연령에 따른 생존율도 여러 연구에서 보고된 인자이다.

Argawal은 임신 3기의 태아 생존율은 산모의 생존율보다는 재태 연령에 관계가 있음을 발견했다. Liu는 건강 상태와 관계없이 38주 전까지 각 재태 기간에 손상을 받지 않은 임산부보다 손상을 받은 임산부 쪽에서 재태 연령 관련 유산될 위험성이 높다고 결론 내렸다. 신생아 학자와 산과 의사들이 볼 때 재태연령만이 태아의 생존력을 결정하는 유일한 기준은 아니다.

500 g의 태아 체중 기준이 채택되었는데, 이는 기도 삽관이 가능한 최저한의 몸무게이다. 산과적 개입의 가능성을 고려할 때 급성 화상 관리 초기에는 태아 초음파 검사와 생리적(menstrual) 및 성관계 관련 데이터를 통해서 태아의 재태 연령과 체중을 정확하게 확인하는 것이 필수적

이다.

저혈량성 쇼크 및 패혈증은 산모 및 태아 사망의 원인이 되는 합병증으로 밝혀졌다. 재발하는 패혈증은 심한 화상을 입은 환자의 관리에 있어 중요한 위험성이다. 복강 내 고혈압 및 복부 구획 증후군은 심한 화상을 입은 환자에서 수상 48시간 이내에 발생한다. 복강 내 고혈압은 12 mmHg를 초과하는 것이며 복강 내 구획 증후군은 복강내 압력이 20 mmHg보다 높으면서 복부 내의 다른 장기가 부전증을 보이는 경우를 말한다. 임신은 다기관 장기기능장애(MOD, Multi Organ Failure)에서 보이는 초기의 난관 통기검사(Pertubation)와 비슷한 장기나 기관계의 생리적인 변화들이 일어난다. 이 모든 합병증은 잠재적으로 MOD로 이어지며, 임신한 여성에 존재하는 기존의 상태를 악화시키고 심하게 화상을 입은 산모 환자들을 더욱 위태롭게 한다.

03 ▶ 태아 생존 능력

산과적 합병증을 관리하는 것은 화상 팀에게 또 다른 도전적인 어려움이 된다. 산모의 사망으로 인하여 2차적으로 발생하는 태반 조기박리는 외상 후에 생기는 태아 사망의 가장 흔한 원인이다. 임신 중인 환자가 화상을 수상한 후 나타나는 강력한 동력학(intense kinetics)으로 인해 태아는 종종 자발적인 분만이 일어날 수 있다. 일반적인 용어로는 유산이다. 일관되게 연구한 결과 태아 사망률은 첫 번째 임신 3개월 기간에 중화상을 입었을 때 가장 높았다. 그러나 적극적인 태아 감시를 실시하며 적절한 산과적 개입을 하면 임신 초기에 태아의 생명을 유지할 수 있다. 연구에 따르면 이러한 태아 감시 접근법은 임신 22주째에 시작한다. 태아의 재태연령과 체중이 특정되면 의료팀은 이 치료를 가장 효과적으로 할 수 있다. Linder등의 대규모 연구에서, 신생아 ICU(NICU) 입원율, 패혈증 및 항생제 치료율이 같은 태아 합병증의 위험성을 정상 분만

이나 정상대조군과 비교해서 조기 저 위험성 분만이 더 높다는 것을 보여주었다. 이 연구는 저위험 단일 출산이며 임신 37주에 평가를 시작했지만, 신생아 이환 위험성은 조기 분만과 관련이 있음을 보여주었다. 화상팀, 산과 및 신생아 팀은 자궁 안에 있는 태아의 위험에 대비한 조기 분만의 위험성과 심한 화상으로 인해 예상되는 결과에 대해 종합적으로 고려해야 한다.

1) 실제적인 치료 알고리즘(Practical management algorithm)

임신의 좋지 않은 결과들은 임신 중에 생긴 경미한 외상과는 별로 관련이 없다. 그러나 심한 화상은 심각한 외상이 될 수 있다. 실제 문제로써 산모 화상 환자의 관리는 5단계로 구분할 수 있다. 생존가능 전단계, 생존가능 주변기, 초기 생존가능기, 생존가능기, 정상 분만(표 18-8), 산과적 합병증(자궁 파열 및 태반 조기박리)은 모성의 급성 외상 후 조산을 야기 시키는 강력한 기전이다.

임신 초기부터 임신 22주 또는 23주까지의 임신 기간과 태아 무게가 500 g 미만인 임신 기간 동안 태아는 산모와 독립적으로 생존할 수 없다. 임신의 생존 가능 전단계를 현재 미국 산부인과 학회(American College of Obstetrics and Gynecology)에 의하면 임신 24주로 정의되지만, 신생아 의학자 및 산모 태아 의학자는 임신 주수로는 22주까

지 보고 있지만, 이것보다는 태아의 몸무게가 500 g이 되는지 여부가 생존에 중요하다고 한다.

대부분의 산과 전문의는 재태 22주에는 소생술을 시도하지만, 재태 22주 태아의 사망률은 엄청나게 높다. 따라서 24주와 태아 몸무게 500 g이 생존가능성의 기준이 된다.

산모에게 집중적인 화상 치료를 제공하면 자궁은 최적의 인큐베이터가 되어 태아 관리가 가능해진다. 이 자료에 의하면 자연 유산율이 높은 것을 보여준다. 모성 사망 확률이 크지 않은 것으로 생각되어 진다면 임신을 중단시키는 것이 이점이 된다는 것은 입증되지는 않았다. 태아에게 위험한 것으로 알려진 약물을 피하기 위해 노력해야 하지만, 태아가 유산될 가능성이 매우 높은 쇼크 및 패혈증으로 산모를 빠지게 하는 정도로 약물을 쓰지 않는 것은(피하는 것은) 좋지 않다.

다학제팀은 생존가능 주변기(22-26주) 및 초기 생존기(26-28주) 동안 여러 가지 요인들 중에서 화상 치료의 균형을 유지해야 한다. 예방적으로 출산 전 코르티코스테로이드는 심하게 화상을 입은 산과 환자의 입원 시 투여를 고려해야 한다. 미성숙 태아의 이환율과 사망률을 줄이기 위한 최적의 방법이며 장기의 성장을 촉진하는 것으로 입증되어진 이 용법은 23주보다 어린 태아에게 투여할 수 있다. Betamethasone(24시간 간격으로 2회 12 mg 투여)과 dexamethasone(12시간마다 6 mg 4회 투여)이 가장 일반적으로 사용되는 출산 전 코티코 스테로이드이다. 더 짧은 투약 간격은 이점이 없으며, 두 번째 투여가 어려울지라도 첫 번째 투약을 적용하는 것이 좋다. 그러나 출산 전의 코티코 스테로이드는 원래 출산 시기보다 임신을 연장시켜서 엄마와 아이에 대한 위험이 더 클 때는 금기이다. 최대 48시간 동안 임신 진통을 막아주는데 효과적이며, 수축 억제치료는 코티코스테로이드를 투여하거나 적절한 화상 센터로 환자를 옮길 때까지 출산을 지연시킬 필요가 있는 상황에서는 특히 유용하다.

심한 화상에서 수축억제 용법은 복강내 수술로 발생하

표 18-8 중증 화상에서 나타나는 제왕절개술의 적응증

태아 단계	제태 연령	적응증
생존가능 전단계	0-21주	없음
생존가능 주변기, 체중 ⟨ 500 g	22-26주	없음
생존가능 주변기, 체중 ≥ 500 g	26-28주	있음
초기 생존 가능기	26-28주	있음
생존가능기	28-32주	있음
조산	32-37주	있음
정상 분만	27-40주	있음

는 자궁수축을 억제하여 태아의 생존을 유지시키기 위해 사용할 수도 있다.

최근 연구에서 프로스타글란딘 억제제가 모체 부작용이 가장 적은, 최적의 일차 자궁수축 억제제가 될 수 있는 것으로 나타났다(예 : 칼슘 통로 차단제, 베타 모방 체 및 황화 마그네슘). 칼슘 채널 차단제는 잠재적으로 자궁수축 억제요법으로 신생아에게서 결과가 가장 좋다. 급성 조산 수축을 억제하기 위해 전통적으로 사용되었지만, 황상 마그네슘의 출산 전 투여는 신경 보호를 전달하고 자궁수축 억제제로서는 효과적이지 않은 것으로 나타났다. 28주 미만의 임신을 위한 경피 니트로글리세린은 부작용이 매우 커서 권장하지 않는다. 이러한 약제는 화상 쇼크를 악화시킬 수 있으므로 중환자 치료, 산부인과, 신생아 의사 및 약사간에 조정을 하여 적절한 치료를 유도하여야 산모와 어린이에게 더 많은 위험을 피할 수 있다.

태아의 생존확률과 정상적인 삶을 누릴 수 있는 기회를 살리기 위해 분만 혹은 소생술을 할 것인가에 대한 판단이 필요하다. 자궁 내 남아 있는 태아의 인지되어진 위험이 NICU에 있는 위험보다 클 경우에는 태아는 자궁 밖으로 분만한 후에 치료해야 한다. 자궁 안에서의 집중적인 치료에서 태아에 좋지 않은 영향을 피하기 위하여 태아를 감시하고 약물을 선택해야 한다. 독성 약물을 투여해야 하는 경우, 독성 약물의 위험은 태아 유해 위험과 균형을 이루어야 한다. 또한, 자궁 내 태아 사망이 발생되면 그 원인에 상관없이 자궁 소파수술을 시행해야 한다. 사산, 패혈성 낙태 및 계류 유산 등은 파종성혈관내응고(DIC)로 이어질 수 있다. 산모의 이환율과 사망률의 높은 상관관계가 있기 때문에, 태아 소실로 인해 유발된 DIC는 사망한 태아 개체의 즉각적인 소파술로 예방할 수 있다. 사망했거나, 곧 사망할 태아에게 어떠한 조치를 취한 다던지, 소생술을 시행하는 것은 윤리적으로 비난받을 수 있다.

04 치료

화상 환자는 보통 외상으로 인한 희생자들하고는 다르게 특이한 약물 동력학으로 고통받았다는 것은 널리 알려져 있다. 태아에게는 화상 치료 프로토콜이 크게 바뀌었다고 추정할 수 있지만, 꼭 그렇지는 않은 것 같다(그림 18-1). 조기 화상 상처 절제 및 상처 덮기, 적극적인 수액 치료, 항생제 투여(옵션은 제한적), 충분한 영양 섭취는 화상을 입은 산모 관리에 기본이다. 그러나 응급 구조원들이나 화상팀은 환자가 임신한 사실을 모르고 있을 수 있다. 따라서 가임기 여성 화상 환자를 치료할 때 처음으로 간단하고 필수적인 예방 조치는 임신 여부가 입증될 때까지 임신을 의심하는 것이다. 환자가 임신 중임이 확인되는 즉시 가피절제술을 하기 전에 고위험산모로 생각하고 산과와 협의를 해야 한다.

태아의 심장 박동세기를 조사하고, 태아의 생존 가능을 결정하기 위해서 환자 생리 이력에서 얻은 재태연령을 알아내기 위한 초음파를 시행하여야 한다. 태아가 생존 가능 주수에 있다고 판단되면 태아에게 조난 징후가 보이는지 여부와 상관없이 분만을 대비하여 좀 더 태내에서 성숙시킬 수 있도록 산전 코티코스테로이드를 투여해야 한다. 이것은 또한 출산을 지연시키고, 모체의 안정과 준비를 위한 시간을 연장시켜 주며, 이는 아이를 위한 좋은 결과를 향상시킨다. 이러한 산과 의뢰와 코티코스테로이드 치료 후 가피절제 및 또는 응급 분만 전에 항생제 치료 및 응고 병증 치료를 시작해야 한다.

일반 화상 환자와 마찬가지로, 조기 가피절제는 심하게 화상을 입은 산모를 치료하는데 중요하다. 외과적 수술은, 예를 들어 근막절개술의 적응증이 되는 경우는 태아의 조산이 분명하다면 산과 전문팀과의 협진 하에 진행해야 한다. 화상팀은 두 명의 환자가 치료를 필요로 한다는 인식을 가지고 진행해야 한다. 연구 결과에 따르면 산모 사망은 태아 사망과 밀접한 상관관계가 있음이 입증되어 있다. 복부 구획 증후군을 예방하고 감염의 위험을 줄이기 위해 조기 절제술을 권장한다. 태아가 생존할 수 있지만 위험(distress)에 처할 경우, 화상 가피의 절제는 출산 즉시 진행될 수 있다. 그러나 태아 생존에 대한 조기 가피 절제는 중화상의 경우에는 거의 없다. 조기 가피 절제가 적응되고 태아가 응급 제왕 절개를 위한 충분한 체중이 아닌 경우(예 : 초음파 검사 및 또는 마지막 생리 기간의 환자 병력 및 측정된 태아 무게로 22-24주, 초음파로 500 g), 발표된 자료와 우리의 경험에 따르면 산모는 태아를 분만 말기까지 지속하지 못할 것이다.

태아 및 모성 생존의 가장 좋은 기회는 태아 위험의 신호가 있는 즉시 출산하고 모성 화상 상처를 관리하는 것이다. 태아가 위험 증상을 보이지 않으면 조기 절제 및 상처 치료를 계속하고 태아를 감시해야 한다. 이런 경우에 태아가 위험 신호가 있다면 응급 제왕 절개를 해야 한다. 태아가 위험을 나타내지 않는다면 모성은 가장 좋은 인큐베이터로 남아 있지만 지속적인 모니터링이 필요하다. 제태기간으로 태아가 생존할 수 없더라도 화상팀은 화상 가피 절제를 시행해야 한다. 왜냐하면 산모는 쇼크와 패혈증의 위험을 감당할 수 없기 때문이다. 산모를 관리하는 것은 태아를 관리하는 것보다 우선 되어져야 한다.

임신으로 인한 해부학적 및 생리학적 변화는 임신한 산모 화상 환자의 마취 및 산과, 수술 관리의 어려움을 크게 증가시킨다. 임신한 산모의 "정상적인" 생체 신호 및 검사 결과는 종종 임신하지 않은 환자의 생체 신호 및 검사와 다르다. 현재의 조기 경보 시스템은 악화되어가는 환자를 평가하는데 사용되며 미 임신성 정상수치를 기반으로 하므로 임신한 산모에 대한 정상 수치의 조정이 필요하다. 그러므로 적절한 전문가들과의 차이점에 대한 인식과 협진이 필요하다는 의견은 올바른 치료의 기본이다.

변화하는 심혈관계 데이터에는 태아가 성숙될 때까지 심장출력, 자궁 혈류량 및 혈액량의 증가가 포함되어 있다. 결정적으로 임신은 자궁 혈관을 최대로 확장시키기 때문에 골반 혈류의 자동 조절은 불가능하다. 결과적으로, 자궁의 혈류는 산모의 평균 동맥압에만 의존한다. 또

한 임신 중 희석되어 생기는 빈혈은 화상 환자의 혈액소진 및 산소 운반 능력의 평가를 복잡하게 만든다. 적극적인 수액 소생술은 임산부 및 태아를 살리는 데에 초기 단계에서 매우 중요하다. 소생술 초기에 조기 개입하는 것에는 초기 호흡에 대한 반응을 평가하기 위해 혈류 역학 및 관류 지표를 면밀히 모니터링하는 것도 포함된다.

우리는 임신한 화상 환자에 대해 적절한 체액상태와 관류를 결정할 때 더 나은 혈류 역학적 모니터링을 위해 폴리 카테터(도뇨관), 중심 정맥 카테터(CVC) 및 동맥 라인을 설치하는 것을 더더욱 추천한다.

수액 소생술에 대한 접근 방식은 산모에서도 임신 안한 그룹과 동일하게 유지되며, 체액 및 혈장 손실, 저관류의 조기 인식, 저산소증을 피하면서 쇼크의 즉각적인 관리를 목표로 한다. 우리는 수정된 Parkland 공식을 사용하여 TBSA 당 3 mL/kg의 소생술을 시작하여 시간당 0.5 mg/kg의 소변량을 목표로 한다. 혈류 역학, 혈압, 헤마토크릿 및 심박수를 면밀히 모니터링하여 수액량을 조절해야 한다. 흥미롭게도 최근의 보고에 따르면, 특히 태아를 출산한 후 수액 소생술의 주입량을 줄이는 것이 가장 바람직하다고 제안되었지만 아직 입증되지는 않았다. 임신 8주 이후에 임산부는 생리학적으로 희석된 빈혈을 나타내며, 만일 그것이 나타나지 않는다면 혈액 농축(Hgb)13 g/dL) 및 혈액량 감소를 가리키는 초기 신호이다.

임신 후반 삼분기에는 소생술 때 TBSA의 퍼센트당 5 mL/kg 이상을 투여받는 환자를 모니터링하기 위해 복강 내 방광 내압 모니터를 설치하는 것이 필요한 예방 조치이다. 중증 화상 산모 환자의 복강 내 고혈압 및 구획 증후군을 정확하고 시기적절하게 평가할 수 없기 때문에 화상팀에게는 또 다른 어려움이 있다.

임신한 여성이 임산부에게 공통적으로 나타나는 산혈증, 저관류, 저산소증 또는 높은 수준의 응고인자로 인해서 유발되는 혈전 색전증으로 인한 합병증을 일으키지 않도록 주의를 기울여야 한다. 치료는 전해질 수치의 정상화, 혈장 농도 및 체액 균형의 모니터링이 필요하고 정상

체온 유지를 지원하기 위한 연속 전해질 및 혈액 모니터링을 포함한다. 그러나 합병증이 발생하면 태아의 생명이 위험해질 수 있으며 그러한 일이 생기면 자발적 유산이 자주 일어난다는 것을 문헌조사를 통해 알 수 있다. 산과적 개입이 필요하며 산모와 태아의 삶을 보전하기 위해 그러한 조치들은 신속하게 이루어져야 한다. 그러나 산과적 개입을 위한 가장 효과적인 부분들과 수액 소생술을 위한 최적의 양을 결정하기 위해서는 더 많은 연구가 필요하다.

미국 식품의약국(FDA)은 임산부 또는 수유중인 여성에게 투여했을 때 태아에 대한 부작용에 따라 5가지 등급(A,B,C,D 및 X)으로 약물 권장 사항을 분류했다. 동물 연구에 등급 B약물(예 : macrolides, cephalosporins, penicillin, lincomycin, clindamycin)에 대한 부작용은 없었으며, 임신한 여성을 치료하기에는 안전하다고 한다. 사실, 벤진 페니실린은 임산부에게 투여되는 가장 흔한 항생제이다. 등급 C,D 및 X는 태아의 발달에 부작용을 일으키는 것으로 입증되었다. 퀴놀론 및 플루코나졸과 같은 C등급의 약도 임산부를 치료할 때의 이점이 약물과 관련된 위험을 크게 상회하지 않거나 대안이 존재하지 않는 경우 임산부에게 사용할 수 있다. D급에 속하는 의약품은 거의 대부분 이득보다 해를 끼칠 확률이 높으므로 복용이 거의 허용되지 않는다. 범주 X는 태아 소실이 확실한 경우에만 투여하거나, 산모 생명을 보호하기 위해 약물 사용이 승인된 경우에만 투여해야 한다.

복잡하기는 하지만 권고사항은 임신 3분기 또는 수유중인 화상 환자에 따라 달라진다. 다학제 팀의 일원으로 임상 약사는 화상 환자 각각에 대해 안전하고 효과적인 약물 치료를 보장하는데 필수적인 역할을 해야 한다. 약사는 항생제의 신장에서의 용량조절에 이르기까지 산모로서 간호받는 환자에게 안전하게 투여될 수 있도록 모든 약제들의 약리적 변동을 잘 알고 추천할 수 있어야 한다. 따라서 임상 약사는 화상 산모 환자를 위한 최적의 치료법에 관해 화상 팀에 조언하는 데 없어서는 안될 필수적인 구성원이다.

임신이 산모의 신진 대사 요구량을 증가시키는 것은 놀라운 일이 아니다. 조기 영양 섭취는 중증 화상을 입은 산모의 치료에 중요하다. 우리(저자) 병원의 경우 입원 후 48시간 이내에 식이 상담을 시작하고 칼로리 필요량을 예측한다. 중증 화상을 입은 산모에게 발생할 수 있는 특별한 고려 사항으로는 제왕 절개 수술 후 올 수 있는 장 폐색과 수술적 중재술들이 있다. 응급 제왕 절개 수술을 받은 환자군의 무결석 담낭염이 발생할 위험이 높아진다. 산후 응급 복부 수술을 시행한 후에 생기는 무결석 담낭염의 합병증의 관리는 복잡할 수 있다.

05 그 외 추가적인 고려사항들

1) 혈액학 및 응고 병증(Hematology and coagulopathy)

중증 화상환자에게서 범발성혈관내응고장애(DIC)가 발생할 수 있다. DIC는 혈전증과 지혈에 관한 국제 학회(International Society of Thrombosis and Hemostasis)에서 다발성장기기능부전(MOD)을 야기시킬 수 있는 잠재력을 가진 미세혈관의 손상을 유발시키는 것으로 혈관내 응고 활성이 특징인 국소적인 작용이 소실된 후천성 증후군으로 정의된다. 초기 급성기 화상에서 DIC는 섬유소 용해성 표현형을 나타낸다. DIC는 종종 패혈증을 유발한다. 이 증후군은 과도한 혈전증, 확인되지 않은 염증 및 MOD, 불충분한 항응고 메커니즘 및 섬유소 용해를 특징으로 한다. 대규모 수혈은 일반적으로 환자들에게 DIC를 야기할 수 있다. 심한 화상을 입은 산모 환자의 응고 병증 관리에는 수술이 필요하거나 또는 출혈 위험이 있는 환자에서는 FFP, 농축 적혈구, 동결침전제제 및 혈소판 수혈이 필요할 수 있다.

임신 자체는 일반적으로 열 손상에 의해 복합적으로 야기되는 과응고 상태를 야기시킵니다. 이것은 화상치료 과정 전반에 걸쳐 지지 요법 및 선별 치료를 실시하는데 있어서는 추가적인 도전 과제이다. 헤파린, 특히 저분자량 헤파린의 예방적 투여가 권장된다. 완전히 항응고 기능을 할 수 없는 심부정맥 혈전증의 광범위한 소견으로 화상 팀은 중증의 화상을 입은 산모에서 혈전증이 더욱더 진행 될 가능성이 있기 때문에 하대정맥에 필터장치를 설치하는 것에 대한 이점을 비교해서 설치 수술에 대한 위험성을 평가하여야 한다.

2) 심리적 문제들(Psychological issues)

임신 중 화상의 빈도는 개발도상국에서 높다. 더 나아가 선진국과 개발도상국에서의 화상 손상의 원인도 많이 다르다. 개발도상국에서 훨씬 더 많은 수의 여성들이 쓸데없는 자살 시도로 고의적으로 스스로를 다치게 할 가능성이 있다. 그렇지만 개발도상국에서는 임산부에 대한 정신과적, 사회적 지원이 부족한 것으로 판단된다. 이러한 문제를 잘 인식하게 되면 임신 화상을 예방하는데 도움이 될 수 있다. 화상 환자의 사망 시 임신 여부를 평가하는 표준적인 방법이 없기 때문에 자살에 대한 보고 누락은 앞으로도 문제가 된다. 교육을 받지 못한 또는 문맹인 산과 환자의 화상 발병률이 높다는 것은 화상으로 인한 상해 빈도를 줄이는 데는 교육이 필요하다는 것을 잘 보여주는 것이다. 더 많은 교육과 심리적 지원을 받을 수 있도록 하는 것이 필요하다.

화상으로 인한 주산기 손실은 화상 환자에서 전에 있던 외상성 심리적 영향과 복합되어 진다. 여성 특히 심한 화상으로부터 살아남은 환자에게서 외모에 대한 부정적 경향이 있다.

Shepherd의 연구에 의하면, 외상 후 증상과 외모에 대한 걱정 사이에는 확실한 인과 관계가 있다고 하였다. 회복 과정이 지연되고 합병증 등이 진정됨에 따라서 산모 우울증, 외상 후 스트레스 및 태아 소실로 인한 불안감 등을 경험할 수 있다. 이런 것들이 배우자와 화상 및 화상 생존자와 가까운 친척이 겪는 심리적 고통은 잠재력이 있는 주변 사람에게도 경험될 수 있으며 그 결과 부부에 대

해 좋지 않은 후유증이 생길 수 있다. 이 모든 것들은 산모의 잠재적 회복에 심하게 영향을 줄 수 있다. 정신과 상담은 산모 생존자와 배우자 또는 커플들 모두에게 외상적이고 예기치 않은 태아 소실로 인한 심리적 변동이 있는 경우에는 특히 화상 치료 과정에서 관심을 가지고 다루어져야 한다.

개발도상국에서는 자기희생으로 시도되는 자살과 자살 시도를 더 잘 예방할 수 있도록 임산부를 위해서 보다 적극적인 정신과적 및 사회복지과 지원을 쉽게 이용할 수 있게 해야 한다. 산모의 합병증에도 불구하고 태아가 생존한 경우 우리는 산모와 태아 사이의 유대가 분리되는 것을 관찰했다. 다학제 팀은 산후 우울증과 불안증에 대한 모성 징후의 인지를 포함하여 결과적으로 외상 후 스트레스 장애를 조절하는 것을 다루기 위해서는 약리학 및 기타 치료법을 환자에게 제공해 주어야하고 이를 위해서 정신과 진료가 필요하다는 것을 알아야하고 의뢰를 해야 한다.

우리(저자)의 경험에 따르면 조기 가족 관계를 형성해 주는 것은 유아와 관계 형성이 조기에 이루어지는데 도움이 됨과 동시에 외상으로 인한 부상 회복에서도 도움이 되었다. 또한 다학제적 팀을 위한 지원방법도 고려되어야 한다. 임산부, 특히 화상외상을 입은 사람들과 태아 사망자를 다루는 것은 중환자 의료진 및 간호사들에게 심한 스트레스를 유발할 수 있으므로 팀원들이 탈진(burn out)하지 않도록 잘 관리하는 것도 필요하다.

3) 심하지 않은 화상(Non severe burns)

이전 장에서는 우리는 심한 화상을 입은 산모 환자에 대해 알아보았으며, 중증 화상이 아닌 산모에서의 화상 치료는 거의 동일하다. 임신한 화상 환자의 입원 시 고위험 인지 여부를 산부인과에 의뢰해야 한다. 태아의 심장 박동을 알아보고 모니터링해야 한다. 태아의 생존력과 임신 주수를 결정하고 마지막 월경주기에 대한 환자의 병력을 파악하기 위해서 초음파 검사를 해야 한다.

Parkland 공식으로 시작하여 수액 소생 및 조직 관류를 최적화하고, 임신한 화상 환자의 관리를 극대화하기 위해 다학제적 팀을 운용해야 한다. 중증 화상 산모들의 치료와는 달리 중증 이 아닌 경우에는 조기 가피 절제에 관해서는 외과적 치료와 국소 치료방법 사이에 위험과 이득간에 적절한 균형을 잘 잡을 수 있다.

중환자 치료, 주산기 지원, 수유 상담 및 간호 모니터링에 대해서 수립되어진 치료 과정에 의해 태아는 생존되며 출산되어 질 수 있다. 외과적 개입이 필요하게 되면 마취 상담 및 지원, 영양 최적화, 최적 약물치료를 위한 권고에 관한 임상 약사 자문, 임산부 출산 응고 상태를 모니터링 하기 위해 DVT 예방 및 적극적인 검사, 물리치료 요법을 시작해야 한다.

06 결론

임상 데이터가 부족하더라도, 화상 외과 의사는 고위험 산과 전문의, 신생아 전문가 및 임상 약사들과의 팀 접근 방식으로 화상 및 수술적 및 중환자관리 표준 치료법을 조정하여 임신한 화상 환자에서 나타나는 문제점들을 해결해야 한다.

문헌상에 보여주는 것들은 모성 사망과 TBSA 사이의 긍정적인 연관성을 나타내며, 태아 생존은 모성 생존에 달려 있으며 임신으로 인한 생리 및 해부학적 변화에도 불구하고 임신 화상환자의 치료는 임신하지 않은 화상 환자에서와 같이 실질적인 치료 기준은 적극적인 수액 소생술, 초기 가피 절제 및 상처 덮기, 경험적이지만 제한된 임산부의 약물에 의거한 항생제 투여 및 적절한 영양을

유지해 주는 것이다. 화상 환자는 소변량과 혈류 역학에 따른 수액 투여를 하는 표준 수액 소생 알고리즘을 기반으로 조심스럽게 소생시켜 줘야 한다. 화상 상처는 조기에 절제해야 하며 상처는 가능한 빨리 덮어줘야(이식) 한다. 심한 화상을 입은 임산부는 심한 화상을 치료하면서 신생아 분만을 동시에 관리하는 전문 화상 센터에서 이상적으로 치료될 수 있다.

태아는 산과적 개입의 필요성 여부를 위해서 태아 위험(distress) 징후가 있는지 지속적으로 모니터링해야 한다. 임신 1주일 경과마다 신생아 이환율과 사망률이 현저하게 감소한다. 임신 28주 후에 나타나는 화상의 경우 조기 출산 위험도는 보통이다. 이상적으로 이 태아들은 긴밀한 모니터링을 통해 정상 분만이 가능할 수 있다. 그러나 쇼크, 패혈증, 독소 또는 감염으로 인한 태아의 피해를 피하려면 분만의 임계치를 매우 낮게 유지해야 한다. 임신 22주 미만의 태아의 경우, 태아가 자궁 안에서 생존할 수 있기를 희망하면서 임신을 유지하는데 집중해야 한다. 22주에서 26주 사이에는 신생아 생존의 불안정한 기간으로 자궁안이 선호되는 환경이지만, 태아가 위험 징후를 보이기 시작하면 고위험 전문 산부인과 의사와 신생아 전문가와의 협력을 통해 산모와 태아 둘 다의 생명을 보전할 수 있어야 한다. 화상, 외상, 중환자실 산과, 신생아 및 정신과 전문의가 포함된 다학제적 팀의 협조된 노력은 중화상 산모 환자에게 발생하는 심리적 어려움을 최선으로 관리하는데 필수적이다. 치료 과정을 더욱 더 개선하기 위해서는 화상 손상에 따른 산모와 태아의 치료 관리에 대한 체계적인 연구가 필요하다.

━━━━━━━ 참고문헌 ━━━━━━━

1. American College of Obstetrics and Gynecologists Committe on Practice Bulletins - obstetrics. 2016 : 128(4) : e 155-e164

2. Montagmana M, Franchi M, et al. Disseminated intravascular coagulation in obstetric and gynecologic disorders.

3. Parikh P, Sunesara I,Lutez E, et al. Burns. During pregnancy: implications for maternal-perinatal providers and guidelines for practice. Obstet Gynecol Surv. 2015;70(10):633-643.

4. Sawyer T,Umoren RA,Gray MM. Neonatal resuscitation: advances in training and practice ,Adv Med Educ Pract.2017;8:11-19

Electrical Injuries

화 상 의 학
TOTAL BURN CARE

백 진 오 | 푸른병원

01 서론

전기는 물질 안에 있는 전자(electron) 또는 공간에 있는 자유 전자나 이온들의 움직임(current) 때문에 발생되는 에너지의 한 형태이며 음전기와 양전기의 두 가지 형태가 있다. 인류 역사상 전기적 현상은 기원전 600년경 고대 그리스의 과학자인 탈레스(Thales)에 의해 처음으로 발견되었는데, 그는 호박(琥珀)이라는 보석을 모피로 문지르면 전하가 발생되어 가벼운 물체를 잡아당기는 것을 보고 전기의 존재를 알게 되었다. 전기를 표현하는 영어의 일렉트리시티(electricity)도 그리스어의 호박(琥珀) 보석을 의미하는 엘렉트론(ήλεκτρον)에서 기원했다. 19세기에 들어서면서 인류는 전기를 발생시키는 장비(Dynamo electric machines)인 발전기를 만들어 전기를 생산할 수 있게 되었고, 에디슨(Thomas Alva Edison, 1847~1931)이 전기적 에너지를 빛 등 다른 에너지의 형태로 변환하는 기술을 개발하면서 점차 많은 도구들이 전기적 힘에 의해 움직이게 되었고, 이제는 전기가 없이 살아간다는 것은 상상하기 힘든 세상이 되었다. 전기의 발견과 이용은 인류의 역사에 있어서 삶과 문화에 엄청난 영향을 미친 진보라 할 수 있겠다. 하지만, 이러한 빛나는 발전의 이면에는 그림자도

따르게 되어 인류는 값비싼 대가를 치르게 되었다. 낙뢰를 제외한 전기에 의한 최초의 사망은 1879년 프랑스에서 250V에 감전된 목수로 기록되며 이후 전 세계적으로 매년 수많은 전기손상의 희생자들이 발생하고 영구적 장애 및 사망자가 발생하는 실정이다.

안전보건공단의 자료에 따르면 2007년부터 2016년까지 10년간 한국에서 전체 산업재해 사고에서 전기와 관련된 건의 발생률 및 사망률은 각각 0.48%, 2.88%였다. 이는 전기와 관련된 산업재해의 발생률은 높지 않지만 발생한다면 사망으로 이어질 확률이 다른 종류의 사고보다 높음을 시사한다(그림 19-1). 또한 통계에 명시되지는 않으나 생존했지만 사지가 절단된 경우 등과 같은 치명적인 합병증이 동반된 사고는 사망보다 훨씬 많을 것으로 추정된다. 한국전기안전공사의 자료에 따르면 2012년부터 2016년까지 5년 동안 전기사고의 발생형태 중 충전부 접촉 혹은 누전에 의한 직접 감전사고가 전체 전기사고의 과반수 이상인 68.97%를 차지하였고, 이로 인한 사망이 전체 전기사고 사망의 97.89%에 이르렀다(그림 19-2). 연령 면에서는 두 군의 호발 연령이 있다. 산업재해와 관련된 군은 대부분 산업활동 연령인 30-60세에 관찰되며 전체 연령 중 63.4%가 집중되어 있었다. 주로 전기 관련 업종

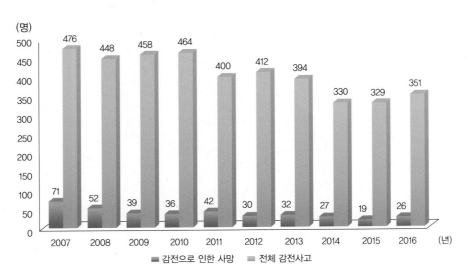

그림 19-1 전기재해 발생현황(2007년-2016년)

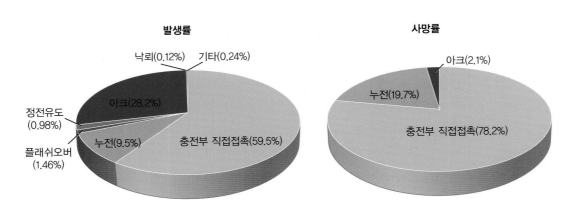

그림 19-2 수상 기전에 따른 분류(2012년-2016년)

이나 건설업 종사자 등에서 위험성이 높았지만 전기 사용과 직접적인 연관성이 다소 떨어져 보이는 농어민, 군인과 경찰, 일반 생산직, 설비직 그리고 사무직에 까지 다양한 직종에서 이환되고 사망자가 발생했다. 전기와 관련된 사고는 산업재해와 무관한 15세 이하의 유소아에서도 발생하는데, 이들 연령에서 전기와 관련된 사고는 11.3%에 달하고 있으며 특히 교육에 순응되지 않는 연령인 5세 이하 유아의 감전사고는 전체 감전사고의 8.69%에 이르고 있다. 성별 비율을 살펴보면 감전사고의 발생이 남성에서

7.45배나 높았으며 유소년은 남아가 여아보다 2배가량 많았고 사망률은 남성이 전체 사망사고의 97.2%를 차지하였다. 이는 남성이 여성에 비해 감전사고의 위험이 많은 산업현장에 종사하는 비율이 절대적으로 많고, 특히 전기를 취급하는 대부분의 전문직종에 남성이 종사하기 때문으로 분석된다. 가내에서 발생하는 전기손상은 전기적 위험을 인지하지 못하는 유소아에서 주로 발생하며, 6세 이하의 유아 전기화상은 저압 전기손상이 빈발한 것에 반해 그 이상 연령의 소아에서는 오히려 야외에서 수상하는 고

압손상의 비율이 높다.

전기화상은 다른 종류의 화상에 비해 면적당 손상의 정도가 가장 깊으며, 신체의 절단이 가장 많이 이루어지는 화상이다. 이는 다른 화상의 종류와는 차이가 있는 전기화상만의 몇 가지 독특한 급성기적 특성 때문이며 그로 인해 초기 대처에서도 차별화된 전문성이 요구된다. 심장의 전기적 손상에 대한 감시 및 구획증후군에서 응급 감압술에 대한 결정이 신속히 이루어져야 하며, 근손상에 의한 미오글로빈뇨와 관련된 급성 신손상을 피하기 위한 보다 체계화된 수액치료의 전략이 수립되어야 한다. 특히 잠재적으로 살릴 수 있는 조직의 조기 피판술 등이 필요한 경우가 있으므로 재건성형 전문가 등과 조기에 협진하는 것이 필요하며, 골격의 손상에 의한 장애 발생이 빈번하므로 화상재활 전문인이 조기에 개입해야 한다. 따라서 전기화상의 치료는 수상 직후부터 전문적이고 종합적인 접근을 요하며 다학제적 전문가 집단의 구성이 가능한 화상전문 치료기관에서 이루어지는 것이 바람직하겠다.

02 병태생리

전기는 신체 조직을 통과하면서 여러 가지 기전으로 손상을 입히는데, 발생된 열에 의해 손상을 일으키기도 하며 단백질과 세포막, 생체분자학적 구조에 대해 직접적으로 전기 자극을 일으키기도 한다. 전기적 손상의 심한 정도를 결정하는 요인은 여러 가지이며 전압, 전류, 전류의 종류(교류 혹은 직류), 노출된 시간, 접점의 저항, 전류가 신체를 관통한 경로, 손상의 기전(진성 감전, 아크방전, 이차적 화염, 이차적 외상) 및 개인적 민감성 차이 등이 있다.

전기화상은 대략 1,000V를 기준으로 고압과 저압으로 구분한다. 한국의 가내 전기는 교류 220V이며 대부분의 가내 전기화상은 저압 손상이다. 저압 전기화상은 접점에 국한된 손상이 일반적이지만, 고압 전기화상은 보다 깊은 조직으로 침투하며 주변 조직으로 손상이 퍼지는 양상을

보인다. 따라서 고압 전기손상의 경우 눈에 보이는 상처는 빙산의 일각이며, 골과 근의 손상 및 접점 근위부와 원위부로 파급되어 있는 경우가 많다. 그러므로 화상외과 의사로서 특히 고압의 전기화상 환자가 내원하였다면 심부 조직의 손상을 파악하고 적절히 대처하는 것이 중요하다.

전압과는 별개로 실제로 관류한 전류의 양은 확인하기 힘든데, 옴의 법칙에 의해서 전류는 전압과 더불어 저항값을 함께 고려해야 하기 때문이다. 전류의 양은 아래의 공식에 따라 결정되며 3 mA 이내의 전류라면 찌릿함만을 느끼게 되지만 10 mA 에서는 근수축이 일어나면서 통증이 유발된다. 40 mA 가량되면 no-let-go 현상을 일으키고 100 mA 이상이 되면 심실세동 등 치명적인 심손상이 나타나고, 1.5 A에서는 조직과 장기의 손상이 시작된다.

$$\text{Current (I) = Voltage (E)/Resistance (R)}$$

한국에서는 화상을 일으키는 대부분의 전기기구가 교류전류(alternating current, AC)이며, 예외적으로 컴퓨터, LED(발광 다이오드), 태양전지 및 전기자동차 등의 산업에서는 직류전류(direct current, DC)가 전력에 사용된다. 교류전류는 강직성(tetanic) 근수축을 일으키는데, 이것은 굴근과 신근이 동시에 자극을 받아 환자가 전기에 접촉되는 순간 튕겨 나가거나 몸을 떼고 싶어도 뗄 수 없어 지속적인 전기 손상이 이어지는 이른바 'no-let-go 현상'을 일으키게 된다. 팔의 경우 굴근이 신근보다 강하기 때문에 수의적으로 이탈하지 못하는 경우가 많고, 손으로 물건을 잡을 때 손등이 아닌 손바닥을 이용하므로 전기적 자극에 노출되는 시간이 길어지면서 손상이 깊어진다. 고압 전기화상 환자의 많은 수에서 의식의 변화가 발생하는 것도 이러한 전기에 대한 노출시간이 긴 것과 관련이 있다.

저항값은 옴(ohm, Ω)으로 표시하며 신체의 각 조직에 따라 다르게 나타나는데, 신경이 가장 낮고 혈관, 근육, 피부, 인대, 지방, 골의 순서로 높아진다. 이론적으로 전류는 저항값에 따라 결정되고 높은 저항을 가진 조직에서

많은 열이 발생되기 때문에 감전이 될 경우 골 주변에서 가장 높은 열이 발생한다. 실제로 상지에 전기손상을 입은 환자의 경우 수술시 표재 굴근보다 뼈에 가까운 심부의 방형회내근(pronator quadrantus muscle)이 더욱 심하게 손상된 것을 볼 수 있다. 하지만 신체는 저항이 다른 각각의 조직의 집합체가 아니라 하나의 저항체로 작용한다. 손상의 정도는 신체 각 부위의 단면적에 반비례하여 결정되는데, 체간보다는 사지에서 그리고 사지의 경우 근위부보다 원위부인 손목, 발목에서 더욱 심한 손상을 보인다. 표재 조직보다 골막 주변부 등 심부 조직에서 열의 함유율이 높아 손상이 악화되는데 특히 수족부 혹은 요척골, 비경골 등 골 사이의 조직에서 더욱 저명하게 나타난다.

저항은 접점의 환경에 따라서도 큰 차이를 보이는데 건조한 계절에 마른 손과 발의 경우 약 100,000 Ω 정도지만, 피부가 젖은 상태라면 2,500 Ω 까지 떨어진다. 이렇게 저항이 낮아지게 되면 동일한 전압에서도 과도한 전류가 흐르게 되므로 감전이 될 경우 손상의 정도는 더욱 심해진다. 동물 실험에 따르면 감전되었을 때의 저항은 시간에 따라 계속 변화하는데, 초기에는 천천히 감소하다 이후 접촉 부위에서 아크가 발생할 때까지 급속히 감소하고, 아크 발생 후에는 무한대로 상승하게 되면서 전류의 흐름이 중단된다. 이때 온도를 측정하면 온도의 상승 속도는 전류의 세기와 비슷한 변화를 보인다. 한 가지 흥미로운 것은 조직 손상 정도의 중요한 요소인 조직의 온도는 접촉 부위의 원위부에서는 증가하지 않는다는 것이다. 즉 손목과 전완 부위의 손상이 매우 심하여 전완을 절단해야 하는 경우에도 손가락은 비교적 정상적인 경우는 흔히 볼 수 있다. 따라서 주치의사는 수상 당시 접점의 원위부가 온전해 보이더라도 환자 및 보호자에게 상황이 악화될 수 있음을 알려두어야 이후에 발생할 수 있는 혼란을 막을 수 있다.

교류전류의 특성과 극성의 빠른 역전, 사고 후 정확하게 신체를 타고 간 전기적 흐름을 재구성할 수 없다는 특성을 감안할 때, 육안적으로 보이는 전기 손상부위에 대해 입구(entrance)와 출구(exit)의 상처라는 용어는 바람직하지 않으며 오히려 접점(contact point)라는 용어가 더 적합하다. 전기 손상을 입은 환자에서는 접점이 적거나 많을 수도 있고, 명확하게 잘 드러나거나 숨겨져(예를 들어 두피 등 체모 아래) 있을 수 있기 때문에 전기의 신체 통과 경로상 손상을 파악하기 위해 접점을 철저히 확인하는 것이 중요하다.

전기가 신체를 어떠한 경로로 통과하였는가에 따라서 임상 증상은 다르게 나타날 수 있다. 양쪽 상지에 접점이 관찰된다면 심장에 손상을 입었을 가능성이 높으며, 양측 하지에만 접점이 보인다면 심장보다는 복부장기나 비뇨기계의 손상을 먼저 의심해야 한다. 심장의 전도계통 혹은 중추신경계에 손상을 입었다면 그에 따른 심각한 합병증이 나타날 수 있다.

임상적 관점에서 전기화상의 기전은 다음의 네 가지로 분류할 수 있으며 각각 독립적으로 나타나기도 하지만 많은 경우에서 두 가지 이상이 복합되어 나타난다.

(1) 전기 충전부 혹은 누전에 신체가 직접 접촉되어 수상하는 진성 감전손상

(2) 전기적 흐름에 물체가 닿으면서 발생하는 방전에 의한 아크(arc) 손상과 그로 인한 폭발 현상인 섬락(flashover)

(3) 옷 등이 점화되면서 발생하는 화염화상

(4) 낙상 등 이차적 외상

전기적 아크는 신체를 관통하지 않고 방전 혹은 섬광의 형태로 일어나므로 화염화상으로 분류되는 경우도 있다. 아크는 발생 시 최고 온도가 무려 섭씨 4,000℃에 이른다. 전기가 흐르는 곳에서 금속성 도구로 작업하는 경우 호발하며 먼지가 쌓인 곳에 전기가 흐르면서 발생하기도 한다. 작업자는 전기적 힘에 의해 튕겨나가면서 외상을 입거나 폭발에 의해 발생하는 강한 소음 및 진동으로 고막이 손상되는 등 다양한 양상의 둔상을 입게 된다. 아크손상을 입은 경우 수상 당시 실제로 전기가 관통했는지

여부가 불분명할 때가 있다.

이런 경우라면 감전이 있다고 가정하고 치료에 임하는 것이 바람직하겠다. 감전에 의한 열이나 아크방전에 의한 불꽃이 옷 등에 점화된다면 이차적인 화염화상으로 진행될 수 있다. 교류전류에 의해 강직성 근수축이 발생하여 작업자가 튕겨 나가거나 전신주에서 떨어져 외상을 입기도 하고, no-let-go 현상에 의해 근수축이 강하게 일어나면서 압박성 골절을 입기도 한다. 문헌마다 다르지만 전기손상에 의한 이차적 외상의 빈도는 15%까지 보고되고 있으며 이것은 다른 화상의 종류에 비해 두 배 이상이나 되는 수치이다. 따라서 전기화상 환자가 내원했다면 특히 의식이 없는 경우에는 자세한 병력과 수상 기전에 대한 조사와 전신에 대한 면밀한 신체검사 등 외상에 대한 총체적인 평가가 이루어져야 한다.

체내에서 발생하는 전기적 손상의 기전은 여러 요인들이 복합되어 나타난다. 대표적으로 조직의 저항에 의해 발생하는 열, 근육 등의 조직 손상에서 비롯된 부종, 혈관과 신경이 파괴되고 그로 인해 혈류가 악화되어 발생하는 허혈성 변성 등이 있다.

전류가 신체 조직의 저항성 전도를 거치면서 열(줄, Joule)이 발생하는데 이 열이 조직의 단백질과 세포막에 심각한 손상을 입히게 된다.

$$Power [J (Joules)] = I^2 (Current) \times R (Resistance)$$

조직의 손상에 의한 부종으로 비개방성 손상 부위에서는 강한 압박이 일어나게 되고, 점차 진행된다면 구획증후군이 나타나게 된다.

수상 당시 보이는 육안적 혹은 미세 혈관손상은 비가역적인 경우가 많다. 혈관벽의 괴사, 동맥내피가 파괴되면서 발생하는 혈전, 혈관 평활근의 농축현상 그리고 혈전성 변성에 동반된 섬유성 삼출물 등이 관찰되는데, 이러한 혈관손상은 수상 후 약 72시간 동안 진행하는 근괴사의 중요한 원인이기도 하며, 손상이 점차 진행되면 조

직의 괴저(gangrene)로 악화되어 사지의 절단으로 이어지기도 한다. 또한 허혈성 괴사가 진행되면서 괴사 조직에서 thromboxane 등의 독성 물질이 유출되고 심장, 폐, 간 등 원격 장기에 까지 영향을 미칠 수 있다. 그러므로 일반적으로 화상의 경우 수상 후 상처의 탐색 기간을 대략 72시간으로 보는 것이 일반적이지만, 경험이 풍부한 화상의사라면 전기화상에 대해서는 일주일 이상 진행의 정도를 면밀히 관찰하면서 보존적 치료와 순차적 변연절제술을 적절히 시행해야 한다.

전기적 손상의 병태생리는 아직 충분히 밝혀지지는 않았지만 열의 상호작용과 더불어 전기천공(electroporation)과 전기화학적 상호작용도 포함되어 있다. 이와 같은 기전들은 모든 조직의 구성 성분에 영향을 미치는데, 특히 세포의 원형질막의 변화가 조직 손상의 속도와 정도를 결정하는 데 가장 중요한 역할을 한다.

전기천공(electroporation)은 생리적인 전기 자극을 초과하는 영역에 노출된 세포막의 지질이중층에 수분성 구멍이 생기는 것을 말한다. 이 구멍의 형성으로 인해 세포질 내부로 칼슘이 유입되면서 순차적 단계를 거쳐 세포사멸(apoptosis)로 이어지며, 특히 골격근과 신경 등 긴 세포의 경우 전기천공에 더욱 취약하다. 막전위 단백질의 전기형태학적 변성(Electroconformational denaturation of transmembrane proteins)은 전기에 노출된 반응의 결과로 생기는 아미노산의 극성 변화로 이어진다. 실험적으로, 강력한 전기파에 노출되면 전압과 관련된 통로단백질의 전도도와 이온 특이도가 변하게 된다.

03 급성기 치료

전기화상 환자의 급성기 치료에 있어 여타의 화상 종류와는 달리 주의해야 할 몇 가지 사항들이 있다. 현장 혹은 응급실에서 기본적인 전문외상소생술(Advanced trauma life support, ATLS)을 실시하는 것 이외에도 수상 후 초급

성기(golden hour)에 중요한 세 가지 원칙은 다음과 같다.

(1) 어떤 환자에게 심장에 대한 감시가 필요하며 또 얼마의 기간 동안 시행해야 하는가

(2) 신체검사에서 확인되지 않는 깊은 조직 손상과 구획증후군의 유무 및 그 정도를 파악해야 하며 급히 수술을 요하는 상태인가

(3) 근손상에서 비롯된 미오글로빈뇨 혹은 용혈에 의한 혈색소뇨에 따른 신장 손상에 대한 조치가 이루어지고 있는가

1) 심장감시

전기화상으로 인한 사망의 가장 흔한 원인은 심장 손상이다. 최근에 발표된 문헌들에 따르면 저압 및 고압의 모든 전기화상 환자들은 수상 후 부정맥 혹은 심근 손상에 대한 최초 평가를 필수 지침으로 정하고 있다. 또한 모든 전기화상 환자는 수상 후 이송 중이거나 응급실에서도 심장에 대한 감시가 이루어져야 한다.

지속적 심장 감시에 대해서는 모든 환자에게 동일하게 실시하기보다는 일정한 기준에 따라 선택적으로 적용되어야 하며 그 기준은 다음과 같다.

(1) 수상 당시 의식의 소실이 있었거나 심폐소생술이 시행된 경우

(2) 심전도의 변화 혹은 허혈성 변화에 대한 근거가 있는 경우

(3) 전기가 흉부 및 심장을 관류한 명백한 근거가 있는 경우

(4) 부정맥의 기왕력

저자의 의견으로는, 저항값과 전류 등의 요인을 고려해야 하겠지만, 1,000V 이상의 고압 전기화상에서는 상기 기준에 대한 해당 사항이 없더라도 최소 24시간 이상 밀접 심장 감시를 하는 것이 안전하겠다. 하지만 저압 전기화상에서 정상 심전도를 보이고 심장의 기왕력이 없으며 심장 손상과 관련된 어떠한 증상도 없는 안정적인 환자에

대해 지속적 심장 감시를 할 필요는 없겠다. 물론 저압 전기화상에서도 수상 초기에는 어떠한 심장의 문제도 발견되지 않았으나 회복 단계에서 심장의 상태가 급격히 악화된 예가 있으므로 이 점에 대해서는 먼저 환자와 보호자에게 충분히 설명되어야 하겠다. 적절한 감시의 기간에 대한 의미 있는 연구 결과는 없지만, 대부분의 문헌에서 24-48시간을 적정 감시 기간으로 권유하고 있다.

심근 손상과 부정맥은 대부분 수상 직후 나타난다. 가장 흔한 심전도 이상은 비특이적 ST 변화(nonspecific ST change)이며 부정맥은 심방세동이 가장 흔하다. 하지만 사고 직후 사망하는 가장 많은 원인은 심실세동이다. 심근에 대한 직접적인 전기적 손상도 동반된다. 이러한 손상은 죽상동맥경화증에서 보이는 양상의 혈역학적 특성과는 달리 외상성 심장 좌상의 임상적 특성을 보인다. CK (creatine kinase)와 CK-MB (MB creatine kinase)를 포함하는 심근효소는 심근 이외의 근골격근의 손상이 동반된 전기화상 환자에게서 심근손상에 특이적은 지표의 역할을 못하지만, 이 수치가 증가되어 있다면 높은 사망률에 대한 예측 인자의 기능은 가진다.

심장 트로포닌(troponins)은 심근손상을 확인하는 특이적 효소이지만 전기손상과의 연관성은 아직 적절히 연구된 바 없다. 고압 전기손상 생존자를 대상으로 한 최근의 한 연구에 따르면 혈장 트로포닌 수치와 심근의 손상과의 연관성은 발견할 수 없었다고 발표했다. Orak 등의 연구에서 pro-BNP (pro-B-type natriuretic peptide)가 고압 전기손상 환자의 예후에 대한 예측 인자로서 사용될 수 있으나 수치에 대한 단독 해석보다는 임상 증상과 연계하여 활용되어야 한다고 보고하고 있다.

2) 구획증후군

저압 전기손상 환자는 구획증후군 발생의 위험이 낮지만 고압손상의 경우 접점 및 전기가 통과한 경로를 밀접 관찰하여 수술적 조치의 여부를 결정해야 한다.

급성 구획증후군 발생에 대한 여러 가설이 있지만 공

통적으로 최종적인 경로는 세포 무산소증(cellular anoxia)이다. 사지에서 근막에 싸인 근육이 손상되어 부종이 발생된다면 압력이 상승하고 혈류가 감소되면서 허혈 상태가 된다. 혈관 압력이 감소되면 세동맥 허탈로 이어지고 결국 유출 정맥의 유지가 어려워진다. 전기화상에서 구획증후군에 대한 진단은 임상적으로 어렵지 않게 내릴 수 있으나 조직의 손상 정도와 범위를 정확히 알아내는 것은 쉬운 일이 아니다. 수술의 결정을 위해 구획에 대한 압력 측정을 하는 것은 도움되지 않고 오히려 잘못된 해석으로 혼란을 초래할 수 있다. 또한 전류에 의한 신경손상이 동반되므로 여타의 외상에서와 같이 통증의 정도로 악화를 가늠하기는 힘들다. 전기손상에서 심부 조직의 괴사 정도와 범위를 조기에 확인할 수 있는 영상학적 진단법에 대한 연구가 계속되어 왔다. 핵의학적 장비를 포함한 영상검사들(xenon-133 and technetium pyrophosphate scans, gadolinium-enhanced magnetic resonance imaging)이 연구되었으나 이 장비들의 높은 민감도와 특이도에도 불구하고 높은 검사비용과 긴 검사 시간에 비해 변화하는 환부의 상태를 즉각 반영하지 못하여 임상적으로 진단적 가치가 떨어져 실제로 사용되지 않는다. 허혈성 근손상에 대한 평가를 위해 자기공명영상을 이용하는 것은 그 정확도에 대한 논란이 있으며, 혈관조영술은 조직으로의 혈액 관류를 확인하여 조기 절단을 예측할 수는 있지만 조직의 생존 여부를 평가할 수는 없다.

높은 CK 수치는 근손상의 범위와 연관이 있으며 조기에 감압술 등의 수술이 시행되었다면 수술 자체로 인해 더욱 확연히 증가되는 것을 볼 수 있다. Hsueh 등의 연구에 의하면 17년간 82명의 고압 전기화상 환자들을 대상으로 수상 후 순차적으로 시행한 혈중 CK 및 CK-MB 수치와 사지 절단률과의 상관 관계에서 CK-MB가 근손상 및 괴사의 진행을 잘 반영하는 것으로 보고하였다. 이 CK-MB 수치가 갑자기 증가한다면 보이지 않는 곳에서 근괴사가 이루어지고 최종적을 절단으로 진행할 가능성이 높음을 시사하고 있다. 또한 만약 이 수치가 낮다고 해서 근

괴사가 진행하지 않는다고 확신할 수는 없어 음성예측도에 대해서는 경계를 해야한다. 이처럼 감압술이 필요한 정도의 심각한 임상 증상을 보이는 고압 전기화상 환자에서 CK 혹은 CK-MB 수치 단독으로는 진단적 가치가 없으며 환자와 환부의 상태를 면밀히 확인하면서 임상 증상에 참고하여 활용하는 것이 바람직하겠다.

작은 면적의 저압손상으로 심장 감시가 필요하지 않고 구획증후군의 증상이 없이 통증이 잘 조절된다면 입원하지 않고 외래 추적 진료도 가능하다. 또한 고압 전기손상이라 하더라도 응급 수술이 필요한 상태가 아니라면 창상 처치를 하면서 경과를 관찰해 볼 수 있다. 접점에 국한된 두꺼운 가피가 있다면 우수한 투과력을 가진 마페나이드 연고(mafenide acetate cream, Sulfamylon)를 사용하는 것이 도움된다. 이외에도 술파디아진(silver sulfadiazine), 항생 연고인 바시트라신(bacitracin) 혹은 은 함유 재료 등을 이용한 드레싱을 적용할 수 있고 외과적 절제술로 어렵지 않게 창상을 처리할 수 있다. 하지만 사지에 환형의 화상을 입고 원위부 맥박의 소실이 관찰된다면 급히 가피절개술이 시행되어야 한다. 더 나아가 신경학적 이상이 진행하는 양상을 보이면 근막절개술 등 외과적 감압술을 통해 혈류 재개나 신경에 대한 압박을 해제해야 한다.

근막절개술은 수술실에서 전신마취하에 이루어지는 것이 바람직하며. 상지의 경우 주관절에서부터 손목까지 직선으로 절개하는 방식이 원칙적이지만 대부분의 손상이 손목 부위에서 일어나므로 곡선절개술(Lazy-S incision)로 접근하는 경우도 많다. 절개의 시작은 환부에서부터 원위부의 필요 부위까지 상처의 상태에 따라서 확장시켜 가는 것이 좋다. 가장 많이 침범을 받는 상지의 수근부에 신경압박 증상으로 감압이 필요하다면 피부를 세로로 절개하여 수근관(carpal tunnel)을 노출시키고 횡수근인대(transverse carpal ligament)를 절개한다. 수부의 감각소실이나 운동 불능의 증상을 보인다면 척골측 장수장근인대(ulnar side of palmaris longus tenden)를 젖히고 정중신경(median nerve)을 노출시켜 감압해야 한다(그림 19-3). 하지만 실

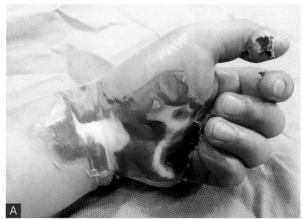

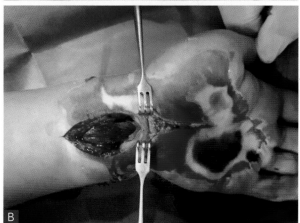

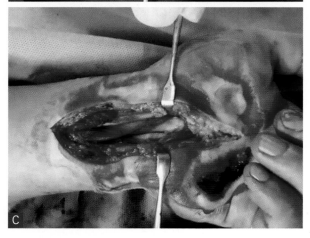

그림 19-3   수부 고압전기손상.

A. 신경 압박에 의한 구축 및 감각소실 B. 피부절개 및 횡수근인대 노출
C. 장수장근인대 노출 및 정중신경에 대한 압박 해제.

제로 임상에서는 손목의 작은 절개만을 넣어 수근관(carpal tunnel)을 개방시키는 것으로 충분한 경우가 많다.

과거에는 매우 공격적으로 가피와 근막에 대한 절개술을 시행했으며 고압 전기화상의 경우 증상이 심하지 않더라도 초기에 절개술을 시행하는 경우가 많았다. 하지만 그에 따른 내부 조직의 노출로 인한 살릴 수 있는 조직의 괴사 및 감염 등 상당한 합병증이 발생하는 등 상태가 오히려 악화되는 경우가 많다. 고로 좀 더 나은 결과를 위해서 완전히 괴사된 조직에 대한 초기 광범위 절제술을 시행해야 하지만 생존 가능성이 있는 조직에 대해서는 다소 보존적이고 선택적인 접근이 필요하겠다.

근막절개술로 인한 개방된 창상의 피복은 항균 재료를 이용한 습윤 드레싱 혹은 이종진피 등을 이용한 생물학적 드레싱을 할 수 있다. 이렇게 개방된 상처는 단순 봉합이 거의 불가능하며 대부분 자가피부이식 혹은 피판술을 통해 피복된다. 고압의 전기적 충격 이후 처음 72시간 이내에는 괴사된 조직과 살아있는 조직의 구분이 어려운 경우가 많다. 고로 최초 근막절개술을 시행한 후 2–3일이 경과하면 상처의 깊이나 악화 정도에 따라 이차 수술(second look surgery)을 결정하여 변연절제술 등을 시행한다. 명백히 괴사된 조직은 제거해야 하겠고 생존력이 애매한 조직은 매 수일마다 재평가해야 하며 비생존 조직이 모두 제거될 때까지 반복해야 한다.

수상 직후 이미 명백하게 괴사되어버린 상태가 아니라면 조기에 절단을 고려하기보다 조직을 제거할 때 다소 보존적인 접근을 통해 생존 가능한 조직을 잘 지켜가는 것이 중요하다. 개방된 창상은 진공보조장치(vacuum-assisted closure, VAC)를 이용해 치료해 볼 수 있으며 생존 여부가 애매한 조직이라 할지라도 이 장치를 적용해 효과를 볼 수 있으며 만약 감염 등 악화의 근거가 있다면 쉽게 제거하고 다음의 조치를 할 수 있다.

치료의 초기에서부터 창상의 피복을 염두에 두고 치료를 진행해야 하며 피부이식과 피판술을 적절히 잘 활용한다면 호전 후 기능적으로 좋은 결과를 기대할 수 있겠다. 특히 손을 포함한 사지의 전기손상이라면 화상재건 전문의와 조기에 협진하여 치료를 진행하는 것이 장기적으로

기능 및 예후에 좋겠다.

3) 착색된 소변

전기화상 환자에서 정상보다 검게 착색된 소변이 관찰되면 허혈이 진행되는 심각한 근손상이 있음을 암시한다(그림 19-4). 횡문근융해의 증상에 동반된 미오글로빈뇨(myoglobinuria) 혹은 용혈에 의한 혈색소뇨(hemoglobinuria)가 관찰된다면 급성신부전 예방을 위한 조치가 바로 이루어져야 한다. 정도가 약한 미오글로빈뇨증의 경우 수액치료를 하면서 관찰하면 되겠지만 육안적으로 심각한 착색을 보인다면 요세관 폐쇄를 막을 조치를 시행해야 한다. 일반적 화상환자의 적정 소변량의 두 배 혹은 성인에서 시간당 100 mL의 소변량을 목표로 수액요법을 실시해야 한다. 수상 후 수 시간 동안 요량이 유지되겠지만 손상된

조직으로부터 발생한 혈전이 요세관에 손상을 준다면 요량은 급격히 감소된다. 수액 치료는 소변색이 맑아질 때까지 지속해야 한다. 수액요법 이외에 빈뇨 예방을 위한 조치로는 이뇨제의 사용, 중탄산나트륨(sodium bicarbonate)의 주입을 통한 소변의 알칼리화, 혈장 전해질의 교정, 원위부의 추가적 허혈을 막기 위한 구획증후군에 대한 감압법 등이 있다. 이러한 치료에도 불구하고 소변의 착색이 교정되지 않고 요량이 지속적으로 감소한다면 심각한 근손상 혹은 허혈 증상이 진행됨을 시사하며 지속적신대체요법(continuous renal replacement therapy, CRRT)의 적용을 고려해야 한다.

04 소아 전기화상

유소아 연령의 전기화상은 주로 가내에서 발생하므로 저압 전기손상인 경우가 많다. 이 저압 전기손상은 접촉부위에 국한된 경우가 많지만 접점에 수분이 있거나 접촉시간이 길어진다면 고압손상에서와 같이 상처가 깊어지고 주변으로 파급될 수 있다. 직접적인 감전 이외에도 아크방전이나 이차적인 화염으로 번진다면 자칫 큰 재앙으로 이어질 수도 있다.

소아 전기화상은 보행이 가능하여 활동성이 생기는 1세부터 교육에 순응되기 이전인 4세 사이에 호발한다. 1−2세에 걷기 시작하면서 두 손이 자유로워지고 눈에 보이는 구멍에 무언가를 넣으려는 유아기적 본능으로 인해 젓가락 등을 전기 콘센트에 삽입하여 감전되는 경우가 많다(그림 19-5). 또한 치아가 나기 시작하는 구강기의 소아는 무엇이든 입으로 가져가며 치아로 깨무는 특성으로 인해 전선을 씹어 피복이 벗겨지면서 수상하는 경우도 있다. 이 경우 감전 당시 침으로 인한 저항값의 저하로 과도한 전류가 흘러 상처가 더욱 깊어지게 되며 아크방전이 동반된다면 상처는 보다 악화된다. 만약 입술 경계 부위에 수상한 경우라면 손상의 깊이를 판단할 수 없기 때문에 함

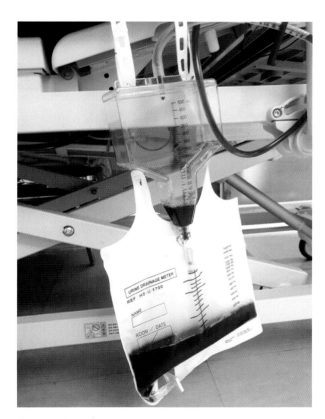

그림 19-4 근융해에 따른 미오글로빈뇨증

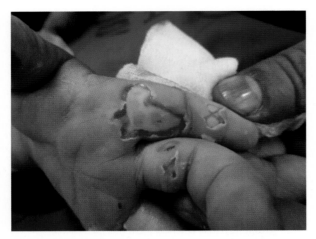

그림 19-5 젓가락을 콘센트에 넣으면서 감전되어 수부에 다발성 전층 피부손상을 입은 소아.

부로 절제해서는 안 된다. 이 부위의 전기화상으로 발생할 수 있는 가장 심각한 합병증은 수상 후 보통 10-14일에 발생하는 입술동맥(labial artery)의 출혈이다. 만약 2주이전에 환아가 퇴원한다면 보호자에게는 출혈 시 수지로 압박지혈법을 시행하고 즉시 내원하도록 교육해야 한다. 급성기 상처가 호전되었다면 이후의 치료는 상처의 심한정도에 따라 다르다. 구순 구축으로 식이 및 언어적 불편함이 있거나 양측 비대칭 등의 심미적인 문제가 있다면 부드러운 신전술(stretching)이나 구강 부목(oral splint)를 적용함으로써 좋은 결과를 얻을 수 있다. 심각한 소구증(microstomia)이 발생했다면 구강점막 전진피판술(mucosal advancement flap) 등의 재건수술로 교정해야 한다. 입술 경계가 아닌 중간부위 혹은 구강내의 심각한 전기화상이라면 호전이 더딘 경우가 많으며 좀 더 적극적인 수술적 치료를 요하게 된다.

성인에서와 마찬가지로 소아에서도 가정용 저압 전기손상의 경우 특별한 증상을 동반하지 않는다면 입원하여 심장에 대한 감시 및 심근효소 검사나 미오글로빈뇨증에 대한 평가는 필요하지 않겠다. 하지만 심장에 대한 선천성 질환에 대한 평가가 대부분 이루어지지 않았고 불편함을 표현할 수 없다는 유아기의 특성, 그리고 저압의 전기

적 충격에도 사망이 보고되었던 문헌 등을 고려할 때 보호자를 안심시키는 것도 중요하지만 예기치 못한 상황이 발생할 수 있음을 고지할 의무도 간과해서는 안되겠다. 이처럼 무증상인 경우라면 일상적 치료의 과정대로 진행하면 되겠지만 수상 당시 환아의 의식에 변화나 경련(tetany)이 동반되었다거나 접점들을 추정하여 심장을 관통한 근거가 확실하다면 심장 감시를 비롯한 적극적 조치가 반드시 이루어져야 한다.

05 기타 장기손상

두피나 체간에 접점이 있다면 뇌 혹은 내장 등의 손상을 고려해야 하며 치료가 다소 복잡할 수 있다. 모상(galea)이 손상되지 않은 두피 화상의 경우 가피절제 후 모상에 직접 피부이식을 할 수 있다. 하지만 모상을 넘어 두개골이 노출되거나 관통하여 깊은 조직의 손상이 있는 전기손상이라면 접근 방식을 달리해야 한다. 괴사된 두개골은 골절단기(osteotome)나 천공기(dental burr) 등을 이용하여 죽은 골조직을 제거한 후 생존성 있는 골표면을 확보해야 한다. 다발천공술은 골의 살아 있는 해면조직으로부터 출혈을 확인하는 것으로 충분하며 피부가 이식될 부위에 육아조직의 성장을 촉진시키는 역할을 한다. 이 육아조직의 성장에는 상당한 기간이 소요되며 진공보조장치(vacuum-assisted closure, VAC) 혹은 인공진피이식술 등을 통해 치료 속도를 높일 수 있다. 두개골이 노출된 손상에서 가장 좋은 피복법은 두피회전피판술(rotational scalp flap)을 시행하는 것이며 주변 결손부위는 부분층 자가이식술이 필요하다. 보다 넓은 두피의 결손에는 유리피판술을 적용해야 한다. 두경부의 전기화상에서 이처럼 상처를 치료하는 것도 중요하지만 그에 못지않게 관심을 가져야 하는 것은 뇌의 손상이다. 비단 두경부의 전기화상이 아니더라도 고압의 전기손상을 입은 환자에서 의식의 변화가 있거나 심각한 두통 혹은 신경학적 이상 증상이 발견된다면 즉각

영상학적 검사를 통한 뇌병변의 유무를 감별해야 한다.

　비록 체간에는 사지에 비해서 심각한 전기손상이 드물지만 예기치 않은 문제가 발생할 수 있어 주의를 요한다. 흉벽의 손상은 피복이 힘들어 조기에 재건 전문의와 협진해야 하며 늑골의 연골염이 장기간 지속될 수 있다. 또한 마치 대상포진에서의 통증과 같이 늑골을 따라 감각이상이나 통증을 장기간 호소하는 경우도 있다. 내장 손상은 드물어 대략 0.4–1.7%의 낮은 발생률을 보인다. 대부분 대장과 소장의 손상이지만 간혹 담낭, 간, 췌장, 위 그리고 방광 등 요로계의 손상이 보고되기도 한다. 이러한 손상은 특별한 접점이 없이 발생할 수 있으며 손상을 인지하지 못한다면 장천공 등의 원인으로 사망으로까지 이어지게 되므로 밀접 감시가 필수적이다. 장천공에 대한 보고는 전기화상 수상 직후에 발생하는 경우가 많지만 수상 후 길게는 10일이나 지나서 회장말단부에 천공이 발생하여 복통을 호소하는 경우도 보고되고 있어 지연성 장손상에 대해서도 간과해서는 안 되겠다. 이처럼 작은 것이라도 환자가 호소하는 복부 혹은 이외의 증상에 대해서 즉각 조치가 이루어져야 하겠으며 전산화단층촬영 등 영상검사를 통한 진단이 늦춰져서는 안 되겠고 문제가 있다면 언제든 진단적 복강경 혹은 개복술 등이 이어져야 한다.

06 낙뢰손상

　낙뢰는 구름과 대지 사이에서 일어나는 방전 현상이다. 어느 구름에서도 낙뢰가 발생할 수 있지만 일반적으로 달걀을 쌓아놓은 모양의 키가 큰 적란운 등에서 주로 발생한다. 낙뢰손상은 전 세계적으로 홍수 다음으로 두 번째로 많은 기상관련 사망원인이며 대략 연간 천명 가량의 사망이 보고된다. 보고되지 않은 사고도 많다는 점을 감안하면 실제 희생자 수는 더욱 많을 것으로 보인다. 국내에서는 유병률이 낮지만 열대나 아열대 지역의 국가에서는 많은 희생자가 발생하고 있다. 미국의 경우 매년 십

만 건 가량의 뇌우(thunderstorms)가 발생하며 연간 약 80명의 사망자가 발생하고 대부분 플로리다나 텍사스 등 남부에 집중되어있다. 1752년 프랭클린(Benjamin Franklin, 1706–1790)이 피뢰침을 발명한 이후 현대의 도심에서는 발생이 많지 않지만 뇌우가 치는 날 높은 산 정상에서 수상하는 경우도 있고 열대지방으로 여행 중 변을 당하는 경우도 있다. 낚시, 보트타기 등 수상 레저활동 중 수상하는 경우가 많으며 골프, 축구 등 운동경기 중에 발생하는 경우도 빈번하다. 낚시대, 골프채, 텐트 고정막대, 등산막대, 비닐하우스 철심, 우산 등 주로 철제로 되어 있는 긴 물체가 낙뢰를 맞기 쉽다. 만약 등에 골프채를 메고 있던 경우 낙뢰에 의해 섬광 혹은 화염이 동반된다면 심각한 손상으로 이어질 수 있다.

　낙뢰의 전압은 수백만 볼트(volts)에 이르지만 수상의 정도는 작은 표재성 화상에서부터 고압 전기손상에 준하는 정도까지 다양하다. 낙뢰손상의 70% 이상은 치명적이지 않으며 보고에 따라 다르지만 치사율은 대략 10~30% 가량이다. 이는 수상기전에 따른 차이에서도 구분된다. 신체에 직접 낙뢰를 맞는 경우는 전체 낙뢰손상의 기전에서 5% 이내의 낮은 비율을 차지하지만 예후는 대부분 치명적이다. 가장 많은 수상 기전은 손으로 무언가를 잡고 있거나 신체가 닿은 물체를 통해 간접적으로 감전되는 경우이다. 야외 활동 중 낚시대나 골프채 등에 의해 수상하며 특이한 것은 실내에서 발생하는 경우도 많다는 것인데 차량 내부나 집안에서 유선전화기로 통화하는 경우, 샤워나 설거지 도중에도 낙뢰에 감전될 수 있다. 낙뢰에 직접 닿지 않더라도 공기 중 전파력(side flash, sflash)에 의해 수상할 수 있다. 나무나 담장 혹은 골프장의 위치표시막대에 낙뢰가 맞으면서 지표를 통해 인접한 사람이 수상하는 지표전류 낙뢰손상도 발생한다. 낙뢰의 큰 에너지로 인해 공기 중에서 폭발의 형태로 손상을 주기도 하는데 강한 파장과 소음으로 인해 둔상 혹은 고막의 손상이 발생할 수 있다.

　낙뢰손상은 특유의 피부 병변을 나타내는데 수상돌기

혹은 나무 모양이나 양치상의 모양을 띠는 발적의 형태로 나타난다. 마치 두드러기반응(wheal-and-flare reaction)처럼 수상 한 시간 이내에 나타난 후 급속히 희미해진다. 기전은 고전압의 방전이 발생할 때 방전의 경로나 발생 이온의 분포를 따라 혈액이 혈관 외부로 유출되어 피하조직에 모여 나타나고 1777년 이 모양을 최초로 발견한 리흐텐베르크(Georg Chrisoph Lichtenberg)의 이름을 따서 리흐텐베르크 문양(Lichtenberg figure) 혹은 벼락모양 표시(keraunographic marking) 이라고도 불린다(그림 19-6). 발가락 끝의 피부 전층이 침범된 고립된 병변도 낙뢰손상의 특징으로 보고된다. 원인 미상의 의식불명 행려자에서 상기 징후들이 관찰된다면 낙뢰손상으로 짐작할 수 있겠다.

약 10%의 낙뢰손상 환자가 치명적이라 하더라도 수상 직후 심폐소생술이 바로 시작되기만 해도 심폐정지에서 소생시킬 기회가 생긴다. 심지어 환자가 사망한 듯이 보인다거나 수상 후 시간이 상당히 경과한 것으로 추정되더라도 심폐소생술을 시작한다면 의외의 좋은 결과를 얻을 수도 있다. 또한 낙뢰손상 직후에 나타나는 동공의 산대, 대광 반사의 소실 혹은 의식 정도의 검사에서 낮은 점수

(예: Glasgow Coma Scale score)가 환자의 뇌사를 나타내는 확정적인 징후가 될 수 없으므로 이러한 징후가 보이더라도 우선 심폐소생술이 시작되어야 하겠다. 귀는 고막 파열에서부터 중이 혹은 내이의 심각한 손상까지 초래하는 경우가 흔하므로 주의 깊게 확인해야 한다. 특히 전류에 의한 귀의 손상은 감각신경성 청력소실 혹은 장기간 호전되지 않는 현훈을 유발할 수 있다. 감전에 의한 안손상 역시 다양한 형태로 나타날 수 있으며 열성 각막병증(thermal keratopathy), 전방 포도막염(anterior uveitis), 낭밑백내장(subcapsular cataract), 유리체 출혈(vitreous hemorrhage), 망막박리(retinal detachment), 중심망막동정맥폐색(central retinal artery and vein occlusion), 세포양 황반부종(cytoid macular edema), 황반원공(macular hole), 시신경병증(optic neuropathy) 등이 있다.

낙뢰손상에서는 의식의 소실, 발작, 감각이상, 마비 등의 신경학적 합병증이 흔히 나타나는데 수상 수일이 경과한 후 나타나는 경우도 흔히 있다.

이처럼 수상 후 시간이 경과하여 나타나는 복잡한 신경학적 증상군을 벼락성마비(keraunoparalysis or Charcot's

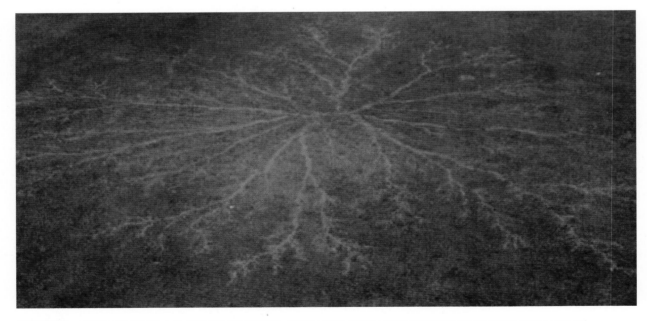

그림 19-6 낙뢰에 의한 지표면 손상. 전형적인 리흐텐베르크 문양을 보이며 인체가 낙뢰에 감전된다면 피부에 동일한 모양이 나타난다

paralysis or temporary paralysis)라고 하며 사지완전마비와 전신감각마비를 특징으로 하는 혈관운동신경성 질환의 형태로 나타난다. 다행히 이러한 증상들은 대부분 일시적이다. 의식의 변화가 있다면 당연히 경막외, 경막하, 뇌내출혈을 의심해야 하고 검사를 통해서 필요하다면 수술적 조치가 이루어져야 한다. 낙뢰손상에 의한 신경학적 증상의 예후는 여타의 합병증에 비해서 예후가 좋은 편이다. 고로 최초에 신경학적 신체검사 및 전산화단층촬영 등의 검사로 침습적 조치가 필요하지 않다고 판단된다면 미약한 신경학적 증상이 지속된다 하더라도 다소 보존적인 치료로 경과를 관찰하는 것이 좋겠다.

외상후 스트레스 증후군은 수상자의 약 30%에서 발견될 정도로 흔하며 처음부터 지지적인 정신과적 개재라 이루어져야 하겠다.

낙뢰손상은 기상과 관련되어 있고 심각한 사고가 주로 야외에서 일어난다는 점을 감안한다면 충분히 예방 가능하다 하겠다. 야외활동 전에는 반드시 일기예보를 확인해야 하고 산악지역에서는 주로 여름, 특히 늦은 오후나 야간에 번개가 많이 치기 때문에 피해야 한다. 그리고 태풍이 온다면 그 처음과 마지막이 가장 위험한 시기이다. 이른 바 '30−30법칙'에 의하면 번개가 치고 천둥 소리가 들리기 까지 30초가 걸리지 않는다면 번개구름이 인접해 있다는 의미로 마지막 번개를 본 후 30분간은 활동을 자제해야 한다. 낙뢰가 한번 떨어진 곳은 재차 발생하지 않는다는 잘못된 믿음이 있는데 동일한 곳을 여러 번 강타하기도 한다. 고로 번개구름이 완전히 물러갈 때까지 긴장을 늦추어서는 안된다. 물론 낙뢰가 항상 가장 높은 곳에만 떨어지는 것은 아니지만 등산 중이라면 산 정상이나 능선에서 내려와 계곡 등 낮은 곳으로 피하는 것이 비교적 안전하고 큰 나무나 전신주, 비닐하우스 등 높은 막대 옆은 지표전류손상의 위험이 있으므로 피해야 하지만 어쩔 수 없는 상황이라면 최소 1미터의 유격 혹은 막대의 높이만큼의 유격은 두어야 한다. 고로 낮은 지역의 키가 작은 나무들 주변이 비교적 안전하겠다. 주변에 건물이나 차량이 보인다면 안전하게 내부로 대피해야 한다. 군중이 모인 장소라면 낙뢰에 놀라 서로 부둥켜 안고 있을 것이 아니라 지표전류손상이나 공기 중 전파에 의한 손상을 피하기 위해 침착하게 서로의 간격을 두고 떨어져 있어야 한다. 야외에서는 낙뢰에 놀라 흔히 바닥에 눕는 경우가 있는데 신체가 바닥에 넓게 닿아 있다면 지표전류손상을 당할 위험이 커지므로 가능한 바닥과 접촉면적을 줄여야 하겠다. 소위 낙뢰대피자세(Lightning Position)를 취하는 것이 안전한데 바닥에 마른 물건을 깔고 그 위에서 두발의 끝으로 지지하면서 쪼그려 앉고 두 손은 머리를 감싼 자세이다(그림 19-7). 이러한 유용한 정보는 한국전기연구원(www.keri.re.kr)에서 발간한 〈낙뢰안전 가이드북〉에 보다 상세하게 안내되어 있다.

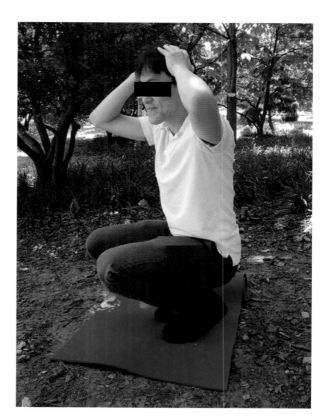

그림 19-7 낙뢰대피자세(Lightning Position)

07 합병증

전기화상의 일반적인 초기 합병증으로는 심장손상, 신부전, 패혈증 등이 있으며 안과적 혹은 신경학적 이상이나 골 손상, 정신과적 문제가 오래 지속될 수 있다. 장기적으로 문제를 일으키는 합병증에 대해 살펴보겠다.

정확한 병태생리는 밝혀지지 않았지만 감전된 환자의 약 5-20%에서 안과적 합병증을 경험한다. 수정체를 비롯한 망막, 시신경 등 안구를 구성하는 각 부위는 전기적 자극에 매우 민감하다. 이러한 전기적 안손상은 안구의 모든 부분에서 발생할 수 있지만 임상에서 가장 흔한 것은 백내장이며 각막 천공성 미란, 홍채염, 포도막염 등이 보고되고 있다. 전기손상에 의한 백내장이 처음 소개된 것은 1722년 St. Yves 등이 낙뢰손상 환자에서 발견한 안증상이다. 첫 증상은 시력저하 혹은 흐린 시야 등으로 나타나며, 백내장 발병까지 걸린 시간은 수상 후 수 시간에서부터 11년까지 범위로 특정한 호발 시기는 없지만 2년 이내에 많이 발생한다는 보고가 있다. 또한 일측성보다 양측성이 많으며 전압과 접점의 위치와의 상관성은 낮다. 즉, 전압이 높거나 두경부 혹은 체간 상부에 접점이 있다고 해서 안과적 합병증이 높아지지는 않는다는 것이다. 대부분 안과적 수술이 필요하나 그 결과는 대부분 좋다. 전기손상에 대한 안과적 문제의 예후를 결정하는 것은 망막과 시신경 손상의 정도이다.

최초 내원 당시 환자의 의식이 없거나 협조가 되지 않는 경우라면 안증상에 대한 정확한 문진이 어렵다. 하지만 안약이나 인공 누액 등 안건조를 예방하기 위한 기본적인 중환자 관리가 신속히 이루어져야 하겠고 안과의와 조기에 협진하여 향후 발생 가능한 안과적 문제를 사전에 예방해야 한다. 안증상에서 회복된 이후에도 망막중심오목과 시신경유두황반다발에 색소성 변성이 발생한다면 비가역적 시력장애가 발생할 수 있으므로 지속적인 안과적 추적 진료가 필요하다.

신경학적 합병증은 경증에서부터 심각한 것에까지 그 범위가 다양하며 대뇌 혹은 척수의 손상에서부터 말초신경의 손상에 까지 여러 신경손상을 모두 포함한다. 발병 시기도 수상 직후 나타나는 경우도 있지만 수일 혹은 수주 후에 발현되는 경우도 흔하며 2년 후에 초발하는 경우까지 있다. 전기에 의한 신경 손상의 기전이 아직 명확히 밝혀지지는 않았지만 대부분 전기에 의한 직접적 신경세포 손상과 혈관성 원인으로 설명된다. 전기화상으로 발생하는 신경학적 증상은 매우 다양하며 완전 혹은 불안전 마비, 길랭-바레증후군(Guillain-Barre syndrome), 횡단척수염(transverse myelitis), 근위축측삭경화증(amyotrophic lateral sclerosis) 등의 신경근육 결손 증상을 보일 수 있다. 일반적으로 흔한 신체적 증상은 저림이 가장 흔하고 이외에 쇠약, 감각이상, 만성통증 등이 있으며 말초의 증상으로 말초신경병증에 의해 근력이 약화되는 경우가 있다. 흔히 볼 수 있는 심리적 증상은 불안, 악몽, 사고에 대한 회상, 기억장애 등이 있다. 한 가지 주목할 것은 저압 전기화상의 경우 고압보다 후유증이 오래 지속되는 경우가 많다는 것이다. 저압 전기화상 환자의 단 30% 만이 업무에 복귀했다는 보고도 있다. 즉, 저압 전기화상 환자에서도 고압에서와 동일한 정도의 신경학적 심리학적 합병증을 보이며 업무로의 복귀 지연 혹은 미복귀를 보일 수 있다.

일반적으로 증상이 일찍 발현된 경우가 늦은 경우보다 잘 호전되는 경향을 보이고 감각신경보다 기능적 문제를 일으키는 운동신경이 더 영향을 많이 받게 된다. 전기화상 환자가 내원한다면 최초 전신에 대한 신경학적 신체검사가 이루어져야 하고 중심성 신경이상이 의심된다면 두부 자기공명영상 등을 통해 병변의 유무를 확인해야 하며 재원간 지속적 신경물리치료 및 필요하다면 기능적 고정장치를 사용해야 한다. 전기자극이 척수에 가해져 허혈성 변화가 발생한다면 prostaglandin E1 혹은 스테로이드를 적용해 혈관확장 효과를 볼 수 있다는 보고도 있다.

자율신경총에 손상이 생긴다면 그 증상으로 배변습관의 변화나 배뇨곤란 및 성기능 장애를 동반한 교감신경 과활동이 발생한다. 비록 정확한 기전은 밝혀지지 않았지만 자율신경 손상에서도 역시 전류에 의한 직접적인 감전과 혈관성 원인이 모두 받아들여지고 있다. 현재까지는 혈관조영술이나 자기공명영상 등 영상학적 검사가 손상 정도의 평가나 예측을 하는 데 도움이 되지 못하는 것으로 알려져 있다. 이처럼 전기손상에 의한 신경학적 이상은 증상이 매우 다양하고 장기간 지속되며 영상이나 신경학적 검사로 확인되지 않는 경우가 많다. 고로 전기손상 환자가 내원한다면 최초에 전신에 대한 전체적인 신경학적 검사를 시행해야 하고 재원간 혹은 외래 진료 시 그 변화를 순차적으로 확인해야 하며 검사 소견에 대해 반드시 의무기록을 남겨두어야 한다. 조기에 경험있는 재활전문가에게 협진을 의뢰하고 치료 계획 수립에 참여시켜 장기적 환자 관리에 임해야 하겠다.

골절단 이후 절단면에서 발생하는 이소골(heterotopic ossification)은 전기화상 환자에서 볼 수 있는 특이한 증상이다. 이는 골낭종(bone cyst)과 더불어 긴 골의 절단에서 약 80%까지 관찰되나 관절분리절단술 혹은 작은 골의 절단에서는 흔치 않다. 이소골이 발생하면 절단면과 가까운 피부의 만성 염증과 반복적 까짐으로 의수족 등 보조장비 착용에 어려움이 발생한다. 문헌에 따라 차이가 크지만 전기화상으로 골절단을 받은 환자에서 수술 후 심각한 불편함으로 교정 수술을 받은 경우가 많게는 30%까지 보고되고 있다. 전기화상으로 긴 골을 절단해야 하는 환자에게는 상기 내용을 절단술 이전에 미리 설명해 둘 필요가 있겠다. 교정 수술은 대부분 뼈집게(bone longeur)로 이소골을 제거하는 간단한 것이다. 골다공증은 수상 후 시간이 경과한 뒤 나타나는 합병증으로 우리 신체의 교감피부반응(sympathetic skin response, SSR) 결함으로 골대사에 영향을 미쳐 골흡수가 증가된 것에서 비롯된다. 고로 전기화상에서 호전되어 시간이 지났다 하더라도 지속적인 골에 대한 평가 및 골밀도검사 등을 통한 추적이 필요하겠다.

심각한 재해 현장에서 생존한 희생자는 치료 과정 및 일상 복귀 이후에도 지속적인 정신적 고통에 시달리는 경우가 많다. 특히 신체의 일부를 상실하거나 기능을 잃은 경우라면 자살이나 자해처럼 극단적인 선택을 할 수도 있다. 고로 수상 초기에서부터 정신과 전문의의 개입을 통해 심리적 약물적 치료가 병행되어야 하며 의료진을 포함한 주변인들의 지지적인 도움 역시 중요하다.

08 예방활동

예방이 중요하지 않은 영역은 없겠지만 특히 전기화상에서는 작은 노력으로도 큰 화를 면할 수 있는 경우가 많아 특별히 예방 활동에 관심을 기울여야 한다. 과거 많이 볼 수 있었던 전신주를 타고 올라가서 실시하던 전기 작업은 인식의 개선과 관련법의 정비로 더 이상 볼 수 없게 되었고 반드시 전문 작업차량으로 작업이 이루어지도록 되어 있다. 모든 전기 작업자는 절연복 및 절연장갑과 전용화를 착용해야 하고 안구와 귀를 보호할 장비를 사용해야 한다.

건설현장에서 전기 사고가 많이 발생하는데 철근 등을 이동시킬 때는 머리 위로 지나가는 고압의 전선에 닿지 않도록 주의해야 하며 상식적인 내용이지만 물이 묻은 손으로 전기 장비를 다루어서는 안되고 전기 장비를 사용하는 작업장의 바닥은 항상 말라있어야 한다. 직접적인 감전 이외에도 아크방전에 의한 전기화상이 많이 발생하는 점을 감안한다면 보이지 않는 전기가 흐르는 모든 장소에는 위험을 알리는 표식지를 부착하여 사람의 접근을 막아야 하고 콘센트의 느슨한 접속으로 인해 열이 발생한다거나 분진이 쌓여 아크가 발생하지 않도록 주의해야 한다.

제도적으로는 교육받지 않은 인원이 고압의 전기 장비에 접근할 수 없도록 해야 하며 잠금 장치를 통해 원천적으로 접근을 차단해야 한다. 그리고 모든 작업 전에는 응급 상황 발생 즉시 도움을 받을 수 있는 시설과 인력을 미리 확인하고 확보해 두어야 한다.

가내에서의 예방 활동도 중요한데 어린이들의 경우 위

험에 대한 인지와 대처 능력이 떨어지므로 콘센트, 플러그, 배선 등의 전기기구를 가지고 놀이를 하지 않도록 보호자의 세심한 주의가 필요하며 유아가 있는 가정이라면 콘센트는 마개로 모두 막아두어야 하며, 이것은 아이가 젓가락 등으로 찌르는 것도 예방할 수 있지만 분진이 쌓여 아크가 발생하는 것을 미연에 막을 수 있다. 가능한 노출된 전선이 없도록 가구 등의 뒤로 숨겨서 아이가 만지지 못하도록 하고 전기기구를 콘센트에서 뽑을 때 전선을 잡고 당기는 버릇은 접속부위의 피복 노출을 야기하여 감전의 원인이 되므로 주의해야 한다. 전선이 무거운 물체에 깔려 있지 않은지 혹은 전기장판처럼 침구류에 피복이 벗겨진 전선이 직접 닿아 있지 않은지 확인해야 한다. 가정에서도 전기는 물과 상극이다. 젖은 손으로 전기기구를 만지지 않도록 해야 하며 습기와 먼지가 가능한 없는 곳에서 조작하고 사용하는 것이 바람직하다. 가정용 정격전압을 초과하여 과도하게 많은 전열기구를 하나의 전원으로 연결한다면 과부하가 걸리면서 화재가 일어날 수 있다. 멀티탭을 사용하더라도 적정 전압을 준수하여 사용해야 한다. 각 가정마다 누전차단기를 설치해야 하고 월 1회 이상 누전 차단기에 대한 점검을 해야 한다.

관련 법규도 보다 세심하게 정비해야 하겠으며 배선기구에 대한 안전기준을 강화하고, 노후화된 전기기구는 교체토록 해야 하겠다. 잘 사용하면 고마운 전기이지만 잘 못 사용한다면 언제든 터질 수 있는 집안의 작은 폭탄임을 명심해야 한다. 사소한 정전기도 큰 화재로 번질 수 있다. 주유소에서는 주유 전에 반드시 정전기 방지 장비를 이용하여 정전기로 인한 발화를 예방해야 한다. 한국전기안전공사 홈페이지(www.kesco.or.kr)에 방문하면 전기 안전에 관한 자세한 내용이 아이들이 좋아하는 삽화와 동영상으로 잘 소개되어 있다. 유소아를 둔 가정에서는 함께 방문해서 활용해보는 것도 좋겠다.

09 결론

작은 거인에 비유되는 전기화상이다. 비록 전체 화상 발생률의 약 4% 정도 밖에 차지하지 않지만 육안적으로 보이는 병변 이외에도 심장 및 근골격계 등 내부 장기의 심각한 손상이 생길 수 있고 절단을 포함한 중대한 합병증 및 사망까지 발생할 수 있어 빙산의 일각만을 보는 우를 범하지 않기 위해서는 다른 어떤 화상의 영역보다 세심한 주의를 기울여야 한다. 그리고 적절한 치료를 위해 조기에 다학제적 전문가 모임을 통한 계획성 있는 접근이 필수적이다.

참고문헌

1. 낙뢰안전 가이드북. 한국전기연구원
2. 산업재해 통계자료. 안전보건공단
3. 산업재해 현황분석. 고용노동부
4. 전기안전백서. 한국전기안전공사
5. 전기재해 통계분석. 산업통상자원부
6. Amber E. Ritenour. Lightning injury: A review. Burns 34(2008) 585–594
7. Arnoldo B, Klein M, Gibran NS. Practice guidelines for the management of electrical injuries. J Burn Care Res. 2006 Jul-Aug;27(4):439-47.
8. Arnoldo BD, Purdue GF. The diagnosis and management of electrical injuries. Hand Clin. 2009 Nov;25(4):469-79.
9. Ayten Saracoglu. Prognostic factors in electrical burns: A review of 101 patients. Burns 40(2014) 702–707
10. Brett D. Arnoldo, MD. Electrical Injuries: A 20-Year Review. J Burn Care Rehabil. 2004 Nov-Dec;25(6):479-84.
11. Chris Davis, MD. Wilderness Medical Society Practice Guidelines for the Prevention and Treatment of Lightning Injuries: 2014 Update. WILDERNESS & ENVIRONMENTAL MEDICINE, 25, S86–S95 (2014)
12. Eun Jin Bae, In Hwan Hong, Sung Pyo Park, et al.Overview of ocular complications in patients with electrical burns: An analysis of 102 cases across a 7-year period. Burns 39(2013) 1380–1385
13. Fish RM, Geddes LA. Conduction of electrical current to and through the human body: a review. Eplasty. 2009 Oct 12;9:e44.
14. Foris LA, Huecker MR. Electrical Injuries. Treasure Island (FL): StatPearls Publishing; 2017 Oct 9.
15. Jacob D. Jensen; Andrew L. Vincent. Lightning Injuries. Treasure Island (FL): StatPearls Publishing; 2017 Oct 6.
16. Jang YS, Lee BH, Park HS. Lower amputation rate after fasciotomy by straight midline incision technique for a 22,900-V electrical injury to the upper extremities. Injury. 2017 Nov;48(11):2590-2596.
17. Jex-Blake AJ. The Goulstonian Lectures ON DEATH BY ELECTRIC CURRENTS AND BY LIGHTNING: Delivered before the Royal College of Physicians of London. Br Med J. 1913 Mar 1;1(2722):425-30.
18. Steven E. Wolf, Herbert A. Phelan, Brett D. Arnoldo. The year in burns 2013. Burns 40(2014) 1421–1432

Cold-induced Injury: Frostbite, Chemical Injury

화 상 의 학
TOTAL BURN CARE

이 주 봉 | 이화외과

Ⅰ. 동상

01 동상의 역사

동상은 조직을 결빙시키는 환경에 대한 정상적인 방어 기전의 장애로 인한 외상이다. 한랭손상은 겨울에 야외 여가 활동에 대한 관심의 증가 및 많은 노숙자 및 사회 경제적으로 불우한 사람들로 인해 증가하고 있다.

동상의 발생률과 발생 환경에 대한 상황은 많은 군 역사에 기록되어 있다. Hannibal은 알프스 횡단 2주 동안 동상으로 군단의 절반 수준인 46,000명의 병사를 잃었다. Dr. James Thatcher의 기록에 따르면 독립 전쟁 중 Washington은 1778년 겨울 한랭손상으로 군단의 약 10% 정도를 잃었다고 되어 있다. Dominique Jean Larrey 남작은 1812년 가을 Moscow 침공 후 혹독한 겨울에 퇴각하는 기간 동안 Napoleon 군대의 의무감으로 복무할 당시 처음으로 동상에 대한 체계적인 의학적 관찰들에 대한 기술을 하였다. 이 기간 동안 동상의 유행적 양상 때문에 동상에 대한 중요한 기술을 할 수 있었으며 극한의 조건에서의 연속되는 행진으로 인한 재동결과 모닥불을 이용한 해동을 반복하면서 더 악화되는 상황을 확인할 수 있었다. 또한 많은 군인들이 모닥불에 감각이 떨어진 발을 다시 따뜻하게 하는 과정에서 화상을 입기도 했다. Larrey는 동상에 대한 최적의 치료는 서서히 따뜻하게 하기 위한 눈, 얼음을 사용해 마찰열을 이용한 마사지임을 확신했다. 이러한 치료 방법은 100년 이상 군사 의학에서 동상의 표준 치료로 사용되었다.

1941-1942년 겨울 동안 독일군은 역사상 동상으로 인한 상해 중 최대로 기록되어 있는 모스크바 정복 시도 중 약 250,000명이 동상과 관련된 고통을 받았다고 보고되고 있다. 2차 세계대전동안 독일군과 러시아군은 1930년대에 Kirov Institute에서 실시한 연구에 기반을 둔 급속한 재가온의 철학을 가지고 진군하였다. 이러한 내용이 영어로 번역되어 동상과 관련한 부상에서 급속한 재 가온이 서구지역의 주요 패러다임(paradigm)의 기초가 되었다. 1960년대에 Mills는 급속한 재가온에 대한 첫 번째 주요 임상 경험을 발표하고 이 보고서에 동상의 전반적인 치료에 대한 철학이 담겨져 있다. Meryman은 동상에 대한 과학적 기반을 설명하는 중대한 문서를 편찬했다. 이후 군과 민간의 한랭 유발 상해 자료는 동상 치료에 대한 중요한 임상적 진전 없이 약 30년간 지속되었다. 동상 치료 관리에 혈전 용해

치료법(thrombolytic therapy)의 사용이 지난 10년간 유일한 임상적 진보로 앞으로 많은 임상적 과제를 제시하고 있다.

02 동상의 병태생리와 분류

동상과 관련된 손상에는 두 가지 메커니즘이 관여한다. 첫 번째는 동상으로 인한 세포의 직접적인 손상과 그에 따른 죽음이고, 두 번째는 조직의 허혈로 인한 지연 손상이다. 동상 초기에는 세포외부의 얼음결정이 형성된다. 이 결정들이 세포막에 직접적인 손상을 주어 삼투압 변화를 유발하여 세포 탈수를 일으킨다. 얼음 결정이 세포 안에 형성될지 밖에 형성될지는 어는 속도와 관련이 있다. 만일 어는 속도가 빠르다면 세포 안에 결정이 형성되어 세포 손상과 사멸을 더 심하게 야기하게 되고, 어는 속도가 느리다면 세포밖에 결정이 형성되어 삼투압 변화를 야기하여 세포 안의 물을 밖으로 빼내 탈수를 유발한다. 탈수가 일어난 세포에서는 단백질과 지질의 변화와 더불어 생화학적 변화가 일어나고 세포내부의 항상성(homeostasis)이 깨지게 된다. 온도가 더 내려감에 따라 어는 속도와 관계없이 세포내부의 결정을 형성하게 되고 온도와 대사간의 직선적인 관계가 약해져 DNA 합성이 감소되며 히스타민 반응으로 인해 피부홍조(skin flushing)와 액체가 찬 부스럼(fluid-filled wheal)이 생기게 된다.

미세혈관의 병태생리는 한랭손상이 세포에 직접 영향을 주는 것보다 더 중요할 수 있다. Zacarian은 동상에서 미세혈관 변화의 중요한 과정들을 발견했다. 동, 정맥의 일시적인 혈관수축으로 미세혈전이 형성되고 녹는 과정에서 모세혈관의 혈류가 회복되어 미세혈전은 몇 분 안에 사라진다. 얼어 있는 조직이 해동되는 약 20분 동안은 혈류는 완전히 차단된다. 비슷한 변화가 재관류(reperfusion) 이후의 random skin flap model에서도 보이는데 이때 활성산소들(reactive oxygen species)이 손상의 매개물로 작용한다. 72시간 이내에 deendothelialization과 모세혈관 내에 피브린(fibrin)의 침착이 일어난다. 내피의 미세구조(endothelial ultrastructure)를 살펴보면 부종(swelling), 체액의 혈관외 유출(fluid extravasation), 내피세포의 팽창(endothelial dilation), 세포 용혈 전에 보이는 혈관 내로의 세포이동 등을 관찰할 수 있다. 손상범위에 따라 부분적인 차이가 있을 수 있는데 정맥이 가장 크게 영향을 받고 혈관의 저류상태가 병태생리 과정에 영향을 미칠 수 있다는 가정을 뒷받침 한다.

병태생리학적으로 동상은 화상의 염증 반응과 유사하다. 화상 수포액 내에 eicosanoids와 같은 염증 매개물질과 화상 부위에서 분비되는 bradykinin, histamine 등도 동상에서 역시 관찰된다. 따라서 zone of necrosis and stasis 등과 같은 Jackson의 화상 모델과 유사한 동상에서의 세울 수 있다. Robson과 Heggers는 동상으로 형성된 수포내액에서 prostaglandin F_2나 thromboxane B_2를 발견했다. 이 물질들과 그 전구물질들은 혈관 수축과 백혈구 응집을 유발하며 해동된 뒤 다시 얼었을 때 얼음결정에 의한 세포손상과 그에 따른 염증 반응이 더 심해질 수 있다.

03 동상의 임상양상과 분류

환자들은 동상 발생을 모르는 경우가 많이 있다. 주로 귀, 코, 뺨, 성기 등에 주로 발생하며 동상 부위가 둔감(insensitivity)해지는 것을 느끼는 경우가 많다. 이러한 증상은 다시 따뜻하게 해주면 회복되는데 욱신거리는 양상의 통증(이 장에서 throbbing: 박동하는 통증으로 기술함)이 시작된다. 그로 인한 통증 완화를 위해 마약성 진통제 투여가 필요할 수 있다.

어는 조직의 생리 때문에 환자 상태 평가나 해동한 뒤 보이는 소견에 따라 전통적으로 분류되고 있다. Frostnip이란 용어가 자주 사용되는데 이것은 피부가 창백(pallor)해 보이거나 감각이 둔해지는 것(numbness)을 의미한다. Frostnip의 경우 진피나 연부조직에 손상을 주지 않는 경우가 많으며 해동한 뒤에는 증상이 남지 않는 경우가 대부분이다. 반면에 동상의 경우 진피의 일부분이나 연부조직에 손상을 입게 되며 해동한 뒤에도 임상증상이 지속된다. 해동의 시간이 더 길어질수록 임상양상이 다양하게 나타날 수 있으나 초기에 나타나는 충혈(hyperemia)은 frostnip과 동상 모두 발생할 수 있다. 수포형성은 시간에 따라 발생 가능하며 손상 후 몇 시간 또는 수일이 걸리기도 한다. 12−24시간 뒤 수포의 양상은 명백해지며 수포형성의 양상에 따라 치료 방침이 결정될 수 있기 때문에 면밀한 관찰이 필요하다.

전통적인 동상의 분류는 화상의 분류와 비슷하다. 1도 동상은 표재성(superficial) 손상으로 수포나 물집이 형성되지 않는 충혈된 양상을 보이며 후유증(sequelae)이 남지 않는 부종, 홍반, 창백 등이 나타난다. 2도 동상은 밝은 색의 물집이 보이고 표피가 벗겨지는 등의 증상이 나타나는데 이것은 진피의 부분적인 손상이며 좋은 예후를 보인다. 3도 동상은 출혈성 수포를 형성하며 1−2주 뒤 두껍고 검은색을 띄는 가피(eschar)를 형성한다. 4도 동상은 뼈, 힘줄, 근육 등의 손상을 동반하며 조직의 손실을 야기한다. 손상의 깊이는 시진으로만 예측하기 힘들며 일반적으로 1, 2도 동상을 깊지 않은(superficial)(그림 20-1), 3, 4도 동상을

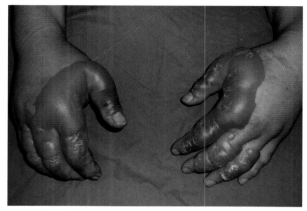

그림 20-2 출혈성 수포를 동반한 동상

깊은(deep) 동상(그림 20-2)이라고 한다. 임상적으로는 투명한 수포형성 또는 진피 층을 포함한 혈성 수포형성 등으로 얕고 깊은 동상으로 분류 할 수도 있다. Cauchy가 제안한 분류체계는 절단의 위험성에 기반을 두고 해동 직후 확장되는 손상 범위, 2일째 bone scan영상, 수포형성의 유무 등을 포함했다. 비록 이 분류체계가 널리 사용되지는 않았지만 예후와 관련된 객관적인 자료들을 포함하고 있어 동상의 치료와 향후 관리 방법에 있어서 많은 도움을 줄 수 있을 것이다.

04 동상의 초기치료

동상은 화상과 마찬가지로 예방하는 것이 가장 이상적이다. 동상은 야외활동의 증가로 인해 미국에서 자주 발생하는 부상 중 하나이다. 뿐만 아니라 부랑자나 정신질환을 앓고 있는 사람에서 동상 발생률은 여전히 높으며 이들이 동상 발생의 대부분을 차지한다. 또한 술과 약물 중독 환자에서 발생 가능성이 높아진다. 부랑자들의 경우 사회보장제도를 통해 동상을 예방할 수 있으며 추운 날씨에 야외활동을 통해 생길 수 있는 동상의 경우도 옷을 여러 겹 입고 건조하게 유지하며 동상발생 예상 지역에서는

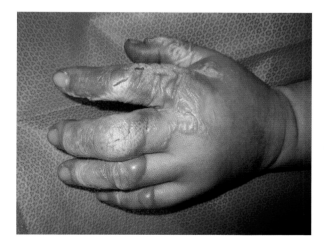

그림 20-1 깨끗한 수포를 보이는 표재성 동상

규칙적인 'cold check'를 시행함으로써 예방할 수 있다.

동상이 발생하면 가장 중요한 처치는 더 심해지는 것을 막는 것이다. 동상 부위의 귀금속들은 제거해야 하고 손상 부위를 문지르는 것은 조직 손상을 더욱 야기시키는 것으로 알려져 있어 피해야 한다.

동상 이후 현장에서 치료를 위해 전원하기 전 해동을 시작해야 하는지 결정하는 것이 중요하다. Arctic Aeromedical Laboratory에서 Mills의 연구에 따르면 현장에서 해동된 상태를 유지하기 어렵다면 재가온하는 것은 피해야 한다고 보고하고 있다. 국소적인 동상을 입은 경우 전신적인 한랭 손상이 동반되는 경우가 많으므로 국소적인 동상의 초기치료 시작 전에 정상적인 체온을 유지하는 것이 우선되어야 한다. 저체온은 말초혈관수축과 혈류 감소의 원인이 되어 국소적인 한랭 손상을 악화시키게 되어 사지절단 및 생명을 위협할 수 있다. 중등도 또는 심각한 저체온의 기준은 중심체온(core temperature)이 32℃ 이하로 떨어지는 것을 말하며 동상 치료에 앞서 반드시 교정되어야 한다.

빠른 재가온의 전통적인 방법으로 40-42℃ 온도의 따뜻한 물을 이용하는 것이 권유된다. 최근 The State of Alaska의 지침에 따르면 따뜻한 물의 온도를 37-39℃로 변경했는데 이는 재가온의 시간은 더 소요되나 환자가 느끼는 통증을 줄일 수 있는 장점이 있다. 재가온의 시간은 나타나는 증상에 따라 다르지만 보통 30분 정도가 적당하며 재가온할 때 발생하는 통증 조절을 위해 진통제 투여가 필요하다. 또한 파상풍 발생이 가능하여 예방접종이 필요하다. 피부 부종이 발생되면 피부 상재균(skin flora)에 대한 피부의 방어 능력의 소실의 원인이 되므로 부종이 심한 환자의 경우 전신적인 항생제 투여가 추천된다.

05 해동 후 평가 및 치료

재가온의 과정 이후 동상 부위의 국소적인 조직 관리가 우선되어야 한다. 수포가 형성될 경우 제거 필요성에 대해서는 아직도 논의되고 있다. 수포액 내에 포함되어 있는 여러 가지 chemokines의 변화(high levels of PGF2α 와 TXB$_2$의 농도 증가, PEG$_2$의 감소, 수상 부위의 혈관 수축, 백혈구 부착의 증가, 혈소판 응집의 증가)로 인해 진피의 허혈을 유발한다. 그럼에도 불구하고 혈성 수포를 제거함으로써 생길 수 있는 진피아래부위의 구조적 손상 등에 대한 문제 역시 존재하며 조직 손상이 더 심해질 수 있다는 반론도 있다. 실질적인 측면에서 보면 수포의 제거는 수포 아래 조직의 관찰이 용이하여 의료진이 환부를 파악하는 데 도움을 준다.

Aloe vera는 arachidonic acid cascade와 반대되는 성질을 가지고 있어 동상의 치료에 사용 가능하다. Heggers는 전통적인 국소 항생제연고 사용과 비교하여 NSAIDs의 투여와 aloe vera를 국소요법으로 사용하여 inflammatory chemokines을 교정하고 그람 양성균에 의한 감염을 예방하기 위해 페니실린(penicillin)을 투여하는 것이 효과적이며 그로 인해 조직 손상을 줄이고 동상부위의 절단 가능성의 감소, 재원기간의 단축 등의 효과를 볼 수 있다고 하였다. Silver sulfadiazine 또는 sulfamylon 등과 같은 국소적 항생제 연고 사용보다 국소적으로 aloe vera를 단독으로 사용하였을 경우 임상적으로 손상된 조직을 살리는 데 더 좋은 결과를 보였다고 한다. 손상된 부위를 보호하기 위해 조심스러운 드레싱 및 부목고정, 부종을 조절하기 위해 거상 등의 관리 또한 필요하다.

1) 비수술적 치료방법(Nonsurgical therapies)

동상 치료를 위한 약물학적 치료방법은 국소적 한랭 손상의 염증 반응을 개선하기 위해 arachidonic acid pathway를 차단하는 방법이다. 과거 토끼 귀를 사용한 연구에서 아스피린을 사용하여 조직의 생존율을 20% 이상 향상시키는 것으로 보고된 바 있다. 그러나 아스피린은 상처 치유를 돕기는 하지만 모든 arachidonate metabolites를 차단하므로 최근에는 ibuprofen이나 TXA$_2$를 특이적으로 차단하는 약물을 사용하는 것이 권고되고 있다.

Phosphodiesterase inhibitor의 일정인 Pentoxifylline은 국소적 aloe vera와 함께 적용 시 상처회복에 시너지 효과가 있는 것으로 알려져 있다. Pentoxifylline은 적혈구의 유동성을 증가시켜 미세혈관에 침전물이 쌓이는 것을 막아 혈전형성을 감소시킬 뿐만 아니라 적혈구의 점성도(viscosity)를 감소시켜 조직의 생존율을 증가시킨다. 최근 연구에 의하면 해동 후 약물학적 치료방법으로 pentoxifylline이 사용되는 경우 하루 세 번 400 mg, 2–6주 사용하는 것을 권유하고 있다. Prostacyclin analog인 Iloprost 역시 혈관확장을 시킴으로 치료에 사용 가능한 것으로 생각되지만 치료제로 사용되기에는 아직 자료가 많이 부족하다.

혈전용해제(thrombolytics)는 지난 50여 년 동안 임상적으로 널리 사용되고 있다. 처음으로 동상 치료를 위해 혈전용해제의 사용 가능성이 알려진 것은 IV urokinase를 사용한 동물 실험 이후였다. 1992년 동상부위를 천천히 재가온하는 처치보다 혈전용해제의 사용이 절단가능성을 감소시키며 특히 tissue plasminogen activatior (t–PA)의 사용으로 손가락의 생존율이 더 높은 결과를 보였다. 그러나 t–PA의 사용은 해동 후 24시간 내에 효과가 있어 사용에 제한적이며 손가락의 생존율을 높이기는 하지만 동상 이후 신경학적인 합병증 등에 대한 장기적인 결과에 대해서는 아직 알려져 있지 않다.

수술적, 화학적 교감신경절제술(sympathectomy)은 임상적 결과가 좋지 않아 잘 사용하지 않는다. 교감신경절제술 시행이 조직의 보존에 도움이 된다는 보고가 없으며 궁극적으로 화상 부위보다 근위부(proximal)까지 손상을 유발할 수 있는 단점이 있다. 반면 장기적인 관점에서 장점으로는 내한성(cold tolerance)의 향상, 동상 후 발생하는 신경통(neuropathic pain)이나 이상감각(paresthesias)등을 호전시킬 수 있다. 따라서 교감신경절제술은 장기적인 장애를 일으킬 수 있는 합병증의 관리에 있어 유용하다.

고압산소(hyperbaric oxygen; HBO)에 관한 연구는 그리 많지 않지만 보조적인 치료에 있어 역할이 많을 것으로 기대되고 있다. 초기 문헌 보고에 따르면 4명의 알프스 등반가들이 동상 수상 이후 10일 이상 경과된 후 고압산소 치료를 시행하고 4명 모두 조직을 보존하였다고 한다. 최근 연구에서는 여러 손가락에 깊은 동상을 입고 치료가 지연되었음에도 불구하고 14일 이상의 고압산소치료 후 손가락을 모두 보존하였으며 어떠한 신경학적인 후유증이 남지 않았다고 보고하고 있다. 아직 정확한 이론이 정립되어 있지는 않지만 동상치료가 지연된 경우 고압산소 치료의 효과가 상당히 매력적이며 현재까지 여러 연구가 진행되고 있다.

2) 영상진단방법 및 수술적 치료
(Imaging and surgical management)

Scintigraphy와 magnetic resonance imaging/angiography (MRI/MRA)는 동상의 수술적 치료에 있어 진단방법으로 추천된다. 약 20여 년 전 Metha는 triple–phase bone scanning에서 3가지 서로 다른 패턴들을 발견했는데 이것은 동상 수상 후 48시간 이내에서 유용한 지표로 사용되었다. 특히 perfusion phase와 blood pooling phase는 손상된 조직을 나타내주며 bone phase는 깊은 조직과 뼈의 경색(bone infarction)을 알려준다는 것을 발견했다. 일부 학자들이 bone scan의 양상과 수술 시 결과와 동상 수상 후 7–10일째 가장 잘 부합한다고 주장하지만, 또 일부 학자들은 scintigraphic finding과 수술 시 결과와 높은 상관관계가 있다고 주장한다. MRI/MRA는 Tc scanning보다 막힌 혈관과 살릴 수 있는 조직을 더 직접적으로 확인할 수 있지만, 절단을 위한 해부학적 위치를 확인하는 데 있어서는 MRI와 bone scanning과의 차이가 없으며 특히 손가락과 같이 연부조직이 많지 않은 부위에서의 MRI의 사용은 제한적일 수밖에 없다.

조기에 수술하는 방법이 나쁜 결과를 가져온다는 과거의 편견으로 인해 scintigraphy를 이용한 조기 수술은 제한적이었다. 그러나 Greenwald는 동상 수상 후 7–10일 경과된 경우 scintigraphy를 이용한 조기 수술에 대한 protocol을 만들어 발전시켰다. Cauchy는 감염을 줄이고 빠른 재활치료를 위해 동상 수상 후 10-15일에 intervention하는 것을 주장했으며 48시간 이내에 시행한 bone scan에서 명확한 경계가 보이지 않는다면 7-10일 이내에 다시 scanning할 것을 주장했다. 그럼에도 불구하고 숙련된 의사가 육안적으로 경계가 명확히 보이는 시점인 수상 후 4주나 3개월 되는 시점에 수술적인 치료가 시행되고 있다.

06 결론

동상은 임상적으로 역사가 깊지만 최근까지 해결책이 확실히 마련되지 않았다. 비록 동상에 대한 병태생리가 잘 알려져 있지만 지난 50여 년 동안 '1월에 동상 수상 후 7월에 절단'이라는 치료방법이 아직 사용되고 있다. 혈전용해제 사용은 손가락 보존에 효과가 있지만 동상 수상 후 초기에 사용해야 한다는 제한이 있고 장기적으로 기능적인 측면에서는 아직 불확실하다. 고압산소요법은 조직 보존과 기능적 결과가 좋지만 아직 몇몇 증례만 있을 뿐이다. Pentoxifylline, iloprost와 같은 혈관확장제는 현재 연구 중이며 scintigraphy는 사지의 수술적 관리에 있어 도움이 될 수 있겠지만 후속적인 연구가 더 필요하다. 궁극적으로 동상 수상 후 조직을 보존하고 기능적으로 좋은 결과를 얻기 위해서 대규모의 연구가 더 필요하다.

Ⅱ. 화학화상

01 서론

화학 화상은 전체 화상 중 아주 작은 발생률을 보이지만 화상과 관련된 사망의 1/3 정도를 차지한다. 주로 가정이나 산업체에서 사용되는 화학 약품에 의해 발생하며 The American Association of Poison Control Center의 2014년

National Poison Data System에 따른 보고서에 의하면 화장품 등에 의해 199,291례, 가정에서 사용하는 세척제에 의해 198,018례, 살충제에 의해 83,005례, 탄화수소에 의해 31,903례, 그 밖의 화학 약품에 의해 38,975례 발생한 것으로 보고되었다. 불행하게도 독성 물질에 쉽게 접할 수 있는 환경 때문에 해마다 화학 약품에 의한 소아 화상의 빈도가 증가하고 있다. 주로 소아에 발생하는 화학 화상은 주로 가정에서 사용되는 약품에 의한 경우가 대부분이며 주로 보관의 잘못이나 약품 표시가 잘못된 경우가 많으며 다음으로 고의적으로 노출 또는 자살 시도에 의한 경우가 많다. 화학 화상의 경우 호발부위로는 안면부, 눈, 손과 발이며 다른 화상에 비해 재원일수와 치유되는 기간이 훨씬 더 긴 경우가 많다. 주된 사망의 원인은 주로 화학 약품의 흡인에 의한 전신 독성에 기인한다. 이 장에서는 화학 화상에 대한 일반적인 치료 원리에 대해 설명할 것이다.

02 병태생리

모든 화상 상처는 구조적 또는 기능적인 단백질의 변성이 흔하게 일어난다. 생물학적 단백질은 일련의 아미노산 구조에 van der Waals' 힘 또는 수소결합 등의 약한 힘에 의한 삼차원적인 구조로 이루어져 있다. 이러한 삼차원적인 구조는 화학 화상이나 열 손상에 의해 쉽게 파괴되어 제기능을 하지 못하게 되며 외부의 열에너지에 의해 약해진 결합력은 단백질 변성과 파괴를 촉진시키게 된다. 게다가 수소이온농도(pH)의 변화 또는 단백질 주변을 둘러싸고 있는 지질의 용해로 단백질의 기능이 파괴되기도 한다. 반응성 단백질에 화학 약품에 의한 직접적인 영향은 활성화되지 않은 단백질과 유사한 상태를 만들기도 한다. 화학 화상으로 인한 중증도는 다음과 같은 여러 인자에 의해 결정된다.

- 접촉되거나 흡인하나 화학 약품의 농도

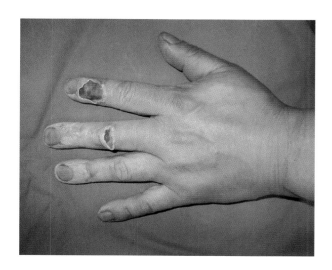

그림 20-4　수포제거 당시 불산(hydrofluoric acid)에 의한 화상소견

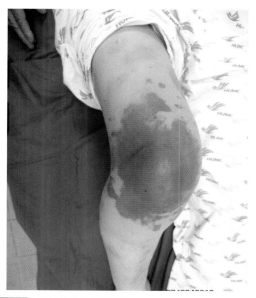

그림 20-6　질산에 의한 화학화상

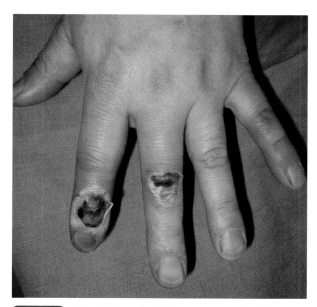

그림 20-5　수포제거 후 불산(hydrofluoric acid)에 의한 화상소견

gluconate 10 mL와 5% dextrose 40 mL를 혼합해 2–4시간에 걸쳐 주사할 수도 있으며 상태가 심각할 경우 손바닥의 근막절개술(fasciotomy)이 필요할 수 있다. 이러한 주사 방법은 통증을 최소화하고 조직의 괴사를 예방하기 위해 약품 노출 후 6시간 이내에 시행되어야만 하며 환자의 증상이 호전될 때까지 지속적으로 시행되어야 한다.

⑧ 질산(Nitric acid)

　질산은 강한 산화제로 유기 단백질과 결합하여 유기질 산염(organonitrates)을 만들어내며 이것은 대사성 독소 (metabolic poisons)로 작용한다. 피부에 노출되면 피부나 점막이 노란 갈색의 얼룩이 발생하며 가피(eschar)가 형성된다. 환부의 경계가 천천히 생기며 화상의 깊이를 추정하기가 어렵다. 초기 치료는 충분한 세척과 국소요법(topical treatment)을 사용한다. 그리고 환자는 치아가 흰색으로 추가 착색을 보이며 눈에 통증(eye pain), 구강인두 통증 (oropharyngeal pain), 또는 복통을 호소하게 된다. 또한 호흡 곤란, 객혈(hematemesis), 어지러움, 기침, 빈호흡(tachypnea)를 보일 수 있으며 폐렴이나 후두경련(laryngospam)까지 진행되기도 한다(그림 20-6).

⑨ 수산, 옥살산(Oxalic acid)

　수산은 잠재적인 대사성 독소(metobolic poison)로 칼슘과 결합하여 생체이용률(bioavailability)을 저해하여 근육 수축을 억제한다. 녹을 제거하거나 표백제로 사용되며 치료는 세척 및 칼슘의 정맥주사가 있으며 지속적인 심폐기능

을 관찰하여야 하며 혈청 전해질 및 신장 기능을 측정해
야 한다.

⑩ 인산(Phosphoric acid)

인은 방화성을 띠는 물질로 수류탄 등의 무기류, 폭죽
그리고 비료 등에서 찾을 수 있다. 흰색 인은 공기 중에서
발화되며 산소나 산소 공급이 완전히 중단될 때까지 타게
된다. 물로 세척하며 인이 제거되었는지 쉽게 확인 가능
하다. 자외선을 이용해 내포된 인을 확인 할 수 있으며 추
가적으로 0.5% 황산구리(copper sulfate) 용액을 이용할 수
있는데 이는 산화를 방해하여 인의 입자를 까맣게 만들어
식별 가능하게 하고 제거 할 수 있다.

저칼슘혈증(hypocalcemia), 과인산혈증(hyperphosphatemia),
심장 부정맥(cardiac arrhythmias)이 나타날 수 있으며 발생 가
능한 증상으로는 눈이나 호흡기계의 자극증상(eye and
respiratory tract irritation), 눈꺼풀연축(blepharospasm), 안구내
염(endophthalmitis), 눈의 이물감(foreign body sensation), 눈물
분비(lacrimation), 광선공포증(photophobia), 각막 천공(cornea
perforation), 그리고 결과적으로 실명(blindness)에까지 이를
수 있다.

2) 염기(Alkalis)

강한 알칼리는 pH 12 또는 그 이상의 pH를 가진다. 알
칼리에 의한 화상은 초기에는 깊지 않아 보이나 2-3일 이
내 전층 화상으로 진행한다. 알칼리는 지질(lipids)이나 단
백질(protein)과 결합해 수용성 단백질(soluble protein)을 생
산하는데 수산화 이온(hydroxyl ions)이 조직 안쪽으로 침투
하는 것을 도와주게 된다. 결국 부드럽고 갈색을 띠는 젤
라틴 같은 가피(eschar)를 형성한다. 알칼리는 부식성
(corrosive)이 강하며 조직 깊이 침투하는 경우가 많다. 강
한 알칼리의 예로 바륨(barium), 나트륨(sodium), 암모니움
(ammonium), 칼슘(calcium), 리튬(lithium), 수산화칼륨
(potassium hdroxides) 등이 있다. 알칼리는 일상에 널리 사
용되며 주로 가정에서 청소용품으로 많이 사용되고 역사

적으로 살펴보면 기도폐쇄를 통한 자살 시도에 많이 사용
되었다고 보고된다. 이러한 알칼리에 의한 화상은 즉각적
인 다량의 세척이 필요하다.

건조된 알칼리 잔여물(예: 석회, lime)은 털어낸 후 세
척을 시행해야 하며 알칼리를 중화시키는 시도는 권장되
지 않는다. 특히 눈에 화상을 입은 경우 심각해질 수 있
다. 빠르게 각막에 스며들어 천공(perforation)을 동반한 흉
터나 혼탁(opacification)을 초래할 수 있다.

⑪ 시멘트(Cement)

시멘트는 건조제와 알칼리의 특성을 다 포함하고 있
다. 시멘트는 산화칼슘(calcium oxide)으로 물에 노출되면
수산화칼슘(calcium hydroxide)이 된다. 보통 석회석(lime),
모래(sand), 금속 산화물(metal oxides)에 포함되어 있으며
건조한 파우더(dry powder)의 경우 습기를 흡수하는 능력
이 강하며 빠르게 수화시키거나 물로 세척하지 않을 경우
건조로 인한 상처를 입게 된다. 이러한 상처는 수산화이
온(hydroxyl ions)의 영향으로 발생한다(그림 20-7).

⑫ 금속(Metals)

작업장에서의 화상은 원소금속(elemental metals), 나트

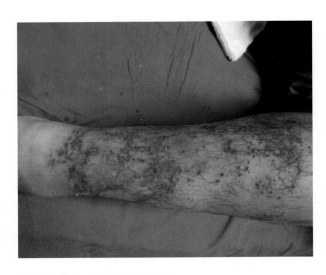

그림 20-7 시멘트에 의한 화학화상

류(sodium), 리튬(lithium), 칼륨(potassium), 마그네슘(magnesium), 알루미늄(aluminum), 칼슘(calcium) 등의 쇳물(molten metal)을 이용하는 노동자들에게 자주 발생한다. 만약 노출된 경우 물로 세척하는 것은 금기이다. 이는 폭발성 발열 반응을 일으킬 수 있기 때문이다. 응급처치를 위해 Class D 소화기나 모래를 사용하는 것이 가장 이상적이며 미네랄 오일(mineral oil)또한 사용 가능하다.

③ 탄화수소(Hydrocarbons)

탄화수소는 부식성 물질로 주로 식물(plants), 동물지방(animal fats), 연료유(fuel oils) 등에 포함되어 있다. 지속적인 석유 증류물(petroleum distillates)과의 접촉은 지질 세포막(lipid cell membranes)의 용해를 초래하여 세포사(cell death)로 이어진다. 이러한 화상은 표재성인 경우가 많으며 전신적인 독성은 호흡 억제를 유발하는 경우가 있다. 가솔린(gasoline)의 빠른 증발로 인한 열손실은 동상이나, 탈수를 유발한다. 가장 빠르고 효율적인 제거 방법은 비누와 물을 이용한 세척이다.

④ 치아염소산염 용액(Hypochlorite solutions)

치아염소산염 용액은 알칼리 용액으로 전달되는 강한 산화제로 표백제 및 가정용 세제로 많이 사용된다. 15%의 농도로 30 mL 정도의 노출로도 치명적일 수 있다. 전신 증상으로는 구토(vomiting), 착란(confusion), 호흡곤란(dyspnea), 기도부종(airway edema), 청색증(cyanosis), 심혈관허탈(cardiovascular collapse), 혼수상태(coma) 등이 발생할 수 있으며 지속적인 세척이 필요하다.

⑤ 알킬 수은 화합물(Alkyl mercuric compounds)

유리 수은(free mercury)이 방출되어 피부 반응이 일어나며 이는 수포내액에서 찾을 수 있다. 지속적으로 수은이 흡수될 경우 전신적인 증상이 발생할 수 있다. 수포를 제거한 후 필요시 지속적인 세척이 필요하다.

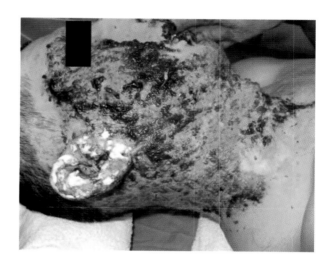

그림 20-8 Crude oil에 의한 안면부 화상

⑥ 타르(Tar)

타르(tar), 원유(crude oil), 아스팔트(asphalt) 등은 석탄 또는 화석 탄화수소(fossil hydrocarbons), 석유 등의 폭넓은 생산과정에 의해 만들어지는 원자재들을 나타내는 명칭이다. 이러한 화합물들은 노출되면 즉각적으로 제거하여야 한다. 발산된 열이 가라앉게 되면 타르는 액화변성(liquefaction injury)을 유발하며 특히 화상, 수포(blister), 조직손실(tissue loss) 등이 확인되면 제거하여야 한다. 항생제 연고(antibiotic ointments)나 베이비오일(baby oil), 미네랄오일(mineral oil), 마요네즈(mayonnaise)와 같은 집에서 많이 사용되는 재료도 타르를 제거하는 데 도움을 주는 것으로 확인되고 있다(그림 20-8).

⑦ 발포제, 화학무기(Vesicant chemical warfare agents: Mustard, Lewisite, Nitrogen)

해당 물질들은 피부, 눈, 호흡 상피세포(respiratory epithelium) 등을 포함한 모든 상피 조직들에 영향을 미친다. 겨자가스(mustard gas)에 노출되면 눈과 목이 따갑고 질식할 것 같은 호흡기 증상이 나타나며 4시간 뒤 피부에 홍반(erythema)이 나타나고 12-48시간 이내에 수포가 형성된다. 특히 겨드랑이나 회음부와 같이 습한 부위에 심한 소양증이 발생한다. 수포가 터진 후 통증이 심해지며 얕은 궤양이 발생한다. 과다하게 노출될 경우 피부에 응고괴사(coagulative necrosis)가 발생하며 수포가 없거나 또는 괴사조직 주변에 도넛 모양의 수포(doughnut blisters)가 형성되기도 한다.

미란성 독가스인 Lewisite (2-chlorovinyl-dichloroarsine)는 가장 잘 알려진 수소화비소(arsine)이며 겨자가스 보다 강력하고 증상이 더 빠르게 나타난다. Phosgene oxime 또한 화학무기에 자주 사용된다. 할로겐화옥심(halogenated oxime) 중 가장 널리 사용되며 즉각적인 바늘로 찌르는 것 같은 증상이 나타난다. 접촉한 부위는 빠르게 부어오르며 수포가 발생되고 이후 가피가 형성된다. 상처 치유는 서서히 이루어지며 보통 2달 이상 소요된다. 눈에 접촉되면 극심한 통증이 유발되고 영구적으로 실명을 초래할 수 있다. 만일 흡입하게 되는 경우 과다분비(hypersecretion)와 폐부종(pulmonary edema)이 발생할 수 있다.

피해자의 옷은 제거해야 하며 다량의 세척이 필요하다. 눈에 노출된 경우 물 또는 balanced salt solution으로 세척하여야 한다. 수포는 제거하고 국소항균제(topical antimicrobials)를 도포한다. Dimercaprol은 킬레이트제(chelating agent)로 Lewisite 중독의 해독제로 사용된다. Nitrogen mustard에 대해서는 특별한 해독제는 없지만 sodium thiosulfate나 N-acetylcystein은 조기에 사용하면 증상 발현의 억제에 도움이 될 수 있다. Nitrogen mustard에 의한 화상으로 발생한 수포액은 활성제로의 역할이 없어 무해하나 무과립구증(agranulocytosis)이나 재생불량성빈혈(aplastic anemia)을 유발할 수 있다. 이 경우 골수이식(bone marrow transplantation)을 고려할 수 있다.

05 결론

많은 화학 혼합물들이 화상의 원인이 될 수 있다. 화학 화상에서 치료는 빠르고 다량의 세척이 필요하다. 상처 관리는 열에 의한 화상과 거의 동일하다. 화학 화상의 경우 초기에 관찰되는 것보다 더 깊어지는 경우가 많으며 종종 피부이식(skin graft)이 필요한 경우가 있다.

참고문헌

1. AA Lazarus, A Devereaux: Potential agents of chemical warfare. Worst-case scenario protection and decontamination methods. Postgrad Med. 2002;112:133-140

2. A Bhatnagar, BB Sarker, K Sawroop, et al.: Diagnosis, characterisation and evaluation of treatment response of frostbite using pertechnetate scintigraphy: a prospective study. Eur J Nucl Med Mol Imaging. 2002;29(2):170-175

3. A Kowal-Vern, BA Latenser: Demographics of the homeless in an urban burn unit. J Burn Care Res. 2007;28(1):105-110

4. A Golant, RM Nord, N Paksima, MA Posner: Cold exposure injuries to the extremities.J Am Acad Orthop Surg. 2008;16(12):704-715

5. CL Markert: Lactate dehydrogenase isozymes: dissociation and recombination of subunits. Science. 1963;140(3573):1329-1330

6. DJ Larrey Memoirs of Military Surgery. Vol. 2 1814 Joseph Cushing Baltimore, MD

7. DA Dwivedi, S Alasinga, S Singhal, VK Malhotra, A Kotwal: Successful treatment of frostbite with hyperbaric oxygen treatment. Indian J Occup Environ Med. 2015;19(2):121-122

8. DA Reilly, WL Garner: Management of chemical injuries to the upper extremity. Hand Clin. 2000;16:215-224

9. E Cauchy, B Marsigny, G Allamel, R Verhellen, E Chetaille: The value of technetium 99 scintigraphy in the prognosis of amputation in severe frostbite injuries of the extremities: A retrospective study of 92 severe frostbite injuries. J Hand Surg Am. 2000;25(5):969-978

10. E Cauchy, B Cheguillaume, E Chetaille: A controlled trial of a prostacyclin and rt-PA in the treatment of severe frostbite. N Engl J Med. 2011;364 (2):189-190

11. EW Matshes, KA Taylor, Rao VJ: Sulfuric acid injury. Am J Forensic Med Pathol. 2008;29:340-345

12. GB Bulkley: The role of oxygen free radicals in human disease processes. Surgery. 1983;94(3):407-411

13. Gu TY: Mechanism and treatment of sulfur mustard-induced cutaneous injury. Chin J Traumatol. 2014;17:345-350

14. H Killian: Cold Injury with Special Reference to the German Experience During World War II. 1952 Aulendorf i Wurtt Germany

15. JA Twomey, GL Peltier, RT Zera: An open-label study to evaluate the safety and efficacy of tissue plasminogen activator in treatment of severe frostbite. J Trauma. 2005;59(6):1350-1355

16. J Biem, N Koehncke, D Classen, J Dosman: Out of the cold: management of hypothermia and frostbite. CMAJ. 2003;168(3):305-311

17. JB Mowry, DA Spyker, DE Brooks, et.al.: 2014 Annual Report of the American Association of Poison Control Centers' National Poison Data System (NPDS): 32nd Annual Report. Clin Toxicol (Phila). 2015;53:962-1147

18. J Pike, A Patterson Jr, MS Arons: Chemistry of cement burns: pathogenesis and treatment. J Burn Care Rehabil. 1988;9:258-260

19. JY Chung, A Kowal-Vern, BA Latenser, et.al.: Cement-related injuries: review of a series, the National Burn Repository, and the prevailing literature. J Burn Care Res. 2007;28:827-834

20. KJ Bruen, JR Ballard, SE Morris, et al.: Reduction of the incidence of amputation in frostbite injury with thrombolytic therapy. Arch Surg. 2007;142 (6):543-546

21. K Yano, Y Hata, K Matsuka, et.al.: Effects of washing with a neutralizing agent on alkaline skin injuries in an experimental model. Burns. 1994;20:36-39

22. K Zafren, GG Giesbrecht, DF Danzl, et al.: Wilderness Medical Society practice guidelines for the out-of-hospital evaluation and treatment of accidental hypothermia.Wilderness Environ Med. 2014;25(4):425-445

23. SA Zacarian: Cryogenics: The cryolesion and the pathogenesis of cryonecrosis. SA Zacarian Cryosurgery for Skin Cancer and Cutaneous Disorders. 1985 Mosby St. Louis

24. SE McIntosh, M Opacic, L Freer, et al.: Wilderness Medical Society practice guidelines for the prevention and treatment of frostbite: 2014 update. Wilderness Environ Med. 2014;25(4 suppl):S43-S54

25. SM Valnicek, LR Chasmar, JB Clapson: Frostbite in the prairies: a 12-year review.Plast Reconstr Surg. 1993;92(4):633-641

26. TC Chan, SR Williams, RF Clark: Formic acid skin burns resulting in systemic toxicity. Ann Emerg Med. 1995;26:383-386

27. LE Stuke, BD Arnoldo, JL Hunt, et.al.: Hydrofluoric acid burns: a 15-year experience. J Burn Care Res. 2008;29:893-896

28. L Kolios, E Striepling, G Kolios, et al.: The nitric acid burn trauma of the skin. J Plast Reconstr Aesthet Surg. 2010;63:e358-e363

29. MH Emami, M Talaei, Y Panahi, et.al.: Efficacy of omeprazole on cough, pulmonary function and quality of life of patients with sulfur mustard lung injury: A placebo-control, cross-over clinical trial study. J Res Med Sci. 2014;19:1027-1033

30. M Ogawa, Y Nakajima, Y Endo: FKour cases of chemical burns thought to be caused by exposure to chromic acid mist. J Occup Health. 2007;49:402-404

31. RJ Dinis-Oliveira, F Carvalho, R Moreira, et al.: Clinical and forensic signs related to chemical burns: a mechanistic approach. Burns. 2015;41:658-679

32. R Kuckelkorn, N Schrage, G Keller, et.al.: Emergency treatment of chemical and thermal eye burns. Acta Ophthalmol Scand. 2002;80:4-10

31. R Palao, I Monge, M Ruiz, JP Barret: Chemical burns: pathophysiology and treatment. Burns. 2010;36:295-304

32. T Gonzaga, K Jenabzadeh, CP Anderson, et al.: Use of intraarterial thrombolytic therapy for acute treatment of frostbite in 62 patients with review of thrombolytic therapy in frostbite. J Burn Care Res. 2015

33. WJ Mills Jr: Comments on this issue of Alaska Medicine – from then (1960) until now (1993). Alaska Med. 1993;35(1):70-87

34. WH Candler, H Ivey: Cold weather injuries among U.S. soldiers in Alaska: a five-year review. Mil Med. 1997;162(12):788-79

Radiation Injuries and Vesicant Burns

화 상 의 학
TOTAL BURN CARE

손용훈 | 푸른병원

01 방사선손상의 병태생리

인구 중심지 위에서 핵폭탄이 폭발하면 초고온의 화구가 형성되며 이 화구는 상당한 거리에서 화상을 유발하고 화재를 일으킬 수 있는 강력한 열복사를 방출한다. 또한 화구로부터 초음속으로 멀리 이동하는 파괴적인 폭발파와 주로 감마선과 중성자로 구성된 방사선 방출이 동반된다. 열손상과 방사선손상이 함께 발생함으로써 그 결과가 더욱 심각해질 수 있다. 몇 가지 동물 실험에서는 표준 화상 모델이 방사선에 노출되었을 때, 어느 한쪽 손상만으로 예상되는 사망률보다 사망률이 상당히 증가했다는 것을 보여 주었다.

1) 열손상 효과(Thermal effects)

핵폭발로 인한 사망의 원인에 대한 정확한 정보가 이용되지는 못하지만, 일본에 대한 핵 공격으로 인한 사망자의 50%는 화상에 의해 발생하였고, 약 30%는 방사능에 의한 섬광화상에 의한 것으로 추산되었다. 임상 양상은 노출된 부위의 발적부터 피부의 탄화까지 다양하다. 그리고 2차 화염 화상이 피해자의 옷이나 주변의 발화로 인해 발생할 수 있다. 히로시마와 나가사키의 의료진들은 '화염' 화상이 처음에는 치유되는 것처럼 관찰되다가 화상수상 1주에서 2주 사이에 심각한 재발이 발생하는 것을 경험하였다. 창상감염이 발생하고, 육아조직형성의 장애가 있었고, 창상 위에 회색의 기름성분의 코팅막이 형성되었다. 또한, 혈소판 감소증이 발생하여 창상 및 기타 부위의 자연 출혈을 초래했다. 조직학적으로, 무과립구증으로 인해 괴사부위에서 정상적으로 형성되어야 하는 백혈구의 군집이 없었고, 세균침입이 관찰되었다. 이 두 가지 변화는 상대적으로 작은 손상이 발생한 경우 예후에 명백하게 영향을 미쳤다.

2) 방사선손상 효과(Radiation effects)

방사선 에너지의 전이는 활성 산소의 형성으로 인해 세포의 중요한 부분을 직간접적으로 손상시킨다. 주요 목표는 DNA뿐만 아니라 세포막과 핵막이다. 방사선에 의한 이환율은 선량, 선량률 및 노출된 세포의 민감도에 따라 달라진다. 세포는 체세포 분열을 할 때 가장 민감하므로 골수, 피부, 위장관과 같이 빠르게 분열하는 세포가 방사능에 의한 손상을 더 많이 받을 수 있다. 대사회전속도가 느린 실질 조직 세포로 구성된 뇌 또는 간과 같은 장기에 대한 방사선조사는 결합 조직과 미세순환에 손상을 초래한다. 인체기관에 대한 전체적인 영향은 손상된 신체 표면의 범위, 노출의 지속 시간, 방사선 조사 영역의 균질성에 따라 달라진다. 방사선 손상이 국소적 손상인지 또는 전신손상인지를 고려하는 것이 필요하다. 방사선 피폭의 장기적 영향으로 암이 발생할 수 있고 창상치유장애가 발생할 수 있다. 이러한 방사선손상의 영향은 다양한 현장에서 연구되었으며, 일례로 일광욕용 침대에 의한 노출로 인해 젊은 여성들에 있어서 흑색종이 75% 증가되는 것을 알 수 있었다. 이러한 변화는 p53종양 억제유전자 경로의 결함 때문으로 여겨진다. 상대적으로 더 많은 양의 복제 세포를 가지고 있고 30년 이상의 잠복기를 가질 수 있는 방사선의 영향을 관찰할 수 있을 정도로 충분히 오래 생존할 수 있기 때문에, 소아들은 특히 방사선 손상에 취약하다.

3) 국소손상(localized injury)

국소손상 발생 시 주요한 전신적 영향 없이 상대적으로 신체의 국소부위에만 영향을 미친다. 저에너지 방사선에 노출된 후에 피부와 피하 조직만 손상될 수 있으며, 고에너지 방사선에 노출되면 더 깊은 구조가 손상될 수 있다. 방사선 손상 시 노출량에 따른 다양한 임상적 특징이 피부에서 관찰될 수 있다. 발적은 화상 중 1도에 해당하며 두 단계로 발생한다. 미만성의 1차 발적이 처음 노출된 후 몇 분 또는 몇 시간 안에 나타나고 2-3일 안에 진정된다. 2차 발적이 노출 후 2-3주 후에 발생하며, 상피 각질세포의 건조표피탈락(dry desquamation)을 동반한다. 손상 후 7일 이내에 탈모가 발생할 수 있는데, 일반적으로 5 Gy 이하의 선량에서는 일시적이지만, 더 높은 선량에서는 영구적일 수 있다. 습성표피탈락(moist desquamation)은 2도 화상에 해당하며 12-20 Gy의 선량에 노출된 후 약 3주의 잠복기를 지나서 발생한다. 노출되는 선량이 많을수록 잠복기가 더 짧을 수 있다. 수포 형성 시, 치료하지 않으면 감염되기 쉽다. 피부전층의 궤양과 괴사는 약 25 Gy를 초과하는 선량에 의해 발생한다. 그리고 그 발생시기는 노출

후 몇 주에서 몇 달까지 다양하다. 모세혈관확장증이 발생하고, 심부혈관의 폐색이 발생한다. 동맥내막염이 발생하여 섬유화, 위축, 괴사를 유발한다. 피부암은 몇 달이나 몇 년 후에 발생할 수도 있다. 방사선 손상의 국소적 영향이 가장 밀접하게 연구되는 분야 중 하나가 유방암의 치료이다. 방사선 치료가 다수의 임파선전이가 있는 여성의 유방절제 후 임상결과를 향상시킨다는 것은 잘 알려진 사실이다. 방사선조사후 유방재건수술 시행 시 조직구축, hyperpigmentation, 비대칭성이 더욱 많이 발생하였다.

4) 급성방사선증구후군(The acute radiation syndrome)

전신 방사선 조사의 생리학적 영향은 급성 방사선 증후군(acute radication syndrome, ARS)으로 설명된다. 임상 증상은 보통 노출된 지 몇 시간 안에 시작된다. 전구 증상으로 메스꺼움, 구토, 설사, 피로, 열과 두통 등이 있다. 그 후에 잠복기가 이어지고, 그 기간은 선량과 관련이 있다. 조혈기능장애와 위장관계 합병증이 뒤따를 수 있다. ARS를 노출된 선량과 관련된 세 가지의 중첩되는 하위증후군으로 세분할 수 있다.

(1) 조혈기증후군(Hematopoietic syndrome)

이 문제는 1-4 Gy의 피폭 후에 발생할 수 있다. 골수가 가장 민감하고, 범혈구 감소증이 발생한다. 과립구감소증으로 기회감염이 발생할 수 있고 혈소판 감소증에 의한 자연 출혈이 발생할 수 있다. 또한, 출혈과 감염으로 인한 사망을 초래할 수 있다.

(2) 위장관증후군(Gastrointestinal syndrome)

위장관증후군이 발생하려면 일반적으로 10-12 Gy 범위의 더 큰 선량 노출이 필요하다. bowel cramp와 관련된 심한 메스꺼움과 구토, 수성설사는 방사선 조사 몇 시간 안에 발생한다. 보다 짧은 5-7일의 잠복기를 가지며, 이는 장 상피의 대사회전율(turnover tume: 3-5일)과 관련이 있다. 상피의 손상으로 인해 운반능력의 상실, 패혈증을

동반하는 세균전이, 장허혈, 혈성설사가 발생할 수 있다. 체액 불균형이 크면 저혈량증, 급성신부전, 출혈 및 적혈구생성 기능상실로 인한 빈혈이 발생할 수 있다. 임계노출 발생 시에는 지속적인 혈성설사, 발열, 저혈량성 쇼크, 패혈증 그리고 사망의 수순으로 임상경과가 진행된다.

(3) 신경혈관증후군(Neurovascular syndrome)

15–30 Gy 또는 그 이상의 선량에 피폭되면 위에 언급한 증후군에 중첩되어 혈관계의 전반적인 붕괴가 즉시 발생할 수 있다. 이것은 중재 물질(mediator substance)의 대량 방출, 질산 산화물(nitric oxide) 이상, 또는 내피의 파괴로 야기될 수 있다. 이 증후군은 매우 빠르게 진행되어 다양한 신경학적 증상, 호흡 곤란, 심혈관 붕괴와 사망에 이를 수 있다.

4) 환자분류

환자분류는 치료를 위해 부상자를 우선순위 그룹으로 분류하는 것을 뜻하며, 이는 다수의 부상자를 관리하는 데 필수적이다. 모든 응급 구조 기관은 자체 안전을 고려해야 하며, 방사선에 대한 노출이 거리 및 차폐에 의해 감소된다는 점을 기억해야 한다. 따라서 주변은 차폐물이 없는 곳을 넘어서 개인 보호 장비의 폐기가 완료될 때까지 유지되어야 하는 곳으로 설정되어야 한다. 대부분의 상황에서 전리 방사선은 즉시 생명을 위협하지 않으며, 생명을 구하는 조치가 수행되고 환자가 안정화된 후 방사선 피폭 평가가 진행될 수 있다. 만일 대규모 사상자가 발생한다면, 환자분류는 필연적으로 엄격하게 보일 수밖에 없다. 생존할 가망이 없는 환자들에게 치료의 가용한 자원들이 불필요하게 이용되도록 허락되지 말아야 하고, 그렇게 함으로써, 살아남을 가능성이 가장 많은 사람들에게 적절한 치료가 도달하도록 해야 한다. 의료 자원이 제한된 재래식 전투에서는 체표면적 70% 이하의 화상을 수상한 군인의 50%가 생존할 수 있을 것으로 예측된다. 이러한 생존율은 규모가 더 작은 민간인 사고에서는 더 향상

되어야 한다. 따라서, 방사선 손상 없이 체표면적의 70%를 초과하는 화상을 수상한 환자도 적절한 치료를 받아야 하며, 20% 미만의 화상을 수상한 환자에서는 치료가 지연될 수 있다. 체표면적 30% 이상의 화상환자에 있어서 화상뿐만 아니라 방사선에 대한 상당한 노출이 있었을 때, 가용의료자원이 사용되지 않는다면 환자는 생존할 수 없다.

02 방사선손상의 치료

화상을 치료하기 위해서는 화상전담팀의 절대적인 지원이 필요하며, 이것은 규모가 작은 사고에도 이용할 수 있다. 규모가 큰 방사선 사고의 발생이나 핵 공격으로 인해 희생자의 수가 대규모인 경우 의료서비스가 마비될 수도 있으며, 치료 시설이 파괴될 수도 있다. 정상적인 의료 공급 채널이 존재한다고 하여도, 급격히 감소될 것이며, 공급 물품의 생산, 분배 및 운송이 크게 손상될 수 있다. 그리고, 지역 의료종사자들 또한 피해자일 수 있다.

1) 응급처치

노출을 제한하기 위해 희생자들을 방사선원에서 대피시키고, 정상적인 소생 절차를 따라야 한다. 오염된 의복을 제거하고, 창상은 물이나 식염수로 충분히 부드럽게 세척하여 오염원을 제거하여야 한다. 오염 제거의 목적은 방사선 입자가 노출되지 않은 영역에 전파되지 않도록 하면서 희석 및 중화시키는데 있다. 따라서 환자를 욕조에 담그지 말아야 한다. 가이거–뮐러 카운터(Geiger–Müller counter)와 같은 선량계가 안정된 상태나 최소 방사선 수치에 도달했다는 것을 나타낼 때까지 세척은 계속되어야 한다. 오염된 피부는 부드러운 브러시 또는 수술용 스폰지를 사용해, 가급적 따뜻하고 흐르는 수돗물로 세척할 수도 있다. 만약 이것이 부족하다면, 3–4분 동안 순한 비누나 중성세제로 2차 세척을 하는 것이 권장된다. 이어 포

비돈 용액이나 헥사클로로펜 비누를 바른 다음 2-3분 동안 다시 세척하고 건조시킨다. 만약 환자가 100 rem (1 Sv/Gy) 미만의 피폭을 당한 것으로 판단되면, 외래에서의 추적관찰이 가능하다. 100 rem (1 Sv/Gy) 이상의 피폭에 대해서는 병원에서 전면적인 평가가 필요하다. 200 rem (2 Sv/Gy) 이상의 피폭을 당하거나 ARS의 증상을 갖는 환자는 골수 부전을 치료하기 위한 시설이 있는 전문 의료기관으로 이송되어야 한다.

2) 평가

열 손상에 대한 평가는 앞의 장에서 다루었다. 방사선에 대한 노출정도는 생물학적 지표에 근거하여 ARS의 증상 시작시기를 관찰함으로써 임상적으로 추정될 수 있다. 만약 절대 림프구 수(absolute lymphocyte count) 변화가 보인다면 혈소판과 백혈구백분율을 포함하는 일반혈액검사(complete blood count with differential)가 즉시 수행되고 12-24시간마다 반복되어야 한다. 노출 후 48시간 동안 환자의 림프구 수가 50% 감소하거나 1×10^9/L 미만으로 유지되는 경우, 중등도의 방사선 노출이 발생한 것이다. 혈청 아밀라아제(serum amylase)와 장관융모에서 형성되는 다이아민 산화효소(diamine oxidase)의 수치는 향후 생물학적으로 방사선 노출량을 평가할 유용한 지표가 될 수 있다. 아밀라아제 수준은 타액선이 노출되었을 때만 신뢰할 수 있으며, 다이아민 산화제는 아직 인체에서는 완전히 검증되지 않았다. 림프구 염색체 분석을 함으로써 피폭 수준이 낮은 경우에도 피폭수준을 정확히 측정할 수 있다. 하지만 이 테스트는 대량의 사상자가 발생한 경우에는 실행이 불가능하다.

3) 일반적 치료

우선 환자의 병력이 청취되어야 한다. 연령, 동시에 발생한 다른 의학적 문제, 연기 흡입, 다중 외상과 같은 요인들이 예후에 영향을 미칠 것이다. 다른 손상부위들을 배제하기 위해 전반적인 이학적 검사를 시행한다. 치사량

의 방사선에 노출된 사람은 방사선 질환의 초기 징후를 보일 것이며, 그 증상에 따라 환자분류가 되어야 한다. 모든 환자에게 적절한 진통제를 투여해야 한다. 아편 또는 아편계 합성 진통제가 가장 효과적이며 정맥경로를 통하여 점적 주사한다. 초기 메스꺼움과 구토가 심할 때는 이용 가능한 항구토제로 치료해야 한다. 온단스테론은 방사선 요법과 화학요법 시 발생하는 유사한 증상에 대해서도 사용하고 있으므로, 효과를 볼 수 있으며, 또한 소아들에게도 사용할 수 있다. 열 화상이 체표면적 40%를 초과하거나 흡입손상 또는 주요 외상이 동반된 환자는 대규모 응급 상황의 치료지침에 따라 조치를 취해야 한다. 환자의 안정을 위해서 적절한 진통제, 진정제, 또는 가능하다면 두 가지 모두를 적절히 사용하여야 한다. 소생은 타손상이 합병되지 않은 화상과 동일하다. 어떠한 소생공식도 사용할 수 있지만, 적절한 뇨량을 유지하기 위해서는 세심한 모니터링과 조절이 필요하다. 설사와 구토로 인한 수분 손실이 과도할 수 있으므로 그러한 경우 수액보충이 필수적이다.

(1) 경구수액소생 (Oral resuscitation)

정맥경로를 통한 수분공급이 제한된 경우에는, 피해자들은 충분한 뇨량을 유지하기 위해서는 평형염류용액(balanced salt solution)을 경구로 섭취하는 것이 추천된다. 인간과 동물 모델에 대한 연구에 의하면, 화상을 입은 환자들에게 있어서 장의 흡수기능이 그대로 유지되었다. 크레이머 외 연구진은 화상 치료에서 경구소생요법의 사용을 내용으로 하는 12개의 보고서를 검토하였고, 대부분의 경우에서 경구소생요법은 혈관내주사와 동등한 결과를 보여주었다. 이 용액은 사용이 용이하고, 가격이 저렴하며, 운반이 쉽고, 맛이 좋아야 한다.

4) 화상창상의 치료

환자의 오염을 제거하고 세척한 후에야 화상의 범위와 깊이를 더 정확하게 확인할 수 있다. 가벼운 발적은 치료

할 필요가 거의 없다. 그러나 오염 물질, 자극성 용액 및 태양광 노출에 의한 추가적인 자극 피부에 가해지지 않도록 하는 것이 중요하다. 건조피부탈락(dry desquamation)을 발생시킬 정도의 방사선량에 노출된 경우에는 가려움을 완화하기 위해 순한 로션과 느슨한 옷이 필요한 치료의 전부일 수 있다. 습성표피탈락(moist desquamation)을 동반한 더 깊은 화상은 전형적인 화상에 준하여 치료하면 된다. 화상은 탈수 및 세균의 정착(colonization) 및 침입(invasion)이 쉽게 발생하는 창상이기 때문에 면역반응억제 환자(immunosuppressed patients)에서는 패혈증의 발생 위험성이 매우 높으므로 폐쇄드레싱으로 치료되는 것이 최선이다. 조기의 접선절제(tangential excision)와 분층식피술 시행이 화상창상의 조기치유를 촉진하고, 화상창상에 대한 세균정착(colonization)과 패혈증을 감소시키며 재원기간을 줄일 수 있다. Dubos 등은 방사선에 노출된 원숭이에 대한 조기가피절제 및 피부이식을 시행하였고, 2주째 치유되었으나, 조직학적으로는 치유과정에서 약간의 지연이 있었다. 300 mL/%TBSA를 초과하는 혈액 손실은 마취 위험을 증가시키므로 이를 면밀히 관찰해야 한다. 방사선조사에 의해 조직손상이 심한 경우에는 명확한 치료를 위해 근치적 국소 절제술(radical local resection)을 시행하고 원위부의 혈관형성이 원활한 비조사조직을 이용한 재건술을 시행하기도 한다. 연구에 따르면 인간의 중간상 줄기세포(human mesenchymal stem cell) 주사는 방사선에 의한 국소 조직 손상 치료에 중요한 역할을 할 수 있다고 한다.

5) 합병증 치료

(1) 혈액학적 합병증

혈액과 혈소판 제재는 적절한 헤모글로빈 농도와 20×10^9/L의 혈소판 수준을 유지하기 위해 투여된다. 수술적 치료가 동반될 경우에는 혈소판 수준이 75×10^9/L가 유지되도록 하여야 한다. 모든 혈액 제품들은 graft-versus-host disease를 피하기 위해 방사선에 조사되어야 한다. 골수 이식은 전신전인 방사선 노출 발생 시 최선의 치료방법이다. 방사선 노출 3-5일째 면역 억제가 최고조에 있기 때문에 골수이식은 방사선 노출 3-5일 사이에 시행되어야 한다. 잔류 hematopoietic stem cell과 progenitor cell의 증식 및 분화를 촉진할 수 있다. 줄기 세포 인자, Flt-3 ligand, thrombopoietin, interleukin-3과 같은 antiapoptotic cytokine 복합체가 조기에 투여된다면 회복에 도움을 줄 수 있다. 또한, 방사선에 조사된 영장류 및 방사선 노출 사고 후 인체의 중성구감소증의 감소시의 생존율 향상에 근거하여 granulocyte colony-stimulating factor (G-CSF), granulocyte-macrophage colony-stimulating factor (GM-CSF) 같은 hematopoietic growth factor가 추천된다.

(2) 감염

방사선 조사로 인한 면역 억제로 인해 피해자는 외인성 및 내인성 병원균에 쉽게 감염될 수 있다. 외인성 감염은 적절한 무균 기술과 무균 환경에서 환자를 간호함으로써 외인성 감염은 억제될 수 있다. 환자를 적절히 관찰함으로써 패혈증의 조기진단과 치료가 가능하다. 항생제 감수성, 특정시기 특정단위에 존재하는 병원감염 등이 항생제 선택에 반영되어야 한다. 심각한 중성구감소증이 발생한 경우 항생제 복합요법이 필요할 수 있다. imipenem, ceftazidime, ciprofloxacin 같은 광범위 항생제가 고려될 수도 있다. 그램 양성 감염이 의심되는 경우, Vancomycin 또는 teicoplanin을 투여해야 한다. 항생제에 대한 반응이 부적절 하다면 항진균제의 투여가 고려되어야 한다.

6) 요약

방사선 손상의 치료는 타손상의 동반여부와는 관계없이 전문 지식과 자원이 필요하다. 방사선 손상에 타손상이 동반된 경우, 예후에 더 나쁜 영향을 미친다. 이미 감염에 취약한 환자의 경우, 방사선 피폭에 의해 2차적인 면역 억제가 발생할 때에는 사망률이 상당히 증가한다. 국소 방사선 손상의 경우, 노출과 병변의 발현 사이의 시간적 지연이 있을 수 있고, 또한 하부 조직에 숨겨진 병변이 존재할 수 있기 때문에 심각도 수준을 신속하고 정확하게 평가하기가 어려운 경우가 흔하다. 염증, 습성표피탈락(moist desquamation), 만성통증에는 의학적 치료가 필요하다. 수술적 개입을 위한 가장 적절한 시기를 특정하기가 어렵다. ARS를 야기하는 전신 노출 발생 시 철저한 집중치료가 필요하나, 부상자의 수가 적은 경우에만 이용이 가능하다. 경구소생요법은 화상의 IV소생술의 대안으로서 실행 될 수 있고 대규모 응급 상황에서 많은 생명을 구할 수 있다. 생존자들 중 조직의 재생이 관찰된다면 수술적 개입이 지연될 수도 있다. 재생 불량성 빈혈, 면역 억제, 그리고 패혈증이 생존자들의 주요 문제이며 골수 이식이 최선이 치료법이다. 방사선 사고로 대량의 피해자가 발생하여 의료 자원 이용이 제한된다면 혈관 내 볼륨을 유지하기 위한 치료는 경구소생 경로에 의존할 수밖에 없다.

❸ 수포제 화상

1) 서설

수포제(vesicant agent)는 특징적으로 '화상'과 유사한 피부 수포를 형성한다. 1980년대에, 이라크와 이란 사이의 분쟁으로 인해 이곳은 화학무기가 최근 몇십 년 동안 공개적으로 가장 많이 사용된 전장이 되었다. 겨자가스(sulfur mustard)가 군사적으로 가장 중요한 수포제이기는 하지만, lewisite나 phosgene oxime 같은 다른 제재도 수포제 범주에 포함된다. 이 화합물들은 피부뿐만 아니라 특히 안구와 호흡기 등 그들이 접촉하는 모든 상피 조직에 영향을 미친다. 비록 대부분의 의사들이 화학 무기로 인한 사상자를 치료하는 경우는 드물지만, 이러한 화학무기의 확산은 군과 민 모두에게 있어서 위험을 증가시켰다. 그들은 화상 센터에서 획득된 전문 지식이 필요할 수 있다. 화학전은 100년 전 1차 세계 대전 중에 처음으로 대규모로 도입되었는데, 이때 겨자가스(2-클로레틸)와 다른 작

용제들이 광범위하게 사용되어 참호전에서 참혹한 결과를 야기하였다. 비록 전 세계적으로 비축된 화학무기들이 비활성화되거나 해체되지는 않았지만, 화학 무기의 사용을 금지하고 파괴하기 위한 무기 통제 조약인 화학무기금지조약이 1997년에 192개국에 의해 서명되고 비준되었다. 화학무기의 제조에는 높은 기술력이 요구되지 않으며, 쉽게 비축할 수 있고, 탐지가 어렵기 때문에, 화학무기는 민간인과 군인들에게 지속적으로 주요 위협이 되고 있다.

2) 작용기전

겨자가스(sulfur mustard)의 작용기전은 아직 잘 밝혀지지 않았다. 하지만, 독성 효과의 대부분은 DNA와 critical target mulecule의 alkylation과 관련이 있는 것으로 생각된다. DNA의 복제와 복구를 막는 DNA cross-link는 결국 세포사를 야기한다. 피부 병변을 유발하는 상피와 진피의 분리현상은 단백질 가수분해효소(protease)와 기타 효소의 방출 때문으로 여겨진다. 기저 세포층(basal cell layer)을 기저막(basement membrane)에 연결하는 고정 필라멘트가 손상되면 진피측 기저막에 수포가 발생한다.

3) 임상적 특징

겨자가스에 의한 초기 증상으로는 ocular photophobia, hoarseness와 관련된 질식의 느낌, burning throat, rhinorrhea 등이 있다. 노출 4시간 후에 발적이 관찰된다. 12-48시간 안에 심한 소양증을 동반한 수포가 발생하는데, 특히 액화부나 회음부같이 습한 부위에 잘 생긴다. 수포가 파열되면 황색의 장액성 분비물이 나오며, 통증을 동반한 얕은 궤양을 남긴다. 노출이 크면 수포발생을 동반하지 않거나 또는 중앙의 괴사부위 주위를 에워싸는 doughnut blister가 형성되면서 피부의 응고성 괴사가 발생한다. 또한 심한 결막염, 각막 미란, 괴사성 기관지염이 동반된다. 골수억제와 관련된 2차성 호흡기 감염이 다음 수일 후 발생할 수 있으며, 치명적일 수 있다. 노출량이 많은 경우 심각한 줄기세포억제, 전혈구감소증이 발생할 수 있고 구

역, 구토에서 심한 혈성설사에 이르는 위장관계 증상이 나타날 수 있다. 또한 중추신경계의 흥분에 의한 경련이 보고되었다.

Lewisite는 가장 잘 알려진 비화수소(arsine)이다. 이것은 겨자가스보다 더 강력하고, 증상도 더 빨리 나타난다. 눈의 자극증상이 즉사 발생하고, 곧 재채기, 유연증(salivation), 유루증(lacrimation)이 나타난다. 치명적이지 않은 만성 노출은 비소 중독으로 이어질 수 있다. 가장 일반적인 할로겐화 옥심(halogentated oxime)인 인산염옥심(phosgene oxime)에 노출되면 쐐기풀과 접촉한 것처럼 찌르는 듯한 통증이 발생한다. 그리고, 1분 안에 노출 부위의 부종이 발생하고, 두드러기와 유사한 고형병변이 관찰된다. 1주일 후에 가피가 형성되고, 치료는 2개월 이상 지연되는 경우가 많다. 안구 오염은 극심한 통증을 유발하며, 영구적인 실명을 초래할 수 있다. 흡입은 호흡기 자극 및 기침, 과다분비(hypersecretion), 폐부종을 유발한다.

Ghanei 등은 1987년 7월에 이란의 Sardasht에 대한 공격에서 겨자가스(sulfur mustard)에 노출 후 생존한 355명의 생존자와 108명의 사망자를 검토하였다. 그들의 데이터에 의하면 겨자가스에 노출에 의한 사망은 두 단계로 분류된다. 초기사망은 접촉 후 2-3일 내에 발생했고 대부분 호흡기 합병증에 의한 것이었다. 그리고 접촉 1-3주 후에 발생한 2차 사망은 respiratory distress syndrome 또는 감염(폐렴, 패혈증 또는 상처 감염)으로 인한 것이었다. 저자들은 접촉 후 초기 4주 동안 환자들을 중환자실(ICU)에 입원시켜야 하며 항생제 치료가 최소 첫 2주 이상 지속되어야 한다고 주장하였다.

4) 수포제 노출 시 급성기 치료

부틸고무장갑, 부츠, 그리고 방독면은 접촉을 예방하기 위한 효과적인 방법이다. 치료의 최우선사항은 수포제와의 접촉을 차단하고 오염제거를 시작하는 것이다. 또한 이 절차를 수행하는 동안, 작업자는 적절히 보호되어야 하며, 오염위험을 최소화하기 위해 오염된 의복을 특수 용기에 봉인한다. 그리고 의복을 제거한 후, 비누와 물로 피부를 부드럽게 세척한다. 최초 치료 시 다량의 물로 안구를 세척하며 환자는 안과 전문의의 도움을 받아야 한다.

치료의 중심은 증상완화이다. 전신진통제(systemic analgesics)는 즉시 사용될 수 있고 진정제(Benzodiazepines 또는 Phenothisisines)와 항소양제로 가려움증을 치료할 수 있다. chelating agent인 Dimercaprol (British antilewisite)은 lewisite 중독에 대한 특정한 해독제이다. 또한 Dimercaprol은 silver sulfadiazine과 함께 사용할 수 없다. 피부병변에 대하여 연고형태로, 안구오염에 대하여서는 점안액형태로, 전신독성에 대하여서는 근주제품형태로 사용될 수 있다. 이 외에도 이용할 수 있는 chelating agent에는 DMSA-mesodimercaptosuccinic acid, DMPS-2,3-dimercapto-1 propanesulfonic acid sodium, DMPA-N- (2,3-dimercaptopropyl) phthalamidic acid 같은 제제가 있다.

이 제제들은 therapeutic index가 높고, 수용성이며, 경구 투여가 가능하다. 겨자가스 중독에 특정된 해독제는 없으며, 겨자가스 독성을 실질적으로 치료하거나 효과적으로 예방할 수 있는 처방이나 치료법은 없다. 피부 손상이 발생한 경우나 안면부, 수부, 회음부에서 5% 이상의 TBSA를 포함하는 발적이 있는 경우에는 입원치료가 필요하다. 전신 체액의 교란은 열손상의 경우에 비해 덜 심각하지만 환자들은 조심스럽게 관찰되어야 한다. 이란과 이라크 전쟁 중에 발생한 이란 사상자에서는 수액 요구량이 손상을 받는 체표면적의 크기와는 비교적 무관한 것으로 나타났다. 수포를 제거하고 국소 항균제로 드레싱해야 한다. 겨자가스에 의해 발생한 수포액은 무해하다. 다양한 괴사조직제거기술 및 분층식피술을 이용한 치료를 돼지모델에 사용함으로써 만족할 만한 결과가 증명되었다. 괴사조직 제거방법으로는 laser, dermabrasion, 외과적 절개, 효소 변성 등이 있다. 호흡기 손상은 그 손상에 의한 증상에 따른 대증적 치료를 필요로 한다. 고용량 스테로이드제의 흡입요법에 대해서는 현재 논란의 여지가 있다. 수포제에 대한 심한 노출은 무과립구증이나 재생불량성빈혈을 야기할 수 있다. 수포제 노출 7일 후 전혈구감소증이 발생한 이란인 사상자의 경우에서는 혈액제제의 수혈을 통한 도움을 받지 못한 것으로 나타났다. 골수 이식은 비록 다수의 사상자에서 거의 사용되지 않았지만 유용한 것으로 판명될 수 있다. oxymetholone과 lithium carbonate 같은 골수 자극제(bone marrow stimulant)의 효과는 알려져 있지 않지만 고려될 수도 있다. 적절한 심혈관 모니터링을 통해 수액요법를 적극적으로 수행할 수 있다. 최대의 수액손실이 수포형성 중에 발생하며 반드시 첫 24시간 이내에 발생하는 것은 아니다.

5) 급성노출의 장기효과

겨자가스에 의한 부상을 당한 사람은 초기 증상이 소실된 후 어려움을 겪을 수 있다. 멜라닌세포파괴에 의해 색소침착저하를 남길 수 있으며, 그렇지 않으면, 과색소 침착이 나타날 수도 있다. 또한 만성 피부 궤양, 흉터 형성, 그리고 피부암의 발생을 초래할 수 있다. 재발성 또는 지속적인 각막궤양은 10-25년의 잠복기 후에 발생할 수 있다. 지연성 각막병변에 만성결막염과 각막클라우딩(corneal clouding)이 동반될 수 있다. 이란 전쟁에서 겨자가스로 부상을 입은 200명의 이란 군인들에 대한 임상 추적에서는 환자의 약 3분의 1이 노출 2년 후에도 만성기관지염, 천식, 재발성 폐렴, 기관지확장증, 기관기관지경화증 기관지 같은 다양한 호흡기 합병증을 경험하였음을 보여주었다. 1차 세계 대전에서 겨자가스에 노출된 영국 군인의 약 12%가 전투 중 겨자가스 노출로 인해 발생한 것으로 생각되는 호흡기 질환으로 장애 보상을 받았다.

6) 요약

피부뿐만 아니라 모든 상피표면, 특히 눈과 호흡기 표면에 영향을 미칠 수 있는 능력을 가지고 있기 때문에 수포제라는 명칭은 부적절할 수도 있다. 가장 중요한 수포제는 겨자가스이며, 이 제제는 alkylating agent로 작용하여, 수포발생에서부터 심각한 피부괴사까지 다양한 임상반응을 일으킨다. 과량노출 시 전신적 효과가 나타나며, 골수억제와 호흡기 합병증이 동반된 경후 흔히 치명적이다. 효과적인 해독제는 없으며, 치료는 접촉차단과 창상치유를 위한 국소 치료에 의존하며, 치료과정이 더디게 진행된다. 수포액에는 활성제제가 포함되어 있지 않아서 치료인이 접촉하더라도 무해하다. 치료를 위해서는 4주 이상 집중치료실에서의 호흡기 치료와 수주 이상의 IV항생제 치료가 필요할 수 있다.

CHAPTER 22

Molecular and Cellular Basis of Hypertrophic Scarring

화 상 의 학
TOTAL BURN CARE

주 소 영 | 한강성심병원

01 서론

임상적으로 피부와 이식부위의 피부에서 비후성반흔이 발생하는 경우 관절의 움직임의 방해뿐만 아니라 심한 소양감, 건조감을 가져오게 해서 일상생활 동작에 어려움을 겪게 한다(그림 22-1).

(1) 세포외기질(extracellular matrix, ECM)의 구조와 성분

조성이 다르다. (2) 각질세포(keratinocyte)와 섬유모세포(fibroblast)의 활동성이 성숙된 반흔과 비교하여 다르다. (3) 시토카인(cytokine)의 분비도 증가되어 있으며 시토카인의 발현도 지속적으로 유지된다. 위 세 가지가 비후성반흔과 정상 피부와의 차이점으로 설명된다.

비후성반흔은 증식기와 재형성기를 거쳐 발생되며, 발생 기전은 콩팥섬유증(renal fibrosis), 폐섬유증(pulmonary

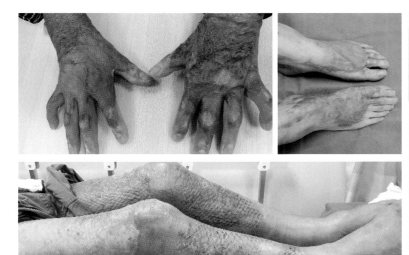

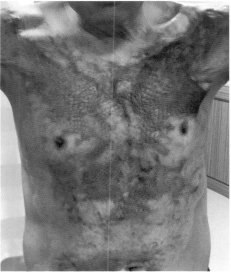

그림 22-1 비후성반흔

fibrosis)와 공피증(scleroderma)와 공통된 특징을 가진다.

비후성 반흔의 병태생리를 이해함으로써 비후성 반흔의 비수술적 치료를 더 깊이 이해할 수 있으리라 생각되어 본 장에서는 비후성반흔에 대한 병태생리에 대해 기술하였다.

02 세포외 기질

세포외기질에는 섬유모세포가 존재하며, 이들 세포에 의해 반흔이 성숙된다. 비후성 반흔의 세포외 기질은 정상 피부와 성숙반흔과 차이점을 가지고 있다. 특히 콜라겐다발(collagen bundle)의 구성과 배열에서 구별되며, 프로테오그리칸(proteoglycan)의 비율이 다르다.

1) Collagen

콜라겐은 세포외기질의 주된 성분으로 세포의 골격(scaffold)과 조직의 강도에 영향을 미친다. 비후성반흔에서는 단위 면적당 콜라겐의 양이 증가되어 있지만, 프로테오그리칸과 당단백질(glycoprotein)의 양의 증가로 콜라겐의 비율은 감소된다. 정상 피부에서 콜라겐의 비율은 콜라겐 아형 I이 85%, 아형 III가 10–15%이며 아형 IV가 적은 양을 차지하며, 콜라겐의 배열은 두껍고 평행하며 규칙적으로 배열된다. 비후성 반흔에서는 아형 III의 비율이 33%까지 증가되며 콜라겐의 배열이 얇고 불규칙적으로 배열된다. 정상적으로 반흔치유과정에서는 아형 III가 초기에 증가하다 재형성기에 줄어들지만, 비후성반흔에서는 지속적으로 증가된 채로 유지된다. 콜라겐의 구성뿐 아니라 비후성 반흔에서는 콜라겐 사이에 프로테오그리칸과 당단백질이 증가되어 있다.

2) Proteoglycan and Gycoproteins

프로테오그리칸은 콜레겐과 함께 피부의 긴장도(tutgor)와 탄력도(resilience)와 관련된다. 프로테오그리칸은 여러 성장인자들과 시토카인 활동을 조절하는 역할을 한다. 섬유결합소(fibronectin)과 같은 당단백질은 세포기질의 유착과 세포의 활동에 영향을 미친다.

프로테오그리칸은 류신(leucin)과 decorin과 같은 단백질 중심에, 글리코사미노글리칸(glycosaminoglycan) 곁사슬의 구조를 가진다. 곁사슬은 이온화되어져 친수성을 가진 것으로 알려져 있다. 비후성반흔에서는 그리코사미노그리칸의 수치가 증가되어 있으면 반흔의 과수분화가 관찰된다. Decorin 은 정상 피부에 많이 존재하는 류신–풍부한 프로테오그리칸으로 비후성반흔에서는 75%로 줄어든다. Decorin 은 여러 기전에 의해 상처치유에 관여한다. Decorin은 교원질에 부착해서 교원질의 직경과 형태를 조절하며 교원질 간 거리를 조절한다. Decorin 결핍 시 교원질의 배열이 불규칙하게 변하며 형태 또한 불규칙적으로 변한다. Decorin은 transforming growth factor–β (TGF–β) 와 platelet–derived frowth factor (PDGF)를 비활성화시킨다. 이와 같은 인자들의 불활성화 시 정상 피부와 비후성반흔의 섬유모세포의 수축을 줄어들게 한다. Decorin은 또한 세포막의 tyrosine kinase (epidermal growth factor receptor, hepatocyte growth factor receptor, insulin–like growth factor 1 receptor) 등에도 유착하여 불활성화시키며 이는 세포의 증식과 이동을 억제한다. Decorin 이 세포의 증식을 억제하는 역할을 한다면, biglycan과 versican은 비후성반흔을 증가시키는 역할을 하는 프로테오그리칸의 종류이다. Biglycan과 versican은 정상 피부에 비하여 비후성반흔에 증가되어 있다.

세포외기질에 존재하는 대표적인 당단백질로는 섬유결합소(fibronectin)이 있으며, 섬유결합소는 세포외기질에서 세포의 인테그린(integrin)과 상호작용을 하는 것으로 알려져 있다. 이러한 활동으로 섬유모세포의 활동을 조절하는 데 역할을 한다.

03 비대증상 세포의 기여

1) Hypertrophic scar fibroblasts

섬유모세포는 세포외기질의 형성과 재형성과정에 중요한 역할을 한다. 섬유모세포에는 두 가지 아형이 있으며, 표재성(superficial, Papillary)와 심재성(deep, reticular)으로 나뉜다. (표 22-1)을 보면 표재성, 심재성과 비후성 반흔에서 섬유모세포의 특징을 볼 수 있다. 비후성 반흔의 섬유모세포는 심재성 섬유모세포와 비슷한 성향을 가진다. 전층화상과 심층화상에서 비후성 반흔이 많이 발생하는 기전은 (1) 섬유화 시토카인의 분비증가로 진피층의 섬유모세포의 선택적 증식이 이루어진다. (2) 표재층 섬유모세포는 화상에 의해 소멸되며, 진피층 섬유모세포의 분포가 압도적으로 증가한다는 두 가지 이론이 있다.

2) Role of myofibroblasts in normal and pathological situations

근육섬유모세포(myofibroblast)는 섬유모세포와 평활근육(smooth muscles cell)의 중간 표현형을 가진다. 근육섬유모세포로 변조되는 섬유모세포(precursor proto-myofibroblast)는 스트레스에 반응하는 β 와 γ 세포질 근육잔섬유(cytoplasmic actin)를 가진다. 원형 근육섬유모세포는 새로 형성된 세포외기질에서 이동할 수 있는 수축성 성향을 가진다. 근육섬유모세포로 분화된 세포는 α-smooth muscle actin (α-SMA)을 나타낸다. 근육섬유모세포의 아이소형(isoform)은 수축성 혈관 평활근에서도 많이 관찰된다. α-SMA의 존재는 근육섬유모세포에서 수축성 성향을 나타내며, 정상적인 상처 치유과정에서는 근육섬유모세포는 세포자멸사(apoptosis)가 이루어진다.

전환성장인자(TGF-β)은 근육섬유모세포의 변조에 중요한 역할을 하며, TGF-β은 세포외기질에 섬유결합소가 존재해야 활동할 수 있다. 과립구큰포식세포집락자극인자(Granulcyte-macrophage colony stimulating factor)는 포식세포 증식과 근육섬유모세포의 변조에 영향을 미쳐 육아

| 표 22-1 | Superficial and Deep Dermal Fibroblasts Compared to Hypertrophic Scar Fibroblasts |

	Superficial Dermal Fibroblasts	Deep Dermal Fibroblasts	Hypertro Scar Fibroblasts
Collagen production	↓	↑	↑
Collagenase Production	↑	↓	↓
Decorin Production	↑	↑	↓
TGF-β Production	↓	↑	↑
CTGF Production	↓	↑	↑
Keratinocyte Proliferation	↑	↓	↓
Capillary Formation	↑	↓	↓

조직형성에 관여한다. 엔도텔린(endothelin)은 근육섬유세포의 변조와 활성화에 영향을 미친다. 이러한 종류의 펩티드(peptide)들은 근육섬유모세포의 수축과 이동에 관여한다.

최근들어 비후성반흔이 신경차단과 관련이 있다는 연구들이 이루어지고 있으며, 사염화탄소(carbon tetrachloride)나 화학적 신경차단술 시 기질침착과 근육섬유모세포 변조가 줄어듦을 확인한 바 있다.

3) Role of mechanical stress and myofibroblasts

근육섬유모세포는 수축성 성향과 세포외기질과 격리되어 있는 특징이 있어, 물리적 환경을 조정하여 활동성에 변화를 줄 수 있다. ED-A fibronectin와 TGF-β에 의해 유도된 α-SMA과 같은 근육섬유모세포 표현인자들은 물리적 스트레스 환경에서 증가한다. 스플린트(splint)와 같은 물리적 스트레스가 가해지는 반흔과 경직이 증가되는 상황이나, 전단력이 주어지는 상황에서 증가된다.

4) Pathological repair (hypertrophic scars and keloids)

병적 반흔 치유에 의해 비후성 반흔이나 켈로이드(ke-loid)가 발생된다. 켈로이드 반흔에는 근육섬유모세포의 전구체는 많이 관찰되지만 α−SMA 표현형은 관찰되지 않으며 수축성 성향도 거의 없다. 하지만 비후성 반흔에서는 α−SMA 표현형이 많이 관찰되며 수축성 성향에 의해 관절 구축도 많이 발생된다.

켈로이드와 비후성반흔의 차이점은 α−SMA 표현형의 존재유무로 설명될 수 있으며, 또한 콜라겐 섬유에서 케롤이드성반흔에서는 두껍지만 비후성반흔에서는 콜라겐 섬유가 얇은 것이 특징이다. 이는 콜라겐 성숙과 함께 금속단백분해효소(matrix metalloproteinase, MMP)/tissue inhibitor of MMP의 역할이 구별된다고 할 수 있다. 압박치료나 물리적 스트레스 상황에서 근육섬유모세포의 세포자멸사에 영향을 미처 반흔형성에 관여한다. P53은 세포자멸사를 억제하는 기능을 하며 비후성반흔 형성 시 p53 증가를 관찰할 수 있다.

진피층뿐 아니라 비후성반흔에 표피층이 관여한다는 증거도 발견되고 있다. 비후성반흔에서 각질형성세포(ke-ratinocyte)에서 CD36+ 표현이 증가되기도 한다.

5) Origins of (myo)fibroblasts

근육섬유모세포는 여러 세포타입에서 형성되며, 대부분 반흔 주변부에서 동원되기도 하지만, 결합조직 내의 섬유모세포에서 기원한다(그림 22-2).

반흔 주변의 섬유모세포의 반응으로 근육섬유모세포가 발생되며, 중간엽세포(mesenchymal stem cell), 섬유모세포(fibrocyte), 골수유래세포와 내피−중간엽이행(endothelial to mesenchymal transition, EMT)반응에 의해 보조적으로 근육섬유모세포가 발생할 수 있다.

6) The role of fibrocytes in hypertrophic scar

섬유세포(fibrocyte)는 반흔치유에 관여하는 CD14+ 단핵구(monocyte)의 한 종류이다. 섬유세포는 정상적으로 상

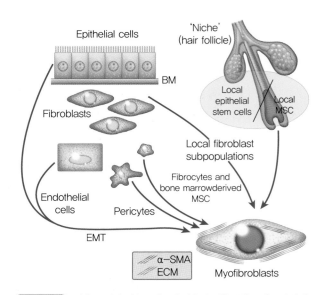

그림 22-2 반흔 주변의 섬유모세포의 반응에 의한 근육모세포의 발생

처치유과정에도 관여하지만 폐섬유증, 콩팥섬유증과 비후성반흔에서 많이 관찰된다. 섬유세포는 림프구 케모카인(lymphoid chemokine)에 의해 상처치유부위로 이동되며, T세포와 TGF−β 영향으로 분화된다. 화상반흔에는 TGF−β를 분비하는 CD4+ T세포가 많으며, 동일 부위에 섬유세포도 많이 존재한다. 혈청 아밀로이드P(serum amyloid P, SAP)는 섬유세포를 억제하는 역할을 하며 Bleomycin에 의한 폐섬유증을 억제한다고 연구되었다. 두 가지 기전에 의해 섬유세포는 세포외기질 형성과 섬유화에 관여한다. (1) 섬유모세포는 섬유화 시토카인에 노출되면 콜라겐을 분비하며 Smad2/3과 SAPK/JNK MAPK 경로에 의해 근육섬유모세포로 분화된다. (2) 화상반흔에서 TGF−β와 결합조직성장인자(connective tissue growth factor)를 분비해 섬유모세포의 활동을 조절하는 역할을 한다. 이들 역할에 의해 반흔치유와 면역기전과 연관된다. 백혈구(leukocyte)와 같이 섬유세포는 항원제시세포(antigen presenting cell)로 면역 체계에 관여한다. 섬유세포는 또한 MMP-9 분비를 통해 세포외기질을 분해하고 혈관내피를 성장시켜 혈관재형성에 관여한다.

7) Hypertrophic scar keratinocytes

각질세포는 반흔치유에 중요한 역할을 한다. 각질세포 역시 섬유모세포의 활동을 조절한다. 정상적인 각질세포는 반흔치유 시 섬유모세포에서 섬유화 시토카인인 TGF-β와 CTGF의 형성을 억제하며 콜라겐 형성을 억제하는 역할을 한다. 하지만 비후성반흔의 각질세포는 정상 진피 섬유모세포에서 섬유화를 증가시킨다. 표현형으로는 초기 반흔치유의 각질세포와 비슷하지만, 상피화가 이루어지고 피부 기저층에(basal layer) 수개월간 지속적으로 증식한다. 이는 비후성반흔 각질세포에 의해 PDGF 생성이 증가하기 때문이다. 비후성반흔의 섬유모세포는 각질세포의 표현형을 비후성반흔 표현형으로 변이하는 데 영향을 미치며, 비후성반흔 각질세포는 다시 섬유모세포에 영향을 미친다. 이와 같은 기전은 비후성반흔의 치유에 섬유모세포뿐 아니라 각질세포도 고려해야 한다는 이론이다.

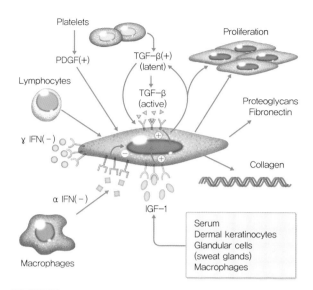

그림 22-3 반흔치유에 대한 시토카인의 역할

04 반흔치유에 대한 시토카인의 역할

시토카인은 세포 간의 신호를 전달하는 역할을 한다. 반흔치유에 관여하는 여러 시토카인을 관찰할 수 있다(그림 22-3).

1) TGF-β

TGF-β는 배아형성(embryonic development), 화학물질 쏠림성(chemotaxis), 세포 주기(cell cycle), 항상성(homeostasis)과 반흔치유와 관련된 단백질조절에 관여한다. TGF-β는 단백질에 부착되어 비활성화 형태로 분비된다. 반흔치유환경에서 MMP-2과 MMP-9와 같은 기질 금속단백분해효소(matrix metalloproteinase)에 의해 단백질과 분해되며 활성화 형태로 변화된다. 포유류에서는 TGF-β1, TGF-β2과 TGF-β3 형태가 존재한다. 탈과립혈소판, 대식세포(macrophage), T 림프구, 내피세포(endothelial cell), 섬유모세포와 각질세포 등에서 분비된다. TGF-β1과 TGF-β2는

Smad 경로를 통해 세포에 작용하거나 중간엽세포에 직접 섬유화 작용을 한다. 비후성반흔이 발생된 환자에서는 혈액내 TGF-β가 많이 분비되며, 특히 비후성반흔의 섬유모세포는 많은 양의 TGF-β를 발생시키고, 태아섬유모세포를 재생시키는 역할도 한다. 태아 섬유모세포에 TGF-β가 적용하면 반흔을 발생시킨다. TGF-β는 세포외기질에 집적적으로 작용해 콜라겐 섬유를 발생시키고, 섬유모세포에 의한 decorin 형성을 억제한다. TGF-β는 섬유모세포를 근육섬유모세포로 변형시키는 역할뿐 아니라, 내피세포를 중간엽 세포로 전환 분화시키며, 반흔치유과정에서 필요한 자멸사를 억제한다. 이들 역할에 의해 비후성반흔 형성에 중요한 역할을 한다. 반면 TGF-β3는 항섬유화 시토카인이다. TGF-β3는 반흔치유 재형성시기에 세포외기질 측적을 억제한다.

2) CTGF/CCN2

결합조직 성장인자에는 4개의 연결부위(IGF-binding domain, von Willebrand type C domain, thrombospondin-1 domain, cysteine knot heparin binding domain)를 가진다. 결

합조직 성장인자는 단순한 성장인자 역할이 아니라, 세포외기질의 당단백질과 세포의 인테그린(integrin)과의 관계에서 TGF-β의 보조인자로의 역할을 한다. CTGF 와 TGF-β의 각각의 자극에는 섬유모세포가 일시적으로 증가하지만, 동시에 자극 시 섬유화가 지속적으로 이루어진다. 이는 TGF-β가 섬유화 초기에 활동을 하며 CTGF에 의해 섬유화가 지속적으로 유지되게 된다. TGF-β는 Ras/MEK/ERK 경로를 통해 CTGF의 반응을 유도한다.

3) Platelet derived growth factor

혈소판유래 성장인자는 손상된 모세혈관이나 섬유모세포에서 분비된다. A, B, C와 D의 아형이 존재한다. 티로신 키나아제(tyrosine kinase)와 관련해서 섬유모세포의 증식과 근육섬유모세포로 변형되도록 가는근육잔섬유(actin filament) 재형성에 관여한다. 또한 세포외기질의 형성을 증가시키고 근육섬유모세포의 자멸사를 억제한다. PDGF 는 폐섬유화증, 간 섬유화증, 콩팥 섬유화증과 피부경화증(scleroderma)과 관련 있다. PDGF는 피부경화증 섬유모세포에 TGF-β 수용체를 증가시키며, 비후성반흔과 케롤이드 섬유모세포를 증가시키는 역할을 한다. 최근 콩팥섬유화증과 방사선에 의한 폐섬유화증에 PDGF 억제를 진행 시 섬유화증이 줄어듦을 발견하였다.

4) Insulin-like growth factor-1

IGF-1는 글리코사미노글리칸(gycosaminoglycan)을 조절하는 연골세포(chondrocyte)에서 발견된다. 정상적으로 피부의 땀샘이나 피지선에서 분비되어 진피의 섬유모세포와 분리되어 있으나 화상과 같은 환경에서 격리가 해제되면 IGF-1에 섬유모세포가 지속적으로 노출되면서, 상피화지연과 비후성반흔 생성이 가속화된다.

5) Interferons

인터페론은 면역세포에서 발생되는 시토카인의 종류이다. 인터페론은 섬유모세포와 백혈구에서 발생되는

IFN-α와 IFN-β에 해당되는 I 형과 T 림프구에서 발생되는 IFN-γ에 해당되는 II 형이 존재한다. IFN-α2b와 IFN-γ는 항섬유화 과정에 관여하여, 섬유모세포에 적용해서 세포 증식을 억제하고, 콜라겐과 섬유결합소(fibronectin)와 TFG-β형성이 줄어든다. IFN-α2b는 아교질분해효소를 증가시키고 TIMP-1을 줄여, 반흔 재형성의 좋은 표식자로 이용된다. IFN-α2b는 근육섬유모세포를 줄이고 반흔치유과정에서 섬유모세포의 자멸사를 증가시킨다. 화상에 의한 비후성반흔에 IFN-α2b를 치료할 시 비후성반흔의 부피가 줄고 TGF-β 형성이 줄며 반흔 혈관화 반응이 줄어들었다. 켈로이드 반흔이 발생되는 환자군과 정상 반흔군과의 혈액검사 비교 시 IFN-α와 IFN-γ가 켈로이드 환자에서 적게 분비됨을 발견하였다. 이로써 비후성반흔의 치료에 인터페론의 적용이 주목되고 있다.

05 면역체계의 상처 치유 조절

비만세포(mast cell), 중성구(neutrophil)과 대식세포(macrophage)는 반흔치유에서 염증기에 중요한 역할을 한다. 대식세포는 인터루킨-1(interleukin-1), IL-6와 종양괴사인자(tumor necrosis factor-α)를 생성하여, 섬유모세포와 각질세포와 섬유화 시토카인들(TGF-β, PDGF 와 IGF-1)을 자극한다. 비후성반흔에는 많은 림프구가 침범한다. 그중 CD4+ T-helper (TH)이 많이 연구된다. TH1, TH2, TH17과 T-regulatory cel이 존재한다. TH1와 TH2는 IFN-γ, IL-2와 TNF-β를 분비하면서 세포매개면역(cell mediated immunity)을 담당한다. TH2는 IL-4, IL-5와 IL-10를 분비하면서 항체매개면역(antibody mediated immunity)을 담당한다. 이러한 시토카인들은 면역반응뿐 아니라 섬유화와 항섬유화에 관여한다. TH2 세포에 시토카인 IL-10은 TH 세포를 더욱 자극하여 TGF-β를 분비한다. 동물실험에서 IFN-γ가 결핍된 쥐에서 이러한 반응이 더욱 두드러진다. 비후성반흔이 발생된 혈청에서는 TH2 세포가

압도적이며 IL-4와 IL-10가 증가되어 있다. 반면에 정상반흔이 발생된 혈청에서는 IFN-γ가 증가되어 있다.

06 결론

비후성반흔은 정상 반흔치유과정에 장애가 발생된 상태로 섬유화질병과 많은 공통점을 가진다. 비후성반흔은 정상피부와 성숙된 반흔과 많은 차이점을 가지고 있으며 특히 세포외기질과 세포 표현형과 시토카인 경로에서 차이를 발견할 수 있다. 이러한 결과로 붕괴된 결합조직과 불규칙한 콜라겐 섬유 형태를 가진다.

섬유화와 과세포 특징을 가진 비후성반흔은 섬유화물질(TGF-β와 CTGF)의 증가와 항섬유화 성향을 가진 시토카인(IFN-γ)의 부족을 관찰할 수 있다. 비후성반흔의 섬유모세포는 섬유세포와 TH 세포에 의해 조절되며 반흔부위로 이동하여 활성화된다. 비후성반흔에 관여된 다양한 경로를 이해한다면 비후성반흔의 치료제 개발 및 방법에 이용될 수 있으리라 기대된다.

Pathophysiology of the Burn Scar

조 윤 수 | 한강성심병원

01 서론

1) 선사 시대 및 역사 시대적 관점들

넓은 전층 깊이 상처에도 장기간 생존할 수 있게된 최근의 현상에도 불구하고, 전투, 사냥상해, 사고, 열 손상으로 인한 상처는 수천 년 동안 인간의 주요한 사망 원인이었다. 피부 손상에 대한 복잡한 생물학적 반응은 큰 상처에 대한 적절한 치유 반응을 향상시켜야하는 진화의 압력없이 시간에 따라 진화되어 왔다. 메소포타미아(Mesopotamia)와 이집트의 고대 문서들에 상처 치유를 개선시키기 위한 인간의 노력에 대한 기록들이 있다. Guido Mjno는 고대 시대에 상처 치료방법에 관하여 고고학 및 고생물학에서 배울 수 있는 것들을 탐구하였으며, 일반 치유과정에 대한 정확한 설명을 일반적 용어로 제공하였다. 현대의학의 발전에서 Ambroise Pare (1520-1590)가 주장한 상처 치료법들은 Joseph Lister (1827-1912)의 항균 캠페인과 항생제 개발, 그리고 이 책에 기술된 기타 현대적 치료방법들과 함께 눈에 띄는 진보이다.

2) 일차적 봉합을 시행하는 절개된 상처

치유의 필수 구성 요소들은 다음과 같다: (1) 섬유모세포와 작은 혈관에 의해 상처에서 조직 회복력 활성화 및 혈관의 혈액 누출에 의한 염증 반응 (2) 혈중 다형핵 중성백혈구, 림프구 및 대식세포들의 상처 부위로 침투. 멸균상태에서 날카로운 열상이 봉합되면, 혈액 누출과 염증이 일어나고, 손상에 대한 두드러진 반응은 진피 및 피하 조직에 존재하는 섬유아세포에서 일어난다. 이들 휴지기의 결합 조직 세포들이 신속하게 활성화되고 콜라겐을 분비하여 남은 작은 틈을 연결하여 찢어진 피부의 저항력을 회복시킨다. 혈관의 연속성은 혈관 발아(budding)와 재형성에 의해 복원되고 표피의 기저 각질 세포가 분화되어 표피 장벽의 전체 구조를 복원한다. 절개 부위를 따라서 생긴 유연성이 거의 없는 고밀도 콜라겐의 선형 리본(ribbon)과 봉합 부위를 표시하는 작은 흉터만이 상처 부위를 알게 되는 유일한 흔적이다.

3) 이차적 장력에 의한 상처 봉합 지연과 상처 구축

표피와 진피가 절개되거나 제거되어 상처 가장자리가 분리된 채로 남아 있다면, 염증과 재생 작용이 장기간 지속된다. 손상된 작은 혈관에 의한 혈장의 광범위한 누출은 상처를 깨끗하게 유지하도록 바깥으로의 흐름을 유지해 주지만 상처 표면에 응고된 fibrin 및 기타 건조 단백질들의 침착을 야기하게 된다. fibrinogen을 fibrin으로 변환하여 표피의 틈새를 채우고 세포의 이동이 지속적으로 유지할 수 있는 젤라틴성 매트릭스를 제공한다. 트롬빈은 결합 조직 세포에서 interleukin-6 (IL-6)의 과발현을 촉진한다. 혈소판의 과립화(degranulation)는 혈소판 유래 성장 인자(PDGF) 및 기타 전염증성(proimflammatory) 사이토카인을 분비한다. 섬유소의 과립화는 섬유아세포 증식과 분비, 혈관 내피 세포의 분화 그리고 다른 세포들에 의한 사이토카인 생성을 촉진한다. 혈중 줄기 세포들과 함께 내피 섬유아세포가 상처 부위에서 빠르게 분화하고 type III 콜라겐으로 주로 이루어진 많은 양의 콜라겐과 proteoglycan을 분비한다. 동시에 작은 혈관의 내피 세포들은 빠르게 증식하고 표면을 향해 상방으로 연장되는 수많은 작은 모세혈관을 형성한다. 이들 모든 세포들이 함께 작용하여 상처를 덮는 대량의 육아 조직을 형성하게 된다. 섬유아세포와 내피 세포들의 이런 활동은 주로 상처 부위에 침착된 단핵구와 림프구 세포에 의해 분비되는 다른 펩타이드에 의해 자극을 받는다. 혈장에 정상적으로 존재하는 일부 단백질과 펩타이드, 특히 fibronectin와 vitronectin도 상처 매트릭스의 형성을 촉진할 수 있다. 다형핵 호중구 역시 상처 부위에 많은 양이 이동하여 열린 상처를 통해 진피 및 피하로 침투하는 박테리아 및 곰팡이균을 탐식하고 죽인다. 다음으로 섬유아세포는 그들 사이에 상호 연결을 형성하고 각각 세포의 세포질 안에서 액틴(actin)과 미오신의(myosin) 수축 작용구조를 완성한다. 이 상호 연결된 근섬유아세포(myofibroblasts)는 수축하여 열린 상처의 크기를 줄이고, 인접한 손상되지 않은 피부를 당겨 상처 부위를 덮는다. 이러한 과정에 동시적으로 절단부위 표피 가장자리의 기저 각질세포는 표피의 정상적인 층구조를 회복시켜 새 기저층을 형성한다. 멜라닌 세포 또한 큰 상처가 회복되는 동안 이동하여 회복된 상처의 색소 정도가 손상되지 않은 피부 색깔에 근접하도록 만든다. 주목할 점은 새로 생성된 표피가 정상 표피와 유사하도록 재생되며 모낭, 땀샘 및 기타 표피의 부속기들

은 재생되지 않는다는 것이다. 따라서 수축에 의해 닫혀지지 않은 일부 상처부위는 여전히 건조하며 털이 없이 편평한 상태로 남아 있게 되며, 완전히 다 나은 흉터에서 재생된 진피는 서로서로 인접한 직선으로 이어지는 콜라겐 type I 섬유로 표면에 평행하게 구성되어 장력을 제공하나(본래 피부보다 덜한) 정상 내피의 결합조직보다 탄력성과 신축성이 떨어진다.

4) 1도 혹은 피부 표층 손상

표층 화상 상처는 표피의 일부나 전체가 소실되지만 표피 기저층은 손상되지 않은 상태로 유지되며 진피에는 손상이 없다. 이 영역에서는 단순한 표피 재생만 필요하며, 모낭과 땀샘은 손상되지 않고 거의 외관적 손상을 남기지 않고 회복될 수 있다.

5) 2도 혹은 피부 부분층 손상

피부의 부분적인 두께만 침범한 2도 화상 상처에서는 표피 전체와 진피의 상부가 괴사된다. 괴사성 파편을 제거하기 위해 대식세포(macrophage)의 활성화가 길어진다. 육아 조직은 괴사성 진피 조직 아래에 형성되며, 표피 이동은 죽은 조직에 의해 형성된 eschar 아래에서 일어나며, 표피의 재건과 얇은 흉터 형태로 진피 결체 조직의 생성을 유발하는 순서로 일어난다. 모발의 깊은 부분은 살아있고 모낭을 둘러싸고 있는 각질세포는 이동하며, 세포 이동 후에 유사 분열(mitosis)을 겪게 되어 결국에는 모낭으로부터 유래된 새로운 표피로 표면이 덮이게 된다. 심한 경우에는 모낭의 손실로 인해 표면을 덮기에는 재생 능력이 불충분할 수 있다. 모낭 내의 다기능성 줄기세포는 번식 이동하여 표피 표면을 재생할 수 있는 세포를 생성한다. 처음 발견된 줄기세포 집단은 천천히 순환반복(cycling)하고, 줄기 세포가 보편적인 줄기세포 표면표지자 CD34를 발현하며 arrector pili muslce의 부착 부위 근처에서 모낭의 팽대 영역에 존재하였다. 최근에 추가발견된 줄기세포 집단은 모낭의 isthmus 영역과 hair germ 영역에

존재하며 CD34와는 별개의 표지자를 발현한다고 알려져 있다. 화상 상처를 치유하는 동안 모낭 줄기세포에서 일어나는 변화는 더 연구되어야 할 과제로 남아 있다.

화상 외과 의사에게 관심 있는 머리카락 생물학의 한 가지 새로운 측면은 진피 유두, 머리카락 모구(hair bulb) 내에 있는 작은 집단인 중간엽세포(mesenchymal cell)의 역할에 대한 부분들이다. 모낭들의 태아로부터 성장은 표피의 상피 세포와 중간엽세포 간의 상호 작용에 의존하며 각질세포-형성 매질을 사용하여 배양을 증폭시킨 진피 유두의 중간엽 세포는 모낭 사이의 피부로부터 모낭의 형성을 유도할 수 있다. 모발을 가진 완전한 새 모낭의 형성이 마우스 젖꼭지 피부와 신피막에서 유도되었다. 탈모는 화상 환자의 장기적 치료에 있어 주요 문제점 중의 하나이기 때문에 모낭의 재생이 유도될 수 있다는 내용은 매우 흥미롭다.

6) 3도 혹은 피부 전층 손상

피부 전층을 침범한 3도 화상에서 열 손상은 표피를 재생할 수 있는 능력을 가진 모든 모낭을 파괴할 정도로 충분히 깊고 상부 피하 조직 일부도 괴사시킬 수 있다. 이런 경우 모낭에서 표피를 재생할 수 없으며 상처의 외측 표피가 전체 상처 표면 밖으로 퍼지면서 아주 천천히 표피를 덮게 된다. 그 동안 상처 부위의 괴사 조직은 감염의 위험에 놓이게 되고 조직 대식세포의 과도한 활성이 괴사 조직을 제거하기 위해 요구된다.

02 상처 치유의 생물학

1) 혈관 투과성의 변화

현재까지 알고 있는 상처 치유의 중요한 과정에 대해 검토하기 위해 각각을 개별적으로 살펴볼 것이다. 국소 혈관의 변화는 손상에 대한 상처 반응의 가장 빠른 단계

요소이며 이어지는 다음 단계를 위해 필수적이다. 비만 세포에서의 히스타민과 혈관 내피 세포 성장 인자(VEGF) 및 감각 신경 말단에서의 substance P의 국소적 분비로 인해 venules의 단백질 투과성이 증가하여 혈장 삼출을 야기한다. 화상을 입으면 알지 못하는 자극에 대한 신체 반응으로 수 시간 동안 혈장 누출이 가속화된다. 또한 혈장과 적혈구가 파열되거나 괴사된 혈관을 통해 상처 부위에 들어간다. 감염은 급성 염증의 혈관 단계(vascular phase)를 끊임없이 자극하고 지속시킴으로써 더 많은 혈장 삼출 유발을 촉진하게 된다. 또한, 육아 조직의 새로 형성된 모세혈관은 혈장 단백질과 체액이 성숙할 때까지 통과할 수 있으며 특정 혈장 단백질인 fibronectin과 vitronectin은 상처의 회복 반응을 자극하는 데 특히 중요하다.

2) 육아 조직과 상처 치유의 증식기

섬유아세포와 혈관 내피 세포의 대량 증식은 상처 치유 초기 단계의 특징이다. 이들 세포와 점액 다당류와 proteoglycan에 의해 만들어진 콜라겐과 겔의 미세한 섬유소가 열린 상태로 남아 있는 모든 상처의 주요 특징인 육아 조직을 구성하게 된다. 섬유아세포 성장을 자극하는 많은 펩타이드 중 가장 중요한 것은 transforming growth factor-β (TGF-β)와 염기성 섬유아세포 성장 인자(bFGF / FGF2)인 것 같다.

상처 수축이 일어나기 위해서는 섬유아세포가 진피 내에 네트워크를 형성하여 상처가 끌어당기도록 해야 하며 세포외 기질과 세포질 간 상호 작용은 세포 분화와 기능을 조절하는 데 중요하다. 상처 치유 과정에서 섬유아세포를 상호 연결시켜 표면에 평행한 장력을 유지하는 망상(meshwork)을 형성하는 과정이 방해를 받게 되면 비정상적인 비후성 흉터가 생성되게 된다.

3) 혈액 중 세포의 유입

혈액 중 많은 세포는 상처 부위로 활발히 이동하여 박테리아와 곰팡이에 대한 방어, 죽은 조직 구성 성분의 제

거, 진피 및 표피 치유의 후기 단계를 촉진하는 역할을 한다. 개별 세포 유형들을 부분적으로 선택적으로 절제한 실험을 기반으로 하였을 때, 조직 복구를 자극하고 유지하는 데 가장 중요한 세포는 T 림프구와 단핵 세포인 것으로 알려져 있다. 조직 대식세포로 분화하는 monocyte는 결합 조직 세포와 상피 세포처럼 상처 치유에 중요한 여러 cytokine의 합성과 방출을 담당한다. 비만세포는 치유 중인 상처에서 증가하고, 비만세포에서 분비된 매개체들은 호중구와 다른 혈액 중 세포를 상처로 불러 모은다. 동시에, 비만세포는 각질세포에 작용하여 치유 중인 조직에서 염증 반응을 유도한다. 또한, 혈액 중 줄기 세포는 치유 중인 상처에 들어가 조직을 통합적으로 회복시키는 데 필요한 섬유아세포 및 기타 결합 조직 세포로 분화할 수 있다.

4) 상처를 덮기 위한 각질세포의 이동

표피가 절개될 때 상처에 인접한 표피의 기저 세포에서 빠르게 변화가 일어난다. 표피 재생 과정은 Stenn과 그의 동료들에 의해 잘 연구되어 왔다. 변화된 기저 각질세포들이 얇은 층들을 만들어 내는, 죽은 가피(eschar)나 딱지(scab) 아래에서 그들을 따라 임시 매트릭스를 분비하면서 상처층 내에서 아메바 운동(ameboid motion)을 한다. 혈장 단백질인 vitronectin에 의해 이런 이동형 표현형의 발달이 자극되고 보조 물질로서 알부민의 존재를 필요로 한다. 세포질 분열은 기저 각질세포들의 이동을 지원하기 위해 일어나고, 이동 세포들 사이에서가 아니라 남아 있는 표피에서 전구체들 사이에 일어난다. 유사한 과정이 부분층 손상 상처에서 모낭으로부터 표피 세포의 이동 및 대체를 촉진한다.

표피 세포 시트가 전체 상처 표면상에 형성되면, 그들은 분열하기 시작하고 결국에는 과립층 및 각질화를 갖는 다층 성층 편평 상피(stratified squamous epithelium)를 생성한다. 표피 세포는 상당한 양의 IL-1β 및 다른 cytokine을 분비한다. 새로 증식하는 표피 기저 세포는 또한 laminin, IV형 콜라겐 및 수포성 천포창 항원으로 구성된 새로운 기저판(basal lamina)을 분비한다; 기저판에 단단하게 부착한다: 그리고, 흉터 진피에서 기저판과 제1형 콜라겐의 기본 섬유들 사이에 제7형 콜라겐이 부착하도록 한다. 또한, 새로 형성된 표피층이 상처를 완전히 덮은 직후, 매트릭스의 결합 조직 세포의 표현형에 일련의 변화가 일어나고 fibronectin이 상처 매트릭스에서 발견된다. 앞에서 언급했듯이, 2도 화상에서 모낭에서 유래한 표피 세포도 표면의 표피를 재생한다.

5) 콜라겐 매트릭스 형성과 성숙

흉터는 찢어짐에 대한 저항으로 점차적으로 강도가 증가하지만 결코 진피의 강도에 도달하지는 못한다. 이 과정에서 새롭게 분비된 콜라겐 I과 III의 미세한 섬유들이 피부 표면에 평행하게 배향된 커다란 콜라겐 I 섬유로 대체된다(그림 23-1, 2). 콜라겐 섬유의 성숙은 크게 인접 폴리펩타이드 사슬의 공유 결합을 포함하는 화학적 재형성 과정이다. 콜라겐 섬유는 정상적으로 형성되고 정상 피부와 흉터에서 지속적으로 분해된다. 성숙한 섬유의 형성 및 분해 속도와 방향을 조절하는 과정은 완전하게 밝혀져 있

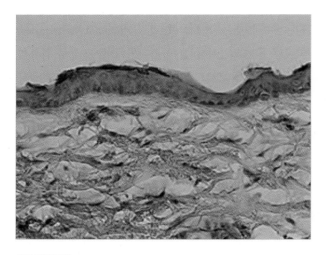

그림 23-1 Hematoxylin 과 eosin 으로 염식된 정상 피부의 현미경 사진. 정상피부의 망막진피는 선호하는 방향이 없는 콜라겐 섬유가 규칙적으로 배열되어 있다.

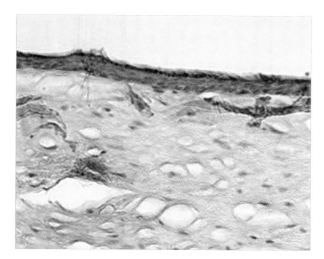

그림 23-2 　정상적인 평편한 흉터에서 표피와 진피의 사진. 정상적인 평편한 흉터에서 표피는 평편하고 어떤 웅덩이도 없다. 진피는 피부표면에 평행하게 방향성 있는 콜라겐 섬유로 대체된다. ──

지 않다. 상처에서의 각질세포의 지속되는 활성화는 각질세포에 의한 섬유아세포 콜라겐 생성의 조절을 감소시키고, 염증반응을 지속시켜 섬유화를 야기하게 된다. 동시에, 비만 세포는 히스타민, 트립타아제(tryptase), chymase의 방출을 통해 섬유화를 유도하는 작용을 하며, 이는 콜라겐 생성, procollagen 합성 및 procollagen 제거를 각각 자극하게 된다.

6) 세포질과 성장 인자

많은 짧은 폴리펩타이드, 대부분 사이토카인과 성장인자는 상처 치유 단계로 이어지는 세포의 변화에 관여하며, 상처 치유 단계는 염증기부터 증식 단계, 흉터의 형성과 조직화, 또는 성숙 단계를 거친다.

이들 성장 인자들 중 가장 중요한 것들은 TGF-β, bFGF, 혈소판 유도 성장 인자 (PDGF) 및 VEGE이다. 흔히 특이적인 매개물에 대한 특정 세포형의 반응은 정확한 세포 표면 수용체 결합에만 의존하지 않고 다른 세포 수용체로부터의 동시적 신호에도 영향을 받고 있다. 따라서 펩타이드 신호 전달 네트워크는 복잡하고 크며, 가능한

세포 반응의 범위는 복잡한 구조를 생성하여 섬세한 조절을 하고 있기 때문에, 치료 과정에서 잘못되거나 불균형으로 진행하거나 활성화 및 회귀의 적절한 순환고리를 완료하지 못하게 될 기회가 많다.

7) 열 손상의 생리학

인간의 피부 세포는 온도가 올라가면 죽는다. 그 이유는 세포 표면막의 민감성으로 상당히 좁은 온도 한계를 벗어나면 파괴되기 때문이다. 불꽃, 전기 및 접촉 화상은 종종 일부 조직의 열분해 및 파괴 및 산화를 유발한다. 피부에 존재하는 다양한 세포 유형 중 일부는 다른 것들보다 온도에 더 민감할 수 있다. 피부의 주어진 부위에서의 온도 상승 정도는 또한 조직 내의 열 전달 속도에 따라 달라진다. 지방은 좋은 열절연체이기 때문에 진피의 열전도는 피하 지방의 열전도율보다 훨씬 크다. 아마도 이런 이유로 상처 생검에서 보듯이 열 손상은 종종 피하층에는 죽은 세포가 거의 없이 진피 전체의 괴사를 유발한다. 몇몇 부위에서 모낭은 일반적으로 진피를 넘어 피하층 상층부 지방 조직으로 잘 확장되며 eccrine 땀샘도 피하 지방에 흔히 존재한다. 모낭 주위의 피하 조직이 있음에도 불구하고, 피하 상층부의 괴사가 전혀 없는 경우조차도 흔히 화상에 의해 모낭 재생력이 완전히 손상될 수 있다. 하지만, 아주 심한 중증화상에서는 피하층 전체가 괴사될 수도 있고 세포 괴사가 근막과 골격근 아래에서 일어나거나 혹은 내부 장기에서까지 일어날 수 있다.

03 　상처 치유를 변화시키는 요인들

1) 혈액 공급과 관류의 변화

초음파를 이용한 국소적 혈액 공급에 대한 연구에 의해 화상 상처 아래에 혈류가 크게 증가하는 영역이 있다는 것이 밝혀졌으며, 이 영역은 조직 손상에 대한 국소 염증 반응의 일부라는 것은 놀라운 사실이 아니다. 이 과혈

류 영역 위는 조직의 국소 허혈(ischemia) 영역으로, 혈류가 정상보다 적다. 놀랍게도, 이것은 화상 상처가 발생한 후 첫 24시간 동안 국소 허혈 구역이 특별히 의미 있게 더 깊어져서 진피 조직의 허혈성 손상이 즉각적인 열 손상으로 인한 것보다 더 크고 깊은 조직 괴사를 실제로 유도한다는 것을 뜻한다. 동물에서의 실험에 따르면 중성구가 화상 상처가 심한 깊은 조직에서 진행성 허혈성 세포사에 관여한다는 사실이 밝혀졌다. 변화된 혈류는 화상 상처에서 혈관 혈전증을 유발할 수 있으며 허혈성 조직 손상의 위험을 야기한다. 정상적인 피부에서는 피하 지방조직 상층에 있는 진피 바로 아래에 동맥과 정맥 얼기가 있다. 이 진피하 혈관 얼기는 깊은 부분 화상과 전층 화상에서 혈전증의 위험을 야기하고, 접선 상처 절제 과정에서의 손상에 취약하며 상처 부위에 혈액 공급의 추가적 소실을 야기하게 된다.

2) 손상된 상처 회복: 최적의 상처 회복을 위한 요구 사항

장기간의 임상 경험에 따르면, 적절한 에너지 공급이나 흉터를 구성하기 위한 필수 성분의 결핍이 있을 때 분명히 상처 치유가 느려지고 지장을 받게 된다. 비타민 C 결핍과 단백질 칼로리 영양 실조는 상처 치유의 어려움을 야기하며, 충분한 칼로리 섭취를 제공하고 일반적인 단백질 이화작용을 역전시키는 것이 일반적인 화상 치료의 주요 목표이다. 비타민 D 결핍은 상처 치유를 저해할 수 있으며, 비타민 D 보충은 섬유아세포의 이동과 콜라겐 생산을 증가시킨다. 당뇨병성 혈관병증은 결핍된 상처 치유와 관련이 있으며, 적절한 미세 순환 세포의 중요성을 보여보여준다. 심부전은 상처 치유를 저해하며, 방사선, 담배 연기 및 저산소 혈증 또한 지연된 상처 치유와 관련이 있다. 나이가 들수록 범위가 넓은 화상으로 인한 사망률 증가와 관련이 있지만 나이 자체가 좋은 상처 치유를 방해하는 것은 아니다.

3) 상처 절개 및 이식에 대한 생물학적 반응

현재 치료 표준은 화상 상처의 초기 절개로, 보통 입원 24시간 이내 일어나며, 피하지방의 대부분을 남기는 접선 절개나 피하 지방 전층을 제거하는 근막 절개를 사용하여 모든 괴사 조직을 제거하게 된다. 상처는 처음에 피부 은행의 mashed 사체 피부로 덮는다. 수일 내에 화상이 없는 부분의 mashed 부분층 두께 이식편을 사용하여 자가 이식을 실시한다. 얼굴과 손은 unmeshed 시트 자가이식이 최상의 미용 결과를 얻기 위해 자주 사용된다. 사체 동종 이식편의 표피는 서서히 퇴화하나 진피 매트릭스는 종종 치유 상처에 통합된다. 자가 이식편의 틈새는 섬유 혹은 지방조직에서 파생된 과립 조직과 자가이식편의 가닥에서 파생된 섬유아세포의 이동에 의해 각각 부분적으로 채워진다. 자가 이식편의 표피는 fibrin층 아래의 육아 조직 매트릭스 위로 이동하여 모낭이나 다른 표피 부속기관들이 없는 표피를 재건한다. meshed 이식편의 패턴은 보통 치유된 상처에서 보여지며, 공여 부위로부터의 진피 결합조직 요소의 통합을 통해 흉터의 유연성을 향상시킬 수 있다. 때로는 표피 낭종이 이식된 화상 상처 내에서 생길 수 있으며, 파열될 수도 있다. 이 낭종은 확장된 결합조직에 의해 표피를 trappping하거나, 상처 표면을 재형성하는 동안 표피 세포의 궤도를 벗어난 이동에 의해 모근으로 발전할 수 있다. 또한 거대세포 이물 반응과 관련되어 치유 상처에 때로는 작은 모발 조각들이 나타나며, 아마도 원래 모발을 생성하는 모낭들의 괴사 후 남은 모발들인 것 같다.

4) 상처 감염

박테리아 감염이 창상 치유 과정에서 흔히 합병된다. 다량의 괴사성 세포와 조직이 상처에 존재하며 박테리아를 위한 좋은 배양 배지를 제공하기 때문에 화상 환자에서 감염 위험이 증가한다. 감염이 발생하면 상처 치유의 염증 성분이 크게 증가되고, 육아 조직에서 콜라겐의 조밀한 판(scaffolding) 변환, 상처 수축, 표피의 재생들이 모두 지연된다. 상처에 종종 농이 생성된다. 일부 박테리아는 조직 괴사를 일으키고, 일부 박테리아는 정상 조직을 침범하여 상처 주변의 충혈을 야기하고 기존 상처의 확대 및 악화로 이어진다. 세균 감염과 강화된 염증 반응에서 상처 부위의 사이토카인 환경이 바뀐다. 남아 있는 감염된 조직이 있는 상처 위에 이식된 이식편은 일반적으로 생착되지 않으며, 상처 부위의 깊은 곳에 많은 박테리아가 존재할 때 박테리아가 혈류로 들어가고, 패혈증을 야기하여 떨어져 있는 조직을 침범할 위험이 항상 있다. 항생제 투여와 초기 상처 절개가 보편화되기 전에 흔히 발생했던 이러한 과정이 항생제에 내성이 강한 박테리아 균주, 특히 Pseudomonas와 Acinetobacter에 대한 감염으로 지금 다시 생기고 있다.

04 비후성 상처 치유

큰 화상을 입은 대부분의 환자들은 화상 상처 치유 후 지속적인 가려움을 야기하는 융기되고 두껍고 딱딱하며 붉은 흉터의 생성을 동반하게 된다. 이러한 비후성 흉터는 감염되거나 완전히 덮히기 위해 평소보다 오래 걸리는 상처에서 더 흔하게 발생한다. 비후성 흉터(HTS)는 넓은 부분을 덮을 수도 있지만, 일반적으로 기존 화상 상처를 넘어서 확장되지는 않는다. 이 비정상적인 상처는 또한 심한 상처 수축과 관련되어 있다. 침범된 대부분의 경우에 이러한 비후성 흉터는 수개월 동안 확대되고 점차적으로 몇 년 동안 퇴보하며 결국 증상이 없는 편평한 흉터가 된다. HTS가 발생하는 상처에는 종종 비정상적인 피부 색소 침착이 있다. 시간이 지남에 따라 진행되는 탈색이나 과다 색소 침착(그림 23-3), 기능을 저해하는 가장 큰 HTS는 외과적으로 절제되며 종종 흉터 구축을 없애기 위해 Z-plasties나 시트 이식을 하거나, 흉터 제거를 위해 레이저를 사용한다. 일반적으로 제거 후 새로운 HTS가 다시 발생하지는 않는다. 백인, 흑인, 스페인계 환자의 약

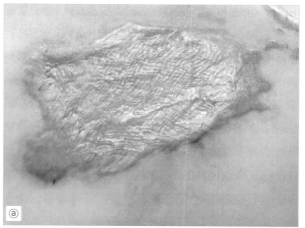

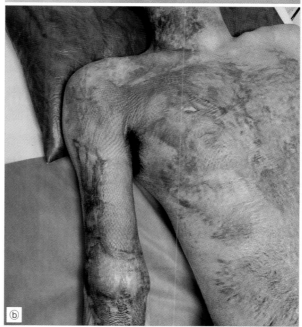

그림 23-3 화상 환자의 비후성 흉터의 정형적 형태. ⓐ 비후성 흉터는 둘러싸인 정상 피부 위로 올라오고, 경계가 명확하고 만지면 매우 딱딱하다. 이 흉터는 완전한 재거 후에 재발했다. ⓑ 비후성 흉터는 종종 meshed graft에 해당하는 패턴을 보이고 과색소 혹은 저색소성을 띤다.

75%에서 발생하는 이러한 유형의 비대성 흉터에 대해 민족성과 관련이 있어 보이지는 않는다.

분명히 이 양상은 자연적으로, 찔림 상처에 대한 반응이나 일차적으로 봉합된 깨끗한 절개에서 자주 발생하는 켈로이드와는 상당히 차이가 있다. 켈로이드는 초기 상처 부위를 넘어 팽창되며, 약물 치료에 반응이 적고, 수년 동

안 지속되며, 외과적 절제 후에 재발이 흔하다. 흔히 켈로이드성 흉터에 대한 가족력이 있으며, 켈로이드는 북부 유럽인들과 그들의 자손들보다 아프리카계 어두운 피부색의 인종에 10-15배 정도 더 일반적으로 생긴다. 올라온 흉터의 정교한 패턴은 많은 아프리카 부족에서 지위를 상징하며, 이관행은 인종의 진화 중에 선택적인 압력을 행사했을지도 모른다는 궁금함을 생기게 한다.

1) 비후성 흉터의 조직학적 소견

많은 비후성 흉터들은 실험실에서 조직학적으로 연구되어 왔다. 비정상적으로 올라온 흉터들은 합병증 없는 평편한 흉터와 몇 가지 분명한 차이점들을 지속적으로 보여준다. 가장 뚜렷한 점은 미세한 콜라겐 섬유들, 대부분 III형 콜라겐, 작은 혈관들과 많은 산성 뮤코다당류(muco-polysaccharide)로 구성된 둥근 소용돌이형의 미성숙 콜라겐의 존재이다. 이들 결절들은 유사한 물질들로 구성되거나 서로서로 그리고 성숙한 상처 표면에 평행하게 배향된 성숙한 두꺼운 콜라겐으로 구성되어 있는 주변 흉터 조직과는 아주 분명하게 구분된다. 콜라겐 섬유는 일상적인 H & E 염색으로 명확하게 볼 수 있지만, 비후성 흉터들은 뮤코다당류(mucopolysaccharide)를 청녹색으로 성숙한 콜라겐 섬유를 노랑-주황색으로 염색하는 Movat 염색으로 가장 분명하게 보인다. HTS의 결절은 직경이 0.5 mm에서 1 cm 이상까지 다양하며 구형, 난형, 또는 원통형일 수 있다. 비정상 피부 조직은 매우 단단하며 수 센티미터의 두께가 될 수도 있다. 정상 흉터와 HTS 모두 elastin 결핍에 의해 특징 지어지며, 이는 Movat 염색을 사용하여 볼 수 있다. 그러나 비후성 흉터 아래에 진피의 가장 깊은 부분에 잔여 엘라스틴 섬유가 종종 존재하고, 때로는 HTS 위에 적용된 피부 이식편에서 유래된 정상적인 엘라스틴 섬유의 좁은 영역이 있을 수 있다.

HTS 조직의 작은 둥근 결절들이 손상되지 않은 모낭 사이에 흩어져 있는 것을 볼 수 있다. 큰 HTS 아래의 지방 조직에 남아 있는 eccrine 땀샘을 보는 것은 드문 일이 아니며, 이 흉터들은 심부의 부분층 화상에서 기인한다고 추정된다. 이러한 특징은 (그림 23-4, 5)에 설명되어 있다.

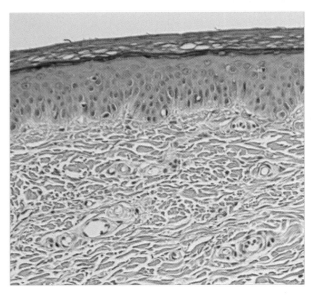

그림 23-4 비후성 흉터의 현미경 사진.

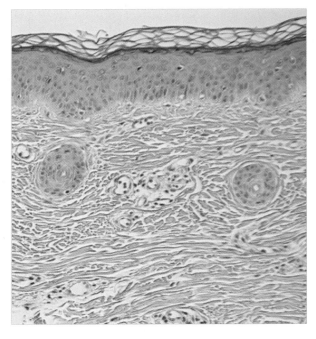

그림 23-5 비후성반흔의 eccrine 사진

추가적으로, 소수의 HTS에서는 서로 평행하게 배향되었지만 피부 표면에서 다양한 각도로 배향되어 있는 매우 광범위하고 과호산구성의 콜라겐 섬유들로 구성된 추가적인 조직학적 양상을 보여준다. 몇몇 경우에는 그런 광범위한 고밀도 섬유가 상처의 대부분에 보여진다. 일반적으로 이런 섬유들은 HTS의 전형적인 원형 지향 콜라겐의 소용돌이들을 둘러싸 있다.

하지만 우리 환자군에서 정형적인 켈로이드는 분명히 드물었으며, 두꺼운 호산구성 콜라겐 섬유들을 가진 환자들이 HTS를 가진 다른 환자들보다 흉터의 성숙 과정이 더 지연되거나 더 나쁜 예후를 가졌다고 추정되는 어떤 증거도 없다. 그러므로, 소아의 광범위 화상에서 흉터 조직학에 관한 우리의 폭넓은 경험에서 켈로이드의 조직학적 전형적인 특징은 비후성 흉터 스펙트럼의 일부로 간주된다.

비후성 흉터와 켈로이드 사이의 구분은 맨시니와 퀴이페(Mancini and Quaife)가 1962년에 처음 만들었다. HTS의 특징은 Linares, Kischer 등에 의해 더 자세히 기술되었다. HTS와 켈로이드에 관한 문헌은 Niessen과 Huang에 의해 철저히 재검토되었다. HTS의 원인과 병인은 켈로이드와는 다르므로, 여기서는 HTS에 관한 것으로 논의를 제한한다.

정상적인 흉터와 HTS를 구별하는 많은 차이점들이 있다. HTS에는 정상적인 평편한 흉터보다 상처 복구 초기 단계의 특징인 III형 콜라겐 섬유, fibronectin 및 히알루론산이 더 많이 함유되어 있다. HTS는 피부 혈류량이 더 큰 혈관이다. HTS는 정상 흉터보다 의미 있게 더 많은 T 세포와 macrophages를 포함하고 있으며, 더 많은 수의 비만 세포가 HTS에서 발견되었다. 사실 HTS 환자에서 아토피의 임상적 병력 및 혈중 IgE의 높은 수치가 발견되어 왔다. 최근에는 HTS와 관련하여 훨씬 더 많은 수의 표피 랑거한스(Langerhans) 세포가 확인되었다.

면역 조직 화학 염색은 HTS와 정상 흉터 사이에 추가적인 현저한 차이점을 보여준다. α-smooth-muscle actin에 대한 염색은 HTS의 특징적인 콜라겐 결절에 있는 스핀들(spindle) 세포 내에서 수축 단백질을 일관되게 보여주고 있다. HTS의 황산화 프로테오글리칸(proteoglycan)은 decorin이 덜 존재하고 둥근 결절 내에서는 versican이 우세하다는 점에서 정상적인 흉터와 상당히 다르다. 더 많은 VEGF 면역 염색이 HTS에서 보여진다. 더 많은 수의 작은 신경 섬유들이 면역 염색에 의해 HTS에서 확인되었다. 이런 일관된 결과들은 비후성 흉터의 병인에 중요한 단서를 제공할 수 있지만, 현재로서는 그들을 단일 가설로 통합하는 것은 어렵다. 비후성 흉터의 적절한 식별법을 둘러싼 혼란 이외에, 적합한 동물 모델과 인간 조직의 부족이 이 분야의 연구를 방해해 왔다 할지라도, 최근 새로운 실험 모델들의 개발로 인해 HTS의 생물학 연구가 가능해지고 있다. 세포 배양 모델의 채택(adoption), 전체 조직 생검의 배양, 면역 결핍 쥐의 사용, red Duroc 돼지에서 비후성 흉터 생산은 인간 비후성 흉터가 형성되는 생물학적 과정에 대한 중요한 정보를 제공하고 있다.

2) 비후성 흉터 생성의 실험 모델

켈로이드의 첫 번째 동물 모델은 자가 피부를 가지고 실험 동물을 면역화에 기반하여 상처를 유도하여, 1959년에 기술되었다. 흉선없는 nude mouse에 정상과 비정상적인 사람의 흉터 조직을 이식하는 작업이 광범위하게 진행되었으며, 이를 통해 생체 내에서 생물학적 환경의 잠재적인 치료법과 변형을 실험할 수 있게 되었다. 이 모델에서는 인간 세포와 인간 피부 이식편을 포함한 면역 반응 사이에 상호 작용을 연구하기 위해 마우스에 방사선 조사하고 인간 골수를 이식하는 것도 가능하다. Engrav와 그의 동료들은 인간 비후성흉터 생성과 많은 부분을 닮은 암컷 red Duroc 돼지 모델을 개발하였다. 그들 그룹 및 다른 연구자들에 의한 최근 연구에서 비후성흉터 형성에 기초가 되는 분자 기전뿐 아니라 분자 수준에서 흉터 형성 억제에 대한 치료 효과도 밝혀냈다.

3) 비후성 흉터 섬유아세포의 비정상적 표현형

조직 배양에서 비후성 유래된 섬유아세포의 기능 및 분자 생물학에 대한 많은 연구가 있어왔다. 이 연구에서 그 배양에 존재하는 비후성 흉터로부터 유래된 섬유아세포들에 의미 있게 다른 표현형이 존재하는 것으로 보인다. 비후성 흉터 유래 섬유아세포는 정상 피부나 정상 흉터에서 유래된 섬유아세포보다 더 많은 TGF-β와 콜라겐을 더 빠르게 분비하는 것이 일관되게 발견되었다. 또한 섬유아세포의 거주 깊이도 섬유 아세포의 표현형을 결정하고, 깊은 내피의 섬유아세포는 표층 내피의 섬유 아세포와 비교할 때 감소된 collagenase 발현과 증가된 콜라겐 분비, 더 느린 증식, α-smooth muscle(평활근) actin 발현의 증가가 특징으로 나타난다. 유전체 분석이 비후성 흉터 유래 섬유아세포에서 여러 실험실에서 시행되었으며, 유전자 발현의 차이가 많은 것으로 확인되었다. 우리 기관의 유전자 연구에서 비후성 흉터 유래 섬유아세포는 인접한 정상 피부의 섬유아세포와 비교하여 IL-6에 대한 반응이 감소함을 보여주었으며, 이것은 수용체 활성화의 감소가 비후성 흉터 형성의 원인이 될 수 있음을 시사한다.

4) 비후성 흉터에서 유전자 발현

비후성 흉터 조직에서 유전자 발현과 조절 경로에 대한 연구들을 통해 정상 및 비후성 상처 치유에 대한 이해를 향상시키기 시작했다. 전사체(transcriptome) 분석을 이용한 비후성 흉터 유전자 발현에 대한 초기 연구는 다중 콜라겐 동종형, 성장 인자 및 metalloproteinase의 발현에 있어 차이들이 있음을 일관되게 보여주고 있다. 유사한 연구에서 인간과 돼지의 비후성 흉터 사이의 유사성이 입증되었다. 동물에서의 여러 실험 연구에서, 중요한 유전자의 상처 발현 또는 신호 전달 경로를 변경하는 중재가 적용되어, 결과적인 상처의 크기에 있어 실재적인 변화를 야기하였다. 인간 환자에 대한 연구에 따르면 유전자 순서의 변화가 화상 후 비후성 흉터 형성의 심한 정도의 감소와 연관되어 있음을 보여주었다. 아직 CUB and Sushi 다중 도메인 1(CSMD1)의 역할이 알려지지 않았다 할지라도, TGF-β 신호 전달 경로의 실현 가능한 변형이 제안되었다. 더 많은 연구가 필요하지만 그러한 연구는 비후성 흉터를 유발하는 과정에서 치료적 중재가 가능함을 약속한다.

5) 전신적 및 국소적 염증 반응의 상호작용

국소 및 전신 사이토카인 발현 모두가 비후성 흉터의 형성에 영향을 준다. 비후성 흉터가 발생하지 않은 화상 어린이의 경우, 화상 수상 후 혈장 활성 및 총 TGF-β1 수치가 증가하였다가 수상 2주 후 화상이 없는 환자에서 보다 낮은 수준으로 떨어졌다. 그러나 나중에 비후성 흉터가 생긴 화상 어린이의 경우, 혈장 활성 및 총 TGF-β1 수치는 화상 수상일부터 180일이 경과할 때까지 감소가 진행되나, 화상이 없는 환자의 수치보다 증가된 상태를 보였다. 증가된 전신적 TGF-β1의 농도는 혈중 섬유세포의 증가와 관련이 있다. TGF-β1의 전신적 수치가 높아지면 화상 손상 후에 유익하다 할지라도, 국소적으로 화상 상처에 장기간 발현되는 것은 섬유화 증가, decorin의 하향 조절, versican의 상향 조절, 새로운 혈관 형성 증가, collagenase 감소를 일으켜 비후성 흉터 형성을 초래할 수 있다. 염증 반응의 크기와 위치 외에 염증 반응의 유형도 비후성 반흔 형성에 역할을 한다. CD4+ T-helper 세포의 특성은 화상 후 림프구 군집의 극성화가 TH1 / 항섬유증성 표현형에서 TH2 / 섬유증촉진 반응으로 전환된다. 인터페론 -γ (IFN-γ) 및 IL-4의 전신 발현 감소와 IL-4-형성 림프구 증가는 화상 수상 후 1년 동안 지속된다.

6) 병리학적 개념

비후성 흉터 형성의 생물학에 대한 이해는 병변의 정의에 대한 합의를 얻는데 따른 문제점, 적절한 동물 모델을 사용하지 못하거나, 질병의 경과를 바꾸어 봄으로써 가설을 확인하는 것이 필연적으로 불가능하다는 것을 포함하는 여러 요인들로 인해 어려움을 겪고 있다. 병인 발생에 대한 여러가지 개념이 제안되어 왔으며, 일부는 폭넓게 받아들여지는 반면 나머지 것들은 아직 실험적으로 제외될 필요가 있다. 비후성 흉터의 생성은 정상적인 상처 치유 과정의 조절에 이상이 있음이 분명하며, 콜라겐 분비 및 기질 형성을 제한하는 정상적인 치유 과정의 실패가 비후성 흉터(HTS)에서 분명하게 나타난다. 기질 신호 세포 반응의 긴장에 의한 정상적인 조절 과정이 HTS에서 결함이 있다고 가정할 수 있다. 흉터 형성에 있어 비만 세포 및 다른 염증 세포의 역할은 더 잘 정의되어 있다; 비만 세포 stabilizer인 ketotifen과 sodium cromoglycate는 비만 세포 활동의 억제와 함께 섬유화와 상처 수축 감소를 보여주어, 흉터 형성 억제를 위한 새로운 표적들을 제시하고 있다. 근섬유아세포는 정상 또는 성숙된 흉터보다 미성숙하고 활동성 비후성 흉터에서 더 두드러지고 과도한 상처 수축을 야기하는 역할을 한다고 생각된다. 비후성 흉터에서 진피 섬유아세포는 근섬유아세포로 분화된다. HTS의 섬유성 결절은 랑속성을 나타내고 결합 조직 세포 개별 군집의 제어되지 않은 성장은 아마도 정상적으로 versican을 발현하는 perifollicular 세포와 관련이 있을 수 있다. 이 결절의 형성은 비정상적인 상피-중간엽 상호 작용을 나타낼 수 있다; 랑게르한스(Langerhans) 세포와 같은 표피 세포와 감소된 IL-1α 발현으로 증가된 IL-4는 비후성 흉터를 초래하는 진피 재형성에 영향을 주는 것으로 나타났다. 화상 환자는 화상이 없는 환자보다 글루코르티코이드와 IL-6의 혈중 농도가 더 높기 때문에 화상 손상 후에 이러한 약물의 보편적인 효과에 저항하는 세포를 선택함으로써 섬유아세포 증식에 대한 정상적 억제 작용에 저항할 수 있는 섬유아세포를 남길 수 있다. 비후성 흉터 내에서 명백하게 더 높은 adenosin triphosphate (ATP) 농도와 더 큰 산소 소모 같은 대사 차이점들에 중점을 둘 수도 있다. 마지막으로 덮고 있는 표피에 의한 비정상적인 거대 분자 발현은 진피 흉터의 비정상적 발달을 유도하거나 부적절한 섬유아세포 기능을 억제하지 못하게 한다. 분명한 건 비후성 흉터의 문제점이 마침내 해결될 때까지 많은 가설들을 만들고 시험하는 것이 필요하다는 것이다.

05 결론

화상 상처의 치유를 위해 fibrin 응고 및 용해, 미성숙 결합 조직 기질의 침착 및 성숙한 흉터로의 재조합, 표피의 과성장, 표피와 진피 기질 사이의 상호작용을 포함한 몇 가지 숙주 과정들의 활성화가 필요하다. 많은 화상 환자에서 과도한 흉터 조직의 형성이 초래되며 이 문제에 대한 지속적인 연구는 더 효과적인 치료 방법이 개발될 때까지 계속 중요하게 진행되어야 할 것이다.

Burn Rehabilitation Along the Continuum of Care

화 상 의 학
TOTAL BURN CARE

서 정 훈 | 한강성심병원

01 서론

화상환자의 기능적이면서 미용적인 재활을 위해서는 물리치료, 작업치료 및 운동 생리학적인 접근이 필요하다. 최근 의학의 발전으로 환자의 생존율이 증가하였고, 보다 빠르면서 포괄적이고 지속적인 화상 재활이 필요하다. 중증 화상인 경우 즉각적이고 공격적인 환자에게 특화된 재활 치료 프로그램이 시행되어야 한다. 화상 범위와 깊이에 따른 구축과 같은 장애 패턴을 예측하여 즉각적인 재활치료의 시작과 치료 목표를 설정해야 한다. 화상 범위가 넓을수록 화상 재활에 대한 필요성은 커지게 된다.

최근에 화상의 발생은 감소되고 있고 화상으로 인한 사망률도 감소되며 중증 화상 환자의 생존율이 증가하여 이에 대한 후유증 관리 및 재활에 대한 수요는 증가되고 있다.

화상환자에서 재활의학적인 접근이 필요한 것은 화상이 기능 장애를 가져오는 많은 합병증과 후유증을 동반하기 때문인데, 상처치유와 부적절한 자세에서 오는 관절 구축, 심한 중증 화상에서 빈번히 일어나는 절단, 화상에 의하거나 부적절한 자세로 잘 유발되는 여러 가지 말초신경장애, 2도 심부 화상 이상에서 흔히 발생하는 비후성 반흔, 드물게 발생하는 척수 손상 그 외에 심리적인 고통과 삶의 질의 변화 등 재활치료가 반드시 필요한 경우가 많이 발생하기 때문이다. 이러한 후유증을 최소화하기 위해서는 화상치료의 조기부터 재활의학적인 예방 및 치료가 수반되어야 하며, 장기적인 안목에서 체계적인 재활 프로그램이 시행되어야 하는데, 이를 위해서는 화상외과, 성형외과, 재활의학과, 신경정신과 등 여러 과의 협조적이고 유기적인 팀 접근이 요구된다. 그 중에서 재활의학 분야는 화상 후 환자들의 기능장애의 회복에 결정적인 역할을 담당하므로 환자들뿐만 아니라 다른 분야들에 대한 홍보와 교류의 중요성도 강조되어야 한다.

단기적인 재활 목표는 환자의 관절운동 범위(ROM)와 기능적 회복을 유지하는 데 있으며 장기적으로 환자가 독립적인 생활로 돌아가고 영구적인 기능상실을 보상할 수 있는 방법을 교육하는 데 있다.

1) 화상 환자 평가

초기 재활 환자의 경우 의학적 상태와 계획 수립을 위해 상세한 평가가 필요하다. 화상 환자의 평가는 1) 사고 병력 2) 사고이전 기능에 대한 면담 3) 화상 원인, 화상 범위, 4) 동반 손상 여부 예를 들어 골절, 흡입화상, 인대, 뼈 노출 여부 등 5) 부종, ROM, 근력, 감각이상 평가 6) ADL 평가 7) 자세유지 및 보조기 필요 여부 8) 단기/장기 치료 목표 9) 치료 계획 수립으로 이루어져 있다. 환자의 상태는 정기적으로 재평가가 필요하고 수술 이후에도 치료 계획을 재조정한다. 이상의 치료 평가의 결과는 화상팀과 환자, 환자 가족과 의논해야 한다.

2) 구축 예방 - 자세 유지

화상 환자의 관절 및 연부조직의 부전강직과 부종을 막고 상처회복을 돕고 관절정렬을 도모하고 말초 신경 손상위험을 감소시키기 위해서는 바른자세 유지가 초기부터 이루어져야 한다. 환자가 편안한 자세가 변형되기 쉬운 자세가 되기 때문에 환자의 관절구축이 쉽게 생기는 자세의 반대 방향으로 유지하여 관절구축 방지자세(anti-deformity position)가 되도록 한다.

관절구축은 대부분 굴곡위 방향으로 잘 발생하므로 신전위 자세가 기본 자세가 된다. 즉, 견관절은 90도 외전위, 15-20도 수평 내전과 최대 외회전이 이상적이며, 상지는 외회전과 외선위, 손목관절은 중립위, 수지관절은 신전위를 취하고, 고관절은 20도 외전위에서 외회전은 없어야 하며, 슬관절은 최대 신전위, 족관절은 족하수를 방지하고 중립위를 취해야 한다.

팔걸이나 발목관절 구축 방지 장치 등의 새로운 모델의 개발이 지속되어야 한다. 또한 장기간의 실리콘 침대 기간 동안 어깨관절의 전방전위, 팔꿈치 관절의 굴곡 구축, 흉추의 전만이 증가하게 되어 이에 대한 관심도 동시에 이루어져야 한다.

3) 관절 구축 치료 보조기

화상재활에서 보조기의 사용은 취약한 부위의 보호와 관절움직임 유지, 흉터 억제 및 구축을 교정하기 위해 사용된다. 급성기(acute phase)에는 부종과 압력을 감소시키기 위해 사용되고 중간시기(intermediate phase)에는 조직이 신전된 상태로 유지하며 이식피부의 보호를 위해 사용되

며 장기적(long term rehabilitation)으로는 조직이 신전상태로 유지하기 위해 화상재활치료에 이용된다.

수동적 관절운동 범위가 정상 범위에 미치지 못하는 경우 보조기를 고려해야 한다. 보조기는 환자에게 필요한 자세를 유지하기 어려울 경우 사용하는 것이고 환자가 자세를 유지하기 원활한 상태가 된다면 보조기의 사용보다는 환자의 능동적인 움직임이 더욱 효과적이다. 적절한 자세유지가 안 되는 경우나, 연부조직 손상, 신경손상 등으로 자세유지가 불가능한 경우 또는 손상된 조직을 보호할 필요가 있을 때 적절한 보조기를 처방하여 관절의 변형을 방지할 필요가 있다. 또한 의식상태가 나쁜 경우나 운동에 대한 협조를 기대하기 어려운 소아의 경우 등에서도 보조기 처방이 요구된다. 보조기 처방은 각 관절의 자세유지 및 손상된 조직을 보호하거나 부종을 감소시키는 역할을 하는데, 이러한 목표를 달성하기 위해서는 관절마다 적절한 형태의 보조기가 적용되어야 한다.

손의 기능적 자세를 유지하기 위해서는 초기에 손 보조기를 처방하는데 중수지 관절은 60-80도 굴곡위, 엄지 손가락의 외전, 손목관절의 신전을 유지시키는 장치로 손가락의 신전근과 굴곡근의 균형이 맞춰지도록 하는 데 목적이 있다. 보조기의 처방은 인대와 관절 조직이 최대한의 인장력을 가져오도록 조절하여 염증과 부종에 의한 조직의 단축을 막을 수 있다. 손목관절 보조기의 종류는 손목하수(wrist drop) 방지용 손목관절 스프린트, 기능적 수부 보조기(functional hand splint), 콕업(cock-up) 손목보조기, 동적(dynamic) 손목보조기, 레스팅(resting) 손목보조기를 사용한다.

견관절에 대한 보조기는 겨드랑이 부분의 구축을 방지하는 액와 보조기(axillary splint), 비행기부목(airplane splint) 등이 있다. 족관절의 구축과 비골신경 마비로 인한 족하수를 방지하기 위한 단하지 보조기(short leg splint)가 사용되고 이밖에 무릎 관절 신전 보조기(knee-extension splints to prevent frog leg position)와 팔꿈치 관절 신전 보조기(elbow extension splints)등을 사용할 수 있다.

얼굴화상의 경우 급성기에 투명 안면 마스크(transparent face mask)를 사용하여 적용 가능하여 피부상태의 확인이 가능하고 압력 적용이 적절한지를 평가하고 심각한 변형을 방지하는 데 사용한다. 최근에는 이식수술 직후에 실리콘 안면 마스크를 사용한다. 소구증 보조기(microstomia orthosis, mouth opening splint, mouth stretching orthosis)는 입주위에 화상이 있어서 입이 오그라드는 것을 예방하기 위해서 착용한다. 입확장 보조기는 소구증예방기구(Microstomia Prevention Appliance, MPA)라고도 하는데, 외부견인고리(External traction hooks), 치과용 기구(Orthodontic commissure appliance) 등이 있다.

어린아이나 순응도가 떨어지는 성인의 경우 연속적 스프린트(serial splinting)를 사용하여 적용할 수 있다. 화상환자의 보조기 처방에서 특히 유의하여야 할 것은, 대부분의 화상환자에서 피부상태가 좋지 않아 가벼운 자극에도 쉽게 손상 받을 수 있으므로, 보조기 제작 시 재질 및 보조대(strap), 상처부위를 염두에 두어야 한다.

4) 화상 후 절단 환자의 재활

3도 이상의 심한 화상에서는 피부뿐만 아니라 신경, 혈관조직이나 골조직까지도 심각한 손상을 입어 회생(salvage)이 어려운 경우에는 불가피하게 절단이 시행되는데, 고압전기화상에서 특히 자주 볼 수 있다. 고압전기화상에서 가장 심각한 손상은 고압전기의 입력 부위나 출력 부위의 인접부위에서 잘 볼 수 있다. 전기감전은 팔다리의 절단을 초래할 수도 있는데, 손가락 절단, 하퇴 절단이 가장 많다. 전기 감전에서 절단은 주로 '오른손'으로 전기가 들어간 경우 손에서 절단이 되는 경우가 많았으며, 몸의 여러 군데에 동시에 절단되는 경우도 많다.

화상환자의 절단단은 피부상태가 좋지 않으므로 의지 착용 시 자주 문제가 되는데 적은 마찰력에 의해서도 쉽게 피부박리(skin breakdown)가 일어나므로 소켓처방에 신중을 기해야 한다. 또한 화상환자에서는 절단 원위 관절과 절단단 근처에 이소성 골화증이 가끔 발생하므로 재활

훈련에 제한이 되기도 한다. 화상 절단환자의 82%에서 절단단의 골극이 발생한다. 평균 38주에 발생하고, 12%에서는 수술이 필요하다.

화상반흔이 있고 연부조직의 모양이 좋지 않은 하퇴 절단의 경우에는 절단단 피부에 압력이 균등히 미치게 하기 위하여 안창(molded insert)을 사용하며, 소켓은 과상형, 과슬개골형(supracondylar, suprapatellar type)에 고무 소매(rubber sleeve)를 사용하는 것이 피스톤 운동을 최소화하여 피부를 보호할 수 있는 방법이다. 족관절은 다축관절(multiaxis)을 사용하는 것이 비틀리는 힘을 감소시킬 수 있으며, 대퇴 절단단에 체중부하를 감소시킬 필요가 있을 때는 대퇴 콜셋(thigh corset)과 외부 단축 슬관절을 사용하는 것이 도움이 된다. 최근에는 연성형의 하퇴 현가 장치인 실리콘 흡입형(silicon suction suspension, 3S)을 많이 이용한다. 실리콘 현가 장치는 절단단과의 접합성이 좋고 피부 부작용이 감소되는 이점이 있어 화상환자들에게는 많은 도움이 되지만 가격이 고가인 문제점이 있다.

상지 절단인 경우 성공적인 의수 사용을 위해서 가장 중요한 것은 절단 수술 후 30일 이내에 의수를 착용하고 사용을 시작하는 것이다. 그 이유는 한 손으로의 생활 습관이 고정되기 전에 양수 이용능력을 습관화 시켜주는 것이 이상적이기 때문이다. 상지 의지는 미용 의지와 기능 의지로 구분되고 기능의지는 신체 조절형(Body powered type)과 근전동형(myoelectric type), 혼합형(hybrid type) 등이 있다.

근전동 상지 의지는 절단 부위에 남아 있는 근육의 수축에서 발생되는 활동 전위 신호를 표면 전극을 이용해 의수 말단 장치 및 팔꿈치 관절의 작동을 조절하게 하는 장치이다. 화상 환자의 경우 대부분의 환자분들이 절단 부위의 피부 상태가 좋지 않고 약하기 때문에 상지 절단에 사용되는 근전동 상지 의수를 적극 활용하여 조기에 재활 치료를 가능하게 할 수 있다.

하지의 경우도 조기에 소켓을 착용시켜 절단단을 성숙시켜 재활 초기부터 보행 훈련과 체중부하 운동을 시작하

는 것이 효과적이다.

5) 화상 피부 재활

급성 화상 치료가 끝난 후에 화상 피부의 문제는 환자에게 심각한 장애를 가져오게 된다. 특히 깊은 2도 화상 이상의 피부와 이식부위의 피부에서 비후성 반흔이 발생하는 경우 관절의 움직임의 방해뿐만 아니라 심한 소양감, 건조함을 가져오게 해서 일상생활동작에 어려움을 겪게 한다. 관절과 안면부위의 비후성 반흔은 기능뿐만 아니라 미용상의 문제를 가져온다. 이러한 비후성 반흔은 성숙하게 되기까지는 최대 2년간의 기간이 필요하게 되어 환자에게 심각한 장애를 가져오게 된다.

소양감은 중증 화상에서 흔하게 발생하는데 한 연구에서는 화상 환자의 15%가 지속적인 증상을 호소하고 44%에서 간헐적인 소양감을 보고하고 있다. 소양감은 약물치료 및 물리치료 방법으로 조절될 수 있지만 잘 조절 되지 않는 경우 삶의 질에 심각한 제한을 가져오게 되는 증상이다.

이러한 비후성 반흔의 치료는 물리적인 압력을 가하여서 콜라젠 섬유의 방향을 바꾸게 하는 치료가 우선 시행한다. 압력을 가하게 하는 치료는 기능적인 측면뿐만 아니라 미용적인 치료 목적으로 사용되는데 압박옷(pressure garment), 보조기, 스프린트 등이 우선적으로 비수술적 치료로 사용되고 있다. 이런 압력 치료는 모세혈관의 투과성을 감소시키고 조직 산소화를 감소시켜 세포의 활동화 콜라젠 생성을 억제시킨다.

압박옷, 탄력 붕대, 안면 마스크 등이 사용되고 적어도 25 mmHg 정도의 압력이 필요하며 하루에 23시간 착용을 권장한다. 실리콘이나 변형 가능한 플라스틱 제품이 압박옷과 함께 처방되어 압력이 쉽게 전달이 안되는 부위에 작용할 수 있게 한다. 압박치료는 비후성 반흔이 성숙될 때까지 지속적으로 이루어져야 한다. 압박치료의 합병증으로는 피부 표면의 찰과상, 피부염 등이 있다.

또한 피부를 연화(softness)시키기 위하여 적외선 조사(infrared radiation), 또는 와류욕(whirlpool)이나 파라핀욕(paraffin bath)을 사용하여 관절 가동력을 유지 및 증가시키기 위한 지속적인 스트레칭 운동(sustain stretching exercise)을 시행하여야 한다.

안면부 화상은 환자에게 외모상의 큰 변화를 가져온다. 피부의 흉터 방지를 위해 안면 마스크나 투명재질의 보조기 처방이 가능하다. 특히 코, 귀, 입의 원래 구조를 유지시키기 위해 실리콘 재질의 보조기를 적용할 수 있다. 소구증(microstomia) 보조기도 정상 입의 형태를 위해 고려해야 하며 귀의 경우에는 압력이 가해지지 않게 폼(foam) 재질의 보호기나 산소마스크를 이용한 보호 장치를 적용해서 괴사와 염증을 방지해야 한다.

비후성 반흔 및 피부 병변을 가지고 있는 환자에게 주관적인 화상 척도와 함께 밴쿠버 화상 흉터 척도(Vancouver Scar Scale)에 의거한 반흔의 정도를 평가와 객관적인 측정으로 음압을 이용하여 피부 탄력도를 측정하는 큐토미터(Cutometer®), 피부에 침착된 멜라닌 색소와 피부홍반의 정도를 수치로 표시해 주는 멕사미터(Mexameter®), 피부 표면을 통한 수분의 증발량을 측정하는 테와미터(Tewameter®), 유분함량 측정기구 시부미터(Sebumeter®), 도플러 이론에 기초하여 조직 혈류를 2차원영상이나 시간 궤적 모니터로 표시해주는 레이저 도플러 혈류량 측정기(Laser doppler blood perfusion imager), 화상에 의해 생성된 비후성 반흔의 두께 측정에 사용되는 고해상도 초음파 장비(ultrasonography) 등을 이용할 수 있다. 이런 객관적인 장비에서 얻어진 데이터를 바탕으로 피부 상태를 평가하여 적절한 치료의 지침으로 삼아 피부 재활 치료를 시행하고 있는데 화상 후 피부의 변화로 구축과, 땀샘, 피지선의 분비장애, 색소침착, 소양감 및 통증이 발생하여 환자의 일상생활동작의 장애와 정신적인 고통을 가지고 있어 피부 재활 치료 역할이 화상환자의 삶의 질 향상에 중요한 역할을 할 것이다.

6) 재활 운동 치료

조기의 환자의 거동 및 운동은 재활치료의 핵심 요소이다. 화상 환자들은 피부구축과 심한 부종으로 인하여 관절구축이 급속히 진행되므로 화상 후 24-72시간 후부터 조기관절운동을 시행해야 한다. 조기 보행 훈련은 균형감각, 하지의 기능향상 및 심부 정맥 혈전증의 위험을 감소시킬 수 있다. 따라서 가능한 한 빨리 보행은 시작해야 한다. 내과적 문제나, 피부이식수술 직후, 말초 혈관 질환 등을 제외한 모든 상황에서 조기 보행 운동을 고려해야 한다. 하지의 피부이식수술 이후에는 5-10일 정도 움직임을 제한한다. 보행이 시작되면 환자의 하지의 혈관 상태를 확인하여 부종이 생기는지, 상처에 영향을 주는지 확인해야 한다.

환자의 보행 분석을 통해 몸통과 골반의 움직임, 체중 부하 감소 여부, 부적절한 고관절 및 무릎관절의 신전 정도를 확인한다. 환자에게는 거울을 보면서 보행 연습을 하여 자가로 자세와 보행 습관을 고치도록 유도한다.

관절운동의 원칙은 천천히(slow), 지속적이고 최대한의 스트레칭(sustained terminal stretching) 방법으로 시행되어야 효과적이며, 최소한 하루 3회, 한 번 운동에 3회 이상 관절운동이 시행되어야 한다. 대부분의 화상환자들은 병실(ward)에서의 운동치료가 실시되어야 하는 경우가 많으므로 방문 치료로는 하루 3회 이상의 운동을 실제적으로 실시하기 어렵다. 이를 극복하기 위하여 간호사나 보호자 및 팀 전체에 대한 교육을 병행하거나 능동적인 운동을 유도하고 권장하여야 효과적인 치료가 이루어 질 것이다.

관절의 스트레칭 시 전조건화(preconditiong) 방법이 사용되는 관절의 최대 운동범위까지 몇 차례 움직이게 한 후 스트레칭 하는 것이 효과적이며 스트레칭 된 부위의 피부가 하얗게 될 때까지 최소 10초 이상 1분까지 늘려주는 게 효과적이다.

이후 점진적 저항운동(progressive resistance exercise, PRE), 서키트 훈련(circuit training), 지구력 훈련(endurance training) 같은 치료가 뒤따라야 한다.

중증 화상 환자는 신체 내에 증가된 이화 작용으로 체질량의 감소를 가져와 근력의 약화와 기능의 손실상태를 갖게 된다. 쉽게 지치거나 전신 상태가 약화된 경우 일상생활 동작에 어려움을 초래하고 추후 직장 및 학교로의 복귀에 어려움을 겪게 된다. 최근 연구에서는 동화작용을 촉진시키는 제제 및 운동 치료를 통한 재활치료 방법이 소개되고 있다.

7) 수부 재활

손은 화상에서 가장 많이 손상을 받는 부위 중 하나로 치료의 목표는 부종의 감소, 조기 상처 치유, 손의 기능 회복과 변형의 방지에 있다. 손의 변형은 화상 부위에 따라 변할 수 있는데 흔하게는 굴곡 관절 구축, 중수지 관절 과신전 구축, 지간 관절 굴곡 구축이 나타난다. 화상 후 비후성 반흔의 띠로 인해 손의 기능을 방해하게 된다.

손의 기능을 평가하여 조기에 관절 구축을 예방하는 관절운동과 보조기 착용, 비후성 반흔 압력치료가 이루어져야 한다. 보조기는 관절 구축이 되지 않도록 유지해야 한다. 손의 기능적 자세를 유지하기 위해서는 지간 관절의 신전, 중수지 관절 굴곡, 엄지손가락의 외전, 손목관절 신전의 자세를 유지하도록 보조기를 처방한다. 이러한 자세는 손의 신전근의 최대 길이와 움직임을 유지할 수 있다. 또한 손바닥의 횡 아치(transverse arch)를 유지하도록 제작되어야 하며 관절 범위의 증가를 위해서 동적 보조기도 사용할 수 있다.

손의 건이나 관절부위가 노출된 경우에는 건이 느슨한 상태로 보조기를 처방해야 하며 상처가 회복되면 수동 관절 운동을 천천히 시작해야 한다. 관절낭이 유지되어 있다면 능동 관절운동도 시행된다.

8) 화상 후 말초신경 마비의 재활

화상 후 흔하게 신경손상이 발생한다. 초기 화상 치료 시 간과되지 않도록 조심해야 한다. 화상 후 말초신경마비의 원인은 전기화상, 잘못된 침상자세, 너무 크게 감은 압박붕대 등이다. 잘못된 자세에 의한 원인 중 가장 많은 비율을 차지 하는 것은 비골두에 압박되는 비골 신경 마비이다. 화상의 15-52%에서 말초신경 마비가 나타나는데, 체표면 20% 이상의 화상에서 의미 있게 더 많이 발생한다. 근전도 검사는 축색 손상(axonal injury)이 주로 나타나는데, 전신적인 원인에 의한 다발성 말초신경 손상으로도 나타난다(critical care polyneuropathy). 그 이외에 가장 많은 원인으로는 부적절한 침상자세에서 오는 압박 신경증으로 총비골 신경이나 척골신경, 정중신경, 요골신경 등에서 볼 수 있으며, 그 외에도 너무 크게 감싼 붕대(heavy bulky dressing), 근육주사, 잘못된 도수 조작 등도 말초신경 손상의 원인이 될 수 있다.

특히 고압전기 화상의 경우 전기 입력부위와 출력부위가 말초신경 손상과 밀접한 관계가 있으며, 척골신경, 비골 신경, 정중 신경, 경골 신경 등에서 올 수 있다. 특히 손의 척골신경과 정중신경이 가장 많이 손상된다. 그 이유는 전기 감전 시 '손'이 '입력부(input)' 또는 '출력부(output)'가 되는 경우가 많기 때문이다. '입력부'는 전기 접촉이 가장 먼저 일어나고, 면적이 작기 때문에 전류 밀도가 높아, 많은 열에너지를 발생시키며 조직 손상이 더욱 커지기 때문이다. 또한 감전 전류는 손을 강하게 굴곡 수축시키기 때문에 손의 신경 손상을 더욱 심하게 한다. 전기 감전에 의한 화상 환자는 1년 내지 2년 간의 장기간의 수술과 재활 치료를 필요로 하며, 많은 후유증과 장애에 시달리게 한다. 일부 장애는 영구적인 후유증을 남기기도 한다.

9) 화상 후 척수마비 환자의 재활

전기가 인체에 주는 손상의 정도는 여러 인자가 관계되지만, 전류의 종류와 전압이 가장 중요하다. 인체 조직의 저항정도는 뼈, 지방, 피부, 근육, 혈관, 신경의 순으로 감소된다. 특히 '발한'이나 '젖은 손'은 피부의 저항을 12배 정도 감소시킨다. 고압 전기 감전은 반드시 전기의 입력부와 출력부가 있다. 즉 '한쪽 손'으로 전기가 들어가서 '한쪽 발'을 통해서 지면으로 흘러가는 경우가 흔하다.

전기감전은 척수를 손상시켜 척수마비를 유발할 수 있는데, 전기감전의 약 5% 정도에서 발생하며, 하지 부전마비가 흔하다. '한쪽 손'으로 전기가 들어가서 '반대편 발'로 전기가 나온 경우가 척수 손상을 가장 잘 일으킨다. 척수 손상으로 인한 하지 부전마비는 고압 전기감전 후 시간이 한참 지난 후, 즉 1년 정도가 경과한 뒤에 나타나는 지연성 척수병증이 나타날 수 있다. 고압전기감전 화상 후 척수마비는 화상의 후유증으로 가장 심각한 것이다. 지연성 척수병증의 경우 기존의 방사선학 검사상에서는 이상소견이 보이지 않는 경우가 대부분이어서 이에 대한 전기진단학적 검사로 감각 및 운동 유발전위 검사를 시행할 수 있다. 전기 진단학 검사상에서 신경근 손상이나 전각 세포 병변을 보일 수 있어 이런 경우 전각세포 퇴행 질환의 가능성도 살펴보아야 한다. 지연성 척수병증은 보행장애, 성기능장애, 일상동작의 장애 등 심각한 장애가 발생하며 회복도 잘 되지 않는다. 척수마비 환자의 재활치료로 기능적 보행훈련, 중추신경계 발달 재활치료, 기능적 전기 자극 치료, 신경인성 방광 및 장 재활, 성재활 및 하지 보조기 처방을 할 수 있다.

02 결론

재활치료의 단기 목표는 환자의 가동 운동 범위의 유지와 기능적 회복에 있으며 장기적 재활치료의 목표는 환자의 독립적 일상생활로의 복귀와 화상 후 남게 되는 기능적 소실의 재활 운동에 있다. 재활치료는 입원 당일부터 시작해야 한다. 재활의학과와 외과 의사 간에 협조로 즉각적인 관리가 필요하게 된다. 환자의 기능적이고 미용적인 결과를 얻기 위해서는 환자의 모든 측면을 살펴야 한다. 의사, 간호사, 물리치료사, 작업치료사, 사회사업가, 심리치료사, 언어치료사 등의 복합적이고 환자 중심의 치료가 선행되어야 향후 장애의 예방과 사회 복귀 등의 기능적 회복에 도움을 줄 것으로 기대된다.

참고문헌

1. 강태도, 장기언, 박동식, 김선복, 정은하: 화상 후 비후성 반흔에 대한 비수술적 치료효과의 초음파 검사 비교. 대한재활의학회지 1999; 23(2): 397-404

2. 김민욱, 김재형, 이종민, 백남종, 강민정, 김병식: 전기감전 화상환자의 신경 손상에 대한 연구. 대한재활의학회지 1999; 23(4): 786-791

3. 장영욱, 박승현, 박동식, 장기언: 화상으로 인한 상지 절단자들에서 상지 의지 사용실태. 대한재활의학회지 1999; 23(6): 1249-1259

4. 전세일: 화상환자의 재활치료. 대한재활의학회지 1988; 12(2): 131-135

5. 최준용, 민형근, 김종민, 김종현, 안형숙: 화상환자의 역학조사. 대한피부과학회지 2001; 39(5): 562-566

6. 황정혜, 강태도, 장기언: 화상 후 절단환자에 대한 임상적 고찰. 대한재활의학회지 1997; 21(3): 533-539

7. 황정혜, 김재우, 김상훈, 임훈, 이숙자, 장기언: 전기감전화상에 의한 말초신경손상에 대한 연구. 대한재활의학회지 1996;20(3): 644-650

8. Braddom RL: Physical medicine and rehabilitation, 2nd ed. WB Saunders, Philadelphia 2000; 279, 1329-1336

9. Costa BA, Engrav LH, Holavanahalli R : Impairment after burns: a two-center, prospective report. Burns, 2003;29: 671-675

10. Dale Edgar, Megan Brereton: Rehabilitation after burn injury. BMJ, 2004;329;343-345

11. Fauerbach JA, Engrav L, Kowalske K: Barriers to employment among working-aged patients with major burn injury. J Burn care rehabil 2001;22:26-34

12. Fisher SV : Disability evaluation following burn injury. Phys Med Rehabil Clin N Am 2001;12(3): 637-45

13. Harden NG, Luster SH: Rehabilitation consideration in the case of the acute burn patient. Crit Care Nurs Clin North Am 1991; 3(2): 245-253.

14. Helm PA, Kevorkian CG, Lushbaugh M: Burn injury rehabilitation management in 1982. Arch Phys Med Rehabil 1982;63: 6-16

15. Richard RL, Staley MJ: Burn care and rehabilitation : Principles and practice. FA Davis Co, Philadelphia 1994; 254

16. Settle JAD: Principles and practice of burns management. Churchill Livingstone 1996; 458-460

Reconstruction of Bodily Deformities in Burn patients: An Overview

화 상 의 학
TOTAL BURN CARE

서동국 | 한강성심병원

01 화상 후 변형의 재건

1) 원칙

비후성 반흔, 반흔 구축과 이에 따른 신체 변형은 치료 단계부터 평가되어 계획적, 단계적으로 재건할 수 있도록 접근해야 한다.

2) 조기 재건과 수술 시점

수술을 생각하기 전에 먼저 변형을 최소화하기 위한 비수술적 접근, 즉 부목대기, 압박요법 등을 우선적으로 시행한다. 수술은 신체의 기능적, 미용적 측면을 모두 고려해야 한다. 예를 들어 노출된 두개골, 안검의 구축, 관절의 구축 등은 최대한 조기에 수술하지만, 단순한 체형 변형 등은 최대한 기다린다.

또한 소아의 경우 코나 귀의 변형은 성장의 최고점에 이를 때까지 기다렸다가 수술한다. 정확한 수술 시점은 사실 불명확하므로 위에 열거한 여러 가지 상황을 고려하여 결정하여야 한다.

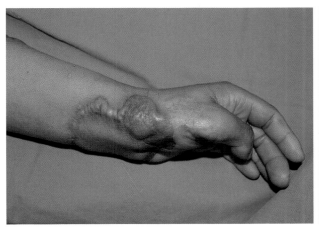
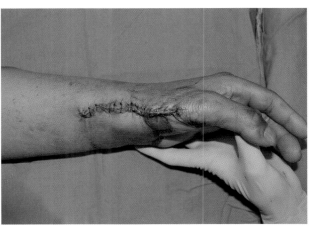

그림 25-1 1차 봉합술

02 재건술의 종류

1) 1차 봉합술

가장 단순하면서도 효과가 좋은 방법이다. 흉터를 절제해 낸 후 아래에서부터 층별로 봉합한다. 가장 중요한 것은 얼마만큼의 폭을 떼어낼 것인가이다(그림 25-1).

2) 피부이식술

열린 상처를 다른 부위의 피부를 채취하여 피복하는 방법이다. 표피와 진피층 일부를 이식하는 부분층 이식, 표피와 진피층 전부를 이식하는 전층이식으로 나뉜다. 이식 후에는 혈종이 생기지 않도록 압박 드레싱을 하는 것도 중요하다. 최근에는 부분층 이식과 인조 진피를 혼합하여 수술하기도 한다(그림 25- 2).

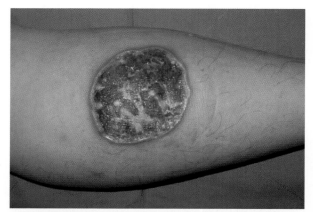

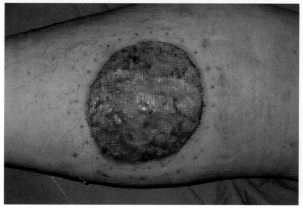

그림 25-2 피부이식술

3) 피부 피판술

피부의 한 조각을 흉터를 제거한 결손부위에 피복하는 방법으로 피부를 바닥에서 분리하지 않고 회전시키거나 터널을 만들거나 하여 위치변경으로 피복하는 것이 피부이식과 다른 점이다. 대표적인 것이 회전피판, 전이피판, Z-성형술 등이다(그림 25-3).

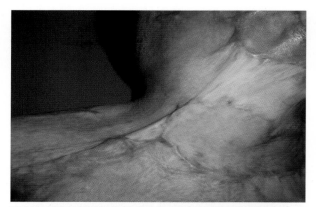

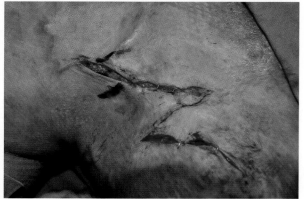

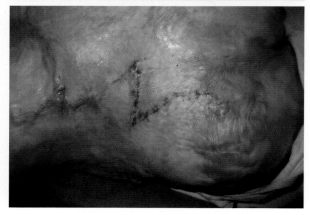

그림 25-3 피부 피판술

4) 근-피부, 근막-피부 피판술

뼈나 관절이 노출되는 등 결손이 깊을 때 피부 밑에 근육이나 근막 등 심부조직을 포함시키는 피판술이다(그림 25-4).

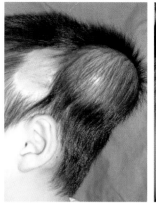
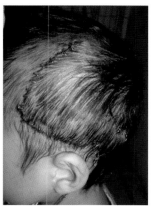

그림 25-5 조직 확장술

6) 미세수술기법을 이용한 유리 피판술

결손부위가 광범위할 경우 위에 기술한 주변 피판술로는 피복 불가능할 때 원격의 조직과 혈관을 같이 떼어 결손부위에 조직을 덮고 현미경으로 혈관을 이어주는 수술을 유리 피판술이라고 한다(그림 25-6).

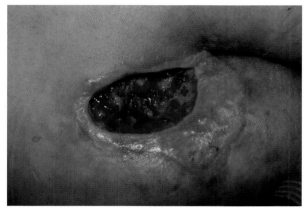

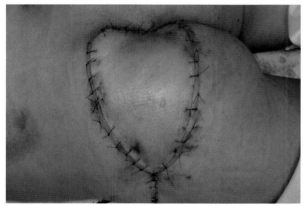

그림 25-4 근-피부, 근막-피부 피판술

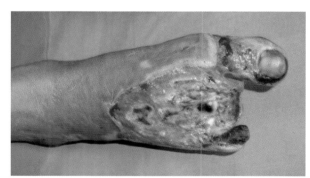

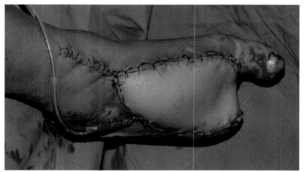

그림 25-6 미세수술기법을 이용한 유리 피판술

5) 조직 확장술

두피 흉터에 가장 많이 사용하는 방법으로 흉터 옆에 조직확장기를 삽입, 수개월간 불린 후 흉터를 제거하고 늘어난 피부로 피복하는 방법이다. 물론 신체 다른 부위에도 사용 가능하나 감염, 과도한 장력 등으로 정상피부가 괴사되는 등의 부작용이 생기지 않도록 주의해야 한다(그림 25-5).

CHAPTER 26

Laser for Burn Scar Treatment

화 상 의 학
TOTAL BURN CARE

허 지 연 | 한강성심병원

LASER라는 용어는 light amplification by stimulated emission of radiation의 약자이다.

01 비후성 화상반흔에서 레이저

비후성 반흔의 최종 목표는 가려움과 통증의 완화뿐만 아니라 미용적, 기능적 개선이다. 레이저나 광선기반의 치료는 화상흉터 환자들에게 새로운 희망이 될 수 있다.

1) 일반적 고려사항

레이저 전에 Fitzpatrick 피부타입을 평가하는 것이 중요하다. 레이저 전 마취는 레이저 종류(ablative 레이저가 nonablative보다 더 아프다)나 흉터의 크기, 환자의 나이에 따라 고려한다. 소아는 전신마취 고려대상이나 어른은 국소마취로 가능하다. 국소마취크림의 사용이 마약성 진통제의 사용을 줄일 수 있다.

Ablative fractional laser 하기 전 환자에게 통상적으로 술전 예방적 항생제를 처방하며 안면부 시술 시에는 단순포진 예방 목적으로 acyclovir를 준다.

치료 직후에는 아이스팩을 사용하며 Fractional laser를 시행한 환자에는 가려움을 줄이기 위해 하이드로코티손 1% 크림을 처방한다. 일반적으로 술 후 진통은 일반의약품으로 가능하다. 환자들은 일반적으로 즉시 일상생활이 가능하며 불편함의 정도나 활동의 종류에 따라 차이가 있다. 상처가 상피화되면 압박옷 착용이 가능하고 일광차단과 SPF (Sun Protection Factor) 30 이상의 선크림이 PIH (Post inflammatory hyperpigmentation) 예방을 위해 필수적이다.

2) PULSED DYE LASER

PDL은 비후성 반흔에서 가장 많이 연구된 레이저이며 지난 10여 년 동안 뚜렷한 장기호전결과를 여러 연구에서 보여줬다. 그러나 최근의 연구에서는 대조군에 비해 특별한 차이가 없다는 보고도 있다. 수십 년 전 개발되어, vascular-specific, flashlamp-pumped 585 and 595 nm PDL이 포도주상모반, 모세혈관이상, 일부 혈관종에 표준치료법이 되었다. 이 레이저는 선택적으로 헤모글로빈을 타겟으로 하며 1.2 mm 깊이까지 유두진피나 망상진피의 미세혈관들을 응고시킨다. 그러나 흉터에 작용하는 원리는 안 알려져 있으며 혈관증식이 비후성반흔에 가장 중요한 역할을 한다는 게 유력한 이론이다. PDL은 빛에너지가 헤

335

모글로빈에 흡수되어 응고괴사를 일으키며 이를 광열분해(photothermolysis)라고 한다. mast cell 수를 줄이거나 피부의 혈관반응을 관장하는 substance P와 calcitonin gene-related peptide (CGRP)를 줄여 화상흉터관련 소양증에도 효과가 있다고 한다.

3) ABLATIVE/NONABLATIVE FRACTIONAL LASERS

Fractional resurfacing은 MTZ (microscopic treatment zone)라 불리는 조직 일부만을 파괴함으로써 심각한 피부손상을 주지 않는다. Z-plasty와 비슷하게 레이저는 흉터를 형성하는 두껍고 무질서한 콜라겐섬유를 끊어 좀 더 균일한 모양을 만들어준다. 그러나 상당량의 표피와 진피가 파괴되지 않고 남아 창상치유를 도와주며 빠른 치유와 새콜라겐 생성을 유도한다.

4) ERBIUM-YAG LASER

연구들에 따르면 비후성 화상흉터에 깊게 침투하는 레이저 에너지가 도움이 되는 것 같다. Ablative fractional laser (4.0 mm)의 열손상 깊이가 nonablative (1.8 mm)보다 훨씬 깊다. Ablative erbium:YAG 레이저는 2,940 nm 파장의 적외선을 방출한다. CO_2 레이저에 비해 erbium:YAG 레이저는 파장이 짧아 물에 흡수계수(absorption coefficient)가 10-16배 좋고 치료부위의 열괴사가 덜하다. 비후성 화상반흔에 효과가 있다는 연구가 있다.

5) CO2 LASER

CO_2 레이저는 10,600 nm의 파장으로 피부표면 수 mm 아래에 있는 비정상 콜라겐 속의 물에 흡수되며(이는 erbium: YAG에 비해 훨씬 덜 흡수되는 것으로) 상대적으로 주위조직 파괴가 더 크다. 그러나 증가된 조직파괴는 딱딱한 흉터의 즉각적인 이완으로 작용하여 흉터리모델링에 더 효과적인 것처럼 보인다. Fractional ablative CO_2 레이저로 치료한 피부조직에서 콜라겐 I, III형이 정상조직

과 비슷했다. 또한 zone of coagulation이 erbium:YAG 레이저에 비해 크므로 CO_2 레이저 조사 후 점상출혈이 훨씬 덜하다. Fractional ablative CO_2 레이저는 외상성흉터 및 구축에서 미용적, 기능적으로 매우 효과적이며 흉터의 두께, 색소침착, 소양증을 완화시킨다.

6) LASER TO TARGET PIGMENT

색소를 타겟으로 하는 레이저로는 루비레이저(694 nm) 등이 있으며 색소침착의 치료와 제모에 이용되며 화상흉터 모낭염에도 효과적이다. Long pulse로 제모를, ultra short pulse로 melanocyte 파괴가 가능하다. 최근에는 Alexandrite (755 nm)와 Ng:YAG (1,064 nm) 결합형 레이저로 다양한 깊이와 색소의 melanocyte를 타겟팅 할 수 있다.

7) INTENSE PULSED LIGHT

엄밀히 말하면 레이저는 아니지만 IPL은 515-1,200 nm의 파장을 가진 광선이다. 광원은 비간섭성(noncoherent)의 polychromatic light을 방출한다. 원리는 잘 알려져 있지 않으나 아마도 콜라겐과잉에 필수적인 혈관생성에 영향을 미친다고 생각된다. 또한 색소에도 영향을 미쳐 흉터개선에 도움을 준다. 핸드피스의 특수필터를 이용해 사용자가 특정파장을 선택할 수 있다. 예를 들어 755 nm는 콜라겐자극용, 695 nm는 다리의 표재성 정맥제거용, 515 nm는 rosasea 치료용이다. 여러 연구에서 IPL은 화상흉터(dyschromia), 장기간지속되는 hypervascularity, 만성모낭염에 효과적이며 다른 레이저들에 있는 다운타임이나 위험이 없다.

02 레이저 합병증과 레이저 안전성

1) LASER complications

자주는 아니지만 부작용은 생길 수 있다. PDL 치료로 흔한 부작용으로는 일시적인 자반증, 경증에서 중등도의

홍반이나 부종이 있으며 이는 보통 7–10일 이내에 사라진다. 그러나 일부에서는 가벼운 홍반이 3개월까지 지속될 수 있다. 때때로 물집이나 딱지가 시술 후 초기에 생길 수 있다. 탈색이나 과색소침착이 생길 수 있으며 특히 피부가 어두운 사람에게서 잘 일어난다. 화상반흔 환자에게서 과한 치료는 흉터악화를 유발할 수 있으며 이는 특히 피부가 어두운 사람에게서 잘 일어나는데 멜라닌이 발색단(chromophore)과 경쟁적으로 작용하기 때문이다. 시술 중 쿨링(cryogenic cooling)으로 부작용을 줄일 수 있다.

Fractional ablative 레이저는 nonfractional ablative 레이저에 비해 부작용이 덜하다. 그러나 특히 목처럼 피부가 얇고 피부부속기가 적은 부위에서 지연된 창상치유, 궤양, PIH, 흉터가 생길 수 있다. PIH 치료를 위해 스테로이드, hydroquinone, tretinoin을 병합으로 사용한다.

2) Laser safety

적절히 훈련된 의료진에 의한 레이저시술은 위험한 결과를 초래할 가능성이 적으며 안전하게 수행될 수 있다.

레이저 시술 시 가장 큰 위험은 안구손상이며 의료진과 환자 모두에 해당된다. 시술하는 의료진은 잘 훈련되고 피부를 덮고 적합한 보호용 고글을 써야 한다(고글마다 다른 파장을 막기 때문에 각각의 레이저에 맞는 안경을 착용해야 한다).

안구손상을 예방하기 위해 레이저 시술은 명확히 표지가 붙여진 치료실에서만 시행해야 하며 관계자만 출입이 허락되어야 한다. 치료실은 거울이나 컴퓨터화면, 창문 등이 너무 많아 레이저 광선이 방 안밖에서 산란되지 않도록 해야 한다. 환자에게는 안구보호대를 적용해야 한다. 풋스위치로 인한 사고가 빈번하므로 풋스위치 위치이동 시 꼭 기계가 비활성화되어야 한다.

레이저 사용 시 화재가 생길 수 있다. 화재가 일어나려면 화재의 3요소인 열원(레이저), 연료(환자의 조직), 산화제(산소공급)가 필요하다. 수면마취 시 산소공급을 nasal cannula를 통해 하게 되므로 산소공급중단이 치료실화재뿐만 아니라 호흡기화상을 예방하는 데 중요하다. 레이저가 입과 코 근처로 올 때 젖은거즈를 입과 코 위에 올려두는 것이 좋다. 또한 소화기를 가까지 비치하도록 하자.

안구손상이나 화재도 위험하지만 연기 또한 해롭다. 인체 세포가 열파괴될 때 바이러스, 세균, 벤젠, 포름알데히드를 포함한 돌연변이 유발성, 암 유발성 물질이 방출된다. 공기 중의 모든 오염물질을 제거할 수 있는 마스크는 없다. 마스크가 호흡에 의해 젖었을 때 필터링이 잘 안 돼 목적을 달성할 수 없음을 알아야 한다. 직업적 위해를 예방할 수 있는 최선의 방법은 고효율 초저입자필터로 레이저연기 나는 곳 1–2 cm 이내에 두어야 하며 99.999% 효율이어야 한다.

03 결론

레이저는 광선기반의 치료로 비후성 화상반흔의 안전하고 효과적인 치료옵션이며 모든 화상환자에 있어 표준치료가 되어가고 있다. 레이저는 만병통치약은 아니지만 화상재건 외과의에게 가치있는 치료방법의 하나가 될 수 있다.

Psychiatric Disorders Associated with Burn Injury

이 병 철 | 한강성심병원

화 상 의 학
TOTAL BURN CARE

01 서론

화상 환자에서 나타나는 정신과적인 문제는 환자의 주관적 고통을 넘어 치료 진행에도 영향을 미치는 경우가 많다. 화상은 수술과 이후 장기간의 상처 관리가 필요한 질환으로 치료과정 중에서 다양한 정신증상이 발생할 수 있고 이에 대한 중재는 환자의 치료 결과에 많은 영향을 미칩니다. 또한 환자의 성향에 따라 통증에 대한 역치가 낮거나 지나치게 예민한 사람들, 신체활동의 제한으로 심한 답답함을 느끼는 사람들은 정신과적 진단을 할 정도의 상태가 아니라 하더라도 정신과적인 도움을 통해 훨씬 수월하게 어려움을 극복할 수 있다. 중화상 환자의 경우 입원 초기에는 '섬망(Delirium)' 이 나타나 조리없는 말을 하거나 집에 가겠다고 일어나는 경우가 있으며 때로는 피해망상으로 공포감에 빠지기도 한다. 사고 한달 이후 대부분 환자들이 충격에서 회복되는 데에 반해 지속적으로 악몽을 꾸고 작은 소리에도 놀라며 심한 불안상태와 멍한 상태가 번갈아 나타나는 '외상 후 스트레스 장애(PTSD)'를 겪기도 한다. 상처가 아물고 재활 시점이 되면 자신의 처지와 미래에 대한 불안감으로 걱정이 끊이지 않고 잠들기가 힘든 '우울장애(Depression)'가 나타나기도 한다.

이러한 변화들은 정도의 차이는 있으나 중화상환자에서 많이 나타나며 치료협조를 어렵게 하거나 전신상태를 악화시킨다. 더욱이 대부분 이러한 변화를 인식하지 못하는 환자들은 의사가 주의깊게 관찰하고 설명해주지 않으면 자신들이 겪는 어려움에 대해 그냥 참고 견뎌야 하는 것으로 생각하거나 막연히 좋아질 것을 기대하면서 치료 시기를 놓치는 경우가 있어 치료에 대한 부분은 정신건강의학과 전문의에게 맡기더라도 환자들의 화상상처 외에 정신적인 어려움에 대해서는 잘 알고 민감히 대응하는 것이 중요하다.

02 역학

화상환자는 사고 이후에 정신과적 문제들이 생기는 경우도 많고 사고 전에 정신과적인 문제들을 가지는 경우도 많다. 사고 전 가진 문제는 우울증으로 인한 자해, 자살시도를 제외하더라도 알코올 의존 장애에서 실수로 인해 발생하는 화재, ADHD나 치매 환자에서 부주의로 인해 발생하는 사고 등이 있을 수 있어 초기 입원 시 과거의 정신과 병력을 물어보는 것은 중요하며 특히 사고 원인이 불분명한 경우에는 더욱 그러하다.

정신질환에 대한 평생 유병률은 전체 정신질환과 기분

장애, 알코올 의존장애 등에서 1.5-2배 정도 높고 사고 전에 가지는 정신질환은 주요 우울장애가 27.4%, 알코올 의존장애는 41.1% 정도로 높게 보고되고 PTSD는 2.1% 정도로 나타난다(Fauerbach et al., 1997). 한편, 스웨덴 연구에서는 화상 후 1년 뒤 시행한 평가에서 16%가 주요 우울장애, 9%가 PTSD, 17%가 경증의 PTSD (Subsyndromal PTSD) 보고되었다. 핀란드 연구에서는 화상 6개월뒤 평가에서 기분 장애가 15.2%, 불안장애가 21.7%로 보고 되었으며 이중 주요우울장애와 PTSD의 유병률은 각각13%와 12% 였다(Palmu, Suominen, Vuola, & Isometsä, 2011).

성격 장애도 9-22% 정도로 화상환자에서 보고되고 있다. 특히, 자해나 자살시도로 화상을 입원 환자의 경우 12%에서 조현병이나 양극성장애등의 정신병적 질환을 보여 치료와 더불어 재발을 막기 위한 주의과 적절한 치료 여건이 필요하다(Thombs, Bresnick, & Magyar-Russell, 2007).

이러한 정신과적인 증상은 적극적인 치료 협조가 장기간 필요한 화상치료에서는 간과되어서 안되며 조기 발견과 적절한 중재가 필요하다. 우울장애 같은 경우는 불면을 유발하거나 불면과 같이 통증을 더 심하게 할 수 있으며 재활치료 시기에 참여 의지를 약화시킬 수 있다. 치료기간도 영향을 받아 일반적인 입원치료에서 정신과 질환이 있는 경우 입원 기간이 일반환자에 비해 43%정도 길어지며 화상환자에서도 정신과 질환이 동반된 경우 입원기간이 42%증가되는 것으로 보고되었다(Thombs, Singh, Halonen, Diallo, & Milner, 2007).

03 섬망

'섬망(Delirium)'은 화상환자에서 치료초기에 흔히 나타나는 정신증상이다. 일반적으로는 화상을 입은 사실을 인지하지 못하고 '집에 가겠다'며 일어나는 양상이지만 때로는 치료진이 자신을 해치려고 한다는 피해망상을 가지는 경우도 있다. 대개 낮에 좋아지고 밤에 악화되는 양상이

두드지면 이점이 치매나 확인되지 않는 다른 정신병과 차이점이다. 자신을 해치려는 치료진에 대한 망상이 생기면 대화를 거부하고 그러한 두려움을 숨기는 경우가 있어 과도한 긴장되어 불안함을 보이는 초기 화상환자에서는 이러한 증상이 발생할 수 있음을 설명하고 안심시켜야 한다. 대개 섬망이 관찰되는 경우 사고 예방을 위해 억제대를 하는 경우가 많은데 억제대와 같은 신체활동 제한은 섬망의 원인이 되기도 해서 최소화 하려는 노력이 필요하다. 섬망의 원인은 항콜린성 약물의 사용이나 탈수, 저산소증, 저혈당, 변비 등 여러 가지가 있을 수 있어 현재 섬망(Delirium)은 치료 초기에 많이 생기며 치매와 신경학적 손상이 없는 중환자실 환자에서도 77%에서 발생하며 벤조다이아제핀을 주는 환자들에서 발생위험도가 교차비(Odds ratio) 6.8 정도로 높아 주의해야 한다. 벤조다이아제핀은 불안증상에 쓰이는 약물이나 화상환자에서 흔한 외상 후 스트레스 장애에서도 권고 수준이 매우 낮은 약물로 사고로 인한 불안을 호소한다고 하더라도 '세로토닌 선택적 재흡수 억제제(SSRI)' 같은 다른 약으로 대체하는 것이 좋다(Agarwal et al., 2010). 섬망의 지속기간은 대개 3일 정도 길게는 2주 정도를 평균으로 보고하고 있는데 연구에 따라서는 6개월 뒤 평가에서 16.3%에서 섬망 진단에 해당된다는 보고(Palmu et al., 2011)도 있고 임상적으로 고령의 중증 화상환자에서는 상처가 완쾌되어 퇴원할 때까지 섬망이 지속되는 경우도 종종 있다.

섬망의 치료는 우선적으로 원인이 되는 신체적 질환의 회복이며 다양한 약물들이 시도되고 있으나 아직은 확고히 증명된 것은 없다. 미국에서는 할로페리돌(Haloperidol) 0.5-1 mg사용이 가이드라인으로 되어 있고 호주에서도 할로페리돌과 올란자핀(olanzapine), 리스페리돈(Risperidone)이 저용량으로 추천된다. 하지만 임상에서는 쿠에타핀(Quetiapine)이 많이 사용되며 RCT상 유의한 효과는 확인하지 못했지만 위약보다 82.7% 빨리 회복시켜준다는 보고가 있다(Tahir et al., 2010).

04 외상 후 스트레스 장애(PTSD)

1) 진단 기준(DSM-5)

A. 실제적이거나 위협적인 죽음, 심각한 부상, 또는 성폭력에의 노출이 다음과 같은 방식 가운데 한 가지(또는 그 이상)에서 나타난다.

① 외상성 사건(들)에 대한 직접적인 경험

② 그 사건(들)이 다른 사람에게 일어난 것을 생생하게 목격함

③ 외상성 사건(들)이 가족, 가까운 친척 또는 친한 친구에게 일어난 것을 알게 됨

· 주의점:가족, 친척 또는 친구에게 생긴 실제적이거나 위협적인 죽음은 그 사건(들)이 폭력적이거나 돌발적으로 발생한 것이어야만 한다.

④ 외상성 사건(들)의 혐오스러운 세부 사항에 대해 반복적이거나 지나친 노출의 경험(예: 변사체 처리의 최초 대처자, 아동 학대의 세부 사항에 반복적으로 노출된 경찰관)

· 주의점:진단기준 A4는 노출이 일과 관계된 것이 아닌 한 전자미디어, 텔레비전, 영화 또는 사진을 통해 노출된 경우는 적용되지 않는다.

B. 외상성 사건(들)이 일어난 후에 시작된 외상성 사건(들)과 관련이 있는 침습 증상의 존재가 다음 중 한 가지(또는 그 이상)에서 나타난다.

① 외상성 사건(들)의 반복적, 불수의적이고 침습적인 고통스러운 기억

· 주의점:7세 이상의 아동에서는 외상성 사건(들)의 주제 또는 양상이 표현되는 반복적인 놀이로 나타날 수 있다.

② 꿈의 내용과 정동이 외상성 사건(들)과 관련되는 반복적으로 나타나는 고통스러운 꿈

· 주의점:아동에서는 내용을 알 수 없는 악몽으로 나타나기도 한다.

③ 외상성 사건(들)이 재생되는 것처럼 그 개인이 느끼고 행동하게 되는 해리성 반응(예: 플래시백)(그러한 반응은 연속선상에서 나타나며, 가장 극한 표현은 현재 주변 상황에 대한 인식의 완전한 소실일 수 있음)

· 주의점:아동에서는 외상의 특정한 재현이 놀이로 나타날 수 있다.

④ 외상성 사건(들)을 상징하거나 닮은 내부 또는 외부의 단서에 노출되었을 때 나타나는 극심하거나 장기적인 심리적 고통

⑤ 외상성 사건(들)을 상징하거나 닮은 내부 또는 외부의 단서에 대한 뚜렷한 생리적 반응

C. 외상성 사건(들)이 일어난 후에 시작된, 외상성 사건(들)과 관련이 있는 자극에 대한 지속적인 회피가 다음 중 한 가지 또는 2가지 모두에서 명백하다.

① 외상성 사건(들)에 대한 또는 밀접한 관련이 있는 고통스러운 기억, 생각 또는 감정을 회피 또는 회피하려는 노력

② 외상성 사건(들)에 대한 또는 밀접한 관련이 있는 고통스러운 기억, 생각 또는 감정을 불러일으키는 외부적 암시(사람, 장소, 대화, 행동, 사물, 상황)를 회피 또는 회피하려는 노력

D. 외상성 사건(들)이 일어난 후에 시작되거나 악화된, 외상성 사건(들)과 관련이 있는 인지와 감정의 부정적 변화가 다음 중 2가지(또는 그 이상)에서 나타난다.

① 외상성 사건(들)의 중요한 부분을 기억할 수 없는 무능력(두부 외상, 알코올 또는 약물 등의 이유가 아니며 전형적으로 해리성 기억상실에 기인)

② 자신, 다른 사람 또는 세계에 대한 지속적이고 과장된 부정적인 믿음 또는 예상(예: "나는 나쁘다", "누구도 믿을 수 없다", "이 세계는 전적으로 위험하다", "나의 전체 신경계는 영구적으로 파괴되었다")

③ 외상성 사건(들)의 원인 또는 결과에 대하여 지속적으로 왜곡된 인지를 하여 자신 또는 다른 사람을 비난함

④ 지속적으로 부정적인 감정 상태(예: 공포, 경악, 화, 죄책감 또는 수치심)

⑤ 주요 활동에 대해 현저하게 저하된 흥미 또는 참여

⑥ 다른 사람과의 사이가 멀어지거나 소원해지는 느낌

⑦ 긍정적 감정을 경험할 수 없는 지속적인 무능력(예: 행복, 만족 또는 사랑의 느낌을 경험할 수 없는 무능력)

E. 외상성 사건(들)이 일어난 후에 시작되거나 악화된, 외상성 사건(들)과 관련이 있는 각성과 반응성의 뚜렷한 변화가 다음 중 2가지(또는 그 이상)에서 현저하다.

① (자극이 거의 없거나 아예 없이) 전형적으로 사람 또는 사물에 대해 언어적 또는 신체적 공격성으로 표현되는 민감한 행동과 분노폭발

② 무모하거나 자기 파괴적인 행동

③ 과각성

④ 과도한 놀람 반응

⑤ 집중력의 문제

⑥ 수면 교란(예: 수면을 취하거나 유지하는 데 어려움 또는 불안정한 수면)

F. 장애(진단기준 B, C, D, E)의 기간이 1개월 이상이어야 한다.

G. 장애가 사회적, 직업적 또는 다른 중요한 기능 영역에서 임상적으로 현저한 고통이나 손상을 초래한다.

H. 장애가 물질(예: 치료약물이나 알코올)의 생리적 효과나 다른 의학적 상태로 인한 것이 아니다.

PTSD의 진단은 위와 같다. 화상환자에서 입원 직후에 오히려 증상이 없다가 1주일경에 불안, 불면, 악몽이 심해지는 경우가 흔하다. 화상 초기에 나타나는 불안증상에 대해서는 정신과적 진단에 세분화되어 있는데 한 달 이상 지속되는 중증 상태를 PTSD라 하고 한 달 이내로 동일한 증상이 나타났다 사라지면 급성 스트레스 장애(Acute stress disorder, ASD), 증상의 정도가 유사하나 진단기준을 맞출 정도가 되지 않으면 적응장애(Adjustment disorder)로 구분한다. 특히 초기 PTSD 증상을 보이는 경우에도 한달이내로 있다 좋아지는 경우가 많아 환자들 중에는 증상이 한달이상 지속되도 모르고 기다리는 경우가 있는데 한달이상 지속되는 증상은 만성으로 갈 수 있어 반드시 정신과 자문과 치료가 필요하다.

환자들은 과각성으로 인해 작은 소리에 깜짝깜짝 놀라며 그런 모습을 나약해진 걸로 생각해 창피해 하거나 감추는 경향이 있으며 스스로 이겨내야 한다는 생각이 있다. 물론, 수면이 양호하고 불안, 초조가 심하지 않은 초기에는 누구나 겪어가는 과정으로 안심시키고 격려하는 것도 필요하나 2주 이상 증상이 호전되지 않으면 반드시 얘기하도록 설명해야 한다.

초기에는 사소한 자극에도 공포, 불안이 증폭되는 경우가 많은데 뉴스에서 자주 나오는 화재장면을 예기치 않고 보게된 환자들은 사고 생각으로 고통을 호소하는 경우가 있어 주의가 필요하다. 화상은 특히나 흉터가 지속적으로 남고 흉통에서의 통증이 오래 남는 경우도 많아 이러한 자극이 사고에 대한 기억을 다시 불러일으켜 PTSD 증상이 악화되기도 한다.

소아의 경우에는 화상 범위와 통증이 분리불안의 정도에 영향을 미치고 이게 PTSD로 이어지며 화상의 범위와 급성기의 해리증상도 PTSD 증상으로 이어진다(Saxe et al., 2005).

무엇보다 소아에는 부모의 스트레스 정도가 환아의 PTSD에 영향을 미치는데 학령전기 화상 환아의 보호자에서 5%가 아이 사고 6개월 뒤에도 PTSD 증상을 보이며 사

고에 관련된 죄책감이나 과거 외상 경험, 환아에 대한 침습적 시술, 환아의 PTSD증상 등이 영향을 미친다(De Young, Hendrikz, Kenardy, Cobham, & Kimble, 2014). 따라서 화상 환아의 부모에 대해서는 과도한 죄책감이나 불안감을 가라앉혀 안심시키는 것이 좋다. 사고에 대한 이야기는 환아가 먼저 꺼내는 경우 받아주는 정도로 사고에서 환아가 잘했던 부분이나 주위에서 도와 주었던 긍정적인 부분에 맞춰서 대화하는 게 좋고 일부러 먼저 이야기를 꺼내거나 관련된 대화를 회피하는 것은 좋지 않다고 설명하는 것이 좋다.

2) 평가

임상에서 쉽게 증상을 체크해 볼 수 있는 자기기입식 척도는 PCL-5와 K-CRTES-R이다. 둘 다 국내 표준화가 되어 있고 인터넷 상에서 쉽게 구할 수 있다. 다만 정확한 진단을 위해서는 정신건강의학과 자문과 면담이 필요하다. 대개 척도 검사는 대량의 재난사고 등에서 위험군을 조기 발견하고 중재하기 위해 시행하는 경우가 많다.

3) PTSD 척도

✓ **'외상 후 스트레스장애 점검표(PTSD Check List-5; PCL-5)'**

소성인에서 PTSD를 자기기입식 설문으로 스크리닝하는 도구로 Weathers에 의해 개발되어 Oh에 의해 표준화되었고 DSM-5 기준에 따라 2014년 개정된 것이 PCL-5이다(Weathers et al., 2013). 총 20문항으로 80점 만점이면 총점 38점 이상일 경우 PTSD를 의심할 수 있다. '개정판 외상 사건에 대한 아동 반응척도'(Korean Version of the Children's Response to Traumatic Events Scale-Revised, K-CRTES-R)(Napper et al., 2015)

6-18세 소아청소년을 대상으로 PTSD 증상을 조사하기 위해 1994년 Jones가 개발한 것으로 개정판은 23문항으로 구성되어 있고 국내에서는 2012년 Jeong 등이 표준화 하였다. 총 115점 만점으로 시행에는 5-10분이 소요된다.

4) 치료

PTSD 증상은 화상 초기에 대개 불면이나 악몽으로 온다. 사고 1주 이내에는 주관적으로 심한 불편감이 없으면 환자를 안심시키고 가급적 사고로 인한 자극으로부터 거리를 두어 안정감을 갖게 하는 것이 좋다. 회사 동료들이나 가족의 지지적 방문은 도움이 되나 사고에 대한 조사, 법적 절차를 위한 방문 등 위압적인 상황에서 사고를 돌이켜 생각하도록 하는 것은 증상을 악화시킬 수 있다.

사고 초기에는 심리적 응급 처치(Psychological first aid)를 시행하고 한 달 이후에도 증상이 지속되거나 기간이 되지 않았더라도 증상이 심한 경우에는 우선 불안 감소를 위해 약물치료를 시작한다. 현재 효과가 확인되어 FDA에서 허가된 약물은 설트랄린(Sertraline)과 파록세틴(Paroxetine)이다. 단 파록세틴은 간효소를 억제해 진통제(Tramadol)의 효과를 낮출 수 있어 고려가 필요하다. 또 하나의 주의해야 할 부작용은 '세로토닌 증후군'으로 항우울제나 퀘티아핀 같은 항정신병약물을 다종 같이 사용하는 경우에 나타나는 부작용으로 약물 복용 직후(대개 1시간 이내)에 불안, 초조, 발한, 발열, 안절부절 못하는 증상을 보이며 대개 수시간 내에 대증요법으로 가라앉는다. 후유증은 없으나 주관적 불편감은 심해 약물 사용 시 부작용이 보이면 바로 중단하고 변경해야 한다.

비약물적인 치료법으로는 인지행동치료(Cognitive behavioral therapy)와 '안구운동 민감소실 및 재처리 요법(Eye movement desensitization and reprocessing, EMDR)'이 사용되며 노출요법과 탈감작법, 이완요법 같은 요법들이 인지행동치료에 포함되어 시행되고 있다.

중증 화상에서는 섬망이나 악몽을 동반한 불면증이 많다. 불면은 PTSD 증상의 악화뿐 아니라 통증을 악화시키고 상처회복을 더디게 한다. 화상 환자들이 색소침착을 우려해 방을 어둡게 해두는 것도 수면리듬을 방해하는 요인이 된다. 불면시는 우선 수면 위생을 지키도록 교육하고 동반되는 통증, 가려움증을 조절하고 우울장애나 PTSD 같은 동반된 정신과 질환이 없는지 확인하며 그래도 어렵다면 약물 사용이 필요하다. 경증에는 트라조돈(Trazodone)이나 항우울제인 멀타자핀(Mirtazapine)을 사용한다(Herndon, 2007). 중증 화상환자에서 일반적으로 사용되는 수면제는 효과가 만족스럽지 않은 경우가 많다. 현재 PTSD환자의 불면, 섬망 환자의 불면에서 일부 효과가 보고된 쿼티아핀(quetiapine)이 기대를 받고 있으나 아직 근거가 불명확해 추가적인 연구가 필요하다(Robert et al., 2005). 쿼티아핀은 속효성 제재로 25-50 mg를 사용하면 노인에서는 12.5 mg으로 시작하는 것이 좋다.

05 우울장애(Depression)

우울장애는 화상 환자에서 가장 흔히 오는 정신과 질환이며 통증이나 불면, 치료 의지 등과 관련되어 매우 중요하다. 화상에서는 우울한 기분보다는 흥미나 즐거움이 감소되는 것으로 오는 경우가 많으며 대개 '하루종일 뭘 해도 즐거운 기분이 들지 않는다'라는 호소가 많다. 중증 화상 환자에 대해서는 우울증에 대한 인식이 부족하면 '나라도 우울하겠다'라고 생각을 하나 시한부 말기암 환자에서도 우울증은 50% 밖에 안되고 우울증으로 오는 주관적 불편감은 활동의 제한은 몹시 고통스러운 것이어서 환자의 삶의 질과 치료 협조를 고려할때 적극적으로 관심을 가지는 것이 필요하다. 우울장애는 치료 초기 보다는 상처가 안정되고 재활로 넘어가는 기간에 오는 경우가 많고 또 사회복귀를 앞두고 느끼는 두려움이나 막막함으로 오는 경우가 많다. 우울장애의 치료는 일반적인 우울장애와 크게 다르지 않으며 항우울제를 사용하고 정신과 치료를 연계하도록 하면 된다.

화상환자의 우울장애에서 두가지 유의할 점이 있는데 하나는 분노 폭발이고 하나는 망상이다. 분노 폭발은 '화가 나면 참을 수가 없다. 아이를 때리는 내 자신을 보고 내가 놀랐다. 금방 돌아서면 후회할 일로 화를 내서 괴롭다.' 등으로 호소된다. 환자들도 자신의 행동에 대해 이해

✓진단
다음의 증상 가운데 5가지)또는 그 이상)의 증상이 2주 연속으로 지속되며 이전의 기능 상태와 비교할 때 변화를 보이는 경우, 증상 가운데 적어도 하나는 (1) 우울 기분이거나 (2) 흥미나 즐거움의 상실이어야 한다.
주의점: 명백한 다른 의학적 상태로 인한 증상은 포함되지 않아야 한다.

1. 하루 중 대부분 그리고 거의 매일 지속되는 우울 기분에 대해 주관적으로 보고(예: 슬픔, 공허감 또는 절망감)하거나 객관적으로 관찰됨(예: 눈물 흘림)(주의점: 아동, 청소년의 경우는 과민한 기분으로 나타나기도 함)
2. 거의 매일, 하루 중 대부분, 거의 또는 모든 일상 활동에 대해 흥미나 즐거움이 뚜렷하게 저하됨
3. 체중조절을 하고 있지 않은 상태에서 의미 있는 체중의 감소(예: 1개월 동안 5% 이상의 체중 변화)나 체중의 증가, 거의 매일 나타나는 식욕의 감소
4. 거의 매일 나타나는 불면이나 과다수면
5. 거의 매일 나타나는 정신운동 초조나 지연(객관적으로 관찰 가능함, 단지 주관적인 좌불안석 또는 처지는 느낌 뿐만이 아님)
6. 거의 매일 나타나는 피로나 활력의 상실
7. 거의 매일 무가치감 또는 과도하거나 부적절한 죄책감(망상적일 수도 있는)을 느낌(단순히 병이 있다는 데 대한 자책이나 죄책감이 아님)
8. 거의 매일 나타나는 사고력이나 집중력의 감소 또는 우유부단함(주관적인 호소나 객관적인 관찰 가능함)
9. 반복적인 죽음에 대한 생각(단지 죽음에 대한 두려움이 아닌), 구체적인 계획 없이 반복되는 자살 사고, 또는 자살 시도나 자살 수행에 대한 구체적인 계획

하지 못하며 가족들은 두려움에 빠지게 되는 상황으로 대개 재활치료 말기나 사회복기 초기에 호소된다. 일반적으로는 기분조절제(발프로에이트) 등을 사용해 진정되며 일상 생활로 복귀되면 약물을 중단해도 다시 악화되지는 않는다.

화상 우울증에서 나타나는 망상은 남들이 나를 따돌리거나 해치려 한다는 피해망상과 의처증, 의부증 같은 질투형 망상이 주로 나타난다. 매우 드물게 나타나며 대개 환자는 병실생활이나 가정생활을 잘 하다가 어느날부터 화를 참지못하고 공격적인 성향을 보이는데 자신들도 자신의 망상이 근거가 없다는 것을 알아 증상을 드러내지 않는다. 이유없이 화를 내는 경우에는 이러한 망상이 있는지 꼭 물어봐야하고 대개 환자들은 '나도 이유를 모르지만 자꾸 그런 마음이 든다. 의심하는 마음이 가시지 않아 힘들다.'라고 얘기한다. 대부분 소량은 항정신병약물로 조절되며 조금만 관심을 가지면 쉽게 좋아지는 증상이다.

1) 평가

우울증의 스크리닝으로는 PHQ-9이 가장 간편하다. 다만 자기기입식 우울척도는 내적 관찰이 익숙한 사람들에서는 정상에서도 우울증으로 나올 수 있어 전문가의 정확한 진단이 필요하다.

2) 치료

우울장애의 치료는 일반 자문 환자의 우울치료와 다르지 않다. 대개 선택적 세로토닌 재흡수 억제제(SSRI)가 사용되며 재발 방지를 위해 9개월에서 12개월 정도 사용한다(Herndon, 2007). 다만, 경도의 우울장애에서 활용되는 운동, 취미활동, 여가 등은 화상환자의 상황에서는 매우 제한된다. 환자들은 신체적 제한와 흉터를 가진 채로 살아가야 하는 것에 대한 두려움, 반복되는 치료에 대한 스

✓ '한국어판 우울증 선별도구'
(Patient Health Questionnaire-9; PHQ-9)
우울장애 스크리닝을 위한 자기기입식 척도로 Kroenke에 의해 2002년 개발되어2013년 Ahn에 의해 국내 표준화되었다. 9개 문항으로 27점 만점이며 5-9점의 경도에서는 추적검사 10-14점의 중등도 부터는 치료를 시작한다.

트레스 등이 있어 가능하다면 같은 화상환자들끼리 자주 어울리고 어려움을 나누도록 격려하는 것이 좋다. 퇴원 후 초기에는 평상시 사교적이었던 사람들도 모임 등에서 많이 위축되고 자신만 겉도는 것 같은 느낌을 받는다고 호소하는 경우가 많다. 이는 불안, 긴장으로 인한 어색함으로 지속적으로 편안한 범위에서 활동을 격려해 차차 익숙해지면서 극복하도록 권해야 한다.

심한 화상으로 인해 일상적인 생활에 제약이 심한 환자 혹은 경제활동을 하지 못해 자괴감에 빠진 환자들 중에는 우울장애가 아니라고 하더라도 '쓸모없는 사람이 된 것 같다. 왜 살아야 하는지 모르겠다'라고 호소하는 경우가 있다. 이는 질환과는 별개의 문제로 삶의 목표나 의미를 부여하거나 관점을 전환하는 것이 필요하다. 이런 환자들은 경제적 효용성이 없거나 스스로 살아갈 능력이 안되어 가족들을 힘들게 하는 것에 대한 죄책감이 크다. 하지만 이런 이유로 삶을 포기하는 것은 가족과 지인들에게 매우 부정적인 영향을 주게 되며 자녀들에게는 '삶은 고통이 오면 포기하는 것' 더 나아가서는 '앞날을 위해 참고 견디는 것은 무의미하다'라는 메세지를 주게 된다는 것을 알리는 것이 도움이 된다. 다시 말하면 자신의 존재 이유는 '삶은 아무리 힘들더라도 끝까지 포기하지 않고 싸워가는 것, 희망을 버리지 않고 최선을 다하는 것' 이라는 귀중한 가치를 삶에서 보여주는 것이다. 이러한 태도는 사람의 삶에서 밖에 배울 수 없는 가치로 그 중요성을 인식시키는 것이 좌절감에서 빠져나오는 길이다.

06 기타 증상과 관련된 정신과 자문

1) 주기성 사지 운동 장애(Periodic limb movement disorder)

주기성 사지 운동 장애은 수면 중이나 수면직전에 일시적인 근육수축 증상으로 일반 인구에서 3.9% 유병률을 가진다(Ohayon & Roth, 2002). 대개는 큰 문제가 안되나 화상환자에게 있어서는 상처가 쓸리면서 깨거나 잠을 못

드는 원인으로 흔히 의뢰된다. 환자나 보호자는 흔히 '자다가 놀란다'라는 증상으로 호소를 하며 불안장애나 PTSD와는 다르게 증상 발생 시 동반되는 불안사고나 발한, 떨림, 공포 등은 없다. 대개는 저절로 좋아지는 경우가 많으나 반복적으로 나타나서 수면을 방해한다면 클로나제팜 0.5 mg 정도를 저녁에 사용하고 약물 사용은 수면이 유지되는 정도에서 조절하는 것이 좋다(CUTLER, 2016). 퇴원 시에는 약물을 중단하고 관찰한다.

2) 적응장애(Adjustment disorder; Immobilization stress)

중화상으로 피부이식을 하거나 피부판(flap) 수술을 준비하는 경우에는 몸을 움직여서는 안 되는 경우가 많다. 이러한 신체의 고정, 제한은 불안과 답답한 증상을 불러오는데 대개 고정된 채로 2주 이상 지속되는 경우 '답답하고 신경이 곤두선다, 답답해서 열이 올라온다.'라는 증상을 호소하는 경우가 있다. 이러한 신체 고정으로 인한 스트레스는 대개 '적응장애'로 진단되는데 화상수술환자에서는 종종 호소된다. 치료는 항우울제 렉사프로 5 mg 정도로 조절이 되며 주관적 불편감이 많이 호전되며 대개 휠체어 이동이 가능해지는 시점에서는 사라져 약을 끊으면 된다.

3) 외상 후 성장(Post traumatic growth)

환자들의 궁극적인 회복은 새로운 삶의 의미를 찾는 것으로 결정된다. 환자들은 이성적으로는 자신의 상실과 처지를 받아들이는 것 같지만 반복적으로 자신의 상황을 과거 건강한 때와 비교하고 비현실적인 계획을 세우기도 한다. 이 모든 반복들에 대해 기본적으로 의사는 환자가 이겨내리라는 믿음을 가지고 응원하는 것이 중요하다.

어떤 환자들은 사고를 통해 보다 성숙해지기도 하는데 특히 '가족의 소중함에 대한 인식, 종교나 영적인 영역에서의 변화'가 이러한 '외상 후 성장'에 중요하다(Joseph, 2018). 지지그룹과의 연결은 중요한 부분으로 때때로 환자들은 자신의 형편없는 모습을 보이고 싶지 않아 가족이나 친구들을 만나지 않으려고 하기도 한다. 특히 아이들에게 험한 모습을 보이고 싶지 않은 경우가 많은데 아이들은 오히려 어른들보다 상처를 받아들이는 것에 대해 더 선입견이 없다. 자녀들은 정신적인 어려움을 이겨나가는 데 매우 중요한 요인으로 가급적 빨리 만나서 지지나 유대감을 느끼는 것이 서로에게 도움이 되리라 생각된다.

외상 후 성장의 과정에서 대개 성취나 일중심의 사고에서 이러한 우선순위의 변화는 회복기 환자에서 심리적 안정에 중요한 요소이며 대개는 방향을 잡아가나 과도하게 과거에 집착하거나 자신의 한계를 의식하는 환자들에서는 시점의 변화를 도와주는 것이 필요하다. 특히 양손 절단과 같이 타인의 도움이 전적으로 필요한 경우에는 심한 우울증이 동반되는 경우가 많다. 환자들의 이러한 절망적인 상황에 대해서는 의료진이 같이 좌절에 빠지지 말고 환자에게 어떻게든 존재의 의미를 부여해야 한다. 가족이 있는 경우에는 가족들에게 '세상과 맞서 좌절하지 않고 꿋꿋이 싸워가는' 모습을 남기는 것을 지렛대로 사용할 때 도움이 되는 경우가 있다.

참고문헌

1. Agarwal, V., O'Neill, P. J., Cotton, B. A., Pun, B. T., Haney, S., Thompson, J., ... Pandharipande, P. (2010). Prevalence and risk factors for development of delirium in burn intensive care unit patients. Journal of Burn Care and Research. https://doi.org/10.1097/BCR.0b013e3181eebee9

2. CUTLER, J. L. (2016). Kaplan and Sadock's Synopsis of Psychiatry, Eleventh Edition. Journal of Psychiatric Practice. https://doi.org/10.1097/PRA.0000000000000126

3. De Young, A. C., Hendrikz, J., Kenardy, J. A., Cobham, V. E., & Kimble, R. M. (2014). Prospective Evaluation of Parent Distress Following Pediatric Burns and Identification of Risk Factors for Young Child and Parent Posttraumatic Stress Disorder. Journal of Child and Adolescent Psychopharmacology. https://doi.org/10.1089/cap.2013.0066

4. Fauerbach, J. A., Lawrence, J., Haythornthwaite, J., Richter, D., McGuire, M., Schmidt, C., & Munster, A. (1997). Preburn psychiatric history affects posttrauma morbidity. Psychosomatics. https://doi.org/10.1016/S0033-3182(97)71445-2

5. Herndon, D. N. (2007). Total Burn Care. Total Burn Care. https://doi.org/10.1016/B978-1-4160-3274-8.X5001-6

6. Joseph, S. (2018). Post-traumatic growth. In Positive Therapy. https://doi.org/10.4324/9781315742908-8

7. Napper, L. E., Fisher, D. G., Jaffe, A., Jones, R. T., Lamphear, V. S., Joseph, L., & Grimaldi, E. M. (2015). Psychometric Properties of the Child's Reaction to Traumatic Events Scale-Revised in English and Lugandan. Journal of Child and Family Studies. https://doi.org/10.1007/s10826-014-9936-1

8. Ohayon, M. M., & Roth, T. (2002). Prevalence of restless legs syndrome and periodic limb movement disorder in the general population. Journal of Psychosomatic Research. https://doi.org/10.1016/S0022-3999(02)00443-9

9. Palmu, R., Suominen, K., Vuola, J., & Isometsä, E. (2011). Mental disorders after burn injury: A prospective study. Burns. https://doi.org/10.1016/j.burns.2010.06.007

10. Robert, S., Hamner, M. B., Kose, S., Ulmer, H. G., Deitsch, S. E., & Lorberbaum, J. P. (2005). Quetiapine improves sleep disturbances in combat veterans with PTSD: Sleep data from a prospective, open-label study [1]. Journal of Clinical Psychopharmacology. https://doi.org/10.1097/01.jcp.0000169624.37819.60

11. Saxe, G. N., Stoddard, F., Hall, E., Chawla, N., Lopez, C., Sheridan, R., ... Yehuda, R. (2005). Pathways to PTSD, part I: Children with burns. American Journal of Psychiatry. https://doi.org/10.1176/appi.ajp.162.7.1299

12. Tahir, T. A., Eeles, E., Karapareddy, V., Muthuvelu, P., Chapple, S., Phillips, B., ... Bisson, J. I. (2010). A randomized controlled trial of quetiapine versus placebo in the treatment of delirium. Journal of Psychosomatic Research, 69(5), 485–490. https://doi.org/10.1016/j.jpsychores.2010.05.006

13. Thombs, B. D., Bresnick, M. G., & Magyar-Russell, G. (2007). Who attempts suicide by burning? An analysis of age patterns of mortality by self-inflicted burning in the United States. General Hospital Psychiatry. https://doi.org/10.1016/j.genhosppsych.2007.01.012

14. Thombs, B. D., Singh, V. A., Halonen, J., Diallo, A., & Milner, S. M. (2007). The effects of preexisting medical comorbidities on mortality and length of hospital stay in acute burn injury: Evidence from a national sample of 31,338 adult patients. Annals of Surgery. https://doi.org/10.1097/01.sla.0000250422.36168.67

15. Weathers, F. W., Litz, B. T., Keane, T. M., Palmieri, P. A., Marx, B. P., & Schnurr, P. P. (2013). The PTSD Checklist for DSM-5 (PCL-5). National Center for PTSD. https://doi.org/10.1037/t02622-000

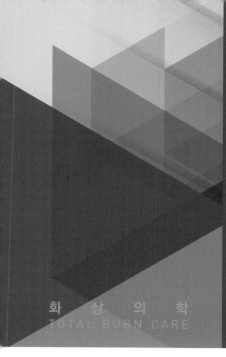

INDEX

화 상 의 학
TOTAL BURN CARE

국문 찾아보기

영문 찾아보기

A ● ● ● ● ● ● ● ● ● ● ● ●

B ● ● ● ● ● ● ● ● ● ● ● ●